Berufsqualifizierende Tätigkeit III

Christian G. Schäfer
Monika Equit
Aylin I. Schumann
Sarah K. Schäfer

Berufsqualifizierende Tätigkeit III

Ein Kompendium für den Masterstudiengang Klinische Psychologie und Psychotherapie

hogrefe

Dr. Christian G. Schäfer (geb. Schanz), geb. 1990. Seit 2017 wissenschaftlicher Mitarbeiter in der Arbeitseinheit Klinische Psychologie und Psychotherapie an der Universität des Saarlandes und dort seit 2022 Lehrkoordinator für den Masterstudiengang Klinische Psychologie und Psychotherapie.

Prof. (apl.) Dr. Monika Equit, geb. 1978. Seit 2014 Leitung der Psychotherapeutischen Universitätsambulanz an der Universität des Saarlandes und seit 2015 Supervisorin und Co-Leitung des Weiterbildungsinstitutes für Psychotherapie Saarbrücken an der Universität des Saarlandes (WIPS GmbH).

M.Sc. Psych. Aylin I. Schumann, geb. 1992. Seit 2022 als Psychotherapeutin in eigener Praxis tätig. Seit 2023 geschäftsführende Leitung der psychotherapeutischen Hochschulambulanz (Kinder und Jugendliche) für Forschung und Lehre der Technischen Universität Braunschweig.

Jun.-Prof. Dr. Sarah K. Schäfer, geb. 1991. Seit 2020 wissenschaftliche Mitarbeiterin am Leibniz-Institut für Resilienzforschung (LIR) in Mainz. Seit 2023 Juniorprofessorin für Klinische Psychologie und Psychotherapie des Kindes- und Jugendalters an der Technischen Universität Braunschweig.

Bibliografische Information der Deutschen Nationalbibliothek:
Die Deutsche Nationalbibliothek verzeichnet diese Publikation in der Deutschen Nationalbibliografie; detaillierte bibliografische Daten sind im Internet über http://dnb.dnb.de abrufbar.

Hogrefe Verlag GmbH & Co. KG
Merkelstraße 3
37085 Göttingen
Deutschland
Tel. +49 551 999 50 0
info@hogrefe.de
www.hogrefe.de

Umschlagabbildung: © iStock.com / SDI Productions
Satz: ARThür Grafik-Design & Kunst, Weimar
Druck: mediaprint solutions GmbH, Paderborn
Printed in Germany

1. Auflage 2025

(E-Book-ISBN [PDF] 978-3-8409-3299-1; E-Book-ISBN [EPUB] 978-3-8444-3299-2)
ISBN 978-3-8017-3299-8
https://doi.org/10.1026/03299-000

Inhaltsverzeichnis

Vorwort

Die Berufsqualifizierende Tätigkeit III (BQT-III) ist eine tragende Säule der auf die Vermittlung von berufspraktischen Kompetenzen ausgerichteten klinischen bzw. psychotherapeutischen Masterstudiengänge. Das maßgebliche Ziel der BQT-III ist dabei die Vorbereitung auf den psychotherapeutischen Beruf sowie auf die postgraduale Weiterbildung zu einem:einer Fachpsychotherapeut:in. In diesem Buch haben wir Praxiswissen aufbereitet, das Studierende auf die Aufgaben und Anforderungen im Zuge der BQT-III optimal vorbereiten soll. Die Inhalte knüpfen dabei an den Wissensstand von Psychologie-Studierenden an und übersetzen die (theoretischen) Inhalte des Studiums in die psychotherapeutische Berufspraxis.

Der erste Teil des Buchs konzentriert sich auf die Vermittlung der Grundlagen psychotherapeutischen Handelns, die den gesamten Therapieprozess begleiten und für alle Richtlinienverfahren von Bedeutung sind. Dabei besprechen wir sowohl das Vorgehen bei der Erstellung einer Fallkonzeption als auch die Grundlagen der psychotherapeutischen Beziehungsgestaltung, Gesprächsführung und Dokumentation sowie die wichtigsten Aspekte der Berufsethik und des Berufsrechts. Im zweiten Teil des Buchs wird das gesamte für die BQT-III notwendige Methodenrepertoire anwendungsorientiert und anhand vieler Beispiele aufbereitet. Ergänzt werden die Buchinhalte durch Online-Materialien, die den Praxistransfer erleichtern und als Strukturierungs- sowie als Gedächtnisstütze dienen können.

Unser primäres Ziel beim Schreiben dieses Buches war es, Studierenden ein auf ihre Bedürfnisse zugeschnittenes Hilfsmittel zum erfolgreichen Absolvieren der BQT-III und für den Einstieg in die Berufspraxis an die Hand zu geben. Darüber hinaus hoffen wir, Lehrpersonen mit diesem Buch eine gute Grundlage für die Durchführung von auf die BQT-III vorbereitenden Lehrveranstaltungen sowie für die Anleitung Studierender zur Verfügung zu stellen.

Wir wünschen allen Studierenden eine spannende und lehrreiche BQT-III, im Zuge derer sie die Freude am psychotherapeutischen Arbeiten entdecken können.

Braunschweig und Saarbrücken, Januar 2025

Christian G. Schanz,
Aylin I. Schumann,
Monika Equit
und Sarah K. Schäfer

Einleitung

Der Gegenstand der Berufsqualifizierenden Tätigkeit III (BQT-III) – und damit auch die Inhalte dieses Buches – werden von der „Approbationsordnung für Psychotherapeutinnen und Psychotherapeuten" (PsychThApprO) vom 4. März 2020 vorgegeben. Die Approbationsordnung ist eine vom Bundesministerium für Gesundheit erarbeitete Rechtsverordnung, zu deren Aufgaben auch die Festlegung der Mindestanforderungen an die „Inhalte der hochschulischen Lehre sowie der berufspraktischen Einsätze" (inkl. der BQT-III) zählen (§ 20 PsychThG). Daher möchten wir die Einleitung nutzen, um Ihnen einen Überblick zu geben, welche organisatorischen Rahmenbedingungen die Approbationsordnung für die BQT-III vorgibt und welche Leistungsanforderungen sie an Studierende stellt.

Organisatorische Rahmenbedingungen

Für die BQT-III ist ein Umfang von 20 ECTS-Punkten vorgesehen, was einem Arbeitsaufwand von 600 Zeitstunden entspricht. Davon müssen 450 Stunden in (teil)stationären und 150 Stunden in ambulanten Versorgungseinrichtungen erbracht werden. Darüber hinaus schreibt die Approbationsordnung vor, dass die stationären berufspraktischen Einsätze entweder en bloc oder in mindestens sechswöchigen Teilpraktika zu erbringen sind. Als zugelassene Versorgungseinrichtungen definiert die Approbationsordnung „Einrichtungen der psychotherapeutischen, psychiatrischen, psychosomatischen, neuropsychologischen Versorgung" sowie „interdisziplinäre Behandlungszentren mit Psychotherapieschwerpunkt" und Hochschulambulanzen (§ 18, Abs. 5 PsychThApprO). Vorgegeben ist, dass die praktische Anleitung in diesen Einrichtungen durch Psychologische Psychotherapeut:innen bzw. Kinder- und Jugendlichenpsychotherapeut:innen mit Fachkundenachweis erfolgen muss.

Hinweis

Die ambulante berufspraktische Tätigkeit wird an den meisten Standorten an den Hochschulambulanzen umgesetzt. Die meisten (teil-)stationären berufspraktischen Einsätze finden in psychiatrischen oder psychosomatischen Kliniken statt, mit denen die Universitäten Kooperationsverträge geschlossen haben.

Leistungsanforderungen

Die Approbationsordnung definiert Einzelleistungen, die Studierende im Zuge Ihrer BQT-III erbringen müssen. Zu diesen Einzelleistungen gehört das Absolvieren folgender Aufgaben:

- die Durchführung von vier Erstgesprächen,
- die Erhebung von vier Anamnesen (inkl. Protokollierung),
- die Durchführung von vier wissenschaftlichen psychodiagnostischen Untersuchungen,
- die viermalige Abklärung von Indikationsstellungen *oder* alternativ die Durchführung von vier Risiko- und Prognoseeinschätzungen (inkl. Suizidabklärung),
- die Durchführung von vier Aufklärungsgesprächen mit Patient:innen über diagnostische und klassifikatorische Befunde,
- die Durchführung von drei psychotherapeutischen Basismaßnahmen (z. B. Entspannungsverfahren, Psychoedukation, Angehörigengespräche),
- die Durchführung von Bezugspersonengesprächen in vier Behandlungsfällen (inkl. deren Dokumentation),
- die Erstellung eines psychologisch-psychotherapeutischen Gutachtens.

Hinweis

Vorgeschrieben ist die Anwendung von Methoden aus „wissenschaftlich geprüften und anerkannten" Psychotherapieverfahren. Für die Behandlung einer großen Anzahl von Störungsbildern sind dies die Kognitive Verhaltenstherapie, die Systemische Therapie sowie die Psychodynamische Psychotherapie (Wissenschaftlicher Beirat Psychotherapie, 2003, 2004, 2009). An den meisten Standorten werden in Lehrtherapien vor allem kognitiv-verhaltenstherapeutische Methoden genutzt, weshalb wir unsere Darstellung des Methodenrepertoires im zweiten Teil des Buches ebenfalls auf diesen Methodenschwerpunkt ausrichten.

Darüber hinaus macht die Approbationsordnung Vorgaben, in welchem Mindestumfang Studierende in die Behandlung von Patient:innen eingebunden werden müssen und welche Kriterien dabei zu berücksichtigen sind:

- Insgesamt müssen Studierende die zuvor definierten Aufgaben (d.h. Erstgespräche, psychodiagnostische Untersuchungen usw.) im Zuge der Behandlung von mindestens zehn Patient:innen verschiedener Altersgruppen sowie mit Erkrankungen aus mindestens vier verschiedenen Störungsbereichen erbringen, wobei die Behandlungsfälle unterschiedliche Schwere- und Beeinträchtigungsgrade aufweisen müssen.
- Sie müssen an mindestens zwölf aufeinanderfolgenden Sitzungen ambulanter Psychotherapie teilnehmen. Begleitend müssen diagnostische und therapeutische Handlungen eingeübt werden.

- Sie müssen darüber hinaus an mindestens zwei weiteren einzelpsychotherapeutischen Behandlungen mit einem Gesamtumfang von zwölf Sitzungen teilnehmen. Im Zuge derer müssen die Studierenden die Durchführung der Diagnostik und der Anamnese sowie die Therapieplanung und die Zwischen- und Abschlussevaluation übernehmen. Mindestens bei einem der Behandlungsfälle muss es sich um ein Kind oder einen Jugendlichen bzw. eine Jugendliche handeln.
- Sie müssen mindestens zwölf Sitzungen Gruppenpsychotherapie begleiten.

Darüber hinaus legt die Approbationsordnung fest, dass die Studierenden an einrichtungsinternen Fortbildungen teilnehmen müssen.

Wichtig

An vielen Standorten wurden von Lehr- bzw. Studienkoordinator:innen und/oder Ambulanzleitungen Handreichungen erstellt, die Details der Umsetzung der BQT-III am jeweiligen Standort regeln. Um einen erfolgreichen und reibungslosen Ablauf der BQT-III zu ermöglichen, ist es sehr zu empfehlen, sich parallel zur Arbeit mit diesem Buch auch mit den standortspezifischen Vorgaben zur BQT-III auseinanderzusetzen.

Teil 1: Grundlagen therapeutischen Handelns

In diesem Teil des Buches besprechen wir wichtige Grundlagen therapeutischen Handelns, auf denen die Anwendung der diagnostischen und therapeutischen Techniken aufbaut, die im zweiten Teil des Buches beschrieben werden. Hierzu zählen Grundlagen

- der Fallkonzeption,
- der Beziehungsgestaltung und Gesprächsführung,
- der Dokumentation sowie
- der Berufsethik und des Berufsrechts.

Bei der nachfolgenden Darstellung der Grundlagen wird sowohl auf Besonderheiten aller Richtlinienverfahren als auch auf das Vorgehen in verschiedenen Altersgruppen eingegangen. Alle behandelten Grundlagen werden im Zuge der BQT-III implizit oder explizit zur Anwendung kommen.

1 Grundlagen der Fallkonzeption

In der Fallkonzeption werden diagnostische Informationen gebündelt und in einen Sinnzusammenhang gebracht, der die Basis für die Durchführung von Behandlungsmaßnahmen bildet (Schanz, Equit & Schäfer, 2023). Zur Fallkonzeption gehören

- der Therapieauftrag,
- die (Verdachts-)Diagnose,
- das individuelle Erklärungsmodell und
- die Behandlungsplanung.

Die Fallkonzeption repräsentiert daher das (gegenwärtige) Fallverständnis der Therapeut:innen und markiert den Übergang von der Diagnostik zur Intervention (vgl. Abbildung 1).

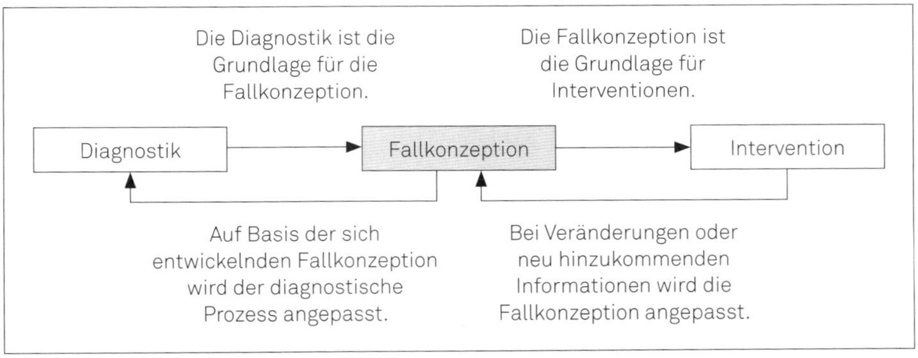

Abbildung 1: Die Fallkonzeption als Schnittstelle zwischen Diagnostik und Intervention (modifiziert nach Schanz et al., 2023)

Dabei ist der Weg von der Diagnostik zur Fallkonzeption und von der Fallkonzeption zur Intervention keine Einbahnstraße. Denn auch wenn der diagnostische Prozess häufig mit einer standardisierten, für alle Patient:innen ähnlichen Diagnostik beginnt, wird er vor dem Hintergrund der Fallkonzeption immer wieder angepasst und individualisiert.

Beispiel: Herr F.

Herr F. berichtet im Zuge des Erstgesprächs von Panikattacken und der Vermeidung von Menschenmengen, Fahrten auf Autobahnen und Brücken. Seine Therapeutin stellt daher die Verdachtsdiagnose einer Agoraphobie mit Panikstörung. Ausgehend von dieser Verdachtsdiagnose beschließt die Therapeutin den Einsatz des Fragebogens zu körperbezogenen Ängsten, Kognitionen und Vermeidung (AKV; Ehlers, Margraf & Chambless, 2001), d.h. einer Testsammlung, die dazu geeignet ist, den Schweregrad körperlicher, kognitiver und behavioraler Symptome einer Agoraphobie mit Panikstörung abzubilden. Im Zuge ihres sich entwickelnden Fallverständnisses hat die Therapeutin also den diagnostischen Prozess angepasst und die Standarddiagnostik um einen störungsspezifischen Fragebogen ergänzt.

Ebenso ist die Fallkonzeption mit dem Beginn konkreter Behandlungsmaßnahmen nicht abgeschlossen. Auch in der Interventionsphase werden immer wieder neue Informationen gewonnen und es werden (z.B. persönliche, kontextuelle, symptomatische) Entwicklungen eintreten, die das Fallverständnis verändern und daher zu einer fortlaufenden Anpassung der Fallkonzeption führen.

Beispiel: Herr F. (Forts.)

Nach der Diagnosesicherung und der Entwicklung eines individuellen Störungsmodells plant die Therapeutin mit Herrn F. die Durchführung einer expositionsbasierten Behandlung. Im Verlauf der Exposition in vivo stellt die Therapeutin fest, dass Herr F. in agoraphobischen Situationen immer wieder dissoziiert. Die Dissoziation senkt das Funktionsniveau von Herrn F. in den relevanten Situationen und reduziert so die Wirksamkeit der Expositionsbehandlung. Die Therapeutin exploriert mit Herrn F. die Ursprünge der dissoziativen Symptomatik und erweitert ihren Behandlungsplan um therapeutische Interventionen, die dazu dienen, die Dissoziation zu reduzieren (u.a. antidissoziative Skills). Die Therapeutin hat also infolge neu gewonnener Informationen im Interventionsprozess ihr Fallverständnis aktualisiert und davon ausgehend sowohl neue diagnostische Maßnahmen geplant als auch ihren Behandlungsplan angepasst.

1.1 Der Therapieauftrag

Psychotherapie ist eine Dienstleistung (höherer Art), bei der Therapeut:innen von Auftraggeber:innen zur Durchführung einer (Heil-)Behandlung beauftragt werden. Im Erwachsenen-Bereich kommt der Auftrag häufig von den Patient:innen selbst, bei Kindern und Jugendlichen hingegen häufig (auch) von Sorgeberechtigten. In seltenen Fällen kann der Auftrag auch von Dritten kommen (z. B. im Maßregelvollzug). Therapieaufträge setzen sich aus einem Veränderungsziel und einem vereinbarten Weg zur Zielerreichung zusammen. Häufige Veränderungsziele sind die Reduktion der Symptombelastung, die Steigerung des Funktionsniveaus, die Stärkung des Selbstbewusstseins oder auch das Lösen von beruflichen, partnerschaftlichen oder familiären Problemen und Konflikten (Faller, 2000; Ramnerö & Jansson, 2016).

Wichtig

Die Kosten für eine Psychotherapie werden nur dann von den (gesetzlichen) Krankenversicherungen übernommen, wenn eine psychische Erkrankung vorliegt, auf deren Behandlung die Psychotherapie ausgerichtet ist (Gemeinsamer Bundesausschuss, 2024). Das heißt, die Kosten werden nicht übernommen, wenn das (Haupt-)Ziel der Therapie beispielsweise in der Lösung partnerschaftlicher oder sozialer Probleme liegt. Auch in solchen Fällen kann eine Psychotherapie sinnvoll sein, allerdings müssen Patient:innen die Kosten einer Behandlung dann in der Regel selbst tragen (z. B. im Rahmen einer Paartherapie).

In manchen Fällen, bei denen zu Therapiebeginn keine (ausreichende) Veränderungsmotivation oder Störungseinsicht vorliegt, kann das erste Therapieziel auch darin bestehen, zunächst zu klären, ob eine Veränderung sinnvoll bzw. vorteilhaft sein könnte oder nicht. Das ist (im Erwachsenenalter) insbesondere beim Vorliegen von Abhängigkeitserkrankungen (Philips & Wennberg, 2014), Essstörungen (Carter & Kelly, 2015) und somatischen Belastungsstörungen (Mander et al., 2017) zu erwarten, bei denen der Impuls, eine Therapie zu beginnen, besonders häufig (auch) von Dritten und nicht von Patient:innen selbst kommt. Insbesondere – aber nicht ausschließlich – in solchen Fällen ist es wichtig, zwischen Therapie- und Veränderungsmotivation zu differenzieren. Eine ausreichend gute Therapieprognose setzt das Vorliegen von Therapie- *und* Veränderungsmotivation voraus (Krebs et al., 2019). Fehlt es zu Beginn der Therapie an Veränderungsmotivation, obwohl eine psychische Erkrankung vorliegt bzw. Leidensdruck und/oder Funktionseinschränkungen bestehen, sollten in der Regel Maßnahmen zur Förderung der Veränderungsmotivation durchgeführt werden (z. B. Pro-Kontra-Listen, motivierende Gesprächsführung, Stuhldialoge; Hötzel & Brachel, 2022). Werden die Versuche zur Förderung der Veränderungsmotivation abgelehnt oder bleiben sie ohne Erfolg, sollte die Therapie aufgrund einer zu schlechten Prognose beendet werden (Gemeinsamer Bundesausschuss, 2024). Sind die Versuche hingegen erfolgreich, kann im Anschluss gemeinsam ein neuer, auf Veränderungen ausgerichteter Auftrag formuliert werden.

Bei der Behandlung von Kindern und Jugendlichen ist dieses Thema sogar noch komplexer. Denn Therapie- und Veränderungsmotivation können bei verschiedenen Systemmitgliedern vorhanden sein oder fehlen. Das Vorhandensein oder Fehlen von Therapie- und/oder Veränderungsmotivation sollte vor Beginn der Behandlung bei allen für den Prozess relevanten Personen geprüft werden (d.h. bei den Kindern und Jugendlichen, aber auch bei deren Sorgeberechtigten). Insbesondere bei externalisierenden Störungen (z.B. Störung des Sozialverhaltens) kommt es häufig vor, dass die Sorgeberechtigten die Inanspruchnahme eines Behandlungsangebots initiieren, die Kinder und Jugendlichen der Behandlung jedoch (mindestens) ambivalent gegenüberstehen. Dies zu erfassen, zu thematisieren und zum Gegenstand der Behandlung zu machen, ist ein wichtiger Teil vieler Therapien (Borg-Laufs, Gahleitner & Hungerige, 2018). Dabei ist es wichtig, die Gründe zu verstehen, die Therapie- und/oder Veränderungsmotivation erschweren. Bei Kindern und Jugendlichen können hierbei Ängste eine wichtige Rolle spielen (z.B. „Was kommt auf mich zu?", „Kann ich der Person vertrauen?", „Wird alles meinen Eltern erzählt?"). In anderen Fällen sind Kinder und Jugendliche sowie deren Sorgeberechtigte uneins über die Ziele einer Behandlung. Beispiele für wichtige Umstände, die die Therapie- und/oder Veränderungsmotivation auf Seiten der Sorgeberechtigten verringern können, sind (Borg-Laufs et al., 2018):

- Das therapeutische Angebot wird auf Druck Dritter aufgesucht (z.B. Lehrer:innen).
- Es bestehen keine klaren Zielvorstellungen.
- Nach zahlreichen selbst initiierten Lösungsversuchen ist ein Gefühl von Resignation eingetreten.
- Vorgeschlagene Veränderungen lösen Ängste und Schuldgefühle aus.
- Eltern sind selbst zu stark belastet, um sich auf den Therapieprozess einlassen zu können.

Ist in den ersten Sitzungen verstanden worden, was Therapie- und/oder Veränderungsmotivation entgegensteht, geht es darum, gemeinsam an dieser zu arbeiten. Mittel hierzu können Strategien zum Aufbau intrinsischer Motivation sein (z.B. über realistisch mögliche positive Veränderungen informieren, Kontrolle der Patient:innen in den Sitzungen erhöhen), eine Klärung des Therapieauftrags und das Finden „kleinster gemeinsamer Ziele" von Kindern, Jugendlichen und deren Sorgeberechtigten. Oftmals ist es so, dass Kinder und Jugendliche zunächst vor allem fremdmotiviert zur Behandlung kommen und sich im Laufe der ersten Sitzungen auf Basis eines tragfähigen therapeutischen Beziehungsangebots eine intrinsische Motivation zur Therapie und Veränderung entwickelt.

Wichtig

Nicht jeder Therapieauftrag kann bzw. sollte angenommen werden. Es sollten nur Therapieaufträge angenommen werden, zu deren Erfüllung Psychotherapie (wahrscheinlich) beitragen kann bzw. für deren Erfüllung Psychotherapie evidenzbasiert ist. Darüber hinaus sollten sich Aufträge auf für Patient:innen aus eigener Kraft erreichbare Annäherungsziele beziehen, die mit den Werten und Lebenszielen der Patient:innen vereinbar sind (Michalak, Grosse Holtforth & Berking, 2007). Wenn Patient:innen Aufträge formulieren, auf die dies nicht zutrifft, sollte in der Regel zunächst versucht werden, gemeinsam einen geeigneten Auftrag zu entwickeln. Gelingt dies nicht, sollte eine Behandlung in der Regel abgelehnt werden.

Zum Festhalten bzw. Ausformulieren von Therapiezielen haben sich vor allem zwei Methoden in der Psychotherapie etabliert, die auch kombiniert werden können. Zum einen sollten Therapieziele „SMART" formuliert werden (Drucker, 2008). Zum anderen empfiehlt sich die Nutzung einer „Zielerreichungsskalierung" (Kiresuk & Sherman, 1968).

Ziele „SMART" formulieren. Therapieziele sind „SMART" formuliert, wenn sie spezifisch (S), messbar (M), attraktiv (A), realistisch (R) und terminierbar (T) sind. Die Anwendung dieser Kriterien führt in der Regel zu verhaltensnahen Annäherungszielen, die besonders gut geeignet sind, um in einer Verhaltenstherapie bearbeitet zu werden.

Beispiel: Herr F. (Forts.)

Herr F. möchte seine agoraphobische Symptomatik reduzieren. Gemeinsam mit seiner Therapeutin erarbeitet er ein „SMART" formuliertes Ziel. Er möchte im Dezember *(terminierbar)* den Adventsmarkt seiner Heimatstadt gemeinsam mit seiner Frau und seinem Sohn *(spezifisch und attraktiv)* ohne Sicherheitsverhalten und bei höchstens moderater Anspannung *(messbar)* besuchen können. Davon ausgehend, dass eine gut wirksame evidenzbasierte Behandlung für Agoraphobie mit Panikstörung vorliegt, die Behandlung im März begonnen wurde und Herr F. sowohl therapie- als auch veränderungsmotiviert ist, besteht eine gute Behandlungsprognose *(realistisch).*

Zielerreichungsskalierung. Bei der Zielerreichungsskalierung geht es darum, das Ausmaß der Zielerreichung auf einer (ordinalen) Skala abbildbar zu machen. Klassischerweise wird dafür eine bipolare Skala mit fünf Ausprägungen verwendet, die von „viel schlechter als erwartet" bis „viel besser als erwartet" reicht. Zu jedem Skalenpunkt werden zu Therapiebeginn zielspezifische Zustände definiert, die dem jeweiligen Skalenpunkt entsprechen. Im Therapieverlauf kann dann eingeschätzt werden, welchem Skalenpunkt der gegenwärtige Therapiefortschritt am ehesten entspricht. Ein Beispiel zeigt Abbildung 2.

Neben dem Festlegen von Therapiezielen gehört zur Auftragsklärung auch das Skizzieren des Wegs zur Zielerreichung. Dabei sollte Patient:innen eine Orientierung gegeben werden, was sie in der Therapie erwartet, wie lange die Therapie in etwa dauern wird und was sie selbst aber auch die Therapeut:innen zur Zielerreichung beitragen können bzw. müssen. Ausgehend davon können Patient:innen

Ziel: Panikattacken reduzieren		
+2	viel besser als erwartet	Ich erlebe über mehrere Monate hinweg keine Panikattacke.
+1	besser als erwartet	Ich erlebe ein- bis dreimal im Monat eine Panikattacke.
0	wie erwartet	Ich erlebe Panikattacken ein- bis zweimal pro Woche.
−1	schlechter als erwartet	Ich erlebe Panikattacken genau so häufig wie zu Beginn der Therapie. Also ca. dreimal pro Woche.
−2	viel schlechter als erwartet	Ich erlebe Panikattacken häufiger als dreimal pro Woche.

Abbildung 2: Auszug aus der Zielerreichungsskalierung von Herrn F.

eine informierte Entscheidung treffen, ob sie dem zustimmen und den Behandlungsauftrag erteilen möchten oder nicht. Gleichzeitig geht es dabei lediglich um eine grobe Skizze des Behandlungsplans. Eine Vertiefung von Details ist an dieser Stelle in der Regel noch nicht zielführend. Das liegt einerseits daran, dass den Therapeut:innen zum Zeitpunkt der Auftragsklärung (die i.d.R. in der Sprechstunde oder in der Probatorik stattfindet) relevante Informationen nur in Teilen vorliegen und viele Details daher noch gar nicht feststehen können. Andererseits zeigt die Erfahrung, dass einige Patient:innen auf ein Zuviel an Information eher verunsichert reagieren, da sie Überforderung und zu großen Veränderungsdruck befürchten. Dies ist jedoch an dieser Stelle im Therapieprozess eher kontraproduktiv, da Studien zeigen, dass insbesondere zu Behandlungsbeginn Hoffnung auf einen Behandlungserfolg ein guter Prädiktor für dessen späteres Eintreten ist (Constantino et al., 2018). Daher ist es wichtig, die geplante Behandlung für Patient:innen transparent zu skizzieren und dabei auch herausfordernde Elemente (z.B. eine geplante Expositionsbehandlung) nicht auszusparen, sich allerdings nicht in Details geplanter Maßnahmen zu verlieren (z.B. konkrete Stufen einer Expositionsbehandlung).

Auch Kinder und Jugendliche müssen über die geplanten Behandlungsschritte informiert werden. Da Kinder und Jugendliche oft rechtlich nicht allein über Behandlungsschritte entscheiden können, ist die Aufklärung häufig komplexer und bezieht neben den Patient:innen auch deren Sorgeberechtigte ein. Dennoch ist es nicht zuletzt aus ethischen Gründen und für die Behandlungsmotivation wichtig, Kinder und Jugendliche in die Entscheidungsfindung über die Art und die Ziele der Behandlung einzubinden. Hierbei ist es essenziell, Informationen entwicklungsangemessen und dennoch transparent zu vermitteln. So sollte beispielsweise eine entwicklungsangemessene Sprache gewählt und an die Erlebenswelt der jungen Patient:innen angeknüpft werden (z. B. als Vorbereitung einer expositionsbasierten Behandlung: „Vor den Sommerferien werden wir mit Übungen beginnen, bei denen du dich Situationen stellst, die dir aktuell Angst machen – zum Beispiel, mit dem Bus zur Schule zu fahren.“). Mit steigendem Alter (und fortschreitendem Entwicklungsstand) nähern sich Inhalte und Vorgehen bei der Information der Patient:innen stärker der Arbeit mit Erwachsenen an.

Beispiel: Herr F. (Forts.) – Besprechung des Wegs zur Zielerreichung bei bereits ausformulierten Zielen

Th.: Wenn Sie einverstanden sind, würde ich unsere Therapieziele noch einmal zusammenfassen. *(Herr F. nickt.)* Unser Fokus soll auf der Reduktion von Panikattacken und Vermeidungsverhalten liegen, sodass Sie sich wieder in der Lage fühlen, Ihren Alltag – sowohl beruflich als auch familiär – flexibel und ohne Sicherheitsverhalten zu bewältigen. Dabei sollen wir auch daran arbeiten, die Anspannung, die Sie häufig erleben, so weit zu reduzieren, dass Sie Aktivitäten wieder mehr genießen können. Habe ich das richtig verstanden? *(Herr F. stimmt zu.)* Bei der Erreichung dieser Ziele kann eine Psychotherapie Sie gut unterstützen. Es gibt eine ganze Reihe von wissenschaftlichen Studien, die zeigen, dass verhaltenstherapeutische Maßnahmen zu einer starken Reduktion von Panikattacken, Anspannungszuständen und Sicherheitsverhalten beitragen können. Ist es in Ordnung, wenn ich Ihnen kurz skizziere, welches Vorgehen sich dabei bewährt hat? *(Herr F. äußert sein Einverständnis.)* Im Kern besteht das Problem bei einer Agoraphobie mit Panikstörung darin, dass man gelernt hat, dass von Situationen und Körperempfindungen, die per se normal und ungefährlich sind, vermeintlich eine Gefahr ausgeht, was zu Angsterleben führt. Bei Ihnen wäre eine solche Situation zum Beispiel der Besuch eines Adventsmarkts. In der Therapie werden wir daher Methoden anwenden, die Ihnen dabei helfen sollen, die ganz automatisch beim Besuch eines Adventsmarkts einsetzenden Befürchtungen und Angstreaktionen wieder zu verlernen. Klingt das für Sie nachvollziehbar oder haben Sie dazu Fragen? *(Herr F. gibt an, dass das nachvollziehbar ist, und fragt, wie das zu schaffen ist.)* Anfangen werden wir damit, dass wir uns anschauen, wie Ihre Angst entstanden ist und welche Befürchtungen Sie genau mit einem Adventsmarkt und verschiedenen Körperreaktionen verbinden. Dann werden wir gemeinsam einen Plan entwickeln, um zu testen, ob diese Befürchtungen begründet oder unbegründet sind. Dafür werden wir zum Beispiel bewusst gemeinsam Situationen aufsuchen, die objektiv ungefährlich, aber für Sie angstbesetzt sind. Das wird

Ihnen dabei helfen, Ihre Angst wieder zu verlernen. Typischerweise findet die Behandlung dabei wöchentlich statt und dauert zwischen sechs und neun Monaten. Haben Sie dazu Fragen, die wir gemeinsam besprechen sollen?

Manchmal ist es hilfreich, Therapieziele nach Priorität zu ordnen. Das ist vor allem der Fall, wenn viele Ziele angegeben werden und/oder das Erreichen der verschiedenen Ziele ganz unterschiedliche Methoden erfordert, sodass schrittweise vorgegangen werden sollte (z. B., wenn sowohl die Symptomreduktion bei einer Anorexia nervosa als auch bei einer komorbid vorliegenden posttraumatischen Belastungsstörung angestrebt wird). Das Bilden einer Hierarchie von Therapiezielen gelingt am besten, indem man die Ziele auf Karteikarten schreibt und diese an einem Whiteboard oder einem Flipchart auf den Achsen „Wichtigkeit“ und „Erreichbarkeit“ gemeinsam mit den Patient:innen ordnet (Schanz et al., 2023).

1.2 Diagnose

Diagnosen sind ein wichtiger Bestandteil der Fallkonzeption, insbesondere in verhaltenstherapeutischen Behandlungen und in psychiatrischen Settings. Bei der (deskriptiv-phänomenologischen) Diagnosestellung wird von den vorliegenden Symptomen auf das zugrunde liegende Syndrom geschlossen. Die Vergabe einer Diagnose geht mit Vorteilen, aber auch mit Nachteilen und Limitationen einher. Beginnen wollen wir mit der Betrachtung der Vorteile von (kategorialen) Diagnosen:

- *Evidenzbasierte Behandlung.* Therapieleitlinien und Behandlungsmanuale sind häufig auf die Behandlung einer bestimmten Störung ausgerichtet. Eine valide Diagnosestellung vereinfacht daher die Identifikation von evidenzbasierten Behandlungsmöglichkeiten.
- *Anforderungen des Gesundheitssystems.* Die Vergabe einer Diagnose ist eine zwingende Voraussetzung für die Kostenübernahme einer Therapie durch die (gesetzlichen) Krankenkassen (Gemeinsamer Bundesausschuss, 2024). Der Diagnosestellung kommt daher administrativ ein großer Wert zu (z. B. müssen [Verdachts-]Diagnosen an die Krankenversicherung übermittelt werden, damit Kosten übernommen werden können).
- *Kommunikation.* Diagnosen werden in Deutschland auf Basis der Internationalen statistischen Klassifikation der Krankheiten und verwandter Gesundheitsprobleme (ICD; Weltgesundheitsorganisation [WHO], 1994, 2022) vergeben. Dieses Klassifikationssystem stellt ein international einheitliches Vokabular zur Benennung von Störungsbildern zur Verfügung. Überweist man beispielsweise Patient:innen mit der Diagnose „F33.2 Rezidivierende depressive Störung, mit

gegenwärtig schwerer Episode (G)" in eine psychiatrische Klinik, haben die dortigen Kolleg:innen sehr schnell eine gute Vorstellung davon, welche diagnostischen und interventionellen Schritte vermutlich angezeigt sind.

Diesen Vorteilen einer Diagnosestellung stehen auch Nachteile gegenüber, die man bei der Diagnosestellung beachten sollte:

- *Defizitorientierung.* In der ICD gibt es keine Diagnosen, bei denen Ressourcen oder Fertigkeiten gefordert oder benannt sind; stattdessen erfordert die Vergabe aller Diagnosen das Vorhandensein einer Reihe von Symptomen (WHO, 1994, 2022). Die Diagnose übermittelt daher ausschließlich „negative" Informationen.
- *Stigmatisierung.* Leidet eine Person unter einer psychischen Störung, weicht ihr Verhalten (per Definition) in bestimmtem Umfang von statistischen, sozialen und funktionalen Normen ab (Rief & Stenzel, 2012; Kring, Johnson & Hautzinger, 2019). Betroffene, Angehörige und Dritte können die Diagnosevergabe daher als eine Art Label (z. B. „gestört") auffassen, wodurch Betroffenen Nachteile entstehen können. Beispielsweise kann es passieren, dass Patient:innen, bei denen eine hypochondrische Störung (F45.2) diagnostiziert wurde, bei der Äußerung von körperlichen Beschwerden von Behandler:innen und Angehörigen nicht mehr ernst genommen werden. Insbesondere aus systemischer Perspektive ist vor diesem Hintergrund auch relevant, dass Diagnosen Probleme sehr klar bei einzelnen Personen verorten, obwohl möglicherweise auch Systemvariablen (u. a. Wechselwirkungen in der Beziehungsgestaltung von Personen) an der Symptomentstehung und -aufrechterhaltung beteiligt sind (von Schlippe & Schweitzer, 2016).

Neben eindeutigen Vorteilen und Nachteilen geht die Diagnosestellung auch mit Limitationen einher, die zu Nachteilen werden können, wenn sie nicht angemessen berücksichtigt und mitgedacht werden:

- *Informationsgehalt.* Eine Diagnose enthält nie alle Informationen, die für eine Behandlung relevant sind, kann aber dazu verleiten, das Fallverständnis auf die Diagnose zu beschränken (Negativbeispiel: „Die ‚Depressive' von Zimmer 6."). Geschieht das, werden viele individuelle Fallcharakteristika übersehen, was eine erfolgreiche Behandlung weniger wahrscheinlich macht.
- *Künstliche Klassifikation.* Psychische Diagnosen sind keine naturwissenschaftlichen Entitäten, sondern soziale Konstrukte, die einem gesellschaftlichen Wandel unterworfen sind. Entsprechend gibt es für keine psychische Störung (im engeren Sinne) einen objektiven Nachweis, wie dies etwa für einige somatische Erkrankungen der Fall ist (z. B. Nachweis eines bestimmten Erregers). Folglich geht eine Diagnosestellung immer mit einer (relevanten) Irrtumswahrscheinlichkeit einher.
- *Deskriptiv-phänomenologische Klassifikation.* Die meisten Diagnosen und Störungskategorien in den gängigen Klassifikationssystemen sind deskriptiv-phänomenologisch. Das heißt, Diagnosen werden über eine Beschreibung (Deskription)

des Sichtbaren (Phänomen) definiert, also über ihre Symptome bzw. das gemeinsame Vorliegen verschiedener Symptome. Die Krankheitslehre (Nosologie), d.h., Annahmen über die hinter der Erkrankung stehenden pathologischen Mechanismen, findet jedoch – bis auf wenige Ausnahmen (z.B. posttraumatische Belastungsstörung) – kaum Beachtung bei der Klassifikation psychischer Erkrankungen. Während deskriptiv-phänomenologische Ansätze systematisch mit einer höheren Objektivität und Reliabilität der Diagnostik einhergehen als nosologische Ansätze, haben sie vergleichsweise weniger direkte Implikationen für die Behandlungsplanung (da sie z.B. keine Informationen enthalten, „warum" jemand Panikattacken erlebt).

Damit die Diagnosestellung für die Fallkonzeption möglichst hilfreich ist, gilt es, ihre Vorteile zu nutzen und ihre Nachteile und Limitationen zu kompensieren. Dafür wird eine kategoriale Störungsdiagnostik u.a. durch dimensionale Ansätze sowie eine Problem- und Ressourcendiagnostik ergänzt. Das praktische Vorgehen bei der Diagnostik wird detailliert in Kapitel 7 beschrieben.

1.3 Das individuelle Erklärungsmodell

Das Erklärungsmodell beschreibt die individuellen prädisponierenden, auslösenden und aufrechterhaltenden Faktoren, die zum Störungs- oder Problemgeschehen beitragen (Margraf & Lieb, 1995). Dadurch hat es direkte Implikationen dafür, welche Interventionen als zielführend erachtet werden, um die gegenwärtige Störung zu reduzieren, die zugrunde liegenden Probleme zu klären, gegenwärtige Herausforderungen zu bewältigen und zukünftigen Krisen vorzubeugen. Je nach Therapieschule werden dabei unterschiedliche Variablen besonders in den Fokus genommen. Die wichtigsten Annahmen zur Störungs- und Problementstehung in den Richtlinienverfahren werden nachfolgend (verkürzt) zusammengefasst. Ergänzend wird ein biomedizinisches Krankheitsverständnis besprochen, das psychopharmakologischen Behandlungen zugrunde liegt.

Kognitive Verhaltenstherapie. Die kognitive Verhaltenstherapie nimmt an, dass psychische Erkrankungen ebenso wie „gesundes" Erleben und Verhalten als Resultat von Lernprozessen verstanden werden können (Beck & Haigh, 2014). Aus einer Vielzahl einzelner Lernerfahrungen formen sich bei jedem Menschen kognitive und affektive Schemata und Verhaltenspläne, deren Zusammenspiel helfen soll, Alltagssituationen zielführend zu bewältigen und nützlich auf diese zu reagieren. Insbesondere – aber nicht ausschließlich – infolge von schweren Belastungen (z.B. Vernachlässigung in der frühen Kindheit) kann es dazu kommen, dass Lernprozesse angestoßen werden, die bei den Betroffenen zu Schemata und Verhaltensplänen führen, die später zu Leiden und/oder Funktionseinschränkungen im Alltag beitragen (z.B. „Nicht mal meine Eltern konnten mich lieben", „Ich bin wertlos",

„Ich habe es nicht verdient, glücklich zu sein"). Diese dysfunktionalen Schemata und Verhaltenspläne neigen dazu, sich selbst aufrechtzuerhalten und sogar weiter zu generalisieren, d.h., einen immer größeren Bereich des Lebens zu betreffen. Auf Ebene der Schemata liegt das u.a. daran, dass Menschen zu Assimilation anstelle von Akkommodation neigen, d.h., sie neigen dazu, ihre Interpretation neuer Informationen entsprechend ihrer zuvor bestehenden Schemata vorzunehmen, anstatt ihre Schemata an neue Informationen anzupassen. Dysfunktionale Verhaltenspläne wiederum resultieren häufig in kurzfristigen Vorteilen, die zur Aufrechterhaltung des Verhaltens beitragen, obwohl das Verhalten langfristig vor allem nachteilig ist (Caspar, 2018).

Beispiel

Eine Person wurde in ihrer Grundschulzeit gemobbt. Sie hat daraus gelernt, dass andere sie (vermeintlich) „immer negativ bewerten" und dass eine negative Bewertung von anderen „schlimme Konsequenzen" nach sich zieht. Interaktionen mit Gleichaltrigen sind für sie daher von Angst und Anspannung geprägt. In der Folge hat sie ihr Verhalten angepasst und den Kontakt mit Gleichaltrigen vermieden. Durch das Vermeiden der Interaktion mit Gleichaltrigen entgeht sie dem Angst- und Anspannungserleben sowie einer (vermeintlich) negativen Bewertung durch andere (kurzfristige Vorteile). Langfristig erschwert sie sich jedoch den Aufbau von sozialen Beziehungen und verzichtet auf die Chance positiver sozialer Interaktionen (langfristige Nachteile).

Durch die beschriebenen Mechanismen kommt es häufig zu einem selbstregulativen Prozess, der dysfunktionale Erlebens- und Verhaltenstendenzen immer weiter verfestigt, bis sie die Kriterien einer psychischen Störung erfüllen (z.B. die Kriterien einer sozialen Phobie; Kanfer, Reinecker & Schmelzer, 2006). Im Behandlungsrational der kognitiven Verhaltenstherapie geht es daher darum, diese dysfunktionalen Schemata und Verhaltenspläne infrage zu stellen und neue funktionale Schemata und Verhaltenspläne aufzubauen. Hierzu versucht die kognitive Verhaltenstherapie korrigierende Erfahrungen herbeizuführen, die die selbstregulativen Prozesse der psychischen Störungen durchbrechen sollen. Dafür kann es wichtig sein, die ursprünglichen Entstehungsbedingungen zu kennen und zu klären. Als wichtiger wird jedoch das Verständnis der aktuellen (sich selbst aufrechterhaltenden) Störungsdynamik gesehen, da diese auch dann fortbestehen kann, wenn die auslösenden Bedingungen bzw. Probleme nicht mehr vorliegen. In diesem Sinne ist das Vorgehen der kognitiven Verhaltenstherapie am ehesten als gegenwarts- und störungsorientiert zu beschreiben. Das zeigt sich u.a. auch darin, dass die kognitive Verhaltenstherapie das Richtlinienverfahren mit den meisten störungsspezifischen Modellen und Behandlungsansätzen ist und Therapieerfolge (z.B. in Wirksamkeitsstudien) am ehesten – aber nicht ausschließlich – an der Symptomreduktion bemisst (Margraf & Schneider, 2018). Das heißt,

Behandlungen gelten dann als wirksam, wenn sie bestimmte Symptome in relevanter Weise verringern (z. B. Reduktion depressiver Symptome vom klinisch relevanten in den klinisch unauffälligen Bereich).

Merke

In kognitiv-verhaltenstherapeutischen Behandlungen wird ein individuelles Störungsmodell erstellt, indem Schemata identifiziert und Verhaltenspläne abgeleitet werden, die das Verhalten situationsübergreifend beeinflussen (Makroanalyse; Schäfer, Schanz & Equit, 2022). Darüber hinaus werden die Dynamik des Störungsgeschehens sowie seine selbstregulativen Mechanismen auf Ebene einzelner Situationen betrachtet (Mikroanalyse).

Psychoanalytisch begründete Verfahren. Der Fokus psychoanalytisch begründeter Verfahren liegt nicht primär auf dem Verständnis und der Reduktion einer (deskriptiv-phänomenologisch klassifizierten) Erkrankung, sondern auf dem Verständnis und der Klärung der biografisch frühen (analytische Therapie) oder aktuellen ursächlichen Probleme (tiefenpsychologisch fundierte Psychotherapie), die der Erkrankung zugrunde liegen (Rudolf, 2014). Entsprechend sind psychoanalytisch begründete Verfahren problemorientiert und gruppieren psychische Störungen auf Basis der vermuteten Ursachen in strukturelle Störungen, konfliktbedingte Störungen sowie Traumafolgestörungen:

- *Strukturelle Störungen* basieren auf einem Defizit an strukturellen Fähigkeiten. Strukturelle Fähigkeiten sind z. B. Selbstreflexion, Impulssteuerung, Empathie sowie Bindungsfähigkeit (Arbeitskreis OPD, 2023), und werden in den ersten Lebensmonaten und -jahren durch positive Beziehungserfahrungen mit den Bezugspersonen aufgebaut. Fehlt es an solchen Erfahrungen, versuchen die Betroffenen, die Strukturdefizite durch die Ausbildung von Bewältigungsstilen (d. h. narzisstisch, histrionisch, zwanghaft, schizoid) zu kompensieren. Reichen diese Bewältigungsstile nicht aus, um aktuelle Herausforderungen zu meistern, kommt es zur Symptombildung. Dabei ist relevant, dass Bewältigungsstile zwar das Ich vorübergehend stabilisieren, jedoch auch die Wahrscheinlichkeit von repetitiven (Beziehungs-)Herausforderungen deutlich steigern und die Wahrscheinlichkeit senken, diese erfolgreich zu bewältigen.
- *Konfliktbedingte Störungen* resultieren aus einer unzureichenden Bewältigung (früh)kindlicher Entwicklungsaufgaben, die in Grundkonflikten Ausdruck findet (z. B. in Bezug auf Nähe, Bindung, Autonomie, Identität; Rudolf, 2014). Die Wahrscheinlichkeit einer unzureichenden Bewältigung der assoziierten Entwicklungsaufgaben ist vor allem bei negativen Beziehungserfahrungen in den ersten Lebensjahren erhöht. Die Grundkonflikte werden von den Betroffenen abgewehrt und in das Unbewusste verdrängt. Versagt die Abwehr später an aktuellen Herausforderungen, kommt es zu einer Aktualisierung des Grundkonflikts in Form eines Aktualkonflikts sowie zur Symptombildung. Relevant ist

dabei das Konzept der repetitiven Konfliktmuster. Dieses impliziert beispielsweise, dass eine Person mit einem stark ausgeprägten Grundkonflikt der Bindung auch im Erwachsenenalter wahrscheinlicher Bindungskonflikte erlebt und größere Schwierigkeiten damit hat, diese zu bewältigen.
- *Traumafolgestörungen* haben im Gegensatz zu strukturellen und konfliktbedingten Störungen keinen direkten Entwicklungsbezug, sondern resultieren aus dem Erleben traumatischer Erfahrungen in der späten Kindheit, in der Jugend oder im Erwachsenenalter. Auch wenn bei ausreichend schwerer Traumatisierung jeder Mensch eine Traumafolgestörung entwickeln kann, wird angenommen, dass strukturelle Defizite und verdrängte Grundkonflikte das Risiko einer Symptombildung beeinflussen (Rudolf, 2014). Je ausgeprägter strukturelle Defizite sind und je stärker die Ausprägung der Grundkonflikte, desto wahrscheinlicher resultieren Traumatisierungen in einer Symptombildung.

Bei strukturellen Störungen besteht das Behandlungsrational im Kern in der Förderung struktureller Fähigkeiten (Rudolf, 2014). Bei konfliktbedingten Störungen geht es um die Klärung des Grundkonflikts (analytische Psychotherapie) oder des aktualisierten Konflikts (tiefenpsychologisch fundierte Psychotherapie). Bei Traumafolgestörungen ist keine psychoanalytisch fundierte Psychotherapie im engeren Sinne indiziert (d. h. Arbeit an Konflikten und/oder Förderung des Strukturniveaus), sondern eine traumafokussierte Therapie (Schäfer et al., 2019).

Merke

In psychoanalytisch begründeten Verfahren wird ein Erklärungsmodell der zugrunde liegenden Problematik unter besonderer Berücksichtigung des Strukturniveaus und der (Grund)Konflikte erstellt (Rudolf, 2014). Dazu wird vor allem eine detaillierte Beziehungsdiagnostik (inkl. der Analyse des Übertragungsgeschehens) genutzt (Arbeitskreis OPD, 2023; Wöller & Kruse, 2018).

Systemische Therapie. Die systemische Therapie ist lösungsorientiert ausgerichtet. Das heißt, ihr primäres Ziel besteht darin, Patient:innen zu unterstützen, einen als problematisch erlebten Zustand zu bewältigen (von Schlippe & Schweitzer, 2016). Um dieses Ziel zu erreichen, kann die Vergabe einer Diagnose nützlich sein – muss sie aber nicht.

Vor- und Nachteile der Diagnosevergabe – Beispiel: ADHS

Die Vergabe der Diagnose einer Aufmerksamkeitsdefizit-/Hyperaktivitätsstörung (ADHS) hat Vor- und Nachteile. Die Diagnose kann Betroffenen z. B. helfen, ein Unterstützungssystem zu aktivieren (z. B. Nachteilsausgleich, Schulassistenz), und/oder ihnen eine hilfreiche (neurobiologische) Erklärung für ihre Problematik liefern. Sie kann aber auch zu Ausgrenzung führen und den

Betroffenen das Gefühl vermitteln, dass sie „das Problem" sind, „nie richtig" funktionieren werden und „eh nichts daran ändern können". Das heißt, die Vergabe der Diagnose kann (u.a. abhängig davon, wie sie kommuniziert und wie sie verarbeitet wird), bei der Lösung von Problemen unterstützen, das Problem verfestigen oder die Entstehung neuer Probleme wahrscheinlicher machen.

Ebenso kann es – muss es aber nicht – für eine Lösungsfindung hilfreich sein, eine mutmaßliche (!) Ursache für den als problematisch erlebten Zustand zu identifizieren. Denn alle in Psychotherapien relevanten Probleme haben multiple und miteinander interagierende Ursachen, weshalb alle postulierten Erklärungsmodelle unterkomplex sind und immer alternative Modelle (mit gleichem oder höherem Erklärungswert) identifizierbar wären. Der Wert eines Erklärungsmodells resultiert daher aus seiner Nützlichkeit, nicht aus seinem (mutmaßlichen) Wahrheitsgehalt.

Beispiel: Frau P.

Im Jugendalter hatte sich das Essverhalten von Frau P. sukzessive verändert. Sie aß immer weniger, übergab sich nach dem Essen, trieb viel Sport. Ihr Umfeld betrachtete diese Entwicklung mit viel Sorge. Zu dieser Zeit gab es viel Streit zwischen Frau P. und ihren Eltern, und die Beziehung ihrer Eltern wurde konfliktreicher. Ihre Eltern wurden zunehmend „streng" und Frau P. wurde zunehmend „widerspenstig". Frau P. wurde damals in der Schule gemobbt, hatte wenige Freund:innen und keine Hobbys mehr. Sie hatte das Gefühl, gar nicht so genau zu wissen, wer sie eigentlich war.

Potenzielle Zusammenhänge: Wie wirkten diese Faktoren nun zusammen? Waren die familiären Streitigkeiten Folge oder Ursache des „besorgniserregenden" Ernährungsverhaltens von Frau P.? Oder beeinflussten sich diese Faktoren gegenseitig? Oder hatten diese Faktoren gar nichts miteinander zu tun? War das fehlende Identitätsgefühl von Frau P. Folge oder Ursache der interaktionellen Probleme in der Schule, der wenigen Sozialkontakte und fehlenden Hobbys? Oder beeinflussten sich diese Faktoren gegenseitig? Oder hatten sie gar nichts miteinander zu tun? Bestand ein (uni-, bi- oder multidirektionaler) Zusammenhang zwischen der familiären, der schulischen und der Ernährungssituation? Oder handelte es sich um weitestgehend unabhängige Entwicklungen? Gab es vielleicht noch weitere Einflussfaktoren, die noch gar nicht beschrieben wurden? Zum Beispiel Probleme am Arbeitsplatz des Vaters? Die kurzzeitige Trennung der Eltern in der Kindheit von Frau P.? Kam Frau P. mit einem „problematischen" Temperament zur Welt?

Implikationen: Die Patientin und ihre Psychotherapeutin werden sicher mutmaßliche Ursachen für die Anorexia nervosa finden und ein in sich kohärentes Erklärungsmodell entwickeln. Wichtig ist jedoch, sich klarzumachen, dass sie genauso gut ein (ganz anderes) Erklärungsmodell entwickeln könnten, das genauso (nicht) zutreffend wäre. Die wichtigere (und zugleich schwerer zu beantwortende) Frage ist daher: Welche Erklärung wäre für Frau P. möglichst hilfreich?

Entsteht ein Problem, liegt es in der Natur des Menschen, (mutmaßliche) Erklärungen für dieses Problem zu entwickeln. Wenn diese Erklärungen hilfreich sind, unterstützen sie die Betroffenen entweder, (gut) mit dem Problem zu leben oder es zu lösen. In Therapien sehen wir jedoch in der Regel Personen, deren bisherige Erklärungsmodelle für ein Problem nicht zu einer befriedigenden Lösung geführt haben (z.B. „Ich fühle mich nicht wertvoll. Das liegt daran, dass ich zu dick bin. Ich muss weiter abnehmen"). Aufgabe systemischer Therapeut:innen ist es daher, gemeinsam mit den Patient:innen neue Perspektiven auf ihr Problem und dessen Ursachen sowie seine Erklärung zu entwickeln, die neue potenzielle Lösungsmöglichkeiten aufzeigen. In dieser Auflösung der Problemtrance (d.h. der Auflösung der Annahme, dass die „wahre" Erklärung für ein Problem gefunden wurde und diese leider nur eine sehr begrenzte Anzahl an Lösungen zulässt) und der Vergrößerung des Möglichkeitsraums (d.h. das Erwägen alternativer Erklärungsmodelle, aus denen sich neue potenzielle Lösungen ableiten lassen) besteht das (Haupt-) Rational einer systemischen Therapie.

Merke

In der systemischen Therapie wird versucht, ein Erklärungsmodell zu entwickeln, das möglichst viele neue Lösungsmöglichkeiten eröffnet. Dazu werden die (häufig) von einfachen Kausalitäten und Linearität geprägten Erklärungsansätze der Systemmitglieder um zirkuläre Wechselwirkungen und neue Perspektiven ergänzt. Hierzu nutzt die systemische Therapie u.a. zirkuläres Fragen, Mehrpersonensettings und Aufstellungen (Wagner, 2018).

Biomedizinisches Krankheitsmodell. Ergänzend zum Krankheitsverständnis der psychotherapeutischen Richtlinienverfahren ist für die klinische Praxis (im Zuge der BQT-III) vor allem das biomedizinische Krankheitsverständnis und das sich aus ihm ergebende psychopharmakologische Behandlungsrational relevant (Müller & Eckert, 2016). Im biomedizinischen Krankheitsverständnis sind psychische Erkrankungen vor allem durch (neuro)biologische Dysfunktionen mitbestimmt. Diese Dysfunktionen betreffen vor allem den Neurotransmitterhaushalt. Psychopharmakotherapie zielt darauf ab, diese Dysfunktionen zu korrigieren und so psychopathologische Symptome zu reduzieren. Psychopharmaka wirken dabei auf folgenden Wegen:

- Die Synthese von Neurotransmittern wird beeinflusst.
- Die Ausschüttung von Neurotransmittern wird beeinflusst.
- Die Deaktivierung von Neurotransmittern wird beeinflusst.
- Postsynaptische Rezeptoren werden beeinflusst.

Merke

Das individuelle Erklärungsmodell im biomedizinischen Verständnis speist sich maßgeblich durch die Beschreibung von psychopathologischen Symptomen und deren Zusammenhänge mit Dysfunktionen im Neurotransmittersystem. Ein wichtiges Instrument der Diagnostik ist dabei die Erhebung des psychischen bzw. psychopathologischen Befunds (Arbeitsgemeinschaft für Methodik und Dokumentation in der Psychiatrie, 2022).

1.4 Der Behandlungsplan

Der Behandlungsplan skizziert das geplante Vorgehen zur Erreichung der Therapieziele unter Berücksichtigung der Diagnose und des individuellen Erklärungsmodells. Wie in Kapitel 1.1 erläutert, müssen Psychotherapien, deren Kosten von den (gesetzlichen) Krankenversicherungen übernommen werden sollen, im Kern auf die Behandlung einer psychischen Störung ausgerichtet sein (Gemeinsamer Bundesausschuss, 2024). Eine dementsprechend störungsorientierte Behandlungsplanung kann in drei Schritten vorgenommen werden (vgl. Tabelle 1).

Tabelle 1: Vorgehen bei der störungsorientierten Behandlungsplanung

Schritt	Ziel	Informationsquelle
1	Evidenzbasierung der störungsspezifischen Behandlungsplanung	Behandlungsleitlinien und Überblicksarbeiten
2	Detailplanung des störungsspezifischen Vorgehens	Therapiemanuale und Praxishandbücher
3	Individualisierung und (ziel- sowie problemspezifische) Erweiterung des Vorgehens	Individuelle Fallcharakteristika

Evidenzbasierung der störungsspezifischen Behandlungsplanung. Psychotherapeut:innen sind einem evidenzbasierten Vorgehen verpflichtet. Evidenzbasierung heißt, die Durchführung der Behandlung erfolgt

- entsprechend dem aktuellen Stand der Forschung,
- auf Basis der praktischen Erfahrung von Expert:innen (inkl. den Behandler:innen selbst) sowie
- in Einklang mit den Wünschen der Patient:innen (Cochrane, 2024).

Zur Gewährleistung eines evidenzbasierten Vorgehens sollte die störungsspezifische Behandlungsplanung damit beginnen, dass man sich mit den Behandlungsleitlinien auseinandersetzt. Behandlungsleitlinien haben folgende Aufgaben und Ziele (BÄK, KBV & AWMF, 2022):

- wissenschaftliche Evidenz und Praxiserfahrung systematisch zusammenfassen,
- Evidenz vor dem Hintergrund methodischer und klinischer Aspekte bewerten und
- das Vorgehen der (ersten) Wahl unter Berücksichtigung von Nutzen und Risiken definieren.

Das heißt, in Behandlungsleitlinien erfahren Behandler:innen, welches Vorgehen auf Basis wissenschaftlicher Studien und vor dem Hintergrund der praktischen Erfahrungen eines Expert:innen-Gremiums (z. B. erfahrener Kliniker:innen in diesem Bereich) empfohlen wird. In Deutschland koordiniert die Arbeitsgemeinschaft der Wissenschaftlichen Medizinischen Fachgesellschaften e. V. (AWMF) die Leitlinienerstellung durch wissenschaftliche medizinische Fachgesellschaften (AWMF, 2025). AWMF-Leitlinien haben eine Gültigkeit von jeweils fünf Jahren, ehe eine aktualisierte Version vorgelegt werden sollte. Da das Wissen, das den Behandlungsleitlinien zugrunde liegt, daher zwangsläufig nicht immer dem neuesten Erkenntnisstand entspricht, sondern mehrere Jahre alt sein kann, empfiehlt es sich, die Auseinandersetzung mit den Leitlinien um eine Auseinandersetzung mit aktuellen systematischen Übersichtsarbeiten zu ergänzen. Dies ist insbesondere dann sinnvoll, wenn Leitlinien nicht innerhalb der Fünf-Jahres-Frist aktualisiert werden, was häufig aufgrund des ressourcenintensiven Prozesses der Leitlinienerstellung der Fall ist. Methodisch hochwertige Überblicksarbeiten zu Wirksamkeitsstudien können z. B. über die Cochrane Library identifiziert werden (https://www.cochranelibrary.com; Cochrane Deutschland, 2024).

Detailplanung des störungsspezifischen Vorgehens. Die in Behandlungsleitlinien und qualitativ hochwertigen Übersichtsarbeiten ausgesprochenen Empfehlungen sind naturgemäß eher „grob aufgelöst“ (z. B. Welcher Empfehlungsgrad besteht für welche Art von Psychotherapie?) und enthalten wenig Details zur praktischen Umsetzung konkreter Behandlungsmaßnahmen. Daher sollten für die Detailplanung der Behandlung Therapiemanuale und/oder Praxishandbücher genutzt werden. Empfiehlt eine Behandlungsleitlinie beispielsweise die Nutzung einer traumafokussierten Psychotherapie bei Vorliegen einer posttraumatischen Belastungsstörung (Schäfer et al., 2019), können Therapiemanuale und/oder Praxishandbücher genutzt werden, um nachzulesen, wie eine traumafokussierte Psychotherapie praktisch umgesetzt wird (z. B. Lühr, Zens & Müller-Engelmann, 2021).

Individualisierung und (ziel- sowie problemspezifische) Erweiterung des Vorgehens. Behandlungsleitlinien, Übersichtsarbeiten, Therapiemanuale und Praxishandbücher beschreiben ein Standardvorgehen, an dem die Therapie (in der Regel) orientiert werden sollte, das jedoch häufig nicht eins zu eins auf den jeweiligen Behandlungsfall anwendbar ist (Schanz et al., 2023). Stattdessen sollte das Standardvorgehen vor dem Hintergrund individueller Charakteristika des Behandlungsfalls adaptiert werden. Eine Individualisierung ist aus mehreren Gründen häufig zielführend:

1. Behandlungsleitlinien und Übersichtsarbeiten basieren auf (randomisiert-kontrollierten) Studien, die häufig strenge Ein- und Ausschlusskriterien haben. Dadurch können sich Studienteilnehmer:innen in relevanten Aspekten von Patient:innen in der klinischen Praxis unterscheiden. Oft werden z. B. Personen mit komorbiden Erkrankungen oder akuter Selbst- und Fremdgefährdung aus Studien ausgeschlossen.
2. Außerdem können weder Behandlungsleitlinien und Übersichtsarbeiten noch Therapiemanuale und Praxishandbücher auf alle Eventualitäten in der Entstehungsgeschichte einer psychischen Erkrankung eingehen. Auch sind individuelle Lebensumstände und Persönlichkeitseigenschaften von Patient:innen sowie Erfahrungen und Fähigkeiten von Therapeut:innen in der Regel nicht im Fokus von Leitlinien oder Manualen. Daher wird das Standardvorgehen (fast) immer Aspekte enthalten, die im individuellen Fall nicht hilfreich sind und angepasst werden sollten.
3. In den meisten Fällen gibt es auch Therapieziele, die nicht störungsspezifisch sind und sich daher auf Bereiche beziehen, die in (störungsspezifischen) Behandlungsleitlinien, Übersichtsarbeiten, Therapiemanualen und Praxishandbüchern in der Regel nicht thematisiert werden (z. B. einen Sinn im eigenen Leben finden; klären, wie es beruflich weitergehen soll; oder bei Kindern und Jugendlichen: Freunde am neuen Wohnort finden; eine Perspektive nach der Schule entwickeln). Aus dem Fehlen von Hinweisen zur Bearbeitung solcher Themen in der einschlägigen Literatur sollte jedoch nicht geschlossen werden, dass diese nicht wichtig wären.

Insbesondere bei der Individualisierung des Vorgehens kann die Behandlungsplanung und Qualitätssicherung von einem Erfahrungsaustausch in Supervision und/oder Intervision profitieren. Die praktische Ausgestaltung der Therapieplanung wird detailliert in Kapitel 14 beschrieben.

1.5 Fallkonzeption in der BQT-III

Im Zuge der BQT-III werden Sie aktiv in den Diagnostikprozess mit Patient:innen einbezogen (z. B. im Zuge von Erstgesprächen, psychodiagnostischen Untersuchungen und der Risiko- und Prognoseeinschätzung) und leisten damit einen wichtigen Beitrag zur Fallkonzeption. Darüber hinaus fordert die Approbationsordnung ausdrücklich Ihre Beteiligung an der Therapieplanung in mindestens einem Behandlungsfall (§ 18 Abs. 2 Satz 3 PsychThApprO). Das heißt, hier wird es Ihre Aufgabe sein, ausgehend vom Therapieauftrag, der Diagnose und dem individuellen Erklärungsmodell unter Nutzung von Leitlinien, Übersichtsarbeiten, Therapiemanualen und Praxishandbüchern – begleitet und unterstützt durch Ihre Anleiter:innen – Interventionen zu planen, die Patient:innen helfen sollen, ihre Therapieziele zu erreichen. Im Zuge Ihrer Teilnahme an mindestens zwölf aufeinanderfolgenden

Behandlungsstunden in einem Behandlungsfall und insgesamt mindestens zwölf weiteren Behandlungsstunden bei mindestens zwei einzelpsychotherapeutischen Behandlungen von Patient:innen werden Sie außerdem in die Umsetzung einer Behandlungsplanung, also in die Gestaltung konkreter Interventionen einbezogen (§ 18 Abs. 2 Satz 2 und 3 PsychThApprO).

1.6 Zusammenfassung und Lernkontrollfragen

Zusammenfassung von Kapitel 1:

- Die Fallkonzeption repräsentiert das gegenwärtige Fallverständnis und setzt sich aus dem Therapieauftrag, der Diagnose, dem individuellen Erklärungsmodell sowie dem Behandlungsplan zusammen.
- Der Therapieauftrag besteht aus den individuellen Therapiezielen und einer Absprache über den Weg zur Zielerreichung. Therapieziele sollten explizit besprochen werden, „SMART" formuliert sein und/oder in Form einer Zielerreichungsskalierung fixiert werden.
- Diagnosen erleichtern die Planung einer individualisierten Behandlung, helfen, den administrativen Anforderungen des Gesundheitssystems gerecht zu werden, und erleichtern die Kommunikation. Gleichzeitig sind sie defizitorientiert und in gewissem Maße stigmatisierend. Durch die künstliche und deskriptiv-phänomenologische Kategorienbildung sowie ihren begrenzten Informationsgehalt haben sie zudem Limitationen, die zu Nachteilen werden können, aber nicht müssen.
- Welche Art von Modell genutzt wird, um eine individuelle Erkrankung zu erklären, ist vor allem vom Krankheitsverständnis abhängig. Das kognitiv-verhaltenstherapeutische Krankheitsverständnis basiert auf Annahmen zu (dysfunktionalen) Schemata und Verhaltensplänen. Das psychoanalytische Problemverständnis fokussiert strukturelle Fähigkeiten und (biografisch frühe) Konflikte. In der systemischen Therapie wird nicht versucht, das „eine wahre" Erklärungsmodell zu finden, sondern das bisherige Problemverständnis der Patient:innen durch die Betrachtung einer Vielzahl an potenziellen Einflussfaktoren sowie die Annahme zirkulärer Wechselwirkung zu erweitern. Im biomedizinischen Krankheitsverständnis, das psychopharmakologischen Behandlungsansätzen zugrunde liegt, werden Veränderungen im Neurotransmitterhaushalt als (mit-) ursächlich für psychische Erkrankungen postuliert.
- Die (störungsspezifische) Behandlungsplanung sollte in drei Schritten erfolgen: Im ersten Schritt sollten Behandlungsleitlinien und qualitativ hochwertige systematische Übersichtsarbeiten gesichtet werden. Im zweiten Schritt wird eine störungsspezifische Detailplanung auf Basis von Therapiemanualen und Praxishandbüchern durchgeführt. Im letzten Schritt wird der Behandlungsplan entsprechend den Fallcharakteristika der Patient:innen individualisiert.

Lernkontrollfragen

1. Nennen Sie die vier Bestandteile der Fallkonzeption.
2. Welches Verhältnis besteht zwischen Diagnostik, Fallkonzeption und Intervention?
3. Welche Kriterien sollte ein Therapieauftrag erfüllen?
4. Wofür steht das Akronym SMART bei der Formulierung von Therapiezielen?
5. Beschreiben Sie das Vorgehen bei der Zielerreichungsskalierung.
6. Nennen Sie die Vorteile, Nachteile und Limitationen von Diagnosen.
7. Beschreiben Sie die Grundlagen des verhaltenstherapeutischen, psychoanalytisch fundierten, systemischen und biomedizinischen Krankheits- und Problemverständnisses.
8. Nennen Sie die grundlegenden diagnostischen Methoden zur Erarbeitung des individuellen Krankheits- bzw. Problemverständnisses in den Richtlinienverfahren.
9. Nennen Sie die drei zentralen Merkmale evidenzbasierter Behandlungen.
10. Beschreiben Sie die drei Schritte der (störungsorientierten) Behandlungsplanung.

Weiterführende Literatur

Retzlaff, R. (2023). *Systemische Therapie – Fallkonzeption, Therapieplanung, Antragsverfahren: Ein praktischer Leitfaden*. Heidelberg: Carl-Auer.

Rudolf, G. (2018). *Psychodynamische Psychotherapie: Die Arbeit an Konflikt, Struktur und Trauma*. Stuttgart: Schattauer.

Schanz, C. G., Equit, M. & Schäfer, S. K. (2023). *Therapie-Basics: Fallkonzeption und Behandlungsplanung*. Weinheim: Beltz.

2 Grundlagen der Beziehungsgestaltung und Gesprächsführung

Die therapeutische Beziehung ist ein wichtiger allgemeiner Wirkfaktor von Psychotherapie, der das Ergebnis einer Behandlung in vergleichbarem Maße beeinflusst wie die Wahl der Therapiemethode (Norcross & Wampold, 2011). Schulen-, diagnosen- und altersgruppenübergreifend bestehen kleine bis mittlere Zusammenhänge zwischen Therapieergebnissen und Beziehungsqualität, wobei sich die Stärke der Zusammenhänge auf Ebene einzelner Diagnosen bedeutsam unterscheidet (z. B. kleine Zusammenhänge bei Substanzabhängigkeit; mittlere Zusammenhänge bei Borderline-Persönlichkeitsstörung; Flückiger et al., 2018; Shirk & Karver, 2003). Studien operationalisieren die therapeutische Beziehung dabei in den meisten Fällen nach dem Konzept der „therapeutischen Arbeitsbeziehung", das folgende Komponenten umfasst (Bordin, 1979):

- die Übereinstimmung hinsichtlich der Ziele,
- die Übereinstimmung hinsichtlich des Wegs zur Zielerreichung,
- die affektive Bindung zwischen Patient:innen und Therapeut:innen.

Das heißt, dass eine gute Auftragsklärung – zur Gewährleistung einer Übereinstimmung hinsichtlich der Ziele sowie des Wegs zur Zielerreichung – wahrscheinlich einen relevanten Anteil am generell positiven Effekt der Beziehungsqualität hat. Daher ist es wichtig, diese im Zuge der Fallkonzeption entsprechend stark zu gewichten (vgl. Kapitel 1). Darüber hinaus ist es relevant, dass die Beziehungsgestaltung der Therapeut:innen ein verlässliches Bindungsangebot darstellt. Zwar ist auch bei der Behandlung von Kindern und Jugendlichen unumstritten, dass die therapeutische Beziehung eine zentrale Rolle spielt, allerdings konzentriert sich die Forschung noch immer stärker auf das Erwachsenenalter (Borg-Laufs, Gahleitner & Hungerige, 2018). Im Folgenden weisen wir jedoch auf Besonderheiten der Arbeit mit Kindern und Jugendlichen hin, die Sie während Ihrer BQT-III bedenken sollten.

Besonderheiten der Arbeit mit Kindern und Jugendlichen

Für Kinder und Jugendliche stellt eine Psychotherapie eine besondere Herausforderung dar. Denn sie stehen dabei im Fokus einer für sie nicht vertrauten Gesprächssituation. Anders als viele Erwachsene kommen Kinder und (in etwas geringerem Maße) Jugendliche oft ohne Vorstellung, was sie im Kontakt mit Psychotherapeut:innen erwarten wird, in ein erstes Gespräch. Ihnen „fehlt" ein Skript bzw. Schema für diese Situation und dies kann verunsichern und Angst auslösen. Arbeiten Psychotherapeut:innen also mit Kindern und Jugendlichen, müssen diese emotionalen Reaktionen auf die unvertraute Situation mitgedacht werden. Eine besondere Herausforderung bei der Arbeit mit Kindern und Jugendlichen ist es auch, dass verschiedene Beziehungen bedacht werden müssen – die zwischen Patient:innen und Therapeut:innen, die zwischen Sorgeberechtigten und Therapeut:innen sowie die zwischen Patient:innen und Sorgeberechtigten. Gemeinsam bilden diese eine Triade. Stärker als bei der Arbeit mit Erwachsenen muss hier also nicht nur eine dyadische Beziehung (zwischen Therapeut:in und Patient:in), sondern ein ganzes Beziehungssystem im Blick behalten werden. Das Arbeiten in dieser Triade birgt dabei besondere Chancen, Veränderungen „ins System zu bringen", gleichzeitig stellen sich spezifische Herausforderungen (z.B. Loyalitätskonflikte). Bei der Arbeit mit Kindern und Jugendlichen ist die therapeutische Beziehung entwicklungsbezogen zu gestalten, d.h., die Art der Beziehungsgestaltung sollte vom Entwicklungsstand des Kindes bzw. des:der Jugendlichen abhängig gemacht werden. Beispielsweise spielt die Wahrung der Autonomie in der Behandlung von jugendlichen Patient:innen eine andere Rolle als bei vielen Therapien im Vorschulalter. In vielen Fällen korrespondieren Entwicklungsstand und Lebensalter, jedoch nicht in allen, wobei für die Planung und Gestaltung der Zusammenarbeit stets der Entwicklungsstand maßgeblich ist. Insbesondere bei jüngeren Patient:innen kommt auch dem therapeutischen Spiel für den Aufbau und die Gestaltung der therapeutischen Beziehung eine wichtige Rolle zu (Höfer, 2016).

2.1 Basisvariablen der Beziehungsgestaltung

In der humanistisch geprägten Gesprächspsychotherapie wurden Basisvariablen einer guten Beziehungsgestaltung erarbeitet (Rogers, 1983). Die Psychotherapieforschung bestätigt deren schulenübergreifende Relevanz für eine gute therapeutische Beziehung (Wampold & Imel, 2015; Nienhuis et al., 2018):

- *Empathie*, d.h. das für Patient:innen wahrnehmbare Verständnis der Therapeut:innen für ihre emotionalen und motivationalen Prozesse. Paraphrasieren (d.h. Wiedergabe des Verstandenen in eigenen Worten), reflektierendes Zuhören (d.h. die Formulierung von Vermutungen über innere Prozesse der Patient:innen; Miller & Rollnick, 2015) und Validieren (d.h. Rückmeldung geben, dass Bedürfnisse und Emotionen vor dem Hintergrund der Biografie und der gegenwärtigen Situation nachvollziehbar und stimmig sind; Höschel, 2023) sind wichtige Methoden der Gesprächsführung, die u.a. dazu dienen können, Patient:innen empathisch zu begegnen und Empathie für Patient:innen erfahrbar zu machen.

Beispiel

Eine Patientin berichtet, dass sie wütend sei, da ihr Partner am Abend immer wieder, ohne sich zu entschuldigen, später als abgesprochen nach Hause komme. Sie habe schon mehrmals versucht, mit ihm darüber zu sprechen, doch das blocke er immer wieder ab.

- *Paraphrasieren:* „Dass Ihr Partner immer wieder zu spät kommt und sich nicht bereit zeigt, das zu ändern, macht Sie wütend."
- *Reflektierendes Zuhören:* „Sie fühlen sich von Ihrem Partner wenig gesehen und vernachlässigt."
- *Validieren:* „Ich kann verstehen, dass Sie das wütend macht. Insbesondere, da sie solche Interaktionen aus der Beziehung zu Ihrem Vater kennen. Ich kann mir gut vorstellen, dass es mir in einer solchen Situation ähnlich gehen würde."

- *Bedingungslose positive Wertschätzung,* d. h. die für Patient:innen wahrnehmbare (positive) Akzeptanz ihrer Person durch die Therapeut:innen. Wertschätzung kann u. a. durch ungeteilte Aufmerksamkeit (z. B. Patient:innen anschauen), Interesse (z. B. Nachfragen stellen) und Würdigungen (d. h. Positives anerkennen) ausgedrückt werden. „Bedingungslos" meint, dass die Wertschätzung durch die Therapeut:innen nicht von z. B. der Erfüllung bestimmter Normen, dem Erbringen bestimmter Leistungen oder einer Übereinstimmung mit Ansichten der Therapeut:innen abhängig ist, sondern unkonditional erfolgt.
- *Echtheit,* d. h., dass Patient:innen Therapeut:innen im Kontakt als authentisch wahrnehmen und deren (verbalen, nonverbalen und paraverbalen) Signalen vertrauen können. Dies bedeutet nicht, dass Therapeut:innen immer alles, was sie denken, aussprechen oder ihre Emotionen ungefiltert zeigen sollten. Aber Aufmerksamkeit, Interesse, Würdigungen und Validierung sollten (spürbar) authentisch und die mit ihnen getroffenen Absprachen belastbar und verlässlich sein (z. B. Absprachen über Termine und Erreichbarkeit, Vereinbarungen bezüglich der Weitergabe von Informationen an Sorgeberechtigte bei der Arbeit mit Kindern und Jugendlichen).

Unabhängig von der Zugehörigkeit zu bestimmten therapeutischen Schulen oder spezifischen Therapietechniken sollten Therapeut:innen bemüht sein, diese Basisvariablen bei der Arbeit mit Patient:innen aller Altersgruppen mitzudenken und zu möglichst großen Anteilen umzusetzen.

Hinweis

Insbesondere – aber nicht nur – bei Kindern und Jugendlichen, bei denen Sorgeberechtigte häufig aktiv in die Therapie eingebunden werden, ist es wichtig, die Basisvariablen der Beziehungsgestaltung nicht nur gegenüber den Patient:innen, sondern auch gegenüber ihren Angehörigen zu realisieren.

2.2 Grundlagen der Gesprächsführung

Ergänzend zu den Basisvariablen der Beziehungsgestaltung sollten auch die folgenden Grundlagen der therapeutischen Gesprächsführung in allen Behandlungsfällen beachtet werden.

Angemessene Gesprächssituation. Therapeutische Gespräche sollten in einem angemessenen Setting geführt werden.

- Um Vertraulichkeit zu gewährleisten, sollten therapeutische Gespräche in der Regel im Therapieraum begonnen sowie beendet werden und nicht z. B. im Wartezimmer, auf dem Gang oder im Aufenthaltsraum. Davon kann es Ausnahmen geben, z. B. wenn Therapietechniken es erforderlich machen, außerhalb des Therapieraums durchgeführt zu werden (z. B. In-vivo-Exposition bei Agoraphobie). Auch sollten keine therapeutischen Inhalte mit Sorgeberechtigten außerhalb des Therapieraums kommuniziert werden, wenn diese Kinder und Jugendliche zur Therapie bringen oder abholen.
- Für therapeutische Gespräche sollte ein angemessener zeitlicher Rahmen zur Verfügung stehen. Dies schließt mit ein, dass man Patient:innen kommuniziert, wie viel Zeit für ein Gespräch zur Verfügung steht, sodass sich diese darauf einstellen können. Ebenso sollte von Therapeut:innen im Vorfeld einer Sitzung, in Abhängigkeit von Themen und Methoden, erwogen werden, wie viel Zeit für die Sitzung eingeplant werden sollte. Während die meisten Therapiesitzungen (im ambulanten Therapiesetting) 50 Minuten dauern, werden z. B. für Erstgespräche (Psychotherapeutische Sprechstunden) häufig 75 oder auch 100 Minuten eingeplant und manche Interventionen erfordern Doppelsitzungen (z. B. expositionsbasierte Ansätze).
- Man sollte sicherstellen, dass man bei den Gesprächen ungestört ist (z. B. Besetzt-Zeichen an die Tür hängen, Telefon, Mobiltelefon und Smartwatch auf stumm stellen).
- Der Raum sollte eine angenehme Gesprächssituation ermöglichen (z. B. sollte er gelüftet sein und hell, Sitzmöglichkeiten sollten in ausreicher Anzahl vorhanden sein, sie sollten bequem sein und einen angemessenen Abstand zueinander haben). Es sollte darauf geachtet werden, dass es keinen störenden Lärm gibt oder starke Gerüche ablenken. Die Temperatur sollte für Therapeut:innen und Patient:innen weder zu warm noch zu kalt sein.
- Insofern der Gegenstand der Therapiesitzung planbar ist, sollten potenziell benötigte Materialien griffbereit sein (z. B. Arbeitsblätter, Skills-Box).
- Bei der Arbeit mit Kindern und Jugendlichen sind einige Besonderheiten zu berücksichtigen. Generell sollte weniger Vorwissen über die Rahmenbedingungen eines solchen Gesprächs vorausgesetzt werden, sodass es wichtig ist, zu erklären, was nun auf die Patient:innen zukommen wird, und die Struktur von Beginn an transparent zu machen. Eine relevante Anzahl von Kindern und Jugendlichen wird zudem wegen Aufmerksamkeitsproblemen oder anderen

Symptomen behandelt, die es erschweren können, 50 Minuten aufmerksam an einem Gespräch teilzunehmen. Bei der Planung der Sitzungen sollte dies berücksichtigt werden (z. B. Pausen einplanen, Zwischenziele definieren und an Verstärker koppeln).

Auswahl geeigneter Fragen. Ob im Rahmen der Klarifikation (in psychodynamisch begründeten Verfahren), des geleiteten Entdeckens (in der Verhaltenstherapie) oder im Zuge der Möglichkeitskonstruktion (in der systemischen Therapie), das Stellen von Fragen gehört zu den basalen Gesprächselementen einer jeden Psychotherapie. Je nach Ziel der Fragestellung sind unterschiedliche Formulierungen von Fragen geeignet. Dabei kann grundlegend zwischen geschlossenen und offenen Fragen, Fragen zur Wirklichkeitskonstruktion und Fragen zur Möglichkeitskonstruktion sowie linearen und zirkulären Fragen unterschieden werden (von Schlippe & Schweitzer, 2016).

- *Geschlossene vs. offene Fragen.* Geschlossene Fragen geben (implizit) knappe Antworten vor, zwischen denen Patient:innen wählen können. Die Frage „Hatten Sie in diesem Moment Angst?“, stellt Patient:innen (implizit) „Ja“, „Nein“, „Vielleicht“, „Ich weiß es nicht“ oder synonyme knappe Antwortmöglichkeiten zur Verfügung. Die Frage „Was haben Sie in diesem Moment empfunden?“ ist hingegen eine offene Frage, lässt Patient:innen mehr Freiheitsgrade und motiviert (eher) zu einer ausführlicheren Antwort. Die meisten Fragen in Therapien sollten offen formuliert werden. Davon gibt es Ausnahmen. Beispielsweise ist es beim Symptomscreening oftmals effizienter, zunächst geschlossene Fragen zu stellen und dann gegebenenfalls offene Fragen zu ergänzen, als direkt mit einer offenen Frage zu beginnen.

Beispiel: Geschlossene vs. offene Fragen

Th.:	Haben Sie sich in den letzten sechs Monaten beinahe jeden Tag Sorgen gemacht?
Pat.:	Ja
Th.:	Worüber haben Sie sich Sorgen gemacht?

- *Fragen zur Wirklichkeits- vs. Fragen zur Möglichkeitskonstruktion.* Fragen zur Wirklichkeitskonstruktion dienen der Erfassung von (vermuteten) Fakten (z. B. „Seit wann besteht Ihre Symptomatik?“). Fragen zur Möglichkeitskonstruktion hingegen fragen nach Hypothesen, neuen Blickwinkeln und Fantasien (z. B. „Wie würde Ihr Alltag aussehen, wenn Sie keine Panikattacken mehr hätten?“, „Wie wäre es in der Schule, wenn dein Wutproblem gelöst wäre?“). Fragen zur Wirklichkeitskonstruktion sind wichtig, um die Lebenswelt und Lebensgeschichte von Patient:innen zu verstehen (z. B. im Rahmen der biografischen, sozialen oder krankheits- und behandlungsbezogenen Anamnese), sie enthalten jedoch in der Regel keine neuen Informationen für Patient:innen, sondern nur für Therapeut:innen. Sie stoßen bei Patient:innen daher in der Regel keine neuen

Denkprozesse an und eignen sich deshalb kaum, um eine Veränderung zu initiieren. Fragen zur Möglichkeitskonstruktion hingegen zielen darauf ab, Patient:innen dazu zu bewegen, sich mit neuen Aspekten ihres Erlebens und Verhaltens auseinanderzusetzen, um sich so neue Informationen zu erschließen, die wiederum die Grundlage für Veränderungsprozesse sein können. Am Anfang der Therapie werden in der Regel viele Fragen zur Wirklichkeitskonstruktion gestellt (Diagnostikphase). Im weiteren therapeutischen Prozess kommen mehr und mehr Fragen zur Möglichkeitskonstruktion hinzu (Interventionsphase).

Beispiele

- *Frage zur Wirklichkeitskonstruktion:* „Seit wann bestehen Ihre Ängste in sozialen Situationen?“
- *Frage zur Möglichkeitskonstruktion:* „Wenn Ihre Ängste morgen verschwunden wären, wie würden Sie dann soziale Beziehungen gestalten?“

- *Lineare vs. zirkuläre Fragen.* Diese Unterscheidung spielt vor allem in der systemischen Therapie eine große Rolle, jedoch können beide Fragentypen sehr gut auch in anderen therapeutischen Schulen genutzt werden. Bei linearen Fragen bittet man eine Person, aus ihrer eigenen Perspektive eine Auskunft über sich selbst oder einen Sachverhalt zu geben. Bei zirkulären Fragen hingegen erfragt man bei einer Person die Perspektive einer anderen Person. Gegenstand können also erdachte Perspektiven anderer auf die eigene Person oder auf Sachverhalte sein. Zirkuläre Fragen fördern in der Regel mehr Information zu Tage als lineare Fragen, provozieren einen gedanklichen Perspektivwechsel sowie die empathische Auseinandersetzung mit dem (wahrscheinlichen) Erleben anderer Menschen. Dadurch sind sie mehr Intervention als diagnostisches Instrument. Lineare Fragen dienen häufig der Wirklichkeitskonstruktion, können aber auch der Möglichkeitskonstruktion dienen. Zirkuläre Fragen dienen in den meisten Fällen der Möglichkeitskonstruktion, denn die Einnahme der Perspektive anderer Personen eröffnet fast immer neue (hypothetische) Blickwinkel.

Beispiele

- *Lineare Frage zur Wirklichkeitskonstruktion:* „Was dachten Sie während des Streits?“
- *Lineare Frage zur Möglichkeitskonstruktion:* „Wie wäre der Abend weitergegangen, wenn Sie den Streit vermieden hätten?“
- *Zirkuläre Frage:* „Was glauben Sie, könnte Ihr Sohn vermutet haben, was Ihre Frau während Ihres Streits dachte?“

Während die obigen Fragentypen jeweils einen speziellen therapeutischen Zweck erfüllen und je nach Situation unterschiedlich nützlich sind, gibt es auch Fragentypen, die Therapeut:innen in der Regel vermeiden sollten. Besonders relevant sind hierbei suggestive und rhetorische Fragen:

- *Suggestivfragen.* Suggestivfragen sind geschlossene Fragen, die jedoch nicht nur die Antwortmöglichkeiten begrenzen, sondern zudem auch eine bestimmte Antwort nahelegen. Dadurch bergen Suggestivfragen das Risiko, invalide Antworten zu erhalten, die keinen Mehrwert haben oder sogar zu relevanten und potenziell gefährlichen Fehlschlüssen führen können.

Beispiele

- *Negativbeispiel:* „Suizidgedanken haben Sie nicht, oder?"
- *Positivbeispiel:* „Litten Sie in den vergangenen vier Wochen unter Suizidgedanken?"

- *Rhetorische Fragen.* Noch stärker als bei Suggestivfragen steht bei rhetorischen Fragen die Antwort bereits fest. Daher sind sie nicht zur Erhebung von Informationen geeignet, sondern geben Patient:innen vielmehr vor, was die „richtige" Antwort ist. Dadurch steigt die Wahrscheinlichkeit, dass Patient:innen sich nicht ernst genommen fühlen und/oder ihnen vermittelt wird, dass der Gegenstand der Unterhaltung „lächerlich", „irrational", „dumm" usw. wäre.

Beispiele

- *Negativbeispiel:* „Aber ist es denn sehr wahrscheinlich, dass eine Autobahnbrücke in Deutschland plötzlich einstürzt, wenn Sie drüberfahren?"
- *Positivbeispiel:* „Als wie wahrscheinlich empfinden Sie es in solchen Momenten, dass die Brücke einstürzen könnte?"

Zielführende affektive Aktivierung. Zu den allgemeinen Wirkfaktoren von Psychotherapie zählt auch die Problemaktivierung (Grawe, 2004). Das bedeutet, dass die an einem problematischen Erleben und Verhalten beteiligten Prozesse (z. B. Konflikte, Schemata) aktiviert werden müssen, um verändert werden zu können. Daher braucht es in Psychotherapien neben einem kognitiven Verstehen auch eine ausreichende affektive Aktivierung, damit nachhaltige Veränderungsprozesse möglich werden (Wöller & Kruse, 2018). Vor der Vertiefung emotionaler Prozesse muss eine ausreichend tragfähige Therapiebeziehung bestehen und Patient:innen sollten über eine ausreichende emotionale Stabilität verfügen. Ist das der Fall, kann die emotionale Aktivierung durch Fokusbildung, imaginative Techniken oder durch Aktionsmethoden gesteigert werden (Lammers, 2015).

Beispiel: Förderung der affektiven Aktivierung

Herr E. beschreibt einen Streit mit seiner Lebensgefährtin. Er berichtet dabei oberflächlich und rationalisiert das von beiden Seiten Gesagte.

Th.: Ausgehend von dem, was Sie mir bereits über Ihre Beziehung zu Vivien erzählt haben, kann ich mir gut vorstellen, dass dieser Streit wichtig für Sie war. Wäre es daher in Ordnung, wenn wir die Situation noch mal in Zeitlupe betrachten würden? *(Herr E. stimmt zu.)* Schließen Sie dafür bitte die Augen und versetzen Sie sich in den Moment zurück, als Ihre Freundin sagte: „Ich kann so nicht mehr weitermachen". Wie war da ihr Tonfall? Wie war ihre Gestik? Wie war ihre Mimik? Wie stand sie da? *(Antworten jeweils abwarten und ggf. Nachfragen stellen.)* Was ging Ihnen in diesem Moment durch den Kopf? Haben Sie körperlich eine Veränderung wahrgenommen? Welchen Handlungsimpuls haben Sie gespürt? *(Antworten jeweils abwarten und ggf. Nachfragen stellen.)*

Besteht hingegen keine ausreichende emotionale Stabilität oder zeigen sich Patient:innen im Gesprächsverlauf affektiv überaktiviert, sollte ebenfalls interveniert werden. Denn eine zu hohe emotionale Aktivierung beeinflusst die psychische Flexibilität (Eifert, 2022) und Mentalisierungsfähigkeit negativ (d.h. die Kompetenz, eigene mentale Zustände wahrzunehmen und Hypothesen über mentale Zustände bei anderen empathisch entwickeln zu können; Taubner, Fonagy & Bateman, 2019). Dadurch kann eine zu hohe emotionale Aktivierung im Therapieprozess hinderlich sein. Eine Verringerung der emotionalen Aktivierung kann beispielsweise durch Rationalisierung, Distanzierungstechniken oder die Anwendung von zuvor erarbeiteten Skills erreicht werden.

Beispiel: Reduktion der affektiven Aktivierung

Herr I. beschreibt einen Streit mit seiner Lebensgefährtin. Er ist dabei motorisch unruhig und berichtet sprunghaft und fahrig.

Th.: Ich spüre, wie Sie der Streit auch jetzt noch aufwühlt. Ich verstehe, dass diese Situation belastend für Sie war. Das ist vollkommen okay und nachvollziehbar. Wäre es für Sie in Ordnung, wenn wir uns der Betrachtung des Streits erstmal strukturiert nähern würden? *(Herr I. stimmt zu.)* In Ordnung. Dann würde ich vorschlagen, dass wir uns zunächst nur mit den „harten Fakten" auseinandersetzen. *(die Therapeutin steht auf und geht zum Flipchart.)* Was hat Ihre Freundin genau gesagt? *(Herr I. wiederholt die Aussagen seiner Freundin und die Therapeutin notiert sie auf dem Flipchart.)* Was haben Sie darauf geantwortet? *(Herr I. wiederholt seine Aussagen und die Therapeutin notiert sie auf dem Flipchart.)*

Zusammenfassend bedeutet dies, dass Therapeut:innen die Gesprächsführung immer so gestalten und lenken sollten, dass die affektive Aktivierung der Patient:innen für den gegenwärtigen Therapiegegenstand und den Therapieprozess hilfreich ist.

Potenziell schambehaftete Themen ansprechen. In Therapien sind viele Themen wichtig, die in der Alltagskommunikation oft nicht offen kommuniziert oder sogar tabuisiert werden. Dazu gehören u. a. Suizidalität, nichtsuizidales selbstverletzendes Verhalten, Traumatisierungen, aggressive Impulse, Sexualität oder Fragen der Geschlechtsidentität. Es ist wichtig, dass Patient:innen früh im therapeutischen Prozess wahrnehmen, dass diese Themen einen legitimen Platz in Therapien haben und Therapeut:innen mit ihnen umzugehen wissen. Daher sollten Therapeut:innen explizit Gesprächsangebote zu diesen potenziell „schwierigen" Themen unterbreiten. Ist das nicht der Fall, erhöht dies die Wahrscheinlichkeit, dass wichtige Themen von Patient:innen verschwiegen werden oder zumindest nicht den Stellenwert erhalten, den sie bräuchten und verdienen (Farber, 2020). Potenziell schambehaftete Themen können beispielsweise folgendermaßen angesprochen werden:

> Nun würde ich Ihnen gerne noch einige weitere Fragen stellen, die ich allen Patient:innen stelle, die zu uns kommen: Haben Sie sich jemals mit Absicht selbst verletzt, z. B. mit einer Rasierklinge? *(Antwort abwarten und ggf. besprechen.)* Haben Sie jemals darüber nachgedacht, sich selbst das Leben zu nehmen? *(Antwort abwarten und ggf. besprechen.)* Haben Sie jemals ein Ereignis erlebt, bei dem Sie den Eindruck hatten, in Lebensgefahr zu sein? *(Antwort abwarten und ggf. besprechen.)* Waren Sie jemals Zeuge, als jemand in Lebensgefahr war? *(Antwort abwarten und ggf. besprechen.)* Haben Sie jemals körperliche oder sexuelle Gewalt erlebt? *(Antwort abwarten und ggf. besprechen.)* Waren Sie jemals Zeuge, als jemand körperliche oder sexuelle Gewalt erlebt hat? (...)

Nonverbale und paraverbale Kommunikation. In therapeutischen Gesprächen kommuniziert man nie nur verbal, sondern immer auch nonverbal (d. h. mit Mimik, Gestik, Körperhaltung) und paraverbal (d. h. mit Tonfall, Lautstärke, Sprechtempo). Für das Etablieren einer guten Beziehung sind nonverbale und paraverbale Informationen ebenso wichtig wie verbale Inhalte (d. h. die gesprochenen Worte). Um die Basisvariablen der Beziehungsgestaltung zu realisieren, sollten Therapeut:innen darauf achten, dass ihre paraverbalen, nonverbalen und verbalen Signale kongruent (also widerspruchsfrei) sind. Eine Aussage wie „Ich verstehe, dass Sie das verletzt hat" verliert ihre Glaubwürdigkeit, wenn Mimik, Gestik, Körperhaltung und Tonfall vermitteln, dass man desinteressiert, gelangweilt und abwesend ist. Therapeut:innen sollten daher darauf achten, im Moment präsent zu sein und sich nicht nur kognitiv, sondern auch affektiv auf das Gespräch einlassen. Wichtig: Das heißt nicht, dass man alle Gefühle ausdrücken und allen Verhaltensimpulsen uneingeschränkt folgen sollte (vgl. auch die Ausführungen zur Gegenübertragung in Kapitel 2.3).

Mit Kindern und Jugendlichen sprechen. Eine besondere Bedeutung hat die Wahl der geeigneten Sprache bei der Arbeit mit Kindern und Jugendlichen. Die Sprache ist entwicklungsbezogen zu wählen und die Kommunikation so zu gestalten, dass Kinder und Jugendliche Raum haben, ihrer Meinung, ihren Gefühlen und Sorgen Ausdruck zu verleihen und auch schwierige Themen ansprechen zu können. Die wichtigsten Aspekte der Gesprächsführung mit Kindern und Jugendlichen sind in Anlehnung an Delfos (2015a, 2015b) in Tabelle 2 zusammengefasst. Die Übersicht soll dabei eine allgemeine Orientierung ermöglichen, die jedoch an Kontextfaktoren sowie den individuellen Entwicklungsstand und individuelle Bedürfnisse angepasst werden muss.

Tabelle 2: Wichtige altersspezifische Aspekte der Gesprächsführung (in Anlehnung an Delfos, 2015a, 2015b)

4 bis 8 Jahre	• Kurze Sätze und konkrete Worte verwenden. • Integration von Gespräch und Spiel bzw. Gespräch und Spiel im Wechsel kurzer Zeitintervalle (z. B. zehn Minuten). • Je jünger Patient:innen sind, desto eher sollten nonverbale Metaphern verwendet werden (z. B. Puppentheater). • Räumliche Orientierung nutzen (z. B. „Wo warst du in dem Moment?“) anstelle von zeitlicher Orientierung (z. B. „Wann war das?“). • Materielle Verstärkung (z. B. Tokens) und immaterielle Verstärkung (z. B. Lob) nutzen. • Aktiv die Motivation zur Interaktion fördern.
8 bis 10 Jahre	• Konkrete Worte verwenden und schwierige Worte erklären. • Gesprächsintervalle können 30 bis 45 Minuten lang sein, in der Regel umrahmt durch ein Spiel (i. d. R. Bewegungsspiele). • Räumliche Orientierung nutzen (z. B. „Wo warst du in dem Moment?“) anstelle von zeitlicher Orientierung (z. B. „Wann war das?“). • Sozial erwünschten Antworten entgegenwirken (z. B. durch Rahmung der Fragen und Erklärung ihrer Relevanz). • Materielle Verstärkung (z. B. Tokens) und immaterielle Verstärkung (z. B. Lob) nutzen. • Gesprächsmotivation im Gesprächsverlauf kontrollieren.
10 bis 12 Jahre	• Alltagssprache verwenden und, sofern notwendig, Fachbegriffe erklären. • Die Kommunikation kann oftmals vollständig verbal erfolgen, Spiele werden nur noch eingeschränkt verwendet. • Ereignisse können in der Regel räumlich und zeitlich gut erfragt werden. • In der Regel keine materielle Belohnung mehr, wohingegen immaterielle Belohnung (z. B. Anerkennung) sehr wichtig ist. • Motivation kann zunehmend in die Verantwortung des Kindes bzw. des:der Jugendlichen gelegt werden.

Tabelle 2: Fortsetzung

12 bis 14 Jahre	• Alltagssprache verwenden und, sofern notwendig, Fachbegriffe erklären. • Gespräche können in der Regel im Sitzen erfolgen, gelingen aber teilweise besser, wenn dabei einer Aktivität nachgegangen werden kann (z.B. spazieren, kritzeln). • Jugendliche kommen noch stellenweise vom Kern des Gesprächs ab bzw. verlieren sich in Details. In diesen Fällen hilft eine Restrukturierung des Gesprächs durch Therapeut:innen. • Auf körperlichen Kontakt (der in vorherigen Lebensphasen u.a. im Spiel angemessen sein kann) sollte in der Regel verzichtet werden, ebenso auf „überfreundliches“ nonverbales Verhalten (z.B. stark positives mimisches Feedback). • Motivation für Interventionen, die rein „von außen“ kommen, ist in der Regel niedrig, weshalb der Fokus immer (auch) auf Themen im Interessensfeld der Jugendlichen gelegt werden sollte.
14 bis 16 Jahre	• Alltagssprache verwenden und, sofern notwendig, Fachbegriffe erklären. • Gespräche können in der Regel auf ein Thema fokussiert geführt werden. • Respekt vor Autonomie und Grenzen der Jugendlichen (z.B., wenn diese Fragen nicht beantworten möchten) bei Beibehaltung des Interesses und, sofern notwendig, gleichzeitigem Setzen von Grenzen (z.B., wenn Patient:innen zu spät kommen). • In Gesprächen sollte es um einen Austausch gehen und nicht um einen „Machtkampf“, in dem recht behalten wird. • Viele Fragen nach persönlichen Sichtweisen stellen; authentisch signalisieren, dass Interesse daran besteht, die individuelle Situation nachzuvollziehen und zu verstehen. • Offene Nachfragen stellen. Wenn Jugendliche bestimmte Themen nicht besprechen möchten und diese vertagt werden können, das Thema zunächst ruhen lassen und zu einem späteren Zeitpunkt erneut einsteigen bzw. warten, bis Jugendliche von selbst erneut auf das Thema zu sprechen kommen.
16 bis 18 Jahre	• Therapiegespräche können zu großen Teilen wie bei jungen Erwachsenen geführt werden. • Gesprächsinhalte von Jugendlichen sind in dieser Phase häufig geprägt von Ideen und Idealen, denen Interesse entgegengebracht werden sollte. Hilfreich ist es, hieraus auch eine Konkretisierung für den Alltag abzuleiten (z.B. Was bedeutet dies konkret für das Leben der Patient:innen?). • Motivation ist häufig gegeben. Soziale Verstärkung bzw. Lob sollten sich eher auf Denk- und Lösungsprozesse als auf konkrete Inhalte beziehen.

Hinweis

In der Verhaltenstherapie hat das therapeutische Spiel eine bedeutende Rolle, insbesondere im Kontext des Aufbaus der Arbeitsbeziehung, der Förderung der Motivation sowie der Unterstützung der Selbstexploration und -regulation (Höfer, 2016). Darüber hinaus kann das Spiel ein wichtiges Übungsfeld für das Training von Kompetenzen bieten und als Projektionsfläche für den Ausdruck von Emotionen und Bedürfnissen dienen sowie dazu beitragen, belastende Erlebnisse zu verarbeiten.

2.3 Beziehungsgestaltung und Gesprächsführung in den Richtlinienverfahren

Vor dem Hintergrund ihres jeweiligen Krankheits- und Problemverständnisses (vgl. Kapitel 1.3) haben die Richtlinienverfahren jeweils eigene Schwerpunkte bei der Beziehungsgestaltung und Gesprächsführung entwickelt.

Kognitive Verhaltenstherapie. Die „klassische“ kognitive Verhaltenstherapie sieht eine gute therapeutische Beziehung als notwendige, aber nicht hinreichende Voraussetzung für eine gute Behandlungsprognose (Lammers, 2017). Entsprechend kommt dem Aufbau einer guten therapeutischen Beziehung vor allem zu Therapiebeginn eine große Bedeutung zu (Bollmann et al., 2021). Schulenspezifische Aspekte der Gesprächsführung sind dabei (Margraf, 2018a):

- Strukturierung (z. B. Vermittlung von Informationen über den Ablauf von Interventionen oder einer therapeutischen Sitzung),
- Transparenz, d. h. Offenheit über das Fallverständnis (inkl. Hypothesen und Diagnosen) und den Behandlungsplan,
- soziale Verstärkung, d. h. positive Würdigung funktionalen Verhaltens.

Konnte eine tragfähige Beziehung etabliert werden, konzentriert sich die therapeutische Arbeit verstärkt auf die Anwendung spezifischer, oft störungsspezifischer Therapiemethoden (Bollmann et al., 2021). Eine erneute Fokussierung auf die therapeutische Beziehungsgestaltung erfolgt vor allem dann, wenn sich im Kontakt Spannungen oder Brüche auftun, die es zu bearbeiten gilt. Diese „klassische“ Form des Beziehungsverständnisses wurde insbesondere im Zuge der Dritten Welle der Verhaltenstherapie (u. a. Schematherapie, Klärungsorientierte Therapie, Dialektisch-Behaviorale Therapie) bedeutsam erweitert und für die Arbeit mit Personen mit Persönlichkeitsakzentuierungen und -störungen modifiziert (Heidenreich & Michalak, 2013). Besondere Aufmerksamkeit erfuhren dabei die Konzepte der komplementären Beziehungsgestaltung (Sachse, 2019) und der begrenzten Nachbeelterung (Jacob & Arntz, 2015) sowie die Gesprächstechnik der empathischen Konfrontation (Reiss & Vogel, 2014):

- *Komplementäre Beziehungsgestaltung.* Bei der komplementären Beziehungsgestaltung wird die Beziehung darauf ausgerichtet, die zentralen Beziehungsmotive der Patient:innen im Rahmen der Möglichkeiten einer therapeutischen Beziehung zu befriedigen. Zentrale Beziehungsmotive sind Anerkennung, Wichtigkeit, Solidarität, Verlässlichkeit, Autonomie und Territorialität. Dadurch soll der Aufbau von Beziehungskredit gelingen, der als wichtige Voraussetzung für die Umsetzung therapeutischer Interventionen gesehen wird.

Beispiel

Legt das Fallverständnis die besondere Bedeutung des Beziehungsmotivs Autonomie nahe (z. B., weil Patient:innen in der Kindheit und Jugend immer wieder altersunangemessene Beschränkungen ihrer Autonomie erfahren haben), werden Therapeut:innen besonders darauf achten, das Bedürfnis nach angemessener Autonomie in ihrer Beziehungsgestaltung zu befriedigen. Das kann z. B. bedeuten, großen Wert auf Transparenz bei der Behandlungsplanung zu legen, auch kleinere Entscheidungen kooperativ zu treffen oder um Erlaubnis zu bitten, ehe man ein potenziell emotional aufwühlendes Thema vertieft.

- *Begrenzte Nachbeelterung* (engl. Limited Reparenting). Im Zuge der begrenzten Nachbeelterung nehmen Therapeut:innen gegenüber Anteilen der Patient:innen in begrenztem Umfang die Rolle funktionaler Eltern ein. Das bedeutet beispielsweise, dass sie Trost spenden, wenn traurige Anteile aktiv sind, aber auch begrenzend reagieren, wenn Patient:innen mit trotzigem oder impulsivem Verhalten sich selbst oder anderen schaden. Angestrebt wird die Förderung funktionaler Regulationsstrategien, d. h., Patient:innen sollen durch die Co-Regulation eine funktionale Selbstregulation lernen, sowie das Anstoßen einer korrigierenden Beziehungserfahrung; das bedeutet, die positive Beziehungserfahrung soll zur Korrektur von in der Kindheit entstandenen dysfunktionalen Schemata führen.

Beispiel

Berichtet ein Patient weinend davon, dass er große Angst davor hat, der Klausurenphase nicht gewachsen zu sein und in seinem Studium zu scheitern, wird der:die Therapeut:in die unangenehme Emotion mit ihm aushalten und die hinter der Angst liegenden Bedürfnisse validieren. Treten strafende Persönlichkeitsanteile auf (z. B. der Patient entwertet oder beleidigt sich selbst), wird der:die Therapeut:in daran arbeiten, die strafenden Anteile zu externalisieren und zu begrenzen (z. B. durch einen Stuhldialog). Anschließend wird der:die Therapeut:in den verletzlichen Anteilen Trost und vor allem Unterstützung anbieten. Ist der Patient damit einverstanden, wird der:die Therapeutin ihn zunächst bei einer differenzierten Betrachtung der Situation und dann bei der Entwicklung einer Lösungsstrategie unterstützen.

- *Empathische Konfrontation.* Ziel der empathischen Konfrontation ist es, dysfunktionale Erlebens- und Verhaltensmuster auf empathische und (bedürfnis-) validierende Weise ins Bewusstsein zu bringen bzw. zum Therapiegegenstand zu machen. Dazu wird das dysfunktionale Erleben und/oder Verhalten zunächst wertfrei beschrieben. Im Anschluss werden seine biografischen Wurzeln und die (frühere) Funktion gewürdigt, ehe der Beitrag zur gegenwärtigen Problematik herausgearbeitet wird. Zuletzt wird das Angebot formuliert, Patient:innen bei der Veränderung des Erlebens und/oder Verhaltens zu unterstützen.

Beispiel

Th.: In den letzten Sitzungen haben Sie mir wiederholt von Frustration und unterdrückter Wut gegenüber Ihrer Frau erzählt. Zum Beispiel, wenn Sie das Gefühl haben, dass sie nicht auf Ihre Bedürfnisse eingeht oder Ihnen überhaupt nicht zuhört. Sie äußern diese Frustration und Wut häufig nicht, sondern versuchen, die Wut „herunterzuschlucken" *(Thematisieren des problematischen Verhaltens).* Ich glaube, das hat mit Erfahrungen zu tun, die Sie mit Ihrem Vater in der Kindheit gemacht haben. Wenn ich Sie richtig verstanden habe, hat Ihr Vater keinen Widerspruch von Ihnen oder Ihrer Mutter geduldet und auf den Ausdruck von Traurigkeit, aber auch Wut, mit körperlicher Aggression reagiert. Ihre Mutter hatte deshalb häufig versucht, es Ihrem Vater recht zu machen und hat ihm eigentlich nie widersprochen *(biografischer Ursprung des problematischen Verhaltens).* Damals haben auch Sie angefangen, Ihre Gefühle weniger nach außen zu zeigen und ihre Wut zu verbergen. Denn Sie haben befürchtet, jeder Gefühlsausdruck könnte in Gewalt und Ablehnung resultieren. Emotionen zu verstecken und nicht zu widersprechen war damals also sehr nachvollziehbar und hilfreich, denn es hat Sie gut vor Schlimmerem bewahrt *(Betonung der früheren Funktionalität des Verhaltens).* Heute, so scheint es mir, trägt diese Strategie in der Beziehung zu Ihrer Frau jedoch dazu bei, dass Ihre Bedürfnisse häufig nicht befriedigt werden und Sie sich von ihr dominiert fühlen *(Herausstellen der heutigen Dysfunktionalität des Verhaltens).* Wenn Sie einverstanden sind, würde ich mir daher gerne mit Ihnen anschauen, welche Vor- und Nachteile dieses Verhaltensmuster im Hier und Jetzt hat, und welche Alternativen es vielleicht dazu geben könnte. Wäre das in Ordnung? *(Angebot therapeutischer Unterstützung zur Verhaltensänderung).*

Psychoanalytisch fundierte Verfahren. Der therapeutischen Beziehung kommt in den psychoanalytisch fundierten Verfahren sowohl für die Diagnostik als auch für Interventionen eine sehr zentrale Bedeutung zu. Die größte Besonderheit der psychoanalytisch fundierten Verfahren gegenüber den anderen beiden Richtlinienverfahren besteht dabei sicherlich in der relativen Bedeutung des Übertragungsgeschehens (Gumz & Storck, 2018):

- *Übertragung.* Von Übertragung spricht man, wenn das aktuelle Erleben und Verhalten der Patient:innen unbewusst durch frühere (konflikthafte) Beziehungserfahrungen geprägt ist.

Beispiel: Herr S.

Herr S. wurde in der Jugend für schlechte Leistungen und Fehler immer wieder von seinen Eltern stark abgewertet. Als er in der dritten probatorischen Sitzung vergisst, den Konsiliarbericht von zu Hause mitzubringen, erlebt er im Kontakt mit seinem Therapeuten große Scham und fühlt sich klein und hilflos.

- *Gegenübertragung.* Als Gegenübertragung wird die emotionale Antwort der Therapeut:innen auf die Übertragungen der Patient:innen bezeichnet. Bei der konkordanten Gegenübertragung identifizieren sich Therapeut:innen mit unbewussten Ich-Zuständen der Patient:innen, bei der komplementären Gegenübertragung mit den (früheren) Objekten der Patient:innen (d.h. mit dem früheren Erleben der Bezugspersonen).

Beispiele

- *Konkordante Gegenübertragung:* Der Therapeut spürt, dass er sich im Kontakt mit Herrn S. ebenfalls klein, schwach und hilflos fühlt.
- *Komplementäre Gegenübertragung:* Der Therapeut spürt, wie in ihm irrationaler Ärger über das Versäumnis des Patienten aufkommt.

- *Eigenübertragung.* Bei der Eigenübertragung wird das aktuelle Erleben und Verhalten der Therapeut:innen unbewusst durch konflikthaftes Erleben und Verhalten aus früheren Beziehungserfahrungen geprägt.

Beispiel: Herr S. (Forts.)

Als es Herrn S. nach einem halben Jahr Therapie noch nicht bedeutsam besser geht und dieser an der Behandlung zu zweifeln beginnt, reagiert der Therapeut mit großer Verunsicherung und Selbstzweifeln. Er beginnt übermäßig viel Zeit in die Therapievorbereitung zu investieren und Sitzungen zu überziehen. Der Therapeut betrachtet diese Entwicklung, die er auch aus mehreren anderen Therapien kennt, mit seinem Supervisor. Dabei können sie herausarbeiten, dass dieses Erlebensmuster vermutlich mit der Beziehung des Therapeuten zu seiner Mutter zu tun hat. Seine Mutter litt in seiner Kindheit und Jugend unter einer Alkoholabhängigkeit, die sie jedoch verharmloste und die sie nicht zu einer Abstinenz oder Therapie motivierte. Da sie häufig stürzte und auch dazu neigte, in betrunkenem Zustand Auto zu fahren, hatte er es sich damals zur Aufgabe gemacht, sie wann immer möglich zu „betreuen“ und auf sie aufzupassen.

- *Realbeziehung.* Das Übertragungsgeschehen ist von der Realbeziehung zu differenzieren. Die Realbeziehung ist bestimmt durch jene Aspekte des Erlebens und Verhaltens von Patient:in und Therapeut:in, die nicht durch frühere Beziehungserfahrungen, sondern durch die direkte Beziehung miteinander geprägt sind.

Beispiel: Herr S. (Forts.)

Nach einem Jahr Therapie kennen Herr S. und sein Therapeut sich ziemlich gut. Sie haben einen guten Rhythmus gefunden und eine Vertrauensbasis aufgebaut, die auch das Thematisieren schwieriger Themen aushält und erlaubt.

Die Analyse des Übertragungsgeschehens kann u.a. als Basis für die Konflikt- und Strukturdiagnostik dienen und zum Ausgangspunkt für Klarifikation, Konfrontation und Deutung werden (Wöller & Kruse, 2018). Um das Übertragungsgeschehen therapeutisch nutzbar zu machen, kann die Beziehungsgestaltung auf eine Vertiefung des Übertragungsgeschehens ausgerichtet werden – dies geschieht insbesondere in der analytischen Therapie, weniger in der tiefenpsychologisch fundierten Therapie. Das Übertragungsgeschehen kann vertieft werden, indem Therapeut:innen
- Patient:innen zur freien Assoziation motivieren, d.h., dass Patient:innen dazu aufgefordert werden, ungefiltert alle ihre Gedanken, Fantasien und Impulse zu äußern (nicht auszuagieren!).
- zur Projektionsfläche werden, auf die Patient:innen ihre früheren Beziehungserfahrungen möglichst frei übertragen können, d.h., dass Therapeut:innen gerade am Beginn der Zusammenarbeit zurückhaltend sind und möglichst wenige eigene Impulse in die Therapie einbringen (z.B. Meinungen, Eigenanteile).
- (technische) Neutralität wahren, d.h., aus der Gegenübertragung stammenden Impulsen nicht nachgeben, sondern diese lediglich interpretierend beachten.
- Regression fördern, z.B. durch ein liegendes Setting in der analytischen Therapie.

Dieses Vorgehen ist vor allem bei konfliktbedingten Störungen zielführend, bei denen der Behandlungsfokus auf der Klarifikation, Konfrontation und Deutung vorbewusster und unbewusster Inhalte liegt. Bei strukturellen Störungen ist hingegen eine aktivere Beziehungsgestaltung sinnvoll. Wichtige Aspekte der Beziehungsgestaltung bei strukturellen Störungen sind (Rudolf, 2014):
- Aufklärung und Transparenz (z.B. über Hypothesen und Therapieschritte),
- Kontrolle balancieren und Autonomie wahren (z.B. um Einverständnis bitten),
- Sicherheit herstellen und vermitteln (z.B. Aktivierung des sozialen Hilfssystems),
- Anteilnahme und Respekt (z.B. gegenüber der bisherigen Bewältigung von Lebenskrisen),

- Entpathologisieren und Validieren von Bedürfnissen und affektivem Erleben (z. B. Emotionen nachvollziehen),
- beruhigen (nicht bagatellisieren!) und Hoffnung geben (z. B. Optimismus in Bezug auf Veränderungsmöglichkeiten),
- therapeutisches Beeltern (z. B. Ermutigung und Übernahme von Hilfs-Ich-Funktionen).

Ähnlich wie in den Dritte-Welle-Verfahren der Verhaltenstherapie liegt der Fokus hier auf dem Anstoßen einer korrigierenden Erfahrung und dem Ermöglichen des Nachholens von Entwicklungsschritten.

Systemische Therapie. In ihren Anfängen war die Beziehungsgestaltung der systemischen Therapie stark von humanistischen Ansätzen geprägt (Wagner, 2018). Aufgabe der Therapeut:innen war es, in der Therapie einen Raum zur Verfügung zu stellen, in dem Patient:innen ihre bereits vorhandenen Potenziale zur Entfaltung bringen konnten. Die Mailänder Schule führte hier zu einem Paradigmenwechsel. Im Zentrum des Therapie-Rationals standen im Rahmen der Mailänder Schule Interventionen, die das „Spiel" des Systems und die darin wirkenden Problemmuster „unmöglich" machen sollten. Therapeut:innen nahmen dabei eine Expert:innen-Haltung ein und intervenierten von außen (v. a. mit Schlussinterventionen). Diese historische Entwicklung zu kennen, hilft dabei, die heutige Beziehungsgestaltung in der systemischen Therapie zu verstehen, denn diese entspricht einer Synthese beider Strömungen (von Schlippe & Schweitzer, 2019):

- Einerseits haben Therapeut:innen die Aufgabe, Stabilität und einen sicheren Rahmen zu bieten, in dem Patient:innen ihre Ressourcen zur Entfaltung bringen können, Orientierung haben sowie Wertschätzung und Empathie erfahren. Dieser Aspekt der Beziehungsgestaltung ist von den humanistischen Grundlagen der systemischen Therapie geprägt.
- Andererseits bedarf es für das Auflösen der Problemtrance und das Öffnen des Möglichkeitsraums auch destabilisierender und verstörender Elemente, die zur Dekonstruktion rigider Interpretationsmuster anregen, Perspektiven eröffnen und scheinbare Tatsachen infrage stellen. Hier zeigen sich die Einflüsse der Mailänder Schule.

Insbesondere zu Beginn der Therapie steht der Aufbau einer Metastabilität im Vordergrund, die eine Voraussetzung dafür darstellt, dass sich Klient:innen überhaupt auf Veränderungsimpulse und Perspektivwechsel einlassen können. Auch im weiteren Prozess ist es die Aufgabe der Therapeut:innen, stabilisierende und/oder destabilisierende Interventionen sowie deren Dosierung an gegenwärtige Systemzustände anzupassen. Eine weitere Besonderheit der systemischen Therapie besteht darin, dass sie klassischerweise im Mehrpersonensetting stattfindet. In der kognitiven Verhaltenstherapie und den psychodynamisch begründeten Verfahren erfolgt der Einbezug von Bezugspersonen in der Regel nur in einzelnen Sitzungen und steht dann im Dienste der Veränderungsziele der Patient:innen. Anders ist dies bei der Arbeit mit Kindern und Jugendlichen, wobei auch hier nur ein gewisser Anteil der Sitzungen für die Arbeit mit Bezugspersonen vorgesehen ist. Im Gegensatz dazu arbeitet die systemische Therapie regelhaft und in allen Altersgruppen mit möglichst vielen Systemmitgliedern und denkt Veränderungs- und Beharrungstendenzen auf Ebene des Gesamtsystems. Mehrere Aspekte der Beziehungsgestaltung sind hierbei besonders charakteristisch (von Schlippe & Schweitzer, 2019):

- *Allparteilichkeit.* Systemische Therapeut:innen ergreifen gleichermaßen für alle am Prozess beteiligten Personen Partei. Das heißt, sie versuchen das Gesamtsystem – anstelle von einzelnen Systemmitgliedern – bei der Identifikation und Umsetzung bedürfnisbefriedigender Lösungen zu unterstützen.
- *Neutralität.* Neutralität im engeren Sinne besteht in der systemischen Therapie gegenüber Ideen. Das heißt, dass Therapeut:innen keine Perspektive und keine Hypothese gegenüber anderen Perspektiven und Hypothesen bevorzugen. Alle aufkommenden Ideen dürfen (und sollen) infrage gestellt werden (inkl. der Ideen der Therapeut:innen).
- *Autonomie.* Die systemische Therapie folgt einem Kooperations- anstelle eines Veränderungsmodells. Das bedeutet, dass Therapeut:innen nicht versuchen, Patient:innen oder deren Symptomatik zu verändern. Der Fokus liegt auf der Lösung von Problemen – Veränderungen können hierfür zielführend sein, müssen es aber nicht. Systemiker:innen geben daher keine Lösungen vor bzw. legen diese nicht nahe, sondern versuchen bei allen Interventionen, den Möglichkeitsraum der Patient:innen zu vergrößern, um diese in die Lage zu versetzen, eigene Lösungen zu entwickeln.
- *Ressourcen- und Lösungsorientierung.* In der systemischen Therapie wird kommuniziert, um Lösungsmöglichkeiten zu entwickeln. Daher fokussiert das therapeutische Gespräch Lösungen, nicht Probleme. Das heißt, ein Problemverständnis kann notwendig sein, aber nur in dem Umfang, der für das Eröffnen von Lösungsmöglichkeiten notwendig ist. Die Förderung von Ressourcen ist oftmals ein wichtiger Teil der Erweiterung des Möglichkeitsraums sowie des Findens von neuen Lösungen.

Beispiel

Eine Patientin, die zukünftig gerne ihre Bedürfnisse selbstbewusster gegenüber ihrer Partnerin formulieren würde, berichtet, dass sie es in der vergangenen Woche nicht geschafft hat, ihren Vorsatz umzusetzen.

- *Problemorientierte Kommunikation des:der Therapeut:in:* „Was hat Sie daran gehindert, Ihren Vorsatz umzusetzen?“
- *Lösungsorientierte Kommunikation des:der Therapeut:in:* „Wofür war es hilfreich, in der vergangenen Woche auf eine Verhaltensänderung zu verzichten?“ oder „Wie können uns Ihre Erfahrungen aus der letzten Woche helfen, Ihre Ziele in der nächsten Woche zu erreichen?“

2.4 Brüche in der Arbeitsbeziehung

Eine besondere Herausforderung für die Beziehungsgestaltung sind Brüche in der Arbeitsbeziehung, d.h. im engeren Sinne Unstimmigkeiten bezüglich der Therapieziele bzw. des Wegs zur Zielerreichung oder Spannungen in der affektiven Bindung zwischen Patient:in und Therapeut:in (Bordin, 1979). Brüche in der Arbeitsbeziehung müssen vom Konzept des Widerstands sowie von Ambivalenzen bezogen auf anstehende Veränderungen abgegrenzt werden, da sie andere Interventionen notwendig machen (Miller & Rollnick, 2015):

- *Widerstand.* Im psychoanalytischen Sinne bezeichnet der Begriff „Widerstand" unbewusste Prozesse, die sich gegen die Bewusstwerdung von Verdrängtem stellen (Wöller & Kruse, 2018). Durch die Widerstandsanalyse kann Widerstand therapeutisch genutzt werden, um die dahinterliegenden Konfliktmuster zu verstehen. Im Gegensatz zum Widerstand beziehen sich Brüche in der Arbeitsbeziehung auf die Realbeziehung, d.h. auf die Erfahrungen von Therapeut:innen und Patient:innen miteinander.
- *Ambivalenzen.* Alle Veränderungen gehen mit Vor- und Nachteilen einher. Daher ist es normal und nachvollziehbar, dass Patient:innen Veränderungen ambivalent gegenüberstehen. Zur Bearbeitung von Ambivalenzen wurden eine Vielzahl von Strategien entwickelt (z.B. Pro-Kontra-Listen, motivierende Gesprächsführung, Stuhldialoge; Hötzel & Brachel, 2022). Im Gegensatz zu Ambivalenzen liegen Brüche in der Arbeitsbeziehung in einem interpersonellen Widerstreit zwischen Therapeut:in und Patient:in und nicht im einem intrapersonellen Widerstreit verschiedener Motive der Patient:innen begründet.

Brüche in der Arbeitsbeziehung treten in ca. 25% der Behandlungsfälle auf (Larsson et al., 2018) und haben häufig eine der nachfolgenden Ursachen (Eubanks, 2022):

- Therapeut:innen gestalten Entscheidungsprozesse bezüglich der Therapieziele und Behandlungsplanung nicht ausreichend kollaborativ.
- Therapeut:innen planen Interventionen zu standardisiert und gehen zu wenig auf individuelle Erfahrungen und Bedürfnisse der Patient:innen ein.
- Therapeut:innen schenken dem affektiven Erleben der Patient:innen zu wenig Aufmerksamkeit.

Beispiel: Frau K. – Bruch in der Arbeitsbeziehung erkennen

Frau K., 32 Jahre alt, befindet sich seit 14 Monaten in ambulanter Psychotherapie. Begonnen wurde die Therapie aufgrund einer mittelgradigen depressiven Episode. Von Beginn an nahm sie Termine regelmäßig und zuverlässig wahr, brachte aktiv Themen ein und zeigte sich veränderungsmotiviert. Vor wenigen Wochen starb der Hund von Frau K. Der Therapeut äußerte sein Bedauern über den Verlust. Er kam zu dem Schluss, dass es sich bei der Trauer von Frau K. um eine „normale" Reaktion handele, die keiner therapeutischen Intervention bedurfte. Er fuhr daher kurz darauf im Behandlungsplan fort. In den kommenden Sitzungen betonte Frau K. mehrfach, dass sie aktuell keine größeren Anliegen habe. Sie hätte auch überlegt, Termine abzusagen. Als ihr Therapeut nachfragte, woran dies läge, antwortete Frau K., dass ihre Themen nicht so wichtig seien und sie ihrem Therapeuten nicht die Zeit stehlen wolle.

Interpretation: Auch wenn es sich bei Frau K.s Trauerreaktion nicht um einen pathologischen, sondern einen „normalen" Prozess handelte, wäre sie dankbar gewesen, wenn sie Raum gehabt hätte, diese Trauer in der Therapie auszudrücken. Sie hatte zuvor ein enges Band zu ihrem Therapeuten und hatte das Gefühl, sich auf seinen Beistand und seine emotionale Anteilnahme verlassen zu können. Durch sein schnelles Fortfahren im Therapieprozess gewann sie den Eindruck, dass er sich doch „überhaupt nicht" für sie interessiere und es ihm wohl nur darum ginge, „Krankheiten zu behandeln". In der Folge baute sie eine gewisse Distanz zu ihrem Therapeuten auf und machte ihm (zunächst unterschwellig) den Vorwurf, kein Interesse an ihr zu haben („Ich stehle Ihnen ja nur die Zeit").

Die erfolgreiche Bewältigung von Brüchen in der Arbeitsbeziehung ist mit einer geringeren Zahl an Therapieabbrüchen und besseren Therapie-Outcomes assoziiert (Eubanks, Muran & Safran, 2018). Um Brüche erfolgreich zu bewältigen, müssen diese zunächst wahrgenommen werden. Verschiedene Signale können – müssen aber nicht – auf Brüche in der Arbeitsbeziehung hinweisen (Miller & Rollnick, 2015):

- Distanzierung, d. h., Patient:innen schaffen oder vergrößern Distanz zwischen sich und Therapeut:innen, z. B. oberflächliches Antworten auf Fragen, Vermeiden von Blickkontakt.
- Verteidigungsmanöver, d. h., Patient:innen reagieren abwehrend auf Äußerungen der Therapeut:innen, z. B. durch Bagatellisierung, Rechtfertigung oder Schuldzuweisungen.
- Offensivmanöver, d. h., Patient:innen attackieren Therapeut:innen (verbal), z. B., indem sie Therapeut:innen Vorwürfe machen oder diese abwerten.

Als Brüche sind diese Verhaltensweisen jedoch in der Regel nur zu werten, wenn sie nach einer Phase der produktiven Zusammenarbeit (plötzlich) auftreten, d. h., eine wahrnehmbare Veränderung der Zusammenarbeit darstellen. Zeigen sich Patient:innen von Beginn an distanziert, verteidigend, offensiv attackierend oder feindselig, handelt es sich dabei eher um Symptome, Bewältigungsmechanismen oder den interaktionellen Stil der Betroffenen. Wenn Brüche sichtbar werden, kann wie folgt vorgegangen werden (Eubanks et al., 2018):

1. *Den vermuteten Bruch in der Arbeitsbeziehung thematisieren.* Da Brüche häufig aus einer zu geringen Beteiligung der Patient:innen an therapierelevanten Entscheidungen oder aus einer mangelnden Berücksichtigung ihres affektiven

Erlebens resultieren, reagieren die meisten Patient:innen positiv darauf, wenn Therapeut:innen ihre Signale (z.B. Distanzierung) wahrnehmen und sich bemüht zeigen, auf diese einzugehen. Beschreiben Sie dafür das Verhalten, das Ihnen aufgefallen ist, ordnen Sie Ihre Wahrnehmung ein und bieten Sie Patient:innen an, gemeinsam darüber zu sprechen.

Beispiel: Frau K. (Forts.) – Bruch in der Arbeitsbeziehung thematisieren

Th.: Wenn es für Sie in Ordnung ist, würde ich gerne mit Ihnen über die letzten Sitzungen sprechen. *(Zustimmung abwarten)* Sie haben zuletzt Termine verschoben und geäußert, dass Sie derzeit keine größeren Therapieanliegen haben und Sie nicht „meine Zeit stehlen" wollen. Ich erlebe das als große Veränderung zu unserer bisherigen Zusammenarbeit und habe das Gefühl, Sie gehen auf Distanz. Daher wollte ich fragen, ob meine Wahrnehmung richtig ist und ob wir gegebenenfalls über die Gründe sprechen sollen. *(Patient:innen die Möglichkeit geben zu widersprechen, falls dies ihrer Wahrnehmung nach nicht stimmt).*

2. *Negatives Erleben der Patient:innen und die dahinter liegenden Bedürfnisse explorieren.* Geben Sie Patient:innen Raum, um zu beschreiben, wie sie die letzten Sitzungen wahrgenommen haben und worin die veränderten Verhaltensweisen ihrer Ansicht nach begründet liegen. Stellen Sie gegebenenfalls Nachfragen, um das Erleben der Patient:innen ausreichend gut verstehen zu können.
3. *Offenheit verstärken.* Viele Patient:innen wird es schwerfallen, negatives Erleben gegenüber Therapeut:innen zu äußern, und/oder sie befürchten, dass Therapeut:innen mit Ablehnung oder einer Beendigung der Therapie reagieren könnten. Daher ist es wichtig, die Offenheit der Patient:innen zu verstärken – nicht aber deren distanzierendes, vermeidendes oder offensiv attackierendes Verhalten.
4. *Das Erleben der Patient:innen validieren.* Das Erleben und Verhalten der Patient:innen wird aus deren Perspektive nachvollziehbar sein (d.h. vor dem Hintergrund ihrer Biografie sowie ihrer gegenwärtigen Situation). Gehen Sie deswegen nicht auf Konfrontationskurs und reagieren Sie nicht verteidigend. Dies würde mit hoher Wahrscheinlichkeit den Bruch vergrößern und nicht beheben. Validieren sie stattdessen das emotionale Erleben und die zugrunde liegenden Bedürfnisse der Patient:innen.
5. *Entschuldigen und/oder Missverständnisse auflösen.* Wenn die Erläuterungen Ihrer Patient:innen zeigen, dass Sie einen Fehler gemacht haben, sollten Sie sich dafür entschuldigen. Falls Sie keinen Fehler gemacht haben, sollten Sie versuchen, entstandene Missverständnisse aufzuklären. Wichtig: Das bedeutet nicht, das Erleben der Patient:innen infrage zu stellen oder sich gegen deren potenzielle Vorwürfe zu wehren. Es bedeutet hingegen, die Perspektive der Patient:innen

und ihre eigene Perspektive gleichwertig nebeneinander stehen zu lassen und gemeinsam zu ergründen, worin die Diskrepanzen in diesen Perspektiven begründet liegen.

Beispiel: Frau K. (Forts.) – Bruch in der Arbeitsbeziehung beheben

Th.: Danke, dass Sie mit mir geteilt haben, was in den letzten Sitzungen in Ihnen vorging. Ich kann verstehen, dass mein Festhalten an unserem Behandlungsplan auf Sie gewirkt haben muss, als würde ich dem Verlust Ihres Hundes keine Bedeutung beimessen und mich nicht wirklich für Sie interessieren. Es war ein Fehler von mir, Ihrer Trauer nicht mehr Raum zu geben. Ich fand Ihre Reaktion auf den Verlust Ihres Hundes so nachvollziehbar und verständlich, dass ich keinen Grund für eine therapeutische Intervention erkennen konnte. Ich verstehe jetzt aber, dass Sie in diesem Moment vielleicht gar keinen Therapeuten brauchten, der etwas verändern will, sondern einfach jemanden, der Ihnen zeigt, dass er Sie versteht und der Ihre Trauer mit Ihnen teilt und aushält.

6. *Falls möglich, das konkrete Problem lösen.* In manchen Fällen wird der Bruch in der Arbeitsbeziehung auf ein konkretes Problem zurückzuführen sein, das gelöst werden kann. Zum Beispiel, wenn Uneinigkeiten über Therapieziele oder den Behandlungsplan bestehen. Ist das der Fall, sollte versucht werden, das Problem gemeinsam zu lösen.
7. *Absprachen für die Prävention von und den Umgang mit zukünftigen Beziehungsproblemen treffen.* Häufig bietet es sich an, die Reparatur des Beziehungsbruchs mit einer Absprache hinsichtlich der Prävention von und des Umgangs mit zukünftigen Beziehungsproblemen abzuschließen (z. B. regelmäßige Feedbackgespräche, Erhöhen von Transparenz und Kollaboration bezüglich der Therapieplanung, gegenseitige Erlaubnis auch negative Gefühle auszudrücken und anzusprechen).

Beispiel: Frau K. – Erneuten Bruch in der Arbeitsbeziehung vorbeugen

Th.: Ich glaube, es war sehr wichtig, dass wir darüber gesprochen haben, was die letzten Sitzungen los war und worin die Gründe dafür lagen. Ich kann jetzt viel besser verstehen, wie es Ihnen in den letzten Wochen ging und was Sie gebraucht hätten. Ich kann mir vorstellen, dass es für Sie schwer war, Ihre Unzufriedenheit über meine Reaktion auszudrücken. Daher würde ich gerne mit Ihnen besprechen, wie wir in Zukunft damit umgehen wollen, falls es mal wieder zu einer Situation kommt, in der ich nicht richtig wahrnehme, was Sie brauchen. Wäre das in Ordnung?

2.5 Beziehungsgestaltung in der BQT-III

In der BQT-III werden Sie unter Anleitung erfahrener Therapeut:innen mit Patient:innen Gespräche führen und sowohl diagnostische als auch interventionelle Methoden aktiv umsetzen. Das heißt, Sie treten mit Patient:innen in ein Therapeut:innen-Patient:innen-Verhältnis und sollten ein entsprechendes Beziehungsangebot machen. In den meisten Institutionen, in denen Sie hospitieren werden bzw. können (z.B. Universitätsambulanzen, Psychiatrien, Rehabilitationseinrichtungen), wird die psychotherapeutische Behandlung und Beziehungsgestaltung verhaltenstherapeutisch geprägt sein. Das heißt, neben den Basisvariablen der Beziehungsgestaltung (d.h. Empathie, bedingungslose Wertschätzung und Echtheit) werden Transparenz, Vermittlung von Struktur und soziale Verstärkung eine wichtige Rolle bei der Beziehungsgestaltung spielen. Insbesondere wenn Sie mit Patient:innen mit Persönlichkeitsakzentuierung bzw. -störung arbeiten, sollten Sie in Rücksprache mit Ihren Anleiter:innen auch auf eine komplementäre Beziehungsgestaltung, eine begrenzte Nachbeelterung und/oder empathische Konfrontation bestimmter problematischer Muster achten.

2.6 Zusammenfassung und Lernkontrollfragen

Zusammenfassung von Kapitel 2:

- Der Aufbau einer guten therapeutischen Beziehung ist eine wichtige Voraussetzung für eine ausreichend gute Behandlungsprognose.
- Das Konzept der therapeutischen Arbeitsbeziehung umfasst die Übereinstimmung hinsichtlich der Therapieziele und des Wegs zur Zielerreichung sowie die affektive Bindung zwischen Therapeut:innen und Patient:innen.
- Wichtige schulen- und altersgruppenübergreifende Basisvariablen für die therapeutische Beziehungsgestaltung sind Empathie, bedingungslose Wertschätzung und Echtheit.
- Wichtige Aspekte einer gelungenen Gesprächsführung sind das Schaffen einer guten Gesprächssituation, die Auswahl geeigneter Fragen, das Sicherstellen einer angemessenen affektiven Aktivierung, das Ansprechen von schambehafteten Themen sowie die Kongruenz (Übereinstimmung) von verbaler, nonverbaler und paraverbaler Kommunikation.
- Wenn Kinder und Jugendliche behandelt werden, ist es wichtig, deren Entwicklungsstand bei der Gestaltung eines angemessenen Gesprächsangebots zu berücksichtigen. Besonders bei jüngeren Patient:innen steht neben Gesprächen auch das gemeinsame Spiel im Vordergrund.
- Die „klassische" Verhaltenstherapie sieht eine gute Arbeitsbeziehung als notwendige, aber nicht hinreichende Voraussetzung für Therapieerfolg und betont die Bedeutung von Strukturierung, Transparenz und sozialer Verstärkung.

- Die Dritte Welle der Verhaltenstherapie erweiterte das „klassische" verhaltenstherapeutische Beziehungsverständnis und entwickelte insbesondere für die Arbeit mit Patient:innen mit Persönlichkeitsakzentuierung oder -störung wichtige Interventionsmethoden auf Beziehungsebene (d.h. komplementäre Beziehungsgestaltung, begrenzte Nachbeelterung, empathische Konfrontation).
- Eine wichtige Besonderheit in der Beziehungsgestaltung der psychoanalytisch fundierten Verfahren ist die Gewichtung des Übertragungsgeschehens, das insbesondere für die Behandlung konfliktbedingter Störungen eine wichtige Rolle spielt.
- Bei der Behandlung struktureller Störungen sollte die Beziehung aktiver gestaltet werden und Transparenz, einer guten Balance zwischen Kontrolle und Autonomie, der Herstellung eines sicheren Rahmens sowie der Co-Regulation kommen eine größere Bedeutung zu.
- In der gegenwärtigen systemischen Therapie wird auf Beziehungsebene eine Balance zwischen stabilisierenden und destabilisierenden Elementen angestrebt, die Raum für Lösungen schafft.
- Die Beziehungsgestaltung der systemischen Therapie basiert auf den Prinzipien Allparteilichkeit, Neutralität (gegenüber Ideen), Autonomie sowie einer Lösungs- und Ressourcenorientierung.
- Brüche in der therapeutischen Beziehung sind in Therapien häufig und drücken sich u.a. in distanzierenden, vermeidenden und offensiv attackierenden Verhaltensweisen von Patient:innen aus.
- Um mit Brüchen in der therapeutischen Beziehung umzugehen, sollten diese thematisiert werden, wobei Therapeut:innen um Verständnis bemüht sein und das Erleben der Patient:innen validieren sollten. Im Anschluss sollte geprüft werden, ob eine Entschuldigung angemessen ist, ob Missverständnisse aufgeklärt werden sollten, ob die gegenwärtige Problematik lösbar ist und wie zukünftigen Brüchen in der therapeutischen Beziehung vorgebeugt werden kann.

Lernkontrollfragen

1. Welche Komponenten umfasst das Konzept der therapeutischen Arbeitsbeziehung?
2. Nennen und erklären Sie die schulenübergreifend relevanten Basisvariablen der therapeutischen Beziehungsgestaltung.
3. Wie sollten therapeutische Gesprächssituationen in der Regel gestaltet werden? Worauf ist zu achten?
4. Fassen Sie zusammen, welche entwicklungsbezogenen Aspekte mit Blick auf die therapeutische Beziehung und Gesprächsführung zu beachten sind, wenn Sie mit Kindern und Jugendlichen sprechen.
5. Nennen und erklären Sie verschiedene Arten von Fragen, die in der psychotherapeutischen Arbeit relevant sind.

6. Was versteht man unter komplementärer Beziehungsgestaltung, begrenzter Nachbeelterung und empathischer Konfrontation?
7. Was versteht man unter Übertragung, Gegenübertragung, Eigenübertragung und der Realbeziehung?
8. Beschreiben Sie die Entwicklung der Prinzipien der Beziehungsgestaltung in der systemischen Therapie und nehmen Sie dabei Bezug auf zentrale Strömungen.
9. Worin liegen Brüche in der therapeutischen Arbeitsbeziehung meist begründet?
10. Was könnte auf Brüche in der therapeutischen Beziehung hindeuten?

Weiterführende Literatur

Lammers, C.-H. (2017). *Therapeutische Beziehung und Gesprächsführung: Techniken der Verhaltenstherapie.* Weinheim: Beltz.
Noyon, A. & Heidenreich, T. (2020). *Schwierige Situationen in Therapie und Beratung.* Weinheim: Beltz.
Sachse, R. (2016). *Therapeutische Beziehungsgestaltung.* Göttingen: Hogrefe.

3 Grundlagen der Dokumentation

Die Dokumentation umfasst das Protokollieren, Ordnen und Archivieren von Basisdaten (z. B. Anschrift, Diagnosen, Familienstand) und Verlaufsdaten (z. B. Symptomentwicklung, angewandte Methoden, Sitzungsdauer und Frequenz; Laireiter, Stieglitz & Baumann, 2001). Die Unterlagen zu einem Behandlungsfall werden in der Akte der Patient:innen gesammelt. Die Verpflichtung zur Dokumentation resultiert aus mehreren (berufs-)rechtlichen Vorschriften:

- (Muster-)Berufsordnung (§ 9),
- Bürgerliches Gesetzbuch (§ 630g),
- Fünftes Sozialgesetzbuch (§ 12),
- Bundesmantelvertrag (§ 57),
- Psychotherapie-Richtlinie (§ 38).

Darüber hinaus verpflichten die Abrechnungsbestimmungen und die Gebührenordnung Therapeut:innen zur Dokumentation. Dokumentation ist jedoch nicht nur verpflichtend, sondern auch sinnvoll und sowohl für Therapeut:innen als auch Patient:innen nützlich. Folgende Funktionen hat die therapeutische Dokumentation (§ 9 Muster-Berufsordnung):

- *Therapiesicherung,* d. h., die Dokumentation protokolliert den Therapieverlauf (inkl. therapeutischen Maßnahmen, Veränderungen im Symptombild usw.) und ist daher eine wichtige Basis z. B. für die Verlaufsevaluation, Qualitätssicherung, Anpassung des Behandlungsprozesses sowie Übergaben an Kolleg:innen.
- *Rechenschaft,* d. h., die Dokumentation ermöglicht den Nachweis der erbrachten Leistungen. Sie kann von Therapeut:innen genutzt werden, um z. B. gegenüber Arbeitgeber:innen oder Krankenkassen Rechenschaft über erbrachte Leistungen und deren Angemessenheit abzulegen (d. h. darüber, ob die Leistungen ausreichend, zweckmäßig, wirtschaftlich und notwendig waren).
- *Beweissicherung,* denn was nicht dokumentiert wurde, hat im Zweifelsfall nicht stattgefunden. Das heißt, im Falle von Rechtsstreitigkeiten ist die Dokumentation eine wichtige Basis, um Aussagen von Therapeut:innen zu untermauern (z. B. zur Einschätzung des Risikos von Fremd- und Selbstgefährdung oder zur angemessenen Aufklärung der Patient:innen).

Dokumentation ist daher nicht nur eine verpflichtende Aufgabe, sondern hat einen hohen praktischen Nutzen für die Behandlung (Therapiesicherung) und die (berufs-)rechtliche Absicherung der Therapeut:innen (Rechenschaft, Beweissicherung).

3.1 Form und Inhalt der Dokumentation

Im Sinne ihrer Funktionen muss die Dokumentation folgende Anforderungen erfüllen (§ 9 Muster-Berufsordnung):

- Es muss unmittelbar dokumentiert werden, d.h. während therapeutischer Sitzungen oder direkt nach deren Beendigung (und nicht etwa einen Tag später!).
- Es muss unveränderlich dokumentiert werden bzw. so, dass vorgenommene Veränderungen kenntlich werden. Nimmt man Korrekturen an der Dokumentation vor, muss die ursprüngliche Dokumentation lesbar bleiben und das Datum der Korrektur angegeben werden.

Beispiel

Das Patient:innen-Stammblatt enthält Angaben zu Notfallkontakten der Patient:innen. Verändern sich diese, muss die Dokumentation der ursprünglichen Notfallkontakte lesbar bleiben und die Eintragung weiterer bzw. neuer Notfallkontakte muss mit Datum versehen werden.

- Die Dokumentation muss für Fachpersonen nachvollziehbar sein. Das impliziert, dass die Dokumentation nicht zwangsläufig für Patient:innen nachvollziehbar sein muss (z.B. müssen Fachbegriffe nicht erklärt werden).
- Es muss in Papierform *oder* elektronisch dokumentiert werden. Doppeldokumentation ist zu vermeiden, d.h., die Dokumentation sollte nicht in Papierform *und* elektronisch erfolgen. Nach der Digitalisierung sind Unterlagen in Papierform datenschutzkonform zu vernichten.

Bei der Frage nach den zu dokumentierenden Informationen empfiehlt es sich, sich an den Vorgaben der Bundespsychotherapeutenkammer (2020) zu orientieren. Zu dokumentieren sind demnach:

- Administrative Daten, z.B. Name, Geburtsdatum, Geschlecht, Versicherung(snummer), Kontaktdaten, Mitbehandler:innen, Korrespondenzen, ggf. Sorgeberechtigte, rechtliche Vertreter:innen, Einsichtsfähigkeit,
- anamnestische Daten, z.B. biografische, soziale sowie krankheits- und behandlungsbezogene Anamnese (inkl. Medikation),
- Aufklärung und Einverständniserklärungen, z.B. zu Schweigepflicht, Dokumentationspflicht, Indikationsstellung, Prognose, Datenaustausch, Ausfallhonorar,
- Eingangs- und Verlaufsdiagnostik, z.B. (Verdachts-)Diagnosen, diagnostische Unterlagen, psychischer bzw. psychopathologischer Befund, Arbeits- und Erwerbsfähigkeit, Grad der Behinderung, ggf. Beschulungsfähigkeit,
- Behandlungsplan, z.B. Therapieziele, Störungsmodell, geplante Methoden, Setting,
- Intervision und Supervision, d.h. fallbezogene kollegiale Besprechungen,
- sitzungsbezogene Verlaufsdokumentation, d.h. Datum, Dauer, Sitzungsart, behandlungsrelevante Veränderungen (z.B. Symptomatik, Behandlungsplan),

Inhalte der Sitzung, angewandte Methoden, Ergebnisse der Sitzung, geplante weiterführende Maßnahmen (z.B. Wie soll in der nächsten Sitzung fortgefahren werden?),
- Therapieende/-unterbrechung, d.h. Evaluation des Behandlungsverlaufs und – falls zutreffend – Angaben zur empfohlenen Weiterbehandlung.

Die psychotherapeutische Dokumentation muss zehn Jahre aufbewahrt werden. Therapeut:innen müssen die Dokumentation in einer Art und Weise aufbewahren, die eine ausreichende Datensicherheit gewährleistet (z.B. in einem verschlossenen Aktenschrank; § 10 Muster-Berufsordnung). Das gilt insbesondere auch bei Dokumentationen in digitaler Form (z.B. Sicherstellung eines ausreichenden Schutzes vor Datendiebstahl). Nach Ablauf der Aufbewahrungspflicht sind die Unterlagen von Patient:innen im Einklang mit Regelungen der Datenschutz-Grundverordnung (DSGVO) und des Bundesdatenschutzgesetzes zu entsorgen. DIN-66399 regelt hierbei die korrekte Art der Entsorgung je nach relevanter Sicherheitsstufe, wobei für Unterlagen von Patient:innen ein sehr hoher Schutzbedarf angenommen wird.

3.2 Einsichtsrecht

Die Dokumentation ist Eigentum der Therapeut:innen (Laireiter & Baumann, 2018), jedoch haben Patient:innen ein Einsichtsrecht in die Dokumentation, das auch über das Behandlungsende hinaus besteht (§ 11 Muster-Berufsordnung; § 630g Abs. 1 BGB).

Ablauf einer Einsichtnahme. Das Recht auf Einsicht umfasst nicht das Recht auf die Herausgabe der Dokumentation. Wollen Patient:innen die Originalunterlagen einsehen, müssen sie den Ort aufsuchen, an dem sich die Unterlagen befinden, d.h. in der Regel die Praxisräumlichkeiten der behandelnden Therapeut:innen (§ 811 Abs. 1 BGB). Alternativ können Patient:innen auch eine elektronische Abschrift der Patient:innen-Akte verlangen, die ihnen dann ggf. zugesendet werden kann (§ 630g Abs. 2 BGB). Potenziell anfallende Kosten haben dabei die Patient:innen zu tragen (z.B. für Kopien oder für die Anreise; § 630g Abs. 2 BGB; § 811 Abs. 2 BGB).

Ausnahmen vom Einsichtsrecht. Ausnahmen vom Einsichtsrecht bestehen nur im Falle erheblicher therapeutischer Gründe oder wenn die Einsichtnahme die Rechte Dritter erheblich verletzen würde (§ 630g Abs. 1 BGB). Bei beiden Abwägungen muss die Erheblichkeitsschwelle berücksichtigt werden. Im Hinblick auf erhebliche therapeutische Gründe muss eine Verhältnismäßigkeitsprüfung zwischen Selbstbestimmungsrecht und Fürsorgepflicht erfolgen (Bayer, 2018). Eine potenzielle Reduktion des Heilungserfolgs reicht hierbei nicht aus. Stattdessen ist eine Verweigerung der Einsicht nur zulässig, wenn mit ausreichender Wahrscheinlichkeit eine ernsthafte Gefahr für Leib und Leben der Patient:innen resultieren würde (z. B. Suizidgefahr). Bezüglich der Rechte Dritter liegt die Erheblichkeitsschwelle niedriger (z. B. Schutz der Privatsphäre). Das begründet sich daraus, dass die abzuwägenden Rechtsgüter nicht innerhalb einer Person liegen, sondern bei unterschiedlichen Personen, und Patient:innen keine Dispositionsbefugnis in Bezug auf die Rechte Dritter haben. Von praktischer Relevanz ist dabei, dass die Behandler:innen nicht zur Personengruppe der Dritten gehören. Eine Verweigerung aufgrund von Rechten der Behandler:innen lässt sich nur in Ausnahmefällen (z. B. Gefährdung der körperlichen Unversehrtheit) aus § 242 BGB herleiten (Bayer, 2017). Wichtig ist, dass sich die Beschränkung des Einsichtsrechts in allen Fällen nur auf den relevanten Teil der Dokumentation, aber nie auf die Gesamtdokumentation bezieht. Beispielsweise können bestimmte Passagen in Kopien der Patient:innen-Akte geschwärzt werden, sofern eine entsprechende Begründung vorliegt, jedoch muss eine Einsicht in andere Teile der Dokumentation weiterhin gewährleistet sein.

Einsichtsrecht bei Kindern und Jugendlichen. Relevant dafür, wer bei der Behandlung von Kindern und Jugendlichen ein Recht auf Einsicht in die Dokumentation hat, ist die Beurteilung der Einsichtsfähigkeit der Patient:innen (§ 9 Muster-Berufsordnung). „Einsichtsfähigkeit" bezeichnet die Fähigkeit, die Bedeutung einer Willenserklärung, d. h. ihre Implikationen, zu verstehen (Süße & Stellpflug, 2022). Einsichtsfähigkeit ist dabei keine feste Größe, sondern abhängig vom Gegenstand, über den eine Willenserklärung abgegeben wird. Im Falle psychotherapeutischer Behandlungen kann für die meisten Jugendlichen eine Einsichtsfähigkeit etwa ab dem 14. bis 16. Lebensjahr angenommen werden (Fydrich, 2021), jedoch muss bei der Abwägung der individuelle Entwicklungsstand der Jugendlichen berücksichtigt werden. Bei Kindern und Jugendlichen ohne Einsichtsfähigkeit haben die Sorgeberechtigten ein Recht auf Akteneinsicht (Bundespsychotherapeutenkammer, 2022). Für einsichtsfähige Jugendliche gelten die gleichen Regelungen wie für Personen, die das 18. Lebensjahr bereits vollendet haben. Die Jugendlichen können dann also selbst entscheiden, welche Informationen Sorgeberechtigte erhalten und welche Dokumente diese einsehen dürfen. Weitere Details zur Weitergabe von Informationen an die Sorgeberechtigten nicht einsichtsfähiger Kinder und Jugendlicher – inklusive einer Besprechung der ethischen und therapeutischen Implikationen – finden Sie im Abschnitt „Besonderheiten der Schweigepflicht bei Kindern und Jugendlichen" in Kapitel 4.2.

Einsichtnahme nach dem Tod von Patient:innen. Sollten Patient:innen versterben, können Erben die Dokumentation zur Wahrung ihrer vermögensrechtlichen Interessen einsehen, selbiges gilt für Angehörige zur Wahrung ihrer immateriellen Interessen (§ 639g Abs. 3 BGB). Dies ist jedoch nur möglich, wenn die Einsichtnahme dem mutmaßlichen oder ausdrücklichen Willen des:der verstorbenen Patient:in entspricht, da die Schweigepflicht über den Tod der betroffenen Person hinaus besteht (§ 203 Abs. 5 StGB).

3.3 Dokumentation in der BQT-III

Je nach Standort, an dem Sie Ihre BQT-III absolvieren, gelten leicht unterschiedliche Vorschriften für die Dokumentation, über die Sie häufig im Rahmen einer Informationsveranstaltung oder einer Handreichung informiert werden. Im Regelfall werden Sie jedoch zwei Arten von Dokumentation vornehmen:

- *Fallbezogene Dokumentation.* Die fallbezogene Dokumentation ist die Protokollierung, Ordnung und Verschriftlichung von Informationen, die sich auf Behandlungsfälle beziehen. Fallbezogene Dokumentation sieht die Approbationsordnung ausdrücklich in drei Fällen vor: (1) die Dokumentation von Gesprächen mit bedeutsamen Bezugspersonen, (2) das Anfertigen eines psychologischen Gutachtens und (3) die Verschriftlichung von vier Patient:innen-Anamnesen. Darüber hinaus werden zwangsläufig auch im Zuge weiterer BQT-III-Bestandteile Daten erfasst, die von Ihnen dokumentiert werden müssen, z.B. im Zuge der Durchführung von Erstgesprächen oder bei psychodiagnostischen Untersuchungen. Im Allgemeinen gelten für Ihre fallbezogene Dokumentation (zu Übungszwecken) die in Kapitel 3.1 und 3.2 erläuterten Regelungen – über Abweichungen werden Ihre Anleiter:innen Sie informieren. Häufig erfolgt die fallbezogene Dokumentation in Form einer Hospitationsakte, die digital oder in Papierform geführt wird. Dabei gelten in allen Fällen strenge Datenschutzbestimmungen, die Sie ausnahmslos beachten sollten. Mit Ausnahme der verschriftlichten Anamnesen, die von der Universität in anonymisierter Form an das Landesprüfungsamt übermittelt werden, wird die fallbezogene Dokumentation nach Abschluss der BQT-III entsprechend der jeweils geltenden Vorschriften der Institution von Mitarbeiter:innen archiviert bzw. entsorgt. Auf spezifische Aspekte der fallbezogenen Dokumentation, z.B. die Verschriftlichung der Anamnesen, gehen wir in den entsprechenden Kapiteln in Teil 2 des Buches im Detail ein.
- *Dokumentation von BQT-III-Bestandteilen.* Parallel zur fallbezogenen Dokumentation wird es ebenfalls Ihre Aufgabe sein, das Erbringen der in der Approbationsordnung geforderten BQT-III-Bestandteile zu dokumentieren (§ 18 PsychThApprO). An den meisten Standorten werden Ihnen hierfür Stunden- bzw. Laufzettel zur Verfügung gestellt, auf denen Sie die Sitzungen dokumentieren, an denen Sie teilgenommen haben (z.B. Datum, Dauer, Inhalt, Diagnose, Alter der Patient:innen). Ihre Anleiter:innen müssen Ihre BQT-III-bezogene Dokumentation in der Regel gegenzeichnen. An den meisten Standorten erhalten Sie nach Vorlage Ihrer Stunden- bzw. Laufzettel zum Ende des jeweiligen BQT-III-Abschnitts (z.B. Hospitation in einer Psychiatrie) eine Gesamtbescheinigung Ihrer Hospitation unter Nennung der absolvierten Leistungen. An anderen Standorten reichen Sie Ihre Stunden- bzw. Laufzettel direkt bei Ihrer Universität ein (z.B. bei Studienkoordinator:innen). Insbesondere in diesem Fall ist darauf zu achten, dass die entsprechenden Dokumente nur anonymisierte/pseudonymisierte Patient:innen-Informationen enthalten.

3.4 Zusammenfassung und Lernkontrollfragen

Zusammenfassung von Kapitel 3:

- Psychotherapeut:innen sind zur Basis- und Verlaufsdokumentation verpflichtet.
- Die Dokumentation dient der Therapiesicherung, der Rechenschaft und der Beweisführung.
- Die Dokumentation muss unmittelbar, unveränderlich, für Fachpersonen nachvollziehbar und in Papier- oder elektronischer Form erfolgen.
- Die Bundespsychotherapeutenkammer hat Leitlinien für die Inhalte der Dokumentation entwickelt, die eingehalten werden sollten.
- Patient:innen haben ein Recht auf Akteneinsicht sowie ein Recht auf elektronische Abschriften der Dokumentation.
- Das Recht auf Einsicht darf nur eingeschränkt werden, wenn erhebliche therapeutische Gründe oder erhebliche Rechte Dritter dies erforderlich machen.
- Sorgeberechtigte haben bis zur Erreichung der Einsichtsfähigkeit der jugendlichen Patient:innen ein Recht auf Akteneinsicht.
- Im Falle des Todes von Patient:innen haben Angehörige und Erben Einsichtsrechte, insofern diese nicht dem ausdrücklichen oder mutmaßlichen Willen der Patient:innen entgegenstehen.

Lernkontrollfragen

1. Welche Funktionen erfüllt die Dokumentation psychotherapeutischer Behandlungen?
2. Wie muss dokumentiert werden?
3. Was sollte dokumentiert werden?
4. Wie lange ist die Dokumentation aufzubewahren?
5. Was ist bei der Aufbewahrung hinsichtlich der Datensicherheit zu beachten?
6. Was ist bei der Entsorgung der Unterlagen von Patient:innen zu beachten?
7. Wann darf Patient:innen Einsicht in Teile der Patient:innen-Akte verwehrt werden?
8. Erklären Sie den Begriff der Einsichtsfähigkeit bei Jugendlichen?
9. In welchen Fällen haben Sorgeberechtigte grundsätzlich ein Recht auf Akteneinsicht? Welche ethischen Abwägungen sind dabei zu berücksichtigen?
10. Inwiefern dürfen Angehörige und Erben im Falle des Todes von Patient:innen Einsicht in Patient:innen-Unterlagen nehmen?

Weiterführende Literatur

Bundespsychotherapeutenkammer. (2020). *Empfehlungen der BPtK für die Dokumentation psychotherapeutischer Behandlungen in der psychotherapeutischen Versorgung.* Verfügbar unter: https://api.bptk.de/uploads/Empfehlungen_der_B_Pt_K_fuer_die_Dokumentation_psychotherapeutischer_Behandlungen_in_der_psychotherapeutischen_Versorgung_130bf23008.pdf

Laireiter, A.-R. & Baumann, U. (2018). Dokumentation von Verhaltenstherapie. In J. Margraf & S. Schneider (Hrsg.), *Lehrbuch der Verhaltenstherapie, Band 1. Grundlagen, Diagnostik, Verfahren und Rahmenbedingungen psychologischer Therapie* (S. 937–962). Berlin: Springer.

4 Grundlagen der Berufsethik und des Berufsrechts

In diesem Kapitel stellen wir die rechtlichen und ethischen Grundlagen therapeutischen Handelns vor. Dazu geben wir zunächst einen Überblick über Gesetze, Ordnungen und Richtlinien, die den rechtlichen Rahmen für Psychotherapien darstellen. Im Anschluss behandeln wir jene (berufs-)rechtlichen Aspekte im Detail, die für Sie im Rahmen der BQT-III von besonderer Bedeutung sind. Zuletzt gehen wir auf ethische Aspekte psychotherapeutischen Handelns ein, die über die rechtlichen Anforderungen an therapeutisches Handeln hinausgehen.

4.1 Überblick über Gesetze, Ordnungen und Richtlinien

Für die Ausübung des Psychotherapeut:innen-Berufs ist eine Reihe von Gesetzen, Ordnungen und Richtlinien von zentraler Bedeutung. Die wichtigsten sind:

- *Das Psychotherapeutengesetz.* Die rechtlichen Rahmenbedingungen für die Berufsausübungen von Psychotherapeut:innen sind im Gesetz über den Beruf der Psychotherapeutin und des Psychotherapeuten (Psychotherapeutengesetz [PsychThG]) ausformuliert. Das Psychotherapeutengesetz trat in seiner ursprünglichen Fassung 1999 in Kraft und wurde 2019/2020 weitreichend reformiert. Es regelt insbesondere Berufsausübung, Studium und Ausbildung, wissenschaftliche Anerkennung von Psychotherapiemethoden und -verfahren, Gebühren sowie Aufgaben und Zuständigkeiten. Dabei enthält es in den meisten Fällen nicht die Details zur praktischen Ausgestaltung dieser Aspekte, sondern legt in erster Linie fest, durch wen und in welcher Form eine Regelung der praktischen Umsetzung erfolgt.

> **Beispiel: § 21 Abs. 1 PsychThG**
>
> „Das Bundesministerium für Gesundheit wird ermächtigt, durch Rechtsverordnung mit Zustimmung des Bundesrates die Entgelte für psychotherapeutische Tätigkeiten von Psychotherapeutinnen und Psychotherapeuten bei Privatbehandlung zu regeln."

- *Die Psychotherapie-Richtlinie.* Die vom Gemeinsamen Bundesausschuss (2024) herausgegebene Psychotherapie-Richtlinie regelt in Deutschland die ambulante heilkundliche Anwendung von Psychotherapie zu Lasten der gesetzlichen Krankenversicherungen. Der Gemeinsame Bundesausschuss steht unter Rechtsaufsicht des Bundesministeriums für Gesundheit und setzt sich aus Vertreter:innen der Kassenärztlichen und Kassenzahnärztlichen Bundesvereinigung, der Deutschen Krankenhausgesellschaft und des Spitzenverbands Bund der Krankenkassen zusammen. Die Psychotherapie-Richtlinie legt fest, welche Behandlungsmethoden und -verfahren in welchem Umfang, durch wen, zu welchem Zweck und unter welchen Bedingungen angewendet werden können.
- *Die Psychotherapievereinbarung.* Als Anlage zum Bundesmantelvertrag Ärzte, der zwischen Kassenärztlicher Bundesvereinigung und Spitzenverband Bund der Krankenkassen geschlossen wurde, regelt die Psychotherapievereinbarung „das Nähere zur Durchführung der psychotherapeutischen Versorgung" (§ 39 Abs. 1 Psychotherapie-Richtlinie). Darunter fallen u. a. Regelungen zur Antragsstellung, zum Gutachter:innen-Verfahren und videogestützter Psychotherapie sowie zu Formularen, die im Psychotherapieprozess Verwendung finden müssen (vgl. Tabelle 3).

Tabelle 3: Formblätter gemäß der Psychotherapievereinbarung

Formular	Inhalt
PTV 1	Antrag des Versicherten auf Psychotherapie
PTV 2	Angaben des Therapeuten zum Antrag des Versicherten
PTV 3	Leitfaden zur Erstellung des Berichts an den Gutachter
PTV 4	Antrag der Krankenkasse zur Begutachtung
PTV 5	Stellungnahme des Gutachters
PTV 8	Briefumschlag zur Weiterleitung der Unterlagen an den Gutachter
PTV 10	Allgemeine Patienteninformation „Ambulante Psychotherapie in der gesetzlichen Krankenversicherung"
PTV 11	Individuelle Patienteninformation zur ambulanten psychotherapeutischen Sprechstunde
PTV 12	Anzeige einer Akutbehandlung

Anmerkung: PTV 6, 7 und 9 sind unbesetzt. In dieser Zusammenfassung verzichten wir auf gendergerechte Sprache, sondern haben die Benennung der Psychotherapievereinbarung übernommen, die alle Geschlechter mit der Verwendung des Maskulinums adressiert.

- *Berufsordnung.* Die Berufsordnung für Psychotherapeut:innen regelt die berufsrechtlichen Pflichten und Rechte von Psychotherapeut:innen gegenüber Patient:innen, Kolleg:innen, Mitarbeiter:innen und der Psychotherapeutenkammer. Berufsordnungen werden auf Landesebene von den Landespsychotherapeutenkammern herausgegeben, orientieren sich jedoch an der Muster-Berufsordnung der Bundespsychotherapeutenkammer (2022). Die Berufsordnungen formulieren Regeln der Berufsausübung (z.B. Abstinenz, Aufklärungspflicht, Schweigepflicht) und Formen der Berufsausübung (z.B. Anforderungen an die Praxis, Psychotherapeut:innen als Gutachter:innen, Psychotherapeut:innen in der Forschung).
- *Sozialgesetzbücher.* Die Sozialgesetzbücher (SGB) enthalten weite Teile des Sozialrechts. Für die psychotherapeutische Berufsausübung von besonderer Relevanz sind (1) SGB V (Gesetzliche Krankenversicherung), (2) SGB VIII (Kinder- und Jugendhilfe) und (3) SGB IX (Rehabilitation und Teilhabe behinderter Menschen). In den Büchern ist u.a. geregelt, wer unter welchen Bedingungen und in welcher Form Leistungen staatlicher Fürsorge erhalten kann. Damit regeln die Sozialgesetzbücher auch, wann eine Kostenübernahme für psychotherapeutische Leistungen durch Sozialversicherungen erfolgt.
- *Patientenrechtegesetz.* Das Patientenrechtegesetz (§ 630 BGB) wurde 2013 ratifiziert und stellt die rechtliche Grundlage für die Beziehung zwischen Patient:innen und Psychotherapeut:innen dar. Es regelt insbesondere die Aufklärungs- und Dokumentationspflicht sowie Einsichtsrechte und die Beweislast bei Haftung für Behandlungs- und Aufklärungsfehler.

Über diese spezifischen Gesetze, Ordnungen und Richtlinien hinaus enthalten selbstverständlich auch das (weitere) Bürgerliche Gesetzbuch (BGB) und das Strafgesetzbuch (StGB) rechtliche Vorschriften, die für die Arbeit von Psychotherapeut:innen relevant sein können. Im StGB ist das insbesondere – aber nicht ausschließlich – § 203, der die Verletzung von Privatgeheimnissen regelt und daher Relevanz für die Strafverfolgung bei Verletzungen der Schweigepflicht hat.

4.2 Wichtige berufsrechtliche Regelungen im Detail

Im Rahmen der BQT-III kommen Sie mit einigen (berufs-)rechtlichen Regelungen in Kontakt, die Sie kennen sollten. Auf die entsprechenden Rechte und Pflichten gehen wir im Folgenden genauer ein. Hingegen werden weiterführende (berufs-)rechtliche Regelungen, die zwar Relevanz für Ihre spätere Berufsausübung haben können, aber keine praktische Relevanz für das Absolvieren der BQT-III haben, nicht vertieft (z.B. Rechte und Pflichten beim Führen einer Praxis, Verfahren zur wissenschaftlichen Anerkennung von Psychotherapieverfahren).

Indikationen zur Anwendung von Psychotherapie (§ 1 und § 27 Psychotherapie-Richtlinie). Die Psychotherapie-Richtlinie legt fest, dass eine Abrechnung von Psychotherapie mit einer gesetzlichen Krankenkasse möglich ist, wenn eine psychische Erkrankung vorliegt. Sie definiert darüber hinaus, bei welchen psychischen Erkrankungen eine Psychotherapie indiziert sein kann:

- affektive Störungen,
- Angststörungen,
- Zwangsstörungen,
- somatoforme Störungen,
- dissoziative Störungen,
- Reaktionen auf schwere Belastungen,
- Anpassungsstörungen,
- Essstörungen,
- nichtorganische Schlafstörungen,
- sexuelle Funktionsstörungen,
- Persönlichkeitsstörungen und Verhaltensstörungen,
- Verhaltens- und emotionale Störungen mit Beginn in der Kindheit und Jugend.

Darüber hinaus kann Psychotherapie ergänzend zu einer somatisch ärztlichen Behandlung von Krankheiten indiziert sein. Auch für diesen Fall definiert die Psychotherapie-Richtlinie Details der Indikationsstellung. Psychotherapie ist demnach indiziert bei:

- Substanzabhängigkeit, sofern Abstinenz bis zur 10. Behandlungssitzung nachgewiesen werden kann,
- Opioidabhängigkeit, sofern eine Substitutionsbehandlung gemäß Richtlinie „Methoden vertragsärztliche Versorgung" erfolgt (z. B. Substitution mit Methadon),
- psychischen Erkrankungen infolge frühkindlicher emotionaler Mangelzustände (z. B. reaktive Bindungsstörung) oder tiefgreifender Entwicklungsstörungen (Autismus-Spektrum-Störung),
- psychischen Erkrankungen infolge schwerer chronischer Erkrankungsverläufe sowie im Zusammenhang mit frühkindlichen körperlichen Schädigungen oder Fehlbildungen,
- Schizophrenie und affektiv psychotischen Zuständen.

Kontraindikationen gegen Psychotherapie bestehen laut Psychotherapie-Richtlinie hingegen, wenn

- keine ausreichend gute Behandlungsprognose besteht oder
- die Psychotherapie nicht der Behandlung einer psychischen Erkrankung dient.

Liegt eine dieser Kontraindikationen vor, kann keine Psychotherapie auf Kosten der gesetzlichen Krankenversicherung erfolgen. Sollte für Patient:innen dennoch Bedarf an einer Zusammenarbeit bestehen (z. B. bei Partnerschaftsproblemen), müssen die Kosten für eine Behandlung oder Beratung ggf. von diesen selbst getragen werden. Auf die Details der Abklärung der Indikationsstellung wird in Kapitel 9 eingegangen.

Zwangsmaßnahmen (§ 312 FamFG). Unter dem Begriff der Zwangsmaßnahme lassen sich Unterbringung, freiheitsbeschränkende und -entziehende Maßnahmen (z. B. Fixierung) sowie Zwangsbehandlungen zusammenfassen (Steinert & Hirsch, 2019). Zwangsmaßnahmen sollten nur als letztes Mittel angewendet werden, wenn ein erheblicher gesundheitlicher Schaden nicht durch andere, weniger belastende Maßnahmen abgewendet werden kann sowie ernsthaft und mit nötigem Zeitaufwand versucht wurde, eine Einwilligung der Patient:innen zu erreichen. Zwangsmaßnahmen müssen in einem Krankenhaus und bei gebotener medizinischer Versorgung und Nachbehandlung erfolgen. Zwangsmaßnahmen sind auf unterschiedlicher rechtlicher Grundlage durchführbar:

- *Psychisch-Kranken-Gesetz* (PsychKG). Das PsychKG ist Ländersache, weshalb seine Ausgestaltung zwischen Bundesländern in Details divergieren kann. Das PsychKG ermöglicht Zwangsmaßnahmen aufgrund von akuter Eigen- und Fremdgefährdung, sofern eine Unfähigkeit zu Selbstbestimmung infolge einer psychischen Erkrankung besteht.
- *Betreuungsrecht* (§ 1831 BGB). Das Betreuungsrecht ist Sache des Bundes. Das Betreuungsrecht dient dem Wohl der Betreuten und erlaubt Zwangsmaßnahmen aufgrund von akuter Selbstgefährdung (nicht Fremdgefährdung!) infolge einer psychischen Erkrankung sowie zum Zweck der Durchführung einer Heilbehandlung, deren Notwendigkeit Betroffene aufgrund einer psychischen Krankheit nicht erkennen können bzw. wenn Betroffene nicht in der Lage sind, nach dieser Erkenntnis zu handeln.

In Sonderfällen sind Zwangsmaßnahmen auch bei gerechtfertigtem Notstand (§ 34 StGB) und unter dem Rechtfertigungsgrund der Notwehr möglich (§ 32 StGB), beispielsweise, wenn bei einer fremdaggressiven Person der begründete Verdacht einer psychischen Erkrankung besteht, wobei diese noch nicht diagnostisch gesichert werden konnte (gerechtfertigter Notstand), oder wenn im stationären Setting eine Fixierung ohne vorherige richterliche Genehmigung erfolgt, da die betroffene Person Mitarbeiter:innen mit einem Messer attackiert (Notwehr).

Schweigepflicht (§ 203 StGB; § 8 Muster-Berufsordnung). Psychotherapeut:innen stehen gegenüber ihren Patient:innen unter Schweigepflicht. Die Schweigepflicht umfasst alle Informationen, die Psychotherapeut:innen im Rahmen ihrer Berufsausübung von und über Patient:innen erhalten; inklusive des Umstands, dass Patient:innen in psychotherapeutischer Behandlung sind. Offenbarungsbefugnisse bestehen nur bei

- ausdrücklichem oder stillschweigendem Einverständnis der Patient:innen (vgl. Beispiel 1),
- mutmaßlichem Einverständnis der Patient:innen, wenn diese nicht gefragt werden können (vgl. Beispiel 2),

- rechtfertigendem Notstand zum Schutz eines höheren Rechtsguts (vgl. Beispiel 3),
- kollegialer Beratung, Intervision und Supervision, wobei der Austausch in anonymisierter Form erfolgen muss (vgl. Beispiel 4).

Beispiel 1

Wenn Patient:innen den „Antrag des Versicherten auf Psychotherapie" (PTV 1) unterzeichnen, dürfen Therapeut:innen davon ausgehen, dass sie stillschweigend von ihren Patient:innen das Einverständnis zur antragsspezifischen Kommunikation mit der Krankenversicherung erhalten haben.

Beispiel 2

Wenn ein:eine Patient:in nach einem anaphylaktischen Schock in der Psychotherapie-Praxis vom Rettungsdienst ins Krankenhaus gebracht wurde, darf der:die Psychotherapeut:in nahe Angehörige über diesen Umstand informieren. Allerdings unter der Voraussetzung, dass das Wissen über die Familienverhältnisse des:der Patient:in nahelegt, dass dies vermutlich dem Patient:innen-Wunsch entspricht.

Beispiel 3

Wenn Psychotherapeut:innen erfahren, dass Patient:innen mit Alkoholabhängigkeit immer wieder in betrunkenem Zustand Auto fahren und wenn diese nicht davon abzubringen sind, haben Psychotherapeut:innen das Recht, das Ordnungsamt zum Schutz anderer Verkehrsteilnehmenden über diesen Umstand zu informieren.

Beispiel 4

Ein:eine Therapeut:in diskutiert mit ihren Kolleg:innen das Vorgehen zum differenzialdiagnostischen Ausschluss einer artifiziellen Störung, gibt dabei jedoch keine Informationen weiter, die die Identifikation der betroffenen Person ermöglichen würden.

Abzugrenzen sind diese Offenbarungsrechte von Offenbarungspflichten. Während es bei Offenbarungsrechten im Ermessen der Therapeut:innen liegt, ob sie ihr Wissen gegenüber Dritten offenbaren, ist die Offenlegung der Informationen bei Offenbarungspflichten alternativlos und verpflichtend. Offenbarungspflichten bestehen in folgenden Fällen:

- *Anzeigepflicht bei Kenntnisnahme über bestimmte geplante Straftaten.* Zu beachten ist hierbei, dass erstens die Tat noch zu verhindern sein muss (d.h. nicht bei bereits erfolgten Straftaten) und zweitens die Offenbarungspflicht (wie auch das Recht zur Offenbarung) nur bei bestimmten Straftaten besteht. Diese sind in § 138 StGB gelistet und umfassen u. a. Mord, Totschlag, Raub, räuberische Erpressung und Landesverrat.

Beispiele

- *Kein Offenbarungsrecht:* Ein Patient erzählt Ihnen, dass er im vergangenen Jahr jemanden ermordet hat.
- *Kein Offenbarungsrecht:* Eine Patientin erzählt Ihnen, dass sie regelmäßig bei Einkäufen im Supermarkt ohne Anwendung von Gewalt und ohne Bedrohung Dritter „kleinere Dinge mitgehen" lasse, ohne für diese zu bezahlen.
- *Offenbarungspflicht:* Ein Patient erzählt Ihnen glaubhaft, dass er den Plan habe, seine Partnerin zu ermorden und er dies in der nächsten Woche umsetzen werde.

- *Im Rahmen der Meldepflicht des Infektionsschutzgesetzes.* Manche Erkrankungen sind nach Infektionsschutzgesetz meldepflichtig (§ 6 und § 7 IfSG). Dazu gehören u. a. Masern, Mumps und Windpocken. Erfahren Sie, dass ein:eine Patient:in unter einer laut Infektionsschutzgesetz meldepflichtigen Erkrankung leidet, müssen Sie die betroffene Person zunächst motivieren, ihre Infektion selbst zu melden. Verweigert eine Person die Meldung, müssen Therapeut:innen eine Meldung beim Gesundheitsamt vornehmen.

Beispiel

Eine Patientin, die sich bei ihrer Tochter mit Masern infiziert hat, kommt zu einer Psychotherapiesitzung. Sie informieren die Patientin über die Gefahren von Masernerkrankungen und das Risiko der Ansteckung von Kontaktpersonen. Sie informieren die Patientin über das Verbot des Besuchs von Gemeinschaftseinrichtungen bei vorliegender Maserninfektion (z. B. Kindergärten oder Schule). Sie empfehlen der Patientin, ihre Hausarztpraxis zu informieren und, sofern notwendig, Bettruhe zu halten. Sie informieren die Patientin auch über die Meldepflicht der Masernerkrankung. Falls die Patientin die Meldung der Erkrankung ablehnt, informieren Sie die Patientin, dass Sie im Zweifelsfall eine Meldung beim Gesundheitsamt machen müssen.

- *Bei akuter Suizidalität.* Psychotherapeut:innen haben gegenüber Patient:innen eine Garantenstellung (Kneer-Weidenhammer, 2005). Das bedeutet, sie haben besondere Fürsorge für das Wohlergehen der Patient:innen zu tragen. Das schließt die Verhinderung einer Selbsttötung ein. Bei unterbliebenen Maßnahmen zur Verhinderung einer Selbsttötung (z. B. Einweisung in eine psychiatrische Klinik) können sich Therapeut:innen der unterlassenen Hilfeleistung (§ 323c StGB), der fahrlässigen Tötung (§ 222 StGB) oder der Körperverletzung (§ 222 StGB) schuldig machen (Steffens, 2012). Details zu Abklärung von Suizidalität sowie Maßnahmen zur Suizidprävention und zur Krisenintervention werden in Kapitel 10 behandelt.

Beispiel

Eine Patientin äußert Ihnen gegenüber, dass sie keinen Sinn mehr im Leben sehe und nach reichlicher Überlegung zu dem Schluss gekommen sei, ihr Leben zu beenden. Sie bedankt sich bei Ihnen für den Versuch, ihr zu helfen, und möchte gehen.

In diesem Fall wären Sie zunächst angehalten, den Versuch zu unternehmen, die Patientin zum Bleiben zu bewegen und sie dann zu einem freiwilligen stationären Aufenthalt zu motivieren. Misslingt dies, d.h., die Patientin geht oder entscheidet sich gegen eine freiwillige Einweisung, müssen Sie die Polizei verständigen und eine zwangsweise Unterbringung in die Wege leiten.

Ein Verstoß gegen die Schweigepflicht, also die Offenbarung von Privatgeheimnissen, die Ihnen im Zuge Ihrer Berufsausübung von Patient:innen mitgeteilt wurden und für die keine Offenbarungsrechte oder -pflichten bestanden, wird mit einer Freiheitsstrafe von bis zu einem Jahr oder einer Geldstrafe geahndet (§ 138 StGB).

Besonderheiten der Schweigepflicht bei Kindern und Jugendlichen

Auch bei der Behandlung von Kindern und Jugendlichen unterliegen Therapeut:innen grundsätzlich der Schweigepflicht. Begrenzungen dieser Schweigepflicht ergeben sich jedoch bei nicht einsichtsfähigen Kindern und Jugendlichen in Bezug auf die Sorgeberechtigten, da sich aus deren Erziehungsrecht ein Auskunftsanspruch ableitet (Süße & Stellpflug, 2022; Art. 6 GG; § 1626 und § 1631 BGB). Wie bereits in Kapitel 3 erläutert, liegt die Einsichtsfähigkeit häufig ab einem (Entwicklungs-)Alter von 14 Jahren vor, muss jedoch stets individuell geprüft werden (Fydrich, 2021). So kann trotz Überschreitung der Altersgrenze von 14 Jahren die Einsichtsfähigkeit beispielsweise durch kognitive Einschränkungen oder sozial-emotionale Unreife beeinträchtigt sein. Umgekehrt kann auch bei 13-Jährigen mit überdurchschnittlichem Entwicklungsstand bereits Einsichtsfähigkeit bestehen. Die Einschätzung der Einsichtsfähigkeit ist zu dokumentieren.

Die Auskunftspflicht gegenüber den Erziehungsberechtigten und das damit verbundene Recht auf Einsicht in die Dokumentation bei nicht einsichtsfähigen Kindern und Jugendlichen stellt für Therapeut:innen ein „ethisches Dilemma" dar (Borg-Laufs et al., 2018). Denn auch bei nicht einsichtsfähigen Kindern und

Jugendlichen ist ein Vertrauensverhältnis – das in der Regel auch die Vertraulichkeit von Gesprächsinhalten gegenüber den Eltern voraussetzt – für den Aufbau einer tragfähigen therapeutischen Beziehung unverzichtbar. Daher empfiehlt es sich, bei nicht einsichtsfähigen Kindern im Schulalter und Jugendlichen mit allen am Prozess beteiligten Personen Absprachen zu treffen, welche Informationen an die Eltern weitergegeben werden (z.B. Terminabsprachen, Diagnose, grobe Behandlungsplanung) und welche nicht (z.B. Einstellung der Jugendlichen gegenüber den Eltern, private Informationen über Freundschaften oder Beziehungen).

Sorgerecht bei minderjährigen Patient:innen. Die elterliche Sorge ist im BGB (§§1626 bis 1698b) definiert und umfasst alle Rechte und Pflichten, die Eltern ihren minderjährigen Kindern gegenüber haben. Dazu gehören die gesetzliche Vertretung sowie die Personen- und die Vermögenssorge. Während letztere die Regelung der finanziellen Angelegenheiten des Kindes betrifft, umfasst die Personensorge alles, was dem Wohlergehen des Kindes dient: Pflege, Erziehung, Beaufsichtigung und Gesundheitsfürsorge. Während über „Angelegenheiten des täglichen Lebens" von einer sorgeberechtigten Person allein entschieden werden kann, müssen „Entscheidungen von erheblicher Tragweite" von allen sorgeberechtigten Personen gemeinsam getroffen werden – dazu zählt auch der Beginn einer psychotherapeutischen Behandlung. Das bedeutet, dass Kinder und Jugendliche nicht ohne das Einverständnis aller Sorgeberechtigten psychotherapeutisch behandelt werden dürfen. Daher ist es wichtig, zu Beginn der Behandlung zu erfragen, welche Personen das Sorgerecht für die nach Behandlung suchende minderjährige Person haben. Dafür sind folgende Hintergrundinformationen relevant:

- Sind die Eltern miteinander verheiratet, steht ihnen bei Geburt des Kindes automatisch das gemeinsame Sorgerecht zu.
- Bei einer Scheidung der Eltern bleibt das Sorgerecht im Regelfall bei beiden Elternteilen, da dies laut Gesetzgeber dem Wohl des Kindes in der Regel am dienlichsten ist (§1626 Abs. 4 BGB).
- Bei unverheirateten Eltern erhält zunächst nur die (leibliche) Mutter das Sorgerecht. Ein gemeinsames Sorgerecht kann dann gegenüber dem Jugendamt oder einem:einer Notar:in erklärt werden (Sorgeerklärung).

Während Psychotherapeut:innen bei zusammenlebenden Sorgeberechtigten von einer gemeinsamen Entscheidung der Sorgeberechtigten ausgehen dürfen, müssen sie bei getrenntlebenden, gemeinsam Sorgeberechtigten eine schriftliche Behandlungseinwilligung aller Personen einholen. Verweigert ein:e Sorgeberechtigte:r die Zustimmung zu einer psychotherapeutischen Behandlung, obwohl diese nach Einschätzung von Behandler:innen indiziert ist, muss die Behandlung ausgesetzt und eine gerichtliche Entscheidung herbeigeführt werden. Dazu muss sich der:die Sorgeberechtigte, der:die die Behandlung wünscht, für eine Klärung an das zuständige Familiengericht wenden. Dieses kann die Entscheidungsgewalt hinsichtlich der fraglichen Angelegenheit auf ein Elternteil übertragen. Ist ein Elternteil allein sorgeberechtigt, kann eine entsprechende

Negativbescheinigung vom Jugendamt vorgelegt werden, die bestätigt, dass keine weitere Person ein Sorgerecht innehat.

Hinweis

Psychotherapeut:innen sind nicht verpflichtet, den Wahrheitsgehalt der Angaben zum Sorgerecht zu prüfen, die die Person macht, die die minderjährige Person zur Behandlung vorstellt.

Kindeswohlgefährdung. Ist das körperliche, geistige oder seelische Wohl eines Kindes gefährdet, spricht man von einer Kindeswohlgefährdung (Stock, 2018). Ursächlich dafür können Vernachlässigung, missbräuchliche Ausübung der elterlichen Sorge oder Versagen der Erziehungsberechtigten bei ihren elterlichen Pflichten sein. Auch kann das Kindeswohl gefährdet sein, wenn Eltern gefährdendes Verhalten Dritter gegenüber ihrem Kind tolerieren bzw. nicht unterbinden. Handelt es sich um eine gegenwärtige Gefahr in einem solchen Ausmaß, dass „mit hinreichender Wahrscheinlichkeit" eine „erhebliche Schädigung des geistigen, seelischen oder körperlichen Wohls des Kindes" abzusehen ist, ist der Eingriff des Staats gerechtfertigt (vgl. BGH FamRZ 1956, 351; BGH 23.11.2016 – XII ZB 149/16). Kommen Fachkräfte (inkl. Kinder- und Jugendlichenpsychotherapeut:innen) zu dem Schluss, dass eine Kindeswohlgefährdung besteht oder droht, sind im Gesetz zur Kooperation und Information im Kinderschutz (KKG) folgende Handlungsbefugnisse und -verpflichtungen festgeschrieben (§ 4 KKG):

1. Die Anhaltspunkte für die Gefährdung des Kindeswohls sollen mit dem:der betroffenen Minderjährigen und den Personensorgeberechtigten besprochen werden, sofern daraus keine Gefahr für den Minderjährigen bzw. die Minderjährige resultiert.
2. Es besteht Anspruch auf eine Beratung durch eine insoweit erfahrene Fachkraft (InsoFa), an die in diesem Zusammenhang relevante Daten pseudonymisiert übermittelt werden können. InsoFas sind in der Regel Mitarbeitende des Jugendamtes mit entsprechender Weiterbildung im Bereich der Kindeswohlgefährdung.
3. Die InsoFa oder die Kinder- und Jugendlichenpsychotherapeut:innen „sollen" das Jugendamt informieren, wenn ihrer Einschätzung nach „gewichtige Anhaltspunkte" für eine „dringende Gefahr" für das Kindeswohl bestehen. Das Jugendamt muss zeitnah Rückmeldung geben, inwieweit es nach einer eigenen Überprüfung die Anhaltspunkte für eine Gefährdung als bestätigt ansieht.

Hinweis

Gewichtige Anhaltspunkte bestehen, wenn das Kind, der:die Jugendliche oder Dritte Informationen über Misshandlung und/oder Vernachlässigung offenbaren oder wenn

Therapeut:innen Situationen beobachten bzw. Befunde erheben, die auf das Vorliegen von Misshandlung und/oder Vernachlässigung hinweisen (Kinderschutzleitlinienbüro, 2019). Diese Anhaltspunkte müssen dokumentiert werden.

Maßnahmen, die bei vorliegender Gefährdung durch das Jugendamt zum Schutz des:der Minderjährigen durch den Staat ergriffen werden können, reichen vom (kurzzeitigen) Entzug der elterlichen Sorge bis zur Inobhutnahme von Kindern und Jugendlichen (Kinderschutzleitlinienbüro, 2019). Voraussetzung dafür ist, dass eine festgestellte Kindeswohlgefährdung vorliegt, dass die Eltern nicht bereit oder dazu in der Lage sind, die Gefährdung zu beenden, und dass die Maßnahme verhältnismäßig und wirksam und somit geeignet ist, die Gefährdung abzuwenden.

Hinweis

Weitere wichtige Informationen zur Abklärung von Kindeswohlgefährdung sowie zur Handhabung von Verdachtsfällen können der „Kinderschutzleitlinie" entnommen werden (Kinderschutzleitlinienbüro, 2019).

Aufklärungspflicht (§ 630e und § 630h BGB; § 9 Muster-Berufsordnung). Psychotherapeut:innen sind verpflichtet, Patient:innen mündlich, rechtzeitig und verständlich aufzuklären. Aufzuklären sind Patient:innen über die Indikationsstellung, die Art der Behandlung, den Behandlungsplan, Behandlungsalternativen und Behandlungsrisiken sowie über Rahmenbedingungen der Behandlung (z. B. Honorarregelungen). Auf eine Aufklärung kann nur verzichtet werden, wenn Maßnahmen unaufschiebbar sind (d. h. in akuten Krisensituationen) oder wenn Patient:innen ausdrücklich auf eine Aufklärung verzichtet haben. Wenn Patient:innen nicht einsichtsfähig bzw. nur eingeschränkt einwilligungsfähig sind, muss eine Aufklärung der rechtlichen Vertreter:innen erfolgen (§ 13 Muster-Berufsordnung). Behandelnden obliegt die Beweislast über die ordnungsgemäße Aufklärung.

Hinweis

Das Führen von Aufklärungsgesprächen zählt zu den verpflichtenden Bestandteilen der BQT-III (§ 18 Abs. 2 Satz 1 PsychThApprO). Die praktische Durchführung des Aufklärungsgesprächs wird in Kapitel 11 im Detail besprochen.

Dokumentationspflicht und Einsichtsrecht (§ 630g BGB; § 9 Muster-Berufsordnung). Psychotherapeut:innen sind zur Dokumentation von Basis- und Verlaufsdaten verpflichtet und müssen Patient:innen Einsicht in ihre Dokumentation gewähren.

Details zur Dokumentationspflicht und zum Einsichtsrecht werden in Kapitel 3 beschrieben.

Abstinenz (§ 8 Muster-Berufsordnung). Psychotherapeut:innen sind gegenüber ihren Patient:innen (und deren Angehörigen) zu einer professionellen Beziehungsgestaltung verpflichtet, haben eine besondere Verantwortung gegenüber ihren Patient:innen (und deren Angehörigen) und dürfen diese Vertrauensbeziehung nicht zur Befriedigung eigener Bedürfnisse oder Interessen missbrauchen. Die Verantwortung hierfür liegt ausschließlich bei den Therapeut:innen. Die Abstinenzpflicht umfasst insbesondere folgende Regeln:
- Auf entgeltliche und unentgeltliche Vorteilnahme über das vereinbarte Honorar hinaus ist zu verzichten. Ausnahmen sind Geschenke und Zuwendungen von geringfügigem Wert.
- Außertherapeutische Kontakte sind auf das Nötige zu beschränken.
- Es darf kein sexueller Kontakt zu Patient:innen aufgenommen werden.

Das Abstinenzgebot erstreckt sich auch auf Personen, die Patient:innen nahestehen (z. B. deren Eltern). Das Abstinenzgebot besteht, solange eine Behandlungsnotwendigkeit oder eine Abhängigkeitsbeziehung vorliegen, aber mindestens ein Jahr über das Behandlungsende hinaus.

4.3 Grundlagen der Berufsethik

Als Richtschnur des ethischen Handelns in Psychotherapie können die medizinethischen Prinzipien nach Beauchamp und Childress (1979) gelten:
- *Autonomie.* Dieses Grundprinzip wird vor allem gewahrt, wenn Patient:innen durch eine angemessene Aufklärung zu einer informierten und freien Entscheidung über Behandlungsmaßnahmen gelangen können.
- *Nicht-Schädigung.* Dieses Grundprinzip bezieht sich vor allem auf die Unterlassung von therapeutischem Fehlverhalten (z. B. Verletzung der Abstinenzpflicht) sowie die nach bestem Wissen getroffene Wahl des therapeutischen Vorgehens mit dem besten Nutzen-Risiko-Verhältnis. Das bedeutet auch, dass bei der Behandlungsplanung neben der Wirksamkeit eines Verfahrens auch potenziell auftretende Nebenwirkungen beachtet werden sollten.
- *Fürsorge.* Dieses Grundprinzip wird realisiert, indem Behandler:innen nach bestem Wissen das Vorgehen wählen, das am besten zur Realisierung des Therapieauftrags bzw. zur Linderung der Symptomatik einer psychischen Erkrankung geeignet ist.
- *Gerechtigkeit.* Dieses Grundprinzip wird realisiert, wenn alle Patient:innen unabhängig von ihrer Ethnie, Religion, sozialen Herkunft, Geschlechtsidentität

oder sexuellen Orientierung gleich behandelt werden. Das bezieht sich sowohl auf die Zuteilung von Ressourcen als auch auf Kosten.

Wichtig

Die medizinethischen Prinzipien können miteinander in Konflikt stehen. Das betrifft in der klinischen Praxis insbesondere die Prinzipien Autonomie und Fürsorge (z. B. vor dem Hintergrund von Zwangsmaßnahmen; vgl. Kapitel 4.2).

Neben diesen grundlegenden Prinzipien haben auch Berufsverbände ethische Richtlinien für ihren jeweiligen Berufsstand veröffentlicht. Von besonderer Relevanz sind hierbei die berufsethischen Prinzipien der Europäischen Psychologenvereinigung (European Federation of Psychologists' Associations, 2005) sowie des Berufsverbandes Deutscher Psychologinnen und Psychologen e. V. und der Deutschen Gesellschaft für Psychologie e. V. (2016), die nachfolgend zusammenfassend dargestellt werden:

- Therapeut:innen respektieren die Grundrechte und die Würde des Menschen sowie dessen Selbstbestimmung und Autonomie.
- Therapeut:innen streben danach, in ihrer Arbeit einen hohen Kompetenzstandard sicherzustellen, und gewährleisten dies durch kontinuierliche Weiterentwicklung und Weiterbildung.
- Therapeut:innen sind sich des besonderen Verantwortungsverhältnisses für ihre Patient:innen bewusst und richten ihr Verhalten danach aus.
- Therapeut:innen handeln bei Einschränkungen der Selbstbestimmungsfähigkeit ihrer Patient:innen in deren Interesse.
- Therapeut:innen pflegen gegenüber Patient:innen, Kolleg:innen und Mitarbeiter:innen einen respektvollen und fairen Umgang.
- Therapeut:innen beenden Behandlungen, wenn für diese keine ausreichend gute Prognose besteht, und vermitteln Patient:innen, sofern möglich, in geeignetere Behandlungskontexte weiter.
- Therapeut:innen nutzen Beziehungen zu ihren Patient:innen nicht aus, weder für eigene noch für religiöse, politische, ideologische oder andere Interessen.
- Therapeut:innen wahren Privatgeheimnisse ihrer Patient:innen und achten auf einen angemessenen Datenschutz.
- Therapeut:innen befolgen in wissenschaftlichen Kontexten die Grundsätze guter wissenschaftlicher Praxis.

Zu den berufsethischen Grundsätzen gehört auch, dass Therapeut:innen keine Aufgaben von Vorgesetzten annehmen, die den berufsethischen Grundsätzen zuwiderlaufen würden.

4.4 Berufsrecht und Berufsethik in der BQT-III

Im Zuge der BQT-III gelten für Sie die grundlegenden berufsrechtlichen und berufsethischen Verpflichtungen und Rechte, die in den vorangegangenen Kapiteln dargestellt wurden. Das bedeutet insbesondere,

- dass Sie die Schweigepflicht einhalten und alle Informationen, die Sie im Rahmen Ihrer BQT-III von und über Patient:innen (und deren Angehörige) erhalten, vertraulich behandeln;
- dass Sie sich an Abstinenzregeln halten und weder über das notwendige Maß hinausgehende außertherapeutische Kontakte zu Patient:innen pflegen noch in entgeltlicher oder unentgeltlicher Form Vorteile aus der Beziehung zu Patient:innen ziehen;
- dass Sie Patient:innen, Anleiter:innen und Kolleg:innen respektvoll und fair behandeln;
- dass Sie Patient:innen gegenüber die Prinzipien der Autonomie, des Nicht-Schädigens, der Fürsorge und der Gerechtigkeit realisieren;
- dass Sie danach streben, bei allen Behandlungen von Patient:innen einen hohen Kompetenzstandard zu realisieren, was eine gewissenhafte Vor- und Nachbereitung der Sitzungen einschließt.

Explizit vorgesehen ist in der Approbationsordnung auch die Umsetzung der berufsrechtlichen Anforderungen bezüglich der Dokumentation (vgl. hierzu Kapitel 3) und der Aufklärung von Patient:innen (vgl. hierzu Kapitel 11).

4.5 Zusammenfassung und Lernkontrollfragen

Zusammenfassung von Kapitel 4:

- Den rechtlichen Rahmen für psychotherapeutisches Handeln definiert das Gesetz über den Beruf der Psychotherapeutin und des Psychotherapeuten. Details der Berufsausübung sind in den Berufsordnungen, der Psychotherapie-Richtlinie, der Psychotherapie-Vereinbarung, den Sozialgesetzbüchern, im Patientenrechtegesetz, im Bürgerlichen Gesetzbuch und im Strafgesetzbuch geregelt.
- Ambulante Psychotherapie ist bei einer Vielzahl psychischer Erkrankungen indiziert, jedoch können Abhängigkeitserkrankungen nur bei Sicherstellung einer Abstinenz bis zur 10. Sitzung oder unter Substitutionstherapie (im Falle einer Opioidabhängigkeit) psychotherapeutisch behandelt werden.
- Zwangsmaßnahmen sind ausschließlich als letztes Mittel anzuwenden, nachdem alle alternativen Möglichkeiten ausgeschöpft wurden.
- Psychotherapeut:innen stehen unter Schweigepflicht. Die Schweigepflicht wird durch Offenbarungsrechte (z. B. mutmaßliches Einverständnis der Patient:innen) und -pflichten begrenzt (z. B. im Rahmen der Meldepflicht des Infektionsschutzgesetzes).

- Patient:innen müssen zur Gewährleistung einer informierten Einwilligung mündlich, rechtzeitig und verständlich aufgeklärt werden.
- Psychotherapeut:innen müssen Basis- und Verlaufsdaten dokumentieren und Patient:innen haben ein Einsichtsrecht in die Dokumentation.
- Bei der Behandlung von Kindern und Jugendlichen spielt die Beurteilung ihrer Einsichts- und Einwilligungsfähigkeit eine wichtige Rolle.
- Bestehen bei der Behandlung von Kindern und Jugendlichen Hinweise auf eine Gefährdung des Kindeswohls, ist zwingend zu handeln, um diese abzuklären und gegebenenfalls Maßnahmen zu initiieren, die dazu geeignet sind, die Gefährdung abzuwenden.
- Für Psychotherapeut:innen besteht eine Abstinenzpflicht gegenüber Patient:innen, die das Behandlungsende um mindestens ein Jahr übersteigt.
- Psychotherapeut:innen sind den medizinethischen Prinzipien Autonomie, Nicht-Schädigung, Fürsorge und Gerechtigkeit verpflichtet.
- Psychotherapeut:innen stellen die Ausrichtung ihres ethischen und therapeutischen Handelns an hohen Kompetenzstandards sicher.

Lernkontrollfragen

1. Was regelt das Patientenrechtegesetz?
2. Was sind Kontraindikationen gegen Psychotherapie basierend auf der Psychotherapie-Richtlinie?
3. Nach welchen Gesetzen sind Zwangsmaßnahmen möglich?
4. Wann gelten Offenbarungsrechte für Privatgeheimnisse von Patient:innen?
5. Wann gelten Offenbarungspflichten für Privatgeheimnisse von Patient:innen?
6. Wie und worüber sind Patient:innen aufzuklären?
7. Was umfasst die Abstinenzpflicht von Psychotherapeut:innen und wie lange besteht sie?
8. Erläutern Sie das Vorgehen bei Verdacht auf Kindeswohlgefährdung?
9. Nennen Sie die vier medizinethischen Prinzipien nach Beauchamp und Childress (1979).
10. Fassen Sie die berufsethischen Prinzipien der Europäischen Psychologenvereinigung sowie des Berufsverbandes Deutscher Psychologinnen und Psychologen e. V. und der Deutschen Gesellschaft für Psychologie e. V. zusammen.

Weiterführende Literatur

Bundespsychotherapeutenkammer (2022). *Muster-Berufsordnung für die Psychologischen Psychotherapeutinnen und Psychotherapeuten und Kinder- und Jugendlichenpsychotherapeutinnen und*

Kinder- und Jugendlichenpsychotherapeuten. Zugriff am: 28.01.2025. Verfügbar unter: https://api.bptk.de/uploads/Muster_Berufsordnung_der_B_Pt_K_412a6bcb36.pdf

Berufsverband Deutscher Psychologinnen und Psychologen e.V. & Deutsche Gesellschaft für Psychologie e.V. (2016). *Berufsethische Richtlinien des Berufsverbandes Deutscher Psychologinnen und Psychologen e.V. und der Deutschen Gesellschaft für Psychologie e.V.* Verfügbar unter: https://www.dgps.de/fileadmin/user_upload/PDF/berufsethik-foederation-2016.pdf

Gemeinsamer Bundesausschuss. (2024). *Psychotherapie-Richtlinie.* Zugriff am: 28.01.2025. Verfügbar unter: https://www.g-ba.de/downloads/62-492-3647/PT-RL_2024-08-15_iK-2024-11-01.pdf

Teil 2: Das Methodenrepertoire

Im zweiten Teil des Buches besprechen wir die praktische Durchführung aller in der Approbationsordnung vorgesehenen Bestandteile der BQT-III:

- psychotherapeutisches Erstgespräch,
- Anamneseerhebung und -protokollierung,
- psychodiagnostische Untersuchungen,
- Zwischen- und Abschlussevaluation,
- Abklärung der Indikationsstellung,
- Risiko- und Prognoseeinschätzungen,
- Aufklärung von Patient:innen,
- psychotherapeutische Basismaßnahmen,
- Gespräche mit Bezugspersonen,
- Therapieplanung,
- psychotherapeutische Begutachtung,
- Gruppenpsychotherapie.

Dabei betrachten wir die Durchführung der erforderlichen Methoden in verschiedenen Altersgruppen, unterschiedlichen Settings und bei verschiedenen Störungsbildern. Da in den meisten Institutionen, an denen Sie die BQT-III durchführen können (z.B. Universitätsambulanzen oder Psychiatrien), in der Mehrzahl der psychotherapeutischen Behandlungen ein verhaltenstherapeutisches Krankheits- und Behandlungsverständnis zugrunde gelegt wird, fokussieren wir in diesem Teil des Buches ebenfalls die verhaltenstherapeutische Perspektive.

5 Psychotherapeutisches Erstgespräch

Als Erstgespräch bezeichnet man die erste Sitzung zu Beginn einer psychotherapeutischen Behandlung. Der Begriff ist vor allem im ambulanten Therapiesetting üblich, dort ist das Erstgespräch ein Teil der psychotherapeutischen Sprechstunden. Im stationären Setting finden Erstkontakte in der Regel entweder in Form eines Klärungsgesprächs, das dazu dient, die Notwendigkeit einer stationären Aufnahme abzuklären, oder in Form eines Aufnahmegesprächs am ersten Tag der stationären Behandlung statt. In allen Settings stehen folgende Aufgaben im Zentrum des Erstgesprächs (Schäfer et al., 2022):

- *Klärung der Indikationsstellung.* Hierfür sind insbesondere Informationen zum Vorliegen einer psychischen Erkrankung, das Vorliegen von Fremd- und/oder Selbstgefährdung, die Umstellungs- und Steuerungsfähigkeit, das Funktionsniveau der Patient:innen im Alltag und die Verlaufs- bzw. Behandlungsprognose relevant. Zur Erfassung dieser Informationen sind vor allem Fragen zum Vorstellungsgrund, die Störungsdiagnostik, die Verhaltensbeobachtung, Fragen zum Krankheits- und Behandlungsverständnis sowie die Anamneseerhebung relevant.

Hinweis

Die Klärung der Indikationsstellung ist die wichtigste Aufgabe des Erstgesprächs. Für einen relevanten Anteil der Patient:innen in der Regelversorgung bedeutet das, dass das Erstgespräch nicht (unmittelbar) in einer Behandlung in der jeweiligen Praxis, Ambulanz oder Klinik mündet. Stattdessen endet ein relevanter Teil der Erstgespräche mit der Feststellung, dass entweder keine psychotherapeutische Behandlung indiziert ist, eine Behandlung in einem anderen Setting (z. B. stationär) erfolgen sollte oder eine Behandlung erst nach einer längeren Wartezeit in Aussicht steht (d. h., es ist keine Akutbehandlung indiziert). Im Kontext der BQT-III wurde die Indikationsstellung jedoch häufig bereits in Vorgesprächen geprüft und die Verfügbarkeit eines Behandlungsplatzes sichergestellt, sodass die Wahrscheinlichkeit hoch ist, dass Studierende über mehrere Sitzungen mit Patient:innen zusammenarbeiten können.

- *Beginn der Fallkonzeption.* Im Erstgespräch wird sowohl mit der Auftragsklärung, der Störungsdiagnostik als auch der Arbeit am Erklärungsmodell begonnen. Informationen für die Störungsdiagnostik werden häufig zu Beginn des Gesprächs bei der Exploration des Vorstellungsgrundes sowie im Zuge eines sich daran anschließenden Symptomscreenings gesammelt. Für das Erklärungsmodell ist vor allem die Erhebung der biografischen Anamnese, der sozialen Anamnese, der Krankheits- und Behandlungsanamnese, der Suchtanamnese und der Familienanamnese relevant. Eine erste Absprache zu Therapiezielen und Therapieauftrag erfolgt in der Regel gegen Ende des Erstgesprächs.
- *Beginn der Beziehungsarbeit.* Während des Erstgesprächs achten Therapeut:innen darauf, ein empathisches, bedingungslos wertschätzendes und authentisches Beziehungsangebot zu machen. Sie achten zudem auf eine adäquate Gesprächssituation und Gesprächsführung. Das bedeutet auch, dass es Therapeut:innen gelingen sollte, eine gute Balance zwischen (standardisierten) diagnostisch und organisatorisch notwendigen Inhalten sowie individuellen Bedürfnissen der Patient:innen zu finden.
- *Aufklärung der Patient:innen.* Therapeut:innen sind dazu verpflichtet, eine informierte Einwilligung ihrer Patient:innen einzuholen und sie über behandlungsrelevante Informationen aufzuklären. Während manche Teile der Aufklärung (z.B. Prognose, Behandlungsplan) erst in späteren Sitzungen abgeschlossen werden können (u.a., weil zu diesem Zeitpunkt noch nicht alle dafür relevanten Informationen bekannt sind), müssen Patient:innen bereits im Erstgespräch über die Honorarregelung, die Dokumentationspflicht, das Einsichtsrecht, die Schweigepflicht und deren Ausnahmen (Offenbarungsrechte und -pflichten) mündlich aufgeklärt werden. Im ambulanten Setting muss spätestens bis zum Ende der Sprechstunden zudem eine Aufklärung über Verdachtsdiagnosen und Behandlungsempfehlungen sowie -alternativen erfolgen.
- *Beantworten von Fragen der Patient:innen.* Patient:innen kommen häufig mit vielen (impliziten) Fragen zum Erstgespräch. Zu den wichtigsten gehören häufig: Unter welcher Erkrankung leide ich? Kann mir (hier) geholfen werden und, falls ja, wie? Wie lange wird es dauern, bis es mir besser geht? Ist der:die Behandler:in kompetent? Was denkt der:die Behandler:in über mich? – Diese zumeist unausgesprochenen Fragen müssen Therapeut:innen beantworten. Teilweise explizit (z.B. Information über die Verdachtsdiagnose), teilweise aber auch implizit (z.B. durch ein professionelles, kompetentes und empathisches Auftreten).

In diesem Kapitel möchten wir Ihnen ein Vorgehen vorstellen, das sich zum Erfüllen dieser Aufgaben im Erstgespräch bewährt hat. Zuvor scheint es uns jedoch relevant, uns damit auseinanderzusetzen, mit welchen Vorerfahrungen und welchen Erwartungen Patient:innen zum Erstgespräch kommen. Dieses Wissen kann helfen, die Beziehungsarbeit, aber auch die Schwerpunktsetzung im Erstgespräch besser nachvollziehen und planen zu können.

5.1 Vorerfahrungen und Erwartungen von Patient:innen

Im Zuge des Erstgesprächs müssen Therapeut:innen sowohl ihre diagnostischen Aufgaben als auch die Anliegen der Patient:innen und den Beginn der Beziehungsarbeit berücksichtigen und angemessen gewichten. Hierfür ist es wichtig zu wissen, mit welchen Vorerfahrungen und Erwartungen Patient:innen zum Erstgespräch kommen:

- *Vorbehandlungen.* Die meisten Patient:innen, die zu einem (ambulanten) Erstgespräch kommen, haben bisher keine psychotherapeutischen Vorerfahrungen (Wittmann et al., 2011). Etwa drei von zehn Patient:innen haben in der Vorgeschichte eine ambulante Psychotherapie in Anspruch genommen und ca. zwei von zehn Patient:innen wurden bereits ambulant psychiatrisch behandelt. Etwa eine:r von zehn Patient:innen berichten einen vorangegangenen stationären Aufenthalt in einer psychosomatischen und/oder psychiatrischen Klinik. Bei der Behandlung von Kindern und Jugendlichen ist es außerdem wichtig zu fragen, ob bereits eine Vorstellung in einer sozialpsychiatrischen oder kinder- und jugendpsychiatrischen Praxis erfolgte oder beispielsweise eine Anbindung an ein sozialpädiatrisches Zentrum (SPZ) besteht.

Implikation: Psychotherapeutische Vorerfahrungen der Patient:innen berücksichtigen

Viele Patient:innen befinden sich in einer für sie neuen Situation. Einige Patient:innen verunsichert das, und es hilft ihnen, wenn sie vorab über die Struktur und die Themen des Gesprächs informiert werden. Darüber hinaus sollten insbesondere – aber nicht ausschließlich – Patient:innen mit wenig psychotherapeutischen Vorerfahrungen Informationen dazu erhalten, wie und nach welchen Regeln Psychotherapien ablaufen (z. B. Sitzungsfrequenz, Setting der Sitzungen, Schweigepflicht, Dokumentationspflicht). Bei Patient:innen, die bereits Vorerfahrungen mitbringen, ist wichtig zu berücksichtigen, dass diese Vorerfahrungen sowohl positiv als auch negativ sein können. In jedem Fall ist es wichtig zu erfragen, wie die bisherigen Erfahrungen der Patient:innen mit Psychotherapie waren und wovon sie in der Vergangenheit profitierten und wovon nicht. Allen Patient:innen sollte darüber hinaus in ausreichendem Umfang die Möglichkeit gegeben werden, ausgehend von ihren Vorerfahrungen Fragen zu stellen (z. B. zum angewandten Psychotherapieverfahren, zur Honorargestaltung).

- *Erkrankungsdauer.* Patient:innen, die in psychotherapeutische Behandlung kommen, zeigen in der Erkrankungsgeschichte häufig bereits einen rezidivierenden oder chronifizierten Erkrankungsverlauf (ten Have et al., 2013). Im Mittel liegen zwischen dem Erkrankungsbeginn und dem Behandlungsbeginn 9.3 Jahre. Dabei zeigt sich jedoch eine hohe Heterogenität zwischen Erkrankungen. Während z.B. der Abstand zwischen dem Erkrankungsbeginn und dem Behandlungsbeginn bei bipolaren Störungen im Mittel (nur) 2.7 Jahre beträgt, beträgt er bei spezifischen Phobien im Mittel 18.1 Jahre. Insgesamt beginnt nur bei ca. einem Drittel der Patient:innen die Behandlung im ersten Jahr nach Erkrankungsbeginn.

Implikation: Auf Erkrankungsgeschichte der Patient:innen eingehen

Viele Patient:innen, die zu Erstgesprächen kommen, leiden bereits mehrere Jahre unter ihrer Symptomatik. Manche, weil ihnen erst im Verlauf bewusst wurde, dass ein behandlungsbedürftiges psychisches Problem vorliegt. Andere, weil sie sich für ihre Symptomatik geschämt haben. Wieder andere, weil sie zuvor andere Behandlungsmethoden (erfolglos) erprobt haben. In allen Fällen sollte der Erkrankungsgeschichte, den damit einhergehenden Funktionseinschränkungen und dem daraus resultierenden Leid empathisch begegnet werden. Darüber hinaus sollte der mit der Erkrankungsgeschichte einhergehende Erfahrungshorizont ernst genommen werden. In der Regel haben Patient:innen bereits eigene (funktionale und dysfunktionale) Wege entwickelt, mit ihrer Symptomatik umzugehen. Diese sollten in der Anamnese erfasst werden. Aufgrund der langen und häufig komplexen Erkrankungsgeschichte sollte in der Regel darauf verzichtet werden, Patient:innen vermeintlich schnelle und einfache Lösungen oder gar Tipps anzubieten. Stattdessen sollte die Erkrankung ernst genommen und dem Problemverständnis ausreichend Zeit gewidmet werden (d.h. erst Diagnostik, dann Intervention).

- *Selbststigmatisierung.* In der Allgemeinbevölkerung bestehen noch immer relevante Vorurteile gegenüber Personen mit psychischen Erkrankungen (Ludwig & von dem Knesebeck, 2022). Diese beziehen sich u.a. auf deren vermeintliche Gefährlichkeit, Willensschwäche oder Unberechenbarkeit. Auch Personen mit psychischen Erkrankungen haben solche (Fehl-)Annahmen und Vorurteile, was bei einem relevanten Teil von Personen dazu beiträgt, dass sie sich für ihre eigene Erkrankung abwerten und/oder Behandlungsmöglichkeiten nicht in Anspruch nehmen (Clement et al., 2015).

Implikation: Selbststigmatisierung der Patient:innen reduzieren

Patient:innen denken häufig schlecht über sich selbst und darüber, dass sie an einer psychischen Erkrankung leiden und Unterstützung benötigen. Therapeut:innen können bereits im Erstgesprächs dazu beitragen, Selbststigmatisierung zu reduzieren, indem sie Beschwerden und Unterstützungsbedarfe normalisieren (nicht bagatellisieren!), Offenheit und die Inanspruchnahme von Hilfsangeboten verstärken und erste Erklärungen für die (allgemeine) Entstehung von psychischen Erkrankungen anbieten. Therapeut:innen sollten dabei darauf achten, vorhandene Ängste und Sorgen der Betroffenen nicht kleinzureden, da dies invalidierend wirken und das alltägliche Erleben der Patient:innen (zu Unrecht) infrage stellen kann.

Selbststigmatisierung kann bei erwachsenen Patient:innen folgendermaßen begegnet werden:

Das, was Sie beschreiben, klingt für mich sehr nachvollziehbar und ich verstehe, dass Ihre Symptomatik Ihren Alltag stark erschwert. Ich habe schon häufig mit Personen gearbeitet, die unter ähnlichen Problemen gelitten haben und denen Psychotherapie helfen konnte. Dabei habe ich oft die Erfahrung gemacht, dass es anfangs schwer sein kann, sich zu öffnen, dass das aber häufig mit der Zeit immer leichter fällt.

Bei Patient:innen im Grundschulalter sollte die Formulierung entsprechend angepasst werden:

Danke, dass du mir so offen von deinen Problemen berichtest. Zu uns kommen viele Kinder, die ganz ähnliche Schwierigkeiten beschreiben und vielen fällt es genauso schwer wie dir, darüber mit einer fremden Person zu sprechen. Das ist ganz normal. (...) Wir haben hier in unserer Praxis verschiedene Ansätze, mit denen wir Kindern mit diesen Problemen helfen können. Wir nennen diese Ansätze „Psychotherapie“. Bei vielen Kindern, mit denen ich schon zusammengearbeitet habe, hat das dazu geführt, dass sie sich danach seltener traurig und allein gefühlt haben.

- *Therapieerwartungen.* Wenn Patient:innen zur Therapie kommen, bringen sie immer bestimmte Erwartungen bezüglich der Erfolgsaussichten, des Therapieprozesses und der Rollenverteilung mit (u.a. geprägt durch Vorerfahrungen, Selbststigmatisierungen und die Erkrankungsdauer). Die Psychotherapieforschung zeigt recht konsistent, dass positivere Erwartungen bezüglich der Erfolgsaussichten positiv mit dem Therapieerfolg korrelieren (Antichi et al., 2022). Abweichungen von den Erwartungen bezüglich des Therapieprozesses und der Rollenverteilung können hingegen – sofern die Überraschungen negativ sind – zu einer höheren Rate von Therapieabbrüchen beitragen. Das scheint vor allem dann der Fall zu sein, wenn Therapeut:innen nicht auf die Erwartungen ihrer Patient:innen eingehen und sie nicht angemessen aufklären.

Implikationen: Auf Erwartungen der Patient:innen eingehen

Psychotherapeut:innen sollten, insbesondere zu Beginn der Psychotherapie, die Erwartungen ihrer Patient:innen auf positive Erfolgsaussichten (in realistischer Art und Weise) fördern. Darüber hinaus sollten Therapeut:innen die Therapieerwartungen der Patient:innen thematisieren und von Beginn an bezüglich des Therapieprozesses und der Rollenverteilung transparent sein. In verhaltenstherapeutischen Behandlungen schließt das u.a. Informationen dazu ein, dass die Therapie mit einer ausführlichen Diagnostikphase beginnt, dass Patient:innen Übungen und Aufgaben auch zwischen den Sitzungen durchführen und dass sowohl an Gedanken als auch an Emotionen sowie an konkreten Verhaltensweisen gearbeitet wird. Zudem ist es wichtig, Patient:innen einen realistischen Ausblick auf die Behandlungsdauer zu geben.

Es ist naheliegend, dass Kinder und Jugendliche häufig besonders wenig Vorwissen über psychotherapeutische Behandlungen mitbringen. Auch unterscheiden sich Familien darin, wie umfangreich und offen sie im Vorfeld des ersten Besuchs in einer Ambulanz oder einer Klinik über den Anlass und den Ablauf des Termins sprechen. Deswegen sollte im Rahmen des Erstgesprächs erfragt werden, mit welchen Informationen, Vorstellungen und Ideen Kinder und Jugendliche zum Termin kommen. Häufig ist die Hürde, Fragen zu stellen, für Kinder und Jugendliche beim ersten Gespräch zu hoch, sodass auch im Laufe der probatorischen Phase immer wieder ausreichend Raum für Fragen geschaffen werden sollte.

5.2 Der Aufbau des Erstgesprächs

Erstgespräche gehören neben der Durchführung von (halb-)strukturierten Interviews und Tests zu den am stärksten strukturierten Gesprächssituationen in der Verhaltenstherapie. Das hat damit zu tun, dass im Zuge des Erstgesprächs sowohl eine große Menge an Informationen in kurzer Zeit erfasst (z.B. Symptomatik, Anamnese) als auch eine Reihe von Informationen an Patient:innen übermittelt werden soll (z.B. Aufklärung, Organisatorisches). Um Sie dabei zu unterstützen, diese Aufgabenvielfalt in kurzer Zeit gut zu bewältigen und Patient:innen gleichzeitig ein empathisches Beziehungsangebot zu machen, stellt Ihnen dieses Kapitel den prototypischen Ablauf eines Erstgesprächs detailliert vor. Dabei begleitet uns das Fallbeispiel von Herrn P., einem 26-jährigen Patienten, der sich zum Erstgespräch in einer psychotherapeutischen Hochschulambulanz vorstellt.

Hinweis: Online-Material

In den Online-Materialien finden Sie einen Erstgesprächsleitfaden und ein Erstgesprächsprotokoll (vgl. hierzu auch Seite 335). Diese Materialien können Sie als Hospitant:innen – nach Rücksprache mit Ihren Anleiter:innen – im Rahmen der BQT-III und darüber hinaus als Strukturierungs- und Dokumentationshilfe nutzen. Viele Institutionen nutzen ähnliche Protokollbögen, die äquivalent einsetzbar sind. Wichtig bei der Nutzung eines Erstgesprächsleitfadens bzw. -protokolls ist es, diesen bzw. dieses nicht mit einer Checkliste zu verwechseln, die Schritt für Schritt abgehakt wird. Man darf bzw. soll/muss in individuellen Fällen von der Reihenfolge der Themen abweichen und (in strukturierter Art und Weise) zwischen den Themen springen. Gerade in Fällen, in denen dies wiederholt der Fall ist, ist ein Leitfaden besonders hilfreich, denn er erleichtert es, auch nach mehreren Themenwechseln den Überblick zu behalten, welche Inhalte noch offen sind.

1. Gesprächseröffnung

Das Gespräch beginnt in der Regel mit der Vorstellung aller am Gespräch beteiligten Personen. Dabei sollte auch deren jeweilige Funktion (im Erstgespräch) erläutert werden. Im ambulanten Setting werden im Zuge der BQT-III bei Therapien mit Erwachsenen in der Regel neben Hospitant:innen, ein:eine Therapeut:in und der:die Patient:in anwesend sein. In Ausnahmefällen können auch Angehörige oder Betreuer:innen einbezogen werden (z.B., wenn die Fähigkeit der Patient:innen zur Selbstauskunft einschränkt ist). Bei der Behandlung von Kindern und (nicht einsichtsfähigen) Jugendlichen nimmt mindestens eine sorgeberechtigte Person teil. Auch wenn Einsichtsfähigkeit besteht, nehmen viele Jugendliche ein erstes Gespräch lieber gemeinsam mit einer vertrauten sorgeberechtigten Person wahr. In solchen Fällen ist es etwa ab dem Grundschulalter sinnvoll, einen Teil des Gesprächs allein mit den Patient:innen zu führen. Im stationären Setting ist es unabhängig vom Alter zudem möglich, dass weitere Personen, wie z.B. Pflegekräfte oder Ärzt:innen, teilnehmen und einen Teil des Gesprächs führen. In ein Gespräch mit erwachsenen Patient:innen kann folgendermaßen eingestiegen werden:

Es freut mich, Sie kennenzulernen. Mein Name ist ___ [Name]. Ich hospitiere in der Psychotherapeutischen Universitätsambulanz und werde heute das Erstgespräch mit Ihnen führen. Frau:Herr ___ [Name] ist Psychotherapeut:in und wird mich bei dem Gespräch unterstützen und Ihnen zwischendurch auch einige Fragen stellen.

Möglicher Einstieg in ein Gespräch mit Kindern im Grundschulalter:

Herzlich willkommen in unserer Ambulanz, ___ [Name der Ambulanz]. Ich bin ___ [Name]. Ich werde heute ein Gespräch mit dir führen, bei dem ich dich und deine Familie gerne näher kennenlernen würde. Herr:Frau ___ [Name des:der Psychotherapeut:in] arbeitet auch in dieser Ambulanz. Er:sie wird mich bei unserem Gespräch unterstützen und dir vielleicht auch mal ein paar Fragen stellen, weil ich gerade noch dabei bin zu lernen, wie man solche Gespräche führt. Weißt du eigentlich, was eine Ambulanz ist und was wir hier so machen?

Vor dem inhaltlichen Start des Gespräches müssen zudem einige weitere Formalitäten geklärt werden. Dazu gehört die Frage nach dem Krankenversicherungsschutz der Patient:innen bzw. der Kostenübernahme (d.h., ob der:die Patient:in gesetzlich versichert, privatversichert und/oder beihilfepflichtig oder Selbstzahler:in ist), falls dies nicht bereits im Vorfeld des Gesprächs durch Personal der Einrichtung erfragt wurde. Ein wichtiger Aspekt ist dabei auch (bei gesetzlich Versicherten) das Einlesen der Gesundheitskarte sowie im stationären Setting die Kontrolle des Vorliegens einer Überweisung. Bei Privatversicherten und beihilfepflichtigen Personen sowie Selbstzahler:innen ist bereits zu Beginn des Gesprächs über die Honorarregelung aufzuklären (d.h. Gebührenordnung für Psychotherapeut:innen und ggf. Erstattungsprinzip).

2. Aufklärung zum Ablauf des Gesprächs

Am Anfang des Erstgesprächs sollte Patient:innen mitgeteilt werden, wie das Erstgespräch strukturiert sein wird. Dabei sollten mindestens folgende Informationen vermittelt werden:

- *Dauer des Gesprächs.* Die Dauer kann je nach Setting stark variieren. Im ambulanten Setting sind 50 bis 75 Minuten üblich. Im stationären Setting sind Erstgespräche häufig etwas kürzer und dauern zwischen 25 und 50 Minuten.

Hinweis

Zu Beginn einer ambulanten Psychotherapie müssen (bei gesetzlich Versicherten) mindestens 50 Minuten psychotherapeutische Sprechstunde durchgeführt werden, wobei eine Unterteilung in 25-Minuten-Einheiten möglich ist (KBV, 2022). Bei Erwachsenen können maximal 150 Minuten Sprechstunde abgerechnet werden, außer es besteht bei den Patient:innen eine geistige Behinderung, dann sind 250 Minuten möglich. Bei Kindern und Jugendlichen sind stets maximal 250 Minuten abrechenbar.

- *Implikationen des Gesprächs.* Damit Patient:innen die Struktur und die Schwerpunkte des Erstgesprächs verstehen können, sollten sie darüber aufgeklärt werden, welche Implikationen sich aus dem Gespräch ergeben können. Dazu zählen in der Regel das Stellen einer Verdachtsdiagnose und die Mitteilung einer Behandlungsempfehlung. Darüber hinaus sollten Patient:innen im Verlauf des Gesprächs darüber informiert werden, ob weitere diagnostische Termine vorgesehen sind und ob bzw. wann eine ggf. indizierte Behandlung beginnen könnte.

Hinweis

Bei ambulanten Psychotherapien liegt die durchschnittliche Wartezeit auf ein Erstgespräch bei ca. drei Monaten. Zwischen Erstgespräch und Behandlungsbeginn liegen im Bundesdurchschnitt ca. weitere vier Monate. Die tatsächliche Wartezeit ist jedoch stark vom Standort abhängig und kann teilweise über ein Jahr betragen (z.B. in ländlichen Regionen im Unterschied zu Großstädten; Rabe-Menssen, Hentschel & Ruh, 2017). Im stationären Setting können zwischen einem Klärungsgespräch und dem Beginn der stationären Aufnahme je nach Institution nur wenige Tage (z.B. in der Akutpsychiatrie) oder auch Monate liegen (z.B. in spezialisierten Kliniken; Sachverständigenrat zur Begutachtung der Entwicklung im Gesundheitswesen, 2018).

- *Themen des Gesprächs.* Patient:innen sollten darüber informiert werden, dass Informationen zur Symptomatik, zur Lebensgeschichte und zum Auftrag erhoben werden. Es erleichtert häufig die spätere Strukturierung des Gesprächs, wenn dabei erwähnt wird, dass zunächst ein Überblick über eine Vielzahl an Themenbereichen angestrebt wird, ehe im weiteren Verlauf einzelne Themen vertieft werden. Darüber hinaus sollte angesprochen werden, dass eine Aufklärung und eine Absprache bezüglich des weiteren Vorgehens erfolgen wird.
- *Rollenverteilung.* Mit den Patient:innen sollte besprochen werden, dass Therapeut:innen viele Fragen stellen werden, um einen möglichst guten Überblick über die vorliegende Symptomatik bzw. Problematik und die prädisponierenden, auslösenden und aufrechterhaltenden Faktoren zu erhalten. Es sollte jedoch auch explizit darauf hingewiesen werden, dass Patient:innen natürlich jederzeit Fragen stellen und Themen einbringen können. Auch im Rahmen des Erstgesprächs sollte ein möglichst gegenseitiges Gespräch geführt werden, bei dem auch Patient:innen eine aktive Rolle übernehmen.
- *Mitschrift.* Insbesondere bei Personen, die noch nie eine Psychotherapie in Anspruch genommen haben, ist es, um Irritationen zu vermeiden, sinnvoll, Patient:innen darauf hinzuweisen, dass man während des Gesprächs mitschreiben wird. Der Grund für die Dokumentation sollte kurz erläutert werden.

Hinweis

Bezüglich des Umfangs der Mitschrift sollte zumeist ein Mittelweg gewählt werden. Einerseits ist es nicht zielführend, alle Aussagen der Patient:innen (wörtlich) zu protokollieren, denn dies erschwert es, gleichzeitig ein empathisches, bedingungslos wertschätzendes und authentisches Beziehungsangebot zu machen. Andererseits sollte – aufgrund der Dokumentationspflicht und als Gedächtnishilfe – darauf geachtet werden, relevante Eckpunkte stichwortartig und leserlich festzuhalten.

Beispiel: Herr P. – Aufklärung über den Gesprächsablauf

Th.: Hatten Sie schon einmal ein psychotherapeutisches oder psychiatrisches Erstgespräch?

Herr P.: Nein, das ist das erste Mal. Ich war noch nie zuvor bei einem Therapeuten.

Th.: Wenn es für Sie in Ordnung ist, erkläre ich Ihnen kurz den Aufbau und die Ziele des Gesprächs. *(Herr P. signalisiert durch Nicken sein Einverständnis.)* Unser Gespräch wird etwa 75 Minuten dauern. Ziel des Erstgesprächs ist es, dass wir uns kennenlernen und ich einen guten Überblick über die Themen erhalte, die für die Behandlung relevant sein könnten. Dazu werde ich Ihnen viele Fragen stellen. Dabei reden wir unter anderem über den Grund, der Sie motiviert hat, heute zu uns zu kommen, über vorliegende Probleme und Beschwerden, Ihre Familiengeschichte und Ähnliches. Meine Aufgabe ist es dann einzuschätzen, ob bei Ihnen der Verdacht auf eine psychische Erkrankung besteht oder ich dafür aktuell keine Hinweise sehe. Falls sich Hinweise auf eine Erkrankung ergeben, besprechen wir die Verdachtsdiagnose und welche Maßnahmen empfehlenswert wären. Falls eine ambulante Psychotherapie für Sie sinnvoll ist, könnte die eigentliche Behandlung in etwa drei Monaten beginnen. Haben Sie dazu Fragen? *(Herr P. verneint.)* Falls Ihnen zwischendurch Fragen kommen, stellen Sie diese jederzeit gerne. In jedem Fall werde ich Ihnen gegen Ende des Gesprächs noch einige wichtige Informationen zur Hand geben, z. B. zur Schweigepflicht und zu Psychotherapie im Allgemeinen. Während unseres Gesprächs werde ich mir Notizen machen. Die Dokumentation dient mir als Merkhilfe und erleichtert es mir, unser Gespräch zu strukturieren.

(...)

3. Klärung des Vorstellungsgrunds

Die Klärung der Indikationsstellung und die Arbeit an der Fallkonzeption beginnt mit Fragen zum Vorstellungsgrund. Diese betreffen vor allem die Symptomatik bzw. Problematik, die zur Vorstellung geführt hat, und die Frage, ob Patient:innen eigenmotiviert oder fremdmotiviert zum Erstgespräch kommen. Ggf. kann auch der konkrete Auslöser wichtig sein, der, nachdem vielleicht länger über die Möglichkeit psychotherapeutischer Unterstützung nachgedacht wurde, den Anlass dafür gab, jetzt aktiv zu werden und ein Erstgespräch zu vereinbaren. Wenn der Vorstellungsgrund bereits (in Teilen) bekannt ist, sollte das diesbezügliche Vorwissen natürlich aufgegriffen werden (z. B. wenn ein kurzes Vorgespräch bereits am Telefon stattfand oder wenn ein:eine Patient:in notfallmäßig nach einem Suizidversuch stationär aufgenommen wird).

Beispiel: Herr P. (Forts.) – Klärung des Vorstellungsgrundes

Th.: Weswegen haben Sie sich entschieden, heute zum Erstgespräch in unsere Ambulanz zu kommen?

Herr P.: Schon seit Jahren habe ich mit Ängsten zu kämpfen, die meinen Alltag sehr beeinträchtigen. Ich kann manchmal kaum aus dem Haus gehen. Auch heute hat mich meine Schwester begleitet. Sie wartet im Wartezimmer auf mich.

Th.: Das klingt sehr einschränkend – toll, dass Sie es heute trotzdem zu uns geschafft haben. Sie haben gesagt, dass die Ängste bereits seit Jahren bestehen. Gibt es einen Grund dafür, warum Sie sich gerade jetzt für den Beginn einer Psychotherapie entschieden haben?

Herr P.: Ja, nun ... mein Chef hat gesagt, dass es so nicht weitergehen kann. Ich kann vieles aus dem Homeoffice machen, aber alles geht auch nicht. Es muss sich unbedingt etwas ändern.

Th.: Das heißt, ein wichtiger Grund, aus dem Sie zur Therapie kommen, ist, dass Sie an Ihren Ängsten arbeiten wollen, um wieder besser vor Ort arbeiten zu können und Ihre Homeoffice-Zeiten zu reduzieren. Verstehe ich das richtig? *(Herr P. nickt.)* Gibt es noch weitere Gründe, die Sie motiviert haben, eine Psychotherapie machen zu wollen?

Herr P.: Nun ... die Einschränkungen beziehen sich nicht nur auf die Arbeit, ich kann auch viel weniger in meiner Freizeit unternehmen als früher. (...)

4. Vertiefende Befragung zur primären Symptomatik und/ oder Problematik

Wurden alle spontan berichteten Vorstellungsgründe erfasst, wird mit der vertieften Betrachtung der wichtigsten Vorstellungsgründe begonnen. Dabei geht es zumeist um die Exploration einer Symptomatik (im Beispiel die Ängste) und/oder einer Alltagsproblematik (im Beispiel die Arbeitsplatzproblematik sowie Schwierigkeiten im privaten Bereich). Zugrunde liegende Problemfelder (z. B. Grundkonflikte, dysfunktionale Schemata) werden in der Regel nicht spontan berichtet, sondern müssen erst im Verlauf der Diagnostik erschlossen werden.

- Werden Symptome exploriert, sollte mit der Abklärung der Kernsymptome (z. B. Niedergeschlagenheit, Interessenverlust und Antriebslosigkeit bei depressiven Erkrankungen) begonnen werden, da diese die wichtigsten Informationen für die Differenzialdiagnostik enthalten. Erst danach sollten Zusatzsymptome erfragt werden (z. B. Schlafstörungen, verringerter Selbstwert bei depressiven Erkrankungen). Zusätzlich sollten der bisherige Symptomverlauf sowie Funktionseinschränkungen erfasst werden, die mit der Symptomatik einhergehen.
- Werden Alltagsprobleme beschrieben, müssen häufig zunächst Rahmenbedingungen bzw. „harte Fakten" geklärt werden, um die Situation einschätzen zu können (im Beispiel etwa, was der Beruf des Patienten ist, bei welchem Unternehmen er tätig ist, und wie lange bereits eine Homeoffice-Regelung besteht). Danach bietet es sich häufig an, sich das Problem zunächst ausführlicher beschreiben zu lassen, sodass Hypothesen zu potenziellen Ursachen, Implikationen und Hintergründen formuliert werden können. Diese sollten anschließend mit spezifischen Nachfragen überprüft werden.

Beispiel: Herr P. (Forts.) – Vertiefende Befragung zur primären Symptomatik und/oder Problematik

Th.: Sie sagten, Sie haben Ängste, die Ihren Alltag beeinträchtigen und Sie manchmal daran hindern, aus dem Haus zu gehen. Bitte beschreiben Sie mir, was Ihnen Angst macht.

Herr P.: Wenn ich allein draußen unterwegs bin, ist es manchmal, als würde sich mir das Herz zusammenziehen. Ich kriege dann kaum Luft, mir wird schwindelig. Das kommt dann einfach über mich, so aus dem Nichts, und ich weiß nicht genau, warum. Wenn das beim Autofahren oder so passieren würde, ich glaube, dann wäre es vorbei mit mir.

Th.: Wann hatten Sie zuletzt einen solchen Moment, in dem es sich angefühlt hat, als würde sich das Herz zusammenziehen, in dem Sie keine Luft mehr bekamen und Ihnen schwindelig wurde?

Herr P.: Heute Morgen daheim. Als ich mir Gedanken darüber machte, heute zu Ihnen zu fahren. Meine Schwester war etwas zu spät dran und ich dachte, ich muss absagen ... oder allein herfahren.

Th.: Wenn Sie an heute Morgen denken, begannen diese Angstsymptome da ganz plötzlich oder bauten Sie sich langsam auf?

Herr P.: Das geht dann ganz schnell, innerhalb weniger Momente. Das macht es ja so bedrohlich.

(...)

Th.: Sie hatten mir beschrieben, dass ein wichtiger Grund dafür, warum Sie jetzt zur Therapie kommen, ist, dass sich Ihre Ängste auch auf Ihr Berufsleben auswirken und Ihr Chef zu Ihnen gesagt hat, dass es so nicht mehr weitergeht. Was machen Sie beruflich?

Herr P.: Ich bin bei __ [Name des Unternehmens] in der Personalabteilung tätig. Ich bin für Entgeltabrechnungen und das Aufsetzen von Arbeitsverträgen verantwortlich.

Th.: Wie lange sind Sie schon in Ihrem Beruf und in diesem Unternehmen tätig?

Herr P.: Ich habe dort schon meine Ausbildung gemacht. Also schon etwa sieben Jahre.

Th.: Wie viele Personen arbeiten bei Ihnen in der Abteilung?

Herr P.: Wir sind zu siebt in der Personalabteilung.

Th.: Die gegenwärtigen Probleme am Arbeitsplatz, können Sie mir diese genauer beschreiben?

Herr P.: Eigentlich mag ich meinen Beruf wirklich gerne. Aber im letzten Jahr haben sich immer mehr Fehlzeiten angehäuft. Ich muss, um zur Arbeit zu kommen, eine längere Strecke über die Autobahn fahren. Das traue ich mir aktuell einfach nicht mehr zu.

Th.: Haben Sie deswegen begonnen aus dem Homeoffice zu arbeiten? (...)

5. Screening auf (weitere) psychische Symptome/Syndrome

Nach der vertieften Betrachtung der Vorstellungsgründe, erfolgt in der Regel ein Screening auf (weitere) psychische Symptome/Syndrome. Dabei sollten bei Erwachsenen mindestens Symptome depressiver Störungen, manische Symptome, Angststörungen, Zwangsstörung, Essstörungen, Symptome einer posttraumatischen Belastungsstörung, sexuelle Funktionsstörungen und psychotische Symptome abgeklärt werden. Darüber hinaus sollte auf interaktioneller Ebene auf Hinweise auf Persönlichkeitsstörungen bzw. -akzentuierungen geachtet werden. Bei Kindern und Jugendlichen sollten ergänzend zu internalisierenden Störungen, Essstörungen sowie Traumafolgestörungen Hinweise auf eine Aufmerksamkeitsdefizit-/Hyperaktivitätsstörung, eine Störung des Sozialverhaltens sowie Bindungsstörungen abgeklärt werden. Auch beim Symptomscreening sollten zunächst die Kernsymptome exploriert werden. Nur wenn diese vorliegen, werden Zusatzsymptome erfasst. Dabei ist zu beachten, dass für die Erfassung gegenwärtiger manischer und psychotischer Phasen die Verhaltensbeobachtung (inkl. des psychischen Befunds) in der Regel für ein Screening wichtiger ist als die Beantwortung konkreter Fragen durch Patient:innen, da bestehende Symptome häufig nicht durch die Betroffenen als solche wahrgenommen werden. Wichtig ist, dass es an dieser Stelle in der Regel nicht um das Sichern einer Diagnose geht, sondern „nur" darum, einen Überblick zu bekommen, welche Symptome in den nächsten Sitzungen vertieft exploriert werden sollten. Das heißt, es muss nicht bei jedem beschriebenen Syndrom die Gesamtsymptomatik zur Gänze erfasst werden.

Beispiel: Herr P. (Forts.) – Screening auf (weitere) psychische Symptome/ Syndrome

Th.: Ich würde nun gerne noch einige Fragen zu Symptomen stellen, unter denen einige unserer Patient:innen leiden. Dadurch will ich sicherstellen, dass wir kein potenziell relevantes Thema übersehen. Ich stelle diese Fragen nicht, weil ich den Verdacht habe, dass genau dieses Problem bei Ihnen besteht. *(Herr P. signalisiert durch Nicken seine Zustimmung.)* Haben Sie sich in den vergangenen zwei Wochen beinahe jeden Tag traurig gefühlt?

Herr P.: Nein, traurig nicht. Ich war nervös und hatte oft Angst.

Th.: Fühlten Sie sich in den vergangenen zwei Wochen beinahe jeden Tag antriebslos. Das heißt, konnten Sie sich kaum zu Aufgaben und Aktivitäten im Alltag motivieren?

Herr P.: Ich konnte mich nicht überwinden zur Arbeit zu gehen. Aber ich hätte gerne gewollt.

Th.: Hatten Sie jemals eine Zeit in Ihrem Leben, in der Sie sich über mehrere Wochen beinahe jeden Tag traurig oder antriebslos gefühlt haben?

Herr P.: Nein, ich glaube nicht.

Th.: Gab es jemals in Ihrem Leben eine Phase, in der Sie über mehrere Tage hinweg eine gehobene, euphorische Stimmung erlebt haben?

Herr P.: Es gab auf jeden Fall Phasen, in denen ich zufriedener war als jetzt. Aber ich glaube im normalen Rahmen. *(In der Verhaltensbeobachtung gibt es keine Hinweise auf eine gegenwärtige manische Symptomatik.)*

Th.: Sie haben mir ja bereits von Ihren plötzlich auftretenden körperlichen Symptomen und Ihren Ängsten bei Verlassen des Hauses und auf Autobahnen berichtet. Ich würde Sie nun gerne noch nach einigen weiteren Ängsten fragen, die man haben kann. *(Herr P. signalisiert Zustimmung.)* Erleben Sie Ängste in sozialen Situationen? Zum Beispiel, wenn Sie Smalltalk halten oder neue Personen kennenlernen?

(...)

Th.: Leiden Sie derzeit unter psychischen Symptomen, die ich bislang noch nicht angesprochen haben? *(Herr P. verneint.)* Litten Sie jemals unter psychischen Symptomen, die noch nicht zur Sprache kamen?

(...)

Hinweis

Wurden als Vorstellungsgrund keine psychischen Symptome, sondern vor allem Alltagsprobleme beschrieben (z. B. Konflikte mit dem:der Partner:in), kann es auch sinnvoll sein, die Erhebung der sozialen Anamnese vorzuziehen und erst im Anschluss Symptome zu explorieren.

6. Abklärung von Eigen- und Fremdgefährdung

Die Abklärung von Eigen- und Fremdgefährdung ist in allen Behandlungen obligatorisch. Sie muss immer im Zuge des Erstkontakts erfolgen. Da sowohl nichtsuizidales selbstverletzendes Verhalten und Suizidalität als auch Aggressionen gegenüber anderen häufig schambesetzt sind, sollten sie direkt von Therapeut:innen angesprochen werden. Dadurch wird signalisiert, dass diese Themen in Therapien normal sind und Raum haben. Geschieht das nicht, erhöht dies die Wahrscheinlichkeit, wichtige Informationen zu übersehen (vgl. Kapitel 2.2). Details zur Abklärung von Eigen- und Fremdgefährdung werden in Kapitel 10 beschrieben.

Beispiel: Herr P. (Forts.) – Abklärung von Eigen- und Fremdgefährdung

(Hinweis: Das Screening auf Symptome geht hier direkt in die Abklärung von Eigen- und Fremdgefährdung über. Wäre das nicht der Fall, würde man die Themen Eigen- und Fremdgefährdung zunächst durch eine kurze Erklärung einleiten, z. B.: „Ich werde Sie nun nach einigen wichtigen Themen fragen, die in Therapien relevant sein können, aber nicht müssen.“)

Th.: Haben Sie sich jemals mit Absicht selbst verletzt?

Herr P.: Nein.

Th.: Haben Sie in den vergangenen Wochen darüber nachgedacht, dass es besser wäre, nicht mehr am Leben zu sein?

Herr P.: Nein, ich habe eher Angst, dass mir etwas passieren könnte.

Th.: Haben Sie jemals darüber nachgedacht, dass es besser wäre, nicht mehr am Leben zu sein?

Herr P.: Ich glaube in der Pubertät habe ich sowas manchmal gedacht. Aber ich habe nie irgendetwas in diese Richtung unternommen.

Th.: Wann war das und können Sie mir genauer beschreiben, was Sie damals gedacht haben?

(...)

Th.: Waren Sie in den letzten Wochen häufig wütend oder streitlustig?

Herr P.: Nein.

Th.: Gab es jemals eine Zeit, in der Sie sich häufig wütend oder streitlustig gefühlt haben?

Herr P.: Nein.

(...)

7. Abklärung von Substanzgebrauch und Medikamenteneinnahme

Die Erfassung von Substanzgebrauch und Medikamenteneinnahmen ist wichtig. Dies hat verschiedene Gründe:

- Abklären des Vorliegens eines potenziell schädlichen Gebrauchs bzw. einer Abhängigkeit;

- Prüfen, ob vorliegende psychische Symptome substanz- oder medikamenteninduziert sind;
- bei Medikamenteneinnahme: Kenntnisse zu laufenden und vorangegangenen Behandlungen;
- Informationen zu potenziell problematischen Emotionsregulations- oder Bewältigungsmustern.

Gefragt werden sollte sowohl nach legalen als auch nach illegalen Substanzen sowie nach ärztlich verordneten und eigenmotiviert eingenommenen Medikamenten. Erfasst werden sollte auch die Frequenz, Dauer und Dosierung der Einnahmen. Falls passend, sollten auch negative Auswirkungen des Konsums bzw. Nebenwirkungen, die Kontrollierbarkeit des Konsums sowie Entzugssymptome erfragt werden. Wenn Medikamente aufgrund körperlicher Erkrankungen eingenommen werden bzw. wurden, geht die Abklärung von Substanzgebrauch und Medikamenteneinnahmen nahtlos in den nächsten Punkt „Erfassung körperlicher Vorerkrankungen" über. Auch bei Kindern und Jugendlichen muss nach Medikamenten und anderen Substanzen gefragt werden. Hierbei empfiehlt es sich bis ins Jugendalter, genaue Bezeichnungen sowie Informationen zur Dosierung bei Sorgeberechtigten zu erfragen. Insbesondere bei Jugendlichen sollte der Konsum illegaler Substanzen auch in Abwesenheit der Sorgeberechtigten erfragt werden, um möglichst valide Angaben zu erhalten. In diesen Fällen ist es wichtig, vorher Transparenz darüber zu schaffen, inwiefern Aussagen hierzu vertraulich bleiben können (vgl. Kapitel 3).

Beispiel: Herr P. (Forts.) – Abklärung von Substanzgebrauch

Th.: Nun würde ich Ihnen gerne einige Fragen zu Substanzgebrauch und Medikamenteneinnahmen stellen. *(Herr P. signalisiert Zustimmung.)* Rauchen Sie?

Herr P.: Ich habe früher geraucht, aber jetzt nicht mehr.

Th.: Wann hatten Sie begonnen zu rauchen und wann haben Sie aufgehört?

Herr P.: Ich habe mit 16 angefangen und mit Anfang 20 wegen meiner damaligen Freundin aufgehört.

Th.: Wie viele Zigaretten haben Sie ungefähr pro Tag geraucht?

Herr P.: Ich glaube, nie mehr als eine halbe Packung am Tag.

Th.: Trinken Sie Alkohol?

Herr P.: Ab und zu.

Th.: Wie häufig haben Sie im vergangenen Monat Alkohol getrunken?

Herr P.: Zwei- oder dreimal.

Th.: Zu welchen Anlässen haben Sie Alkohol getrunken?

Herr P.: Ich hatte Besuch von Freunden. Da haben wir ein paar Bier getrunken.

Th.: Gab es jemals eine Zeit, in der Sie regelmäßig mehr Alkohol als im letzten Monat getrunken haben?

Herr P.: In meiner Jugendzeit. Da waren wir oft am Wochenende unterwegs. Da wurde auch mal über den Durst getrunken.
Th.: Hat das jemals zu Problemen geführt? Also zum Beispiel dazu, dass Sie in betrunkenem Zustand vermehrt Streit hatten? Dass es zu Unfällen kam? Dass Sie verkatert waren?
Herr P.: Verkatert war ich bestimmt öfter. Aber Probleme hat mir das nie wirklich bereitet.
Th.: Als Sie Ihr Trinkverhalten reduziert haben, hat Ihnen das Probleme bereitet?
Herr P.: Nein, das ging mit Beginn der Ausbildung und dem Beruf von ganz allein zurück.
Th.: Konsumieren Sie andere Drogen, wie z.B. Cannabis, Kokain, Amphetamine oder Ähnliches?
Herr P.: Gott, nein. Noch nie.
Th.: Nehmen Sie zurzeit regelmäßig Medikamente?
Herr P.: Mein Hausarzt hat mir etwas wegen den Ängsten verschrieben. Ab und zu nehme ich auch mal eine Kopfschmerztablette ein.
Th.: Was hat Ihnen Ihr Hausarzt gegen die Ängste verschrieben?
Herr P.: Das heißt Paroxetin.
Th.: In welcher Dosierung nehmen Sie Paroxetin ein?
Herr P.: 40 mg pro Tag.
Th.: Seit wann nehmen Sie das Medikament und wie regelmäßig nehmen Sie es ein?
Herr P.: Jeden Tag seit etwa drei Monaten.
Th.: Hat sich Ihre Symptomatik durch die Einnahme verändert?
Herr P.: Leider nicht.
Th.: Erleben Sie irgendwelche Nebenwirkungen durch die Einnahme?
Herr P.: Anfangs war mir vermehrt übel. Aber das wurde zum Glück schnell besser.
Th.: Hatten Sie zuvor bereits ein anderes Medikament aufgrund Ihrer Ängste ausprobiert?
Herr P.: Nein, das war das erste.
Th.: Dann würde ich Ihnen gern noch ein paar Fragen zu den Kopfschmerztabletten stellen. Welche Kopfschmerztabletten nehmen Sie ein? (...)

8. Erfassung körperlicher Symptome und (Vor-)Erkrankungen

Die Erfassung körperlicher Symptome und Vorerkrankungen ist aus mehreren Gründen relevant:

- Psychische Erkrankungen können körperlichen Beschwerden verursachen.
- Körperliche Erkrankungen können psychische Beschwerden verursachen.

- Körperliche Beschwerden können Stressoren sein, die das Auftreten psychischer Erkrankungen wahrscheinlicher machen.

Relevant ist sowohl die Erfassung gegenwärtiger als auch früherer Symptome und Erkrankungen, wobei in der Regel nur belastende, chronische und/oder progrediente Symptome und Erkrankungen näher exploriert werden sollten. Erfasst werden sollten die Symptomatik, die bisherige Behandlung, der bisherige Verlauf und ggf. die Prognose der Erkrankung(en). Für eine somatische Differenzialdiagnostik ist zudem häufig relevant zu erfahren, welche diagnostischen Maßnahmen bereits zum Ausschluss oder zum Sichern der Diagnose erfolgt sind. Auf dieser Basis können Empfehlungen zur weiterführenden somatischen Differenzialdiagnostik formuliert werden. Körperliche Symptome psychischer Erkrankungen, die bereits in vorherigen Gesprächsabschnitten beschrieben wurden (z. B. körperliche Begleiterscheinungen von Panikattacken), müssen nicht erneut besprochen werden. Bei der Arbeit mit Kindern und Jugendlichen ist das Erfragen schwerwiegender, chronischer oder progredienter Erkrankungen ebenfalls wichtig, wobei Sorgeberechtigte häufig detaillierter Auskunft geben können als die Patient:innen selbst. Auch sollte nach etwaigen Krankenhausaufenthalten und damit verbundenen Trennungen von zentralen Bezugspersonen in frühen Lebensjahren gefragt werden.

Beispiel: Herr P. – Erfassung körperlicher Vorerkrankungen

Th.: Sie haben mir erzählt, dass Sie ab und an Kopfschmerzen haben, und haben mir auch die körperliche Symptomatik während Ihrer Angstzustände beschrieben. Leiden Sie unter weiteren körperlichen Symptomen oder Erkrankungen?

Herr P.: Nein. Ich war eigentlich immer gesund.

Th.: Haben Sie aufgrund der körperlichen Symptomatik während der Angstzustände schon mal eine kardiologische Untersuchung wahrgenommen?

Herr P.: Ja ... ich war im letzten Jahr, glaube ich, sieben- oder achtmal bei meinem Kardiologen.

Th.: Wie hat Ihr Kardiologe Ihre Symptomatik eingeschätzt?
(...)

Hinweis

Das Erfassen der gegenwärtigen und frühen psychischen Symptomatik, die Frage nach psychotherapeutischen und psychiatrischen Vorbehandlungen, das Dokumentieren gegenwärtiger und früherer Medikation sowie das Erfassen körperlicher Symptome und (Vor)Erkrankungen fließen gemeinsam in die Krankheits- und Behandlungsanamnese ein.

9. Soziale Anamnese

In der sozialen Anamnese werden die gegenwärtigen Lebensumstände der Patient:innen erfasst. Dabei werden alle relevanten Lebensbereiche betrachtet. In der Regel schließt das die Familie, den Beruf bzw. die Schule, die finanzielle Situation, den Freundes- und Bekanntenkreis und Freizeitaktivitäten ein. Gegebenenfalls können auch Glaube und Religion oder politisches und gesellschaftliches Engagement relevant sein. Die gegenwärtigen Lebensumstände zu kennen, ist wichtig für das Verständnis gegenwärtiger Belastungen (Stressoren), aufrechterhaltender Faktoren, der Funktionsfähigkeit und vorhandener Funktionseinschränkungen sowie von Ressourcen. Bei Kindern und Jugendlichen sollten neben den relevanten Lebensbereichen der Patient:innen (z. B. Situation in der Schule) auch relevante Aspekte der Lebenswelt der Sorgeberechtigten betrachtet werden (z. B. Beziehungssituation, finanzielle Situation, Unterstützungsangebote).

Wichtig

Ähnlich wie für das Screening auf weitere psychische Symptome bzw. Syndrome beschrieben, geht es auch bei der Anamneseerhebung im Zuge des Erstgesprächs in erster Linie darum, einen Überblick zu bekommen und potenziell relevante Themenfelder zu identifizieren. Schon allein aus zeitlichen Gründen kann es nicht das Ziel sein, an dieser Stelle alle potenziell relevanten Informationen zu erfassen oder jedes potenziell relevante Thema zu vertiefen. Sollte sich jedoch an der Reaktion der Patient:innen zeigen, dass ein bestimmtes Thema für sie von besonderer Relevanz ist, ist es mit Blick auf die Beziehungsgestaltung sinnvoll, (in angemessenem Umfang) bereits im Erstgespräch vertieft darauf einzugehen und deutlich zu machen, dass zu einem späteren Zeitpunkt mehr Raum für diese Themen vorhanden sein wird. Auf Details zur Anamneseerhebung in weiteren Sitzungen, und vor allem deren Protokollierung, wird in Kapitel 6 eingegangen.

Beispiel: Herr P. (Forts.) – Soziale Anamnese

Th.: Sie haben mir eingangs berichtet, dass Sie bei ____ [Name des Unternehmens] in der Personalabteilung arbeiten und Ihre Schwester mit Ihnen gemeinsam heute hergekommen ist. Wenn es für Sie in Ordnung ist, würde ich Ihnen gerne noch weitere Fragen zu Ihrer aktuellen Lebenssituation stellen. Wären Sie damit einverstanden? *(Herr P. signalisiert Zustimmung.)* Wie ist Ihre gegenwärtige Wohnsituation?

Herr P.: Ich wohne allein in einer Mietwohnung.

Th.: Seit wann wohnen Sie dort?

Herr P.: Seit etwa vier Jahren. Ich bin nach Abschluss der Ausbildung dorthin gezogen.

Th.: Wie ist Ihre gegenwärtige finanzielle Situation?
Herr P.: In Ordnung. Solange ich den Job habe, komme ich eigentlich ganz gut zurecht.
Th.: Gab es jemals eine Zeit in Ihrem Leben, in der es finanziell schwieriger war?
Herr P.: In der Ausbildung war das Geld ziemlich knapp. Aber das hat funktioniert.
Th.: Befinden Sie sich derzeit in einer Beziehung?
Herr P.: Nein. Ich bin seit etwa einem Jahr Single.
Th.: Wie lange hatte Ihre letzte Beziehung gedauert?
Herr P.: Etwa zwei Jahre.
Th.: Darf ich fragen, wie die Beziehung verlaufen ist und wieso es zur Trennung kam?
Herr P.: Die Beziehung war aus meiner Sicht eigentlich immer glücklich gewesen, ich war zufrieden ... Die Trennung war für mich schwierig ... Sophie – meiner Exfreundin – hat scheinbar irgendetwas gefehlt. Zum Schluss hat sie mir viele Vorwürfe gemacht, weil ich mein Leben nicht im Griff hätte. *(Herr P. reagiert auf die Thematik sichtbar traurig.)*
Th.: Das klingt, als wären die Beziehung und die Trennung wichtige Themen für Sie. Ist es in Ordnung, wenn ich Ihnen ein paar weitere Fragen dazu stelle? *(Herr P. nickt.)* Wie haben Sie sich denn kennengelernt?
Herr P.: Auf der Arbeit. Das hat es nicht gerade leichter gemacht. Gerade jetzt im Nachgang.
Th.: Arbeitet Sophie weiterhin gemeinsam mit Ihnen beim selben Unternehmen?
Herr P.: Ja, sie ist auch in der Personalabteilung.
Th.: Das klingt, als wäre es eine schwierige Situation für Sie.
Herr P.: Ja, definitiv. Das macht es nicht gerade angenehmer, auf die Arbeit zu gehen.
(...)

10. Biografische Anamnese

Ausgehend von der sozialen Anamnese wird der Fokus auf die Vergangenheit gelenkt und es werden wichtige Faktoren der Lebensgeschichte erfragt. Dazu gehören Informationen

- zur Herkunftsfamilie (z. B. Mitglieder, emotionales Verhältnis, Zeiten der Trennung, kultureller Hintergrund),
- zur Schul- und Berufslaufbahn (z. B. Verhältnis zu Mitschüler:innen, Selbstanspruch, Schulabschluss, Leistungen),
- zu Peers (z. B. Freundschaften, Beziehungen),

- zur sexuellen Entwicklung (z. B. erste sexuelle Beziehungen, sexuelle Orientierung),
- zu belastenden Lebensereignissen (Stressoren) und weiteren lebensverändernden Ereignissen (z. B. Ende der Schulzeit, Geburt von Kindern, Todesfälle in der Familie).

Während bei Erwachsenen die biografische Anamnese häufig in der Grundschulzeit ansetzt, ist es insbesondere bei Kindern ebenso relevant, folgende biografische Informationen detailliert zu erfassen:
- den Verlauf der Schwangerschaft (z. B. Substanzgebrauch während der Schwangerschaft),
- die Geburt und Neonatalzeit (u. a. Geburtsgewicht und -größe, Art der Geburt, Gesundheitszustand bei Geburt [APGAR-Score], Komplikationen und postnatale Auffälligkeiten),
- die frühkindliche Entwicklung (u. a. Verhaltensauffälligkeiten, Meilensteine).

Auch können die Grenzen zwischen sozialer und biografischer Anamnese bei Kindern weniger trennscharf sein, da die Zeit des „gelebten Lebens" kürzer ist und somit weniger Biografie berichtet werden kann.

11. Familienanamnese

Häufig gehen biografische Anamnese und Familienanamnese im Erstgespräch Hand in Hand. Die Familienanamnese dient der Erfassung wichtiger Ereignisse und Kontextfaktoren in der Biografie der Elterngeneration sowie einschneidender Ereignisse in der weiteren Familiengeschichte. Auch psychische sowie körperliche Erkrankungen von Angehörigen der Patient:innen werden erfragt.
- Informationen zur Herkunftsfamilie der Sorgeberechtigten (z. B. berufliche und finanzielle Situation der Großeltern, Geschwister) sind häufig hilfreich, um deren Prägungen und dadurch ihre spätere Lebensführung und ihr Erziehungsverhalten besser zu verstehen.
- Einschneidende Lebensereignisse, wie z. B. Fluchterfahrungen oder Traumatisierungen, können Menschen und deren Beziehung zu ihren Kindern und Enkelkindern prägen und auch im Sinne einer transgenerationalen Weitergabe von Traumatisierungen nachfolgende Generationen beeinflussen (Rauwald, 2020). Vor diesem Hintergrund sollten einschneidende Lebensereignisse in der Eltern- und Großeltern-Generation erfragt werden.
- Psychische und körperliche Erkrankungen von Angehörigen sind einerseits als Stressoren relevant, andererseits auch im Sinne einer genetischen Vorbelastung. Darüber hinaus kann das Krankheits- und Behandlungsverständnis der Patient:innen durch den Umgang mit Erkrankungen innerhalb der Familie geprägt worden sein. Insbesondere zur Klärung einer potenziell genetischen Vorbelastung sollte die Frage nach körperlichen und psychischen Erkrankungen

neben Eltern und Großeltern auch Geschwister sowie Onkel und Tanten berücksichtigen.

Die Familienanamnese wird bei Erwachsenen im Erstgespräch in der Regel relativ kurzgehalten und erst in weiteren Sitzungen vertieft. In der Arbeit mit Kindern und Jugendlichen ist die Familienanamnese häufig wichtiger als bei erwachsenen Patient:innen und sollte im Rahmen der ersten Gespräche erhoben werden. Informationsquelle sind hierbei in der Regel vor allem die Sorgeberechtigten selbst.

Beispiel: Herr P. (Forts.) – Biografische Anamnese sowie Familienanamnese

Th.: Ich würde Ihnen gerne einige Fragen zu Ihrer Lebensgeschichte stellen. *(Herr P. signalisiert Zustimmung.)* Wer hat in Ihrer Kindheit alles zu Ihrer Kernfamilie gehört? Das heißt, wer hat mit Ihnen zusammengewohnt und mit wem haben Sie viel Zeit verbracht?

Herr P.: Vor allem mit meinen Eltern und meiner Schwester. Als ich klein war, auch mit meiner Oma mütterlicherseits. Sie hatte die letzten Monate bis zu ihrem Tod bei uns gewohnt.

Th.: Wann ist Ihre Oma gestorben? *(Herr P. nennt das Todesjahr.)* Wissen Sie, woran Ihre Oma verstorben ist?

Herr P.: Sie hatte Krebs. Ich glaube Brustkrebs.

Th.: Wie haben Sie als Kind den Tod Ihrer Oma wahrgenommen und verarbeitet?

Herr P.: Ich glaube überraschend gut. Ich war sicherlich traurig. Aber das hat, glaube ich, nur ein paar Monate angedauert und irgendwann war es dann wieder in Ordnung, auch wenn sie natürlich gefehlt hat.

Th.: Ist der Tod Ihrer Oma heute für Sie ein relevantes Thema?

Herr P.: Ehrlich gesagt nicht. Ich habe schon lange nicht mehr daran gedacht.

Th.: Wie war die Beziehung zwischen Ihren Eltern in Ihrer frühen Kindheit?

Herr P.: Ich glaube, schon immer schwierig. Ich erinnere mich an viel Streit – über Geld, über den Haushalt, über eigentlich alles.

Th.: Wie haben Sie das als Kind wahrgenommen?

(...)

Th.: Sind Ihnen psychische Erkrankungen bei Angehörigen bekannt? Zum Beispiel bei Ihren Eltern, Ihren Großeltern, Ihrer Schwester oder bei Onkeln und Tanten?

Herr P.: Von meiner Oma väterlicherseits wurde immer gesagt, dass sie es „an den Nerven" hat. Ich glaube, sie hat auch unter Ängsten gelitten. Ähnlich war es, glaube ich, beim Bruder meines Vaters. Aber etwas Genaueres weiß ich da leider nicht. Ich kann meinen Vater aber mal danach fragen.

(...)

12. Ressourcen erfragen

Häufig werden Ressourcen bereits im Rahmen der sozialen Anamnese miterhoben (z. B. Freizeitaktivitäten, soziale Unterstützung). Gewinnt man den Eindruck, dass bis zu diesem Zeitpunkt jedoch zu wenig über Ressourcen bekannt ist und/oder das Gespräch bislang sehr auf Defizite und Probleme konzentriert blieb, sollten vorhandene Ressourcen auch noch einmal explizit angesprochen und erfragt werden. Wichtig ist hierbei zu beachten, dass bei allen Patient:innen und in deren Familiensystem Ressourcen vorliegen. Ressourcen und Schwierigkeiten koexistieren in der Regel und sollten nicht im Gespräch aufgewogen bzw. bilanziert werden. Weitere Informationen zur Ressourcendiagnostik außerhalb des Erstgesprächs finden Sie in Kapitel 7.6.

Beispiel: Herr P. (Forts.) – Abfrage von Ressourcen

Th.: Sie haben mir ja schon erzählt, dass Gitarrespielen ein wichtiger Teil Ihrer Freizeit und Ihres Alltags ist. Gibt es weitere Aktivitäten oder Hobbys, aus denen Sie Kraft schöpfen oder bei denen Sie zur Ruhe kommen?

Herr P.: Früher war das definitiv auch Sport. Aber das ist in den letzten Jahren sehr eingeschlafen.

Th.: Welchen Sport haben Sie denn früher gemacht?

Herr P.: Ich war regelmäßig joggen. Ich habe daheim auch ein bisschen Krafttraining gemacht. Vielleicht sollte ich damit mal wieder anfangen.

Th.: Gibt es Menschen, die Ihnen besonders guttun, die Sie zum Beispiel bei Schwierigkeiten unterstützen oder mit denen Sie auch einfach Spaß haben können?

(...)

13. Besprechen des Therapieauftrags

Das Besprechen des Therapieauftrags beginnt in der Regel mit einer Zusammenfassung des bisher Gehörten und Verstandenen. Das gibt Patient:innen die Gelegenheit, Missverständnisse zu beheben und Lücken zu schließen. Anschließend wird erfragt, mit welchen Erwartungen und Wünschen Patient:innen eine Therapie beginnen möchten. An dieser Stelle müssen noch keine „SMART" formulierten Therapieziele oder eine Zielerreichungsskalierung erarbeitet werden – das wird ggf. Gegenstand zukünftiger Sitzungen sein. Jedoch ist es für die Beurteilung der Indikationsstellung sowie für die Planung weiterer diagnostischer und interventioneller Methoden wichtig zu wissen, welche Entwicklungen sich Patient:innen im Verlauf der Behandlung wünschen. Weitere Informationen zur Auftragsklärung sind in Kapitel 1.1 zu finden.

14. Aufklärung

Die Auftragsklärung kann im Erstgespräch häufig nahtlos in die Aufklärung der Patient:innen übergehen. Denn ein erster wichtiger Punkt der Aufklärung ist das Mitteilen einer Verdachtsdiagnose (bzw. des Umstands, dass wahrscheinlich keine psychische Erkrankung vorliegt), die Beurteilung der Indikationsstellung und das Erläutern des Ablaufs und des Umfangs einer potenziellen Behandlung (d.h. die Besprechung potenzieller Wege zur Zielerreichung). Auch sollte besprochen werden, ob eine Behandlung in dieser Einrichtung erfolgen kann und, falls ja, wann diese voraussichtlich beginnen könnte. Falls eine Behandlung in der Einrichtung nicht in Betracht kommt, kann ggf. eine Liste mit Kontaktdaten geeigneter Institutionen zur Verfügung gestellt werden (z.B. eines Autismus-Zentrums, wenn die Verdachtsdiagnose einer Autismus-Spektrum-Störung gestellt wurde). Darüber hinaus müssen Patient:innen über folgende Aspekte aufgeklärt werden:

- Erfolgsaussichten,
- Behandlungsrisiken,
- Behandlungsempfehlungen und -alternativen,
- voraussichtliche gesundheitliche Entwicklung,
- Honorarregelungen,
- Dokumentationspflicht,
- Einsichtsrecht,
- Schweigepflicht.

Wichtig

Insbesondere bei Privatversicherten sowie bei Selbstzahler:innen sollte bereits vor dem Erstgespräch (i.d.R. bei der telefonischen Terminvereinbarung), aber spätestens zu Beginn des Erstgesprächs die *Honorarregelung* geklärt werden, da hier unmittelbar Kosten für die Patient:innen entstehen. Bei gesetzlich Versicherten kann diese Information im Rahmen der allgemeinen Aufklärung am Ende des Gesprächs erfolgen, da hier keine unmittelbaren Kosten für die Patient:innen anfallen. Im stationären Setting ist es wichtig, dass Patient:innen darüber informiert werden, dass sie eine Eigenbeteiligung von zehn Euro pro Tag aufbringen müssen (§ 39 Abs. 4 SGB).

Die mündliche Aufklärung wird dabei in der ambulanten Psychotherapie durch die in der Psychotherapie-Vereinbarung vorgeschriebenen Formulare PTV 10 (Allgemeine Patienteninformationen) und PTV 11 (Individuelle Patienteninformationen) sowie ggf. weitere Informationsmaterialien und/oder Einverständniserklärungen ergänzt (z.B. zu Kontaktmöglichkeiten und zum Datenaustausch). Details zur Aufklärung werden in Kapitel 11 besprochen.

Beispiel: Herr P. (Forts.) – Besprechung des Therapieauftrags und Aufklärung

Th.: Als Nächstes würde ich gerne mit Ihnen über die Ziele unserer Zusammenarbeit sprechen. Wenn es für Sie in Ordnung ist, würde ich daher versuchen, nochmal zusammenfassen, was wir bisher besprochen haben. *(Herr P. signalisiert Einverständnis.)* Sie leiden seit mehreren Jahren unter wiederkehrenden und unerwartet auftretenden Angstzuständen, die ganz plötzlich beginnen. Diese Zustände haben dazu geführt, dass Sie es zunehmend vermieden haben, allein außer Haus unterwegs zu sein, insbesondere auf Autobahnen und in Menschenmengen. Habe ich das richtig verstanden oder möchten Sie etwas korrigieren oder ergänzen? *(Herr P. bestätigt die bisherigen Angaben.)* Auch wenn die Diagnose noch durch weitere Untersuchungen abgesichert werden muss, entspricht das, was Sie beschreiben, am ehesten den Kriterien einer Agoraphobie mit Panikstörung. Haben Sie von dieser Erkrankung schon mal gehört?

Herr P.: Dass es sich bei meinen Angstzuständen um Panikattacken handelt, hat mein Hausarzt schon mal gesagt. Aber Agoraphobie habe ich noch nie gehört.

Th.: Bei einer Agoraphobie vermeiden Betroffene Situationen, in denen sie entweder eine Panikattacke befürchten oder in denen sie glauben, dass eine Flucht im Notfall schwierig sein könnte. Wie zum Beispiel bei Ihnen Autobahnen oder Menschenmengen. Agoraphobie und Panikattacken sind gut mit kognitiver Verhaltenstherapie behandelbar. Behandlungsleitlinien empfehlen Verhaltenstherapie als Methode der ersten Wahl bei diesen Erkrankungen. Eine gleichwertige Alternative zu einer Verhaltenstherapie ist laut Leitlinien auch eine medikamentöse Behandlung. In beiden Fällen ist die Erfolgsrate hoch und die Rückfallrate gering. *(Herr P. signalisiert Erleichterung.)* Wäre es in Ordnung, wenn ich Ihnen kurz skizziere, wie eine verhaltenstherapeutische Behandlung aussehen könnte? *(Herr P. stimmt zu.)*
(...)

Th.: Sie haben mir berichtet, dass es in den vergangenen Monaten infolge der Agoraphobie mit Panikstörung insbesondere zu Einschränkungen auf der Arbeit gekommen ist. Ihr Chef hat seine Unzufriedenheit geäußert und sie befürchten, dass Ihre Stelle in Gefahr sein könnte. Die Situation auf der Arbeit wird auch dadurch erschwert, dass Sophie in der gleichen Abteilung arbeitet wie Sie. *(Herr P. signalisiert Zustimmung.)* Wären die Aufarbeitung der Trennung von Sophie und die gegenwärtige Situation auf der Arbeit ebenfalls relevante Therapiethemen für Sie?

Herr P.: Ja, ich glaube, das wäre wichtig.
(...)
Th.: Die Kosten einer etwaigen Behandlung würden durch die gesetzliche Krankenversicherung übernommen. Bei unseren nächsten Terminen würde es sich um sogenannte probatorische Sitzungen handeln. Diese probatorischen Sitzungen werden genutzt, um die Diagnostik abzuschließen und gemeinsam einen Behandlungsplan zu entwickeln. Um nach den probatorischen Sitzungen weiterarbeiten zu können, müssen wir weitere Sitzungen bei Ihrer Krankenkasse beantragen. Wenn dieser Antrag formal korrekt gestellt wird, wird er bewilligt werden. Sie müssen also keine Sorge haben, dass Ihre Krankenkasse die Behandlung ablehnt. Haben Sie dazu Fragen?
(...)

15. Klärung von Fragen der Patient:innen

Es ist wichtig, Patient:innen im Gesprächsverlauf immer wieder die Möglichkeit zu geben, Fragen zu stellen. Die meisten Fragen werden jedoch sicherlich vor dem Hintergrund der Klärung des Therapieauftrags und der Aufklärung entstehen. Daher ist es wichtig, im Gesprächsleitfaden besonders an dieser Stelle Raum für Fragen vorzusehen.

Beispiel: Herr P. (Forts.) – Klärung von Fragen

Th.: Ich kann mir gut vorstellen, dass das heute bereits ziemlich viel an Information war. Haben Sie zu dem, was wir besprochen haben, irgendwelche Fragen? *(Herr P. stellt eine Nachfrage zum Antrag bei der Krankenkasse, die der Therapeut beantwortet.)* Haben Sie ansonsten noch irgendwelche Fragen? Oder kamen manche Themen, die Ihnen wichtig gewesen wären, zu kurz oder vielleicht noch gar nicht zur Sprache? *(Herr P. verneint dies.)*

16. Formalitäten

Das Erstgespräch endet mit dem Erledigen einiger Formalitäten. Dies umfasst folgende Punkte:

- *Terminabsprache bzw. Klärung des weiteren Vorgehens.* Finden nach dem Erstgespräch zeitnah weitere Termine statt, sollte zum Abschluss des Erstgesprächs eine Terminabsprache erfolgen. Sollen zwar weitere Termine stattfinden, aber Patient:innen werden zunächst auf eine Warteliste gesetzt, ist es sinnvoll, Patient:innen eine Einschätzung zu geben, wie lange die Wartezeit etwa sein wird und in welcher Form sie über einen freien Therapieplatz informiert werden. Insbesondere wenn keine Behandlung indiziert oder die Warteliste geschlossen ist, sollten Patient:innen über alternative Behandlungs- bzw. Beratungsangebote informiert werden.

- *Behandlungsvertrag.* Ist eine zeitnahe Weiterbehandlung geplant bzw. wurde diese bereits begonnen (z.B., wenn das Erstgespräch am ersten Tag einer stationären psychosomatischen Rehabilitation erfolgt), muss ein Behandlungsvertrag geschlossen werden. Inhaltliche Details des Behandlungsvertrags unterscheiden sich je nach Setting und Institution. Er enthält jedoch zwingend Angaben zur Honorarregelung und zum Datenaustausch (z.B. elektronische Kommunikation über SMS und/oder E-Mail). Darüber hinaus ist es üblich, Aufgaben von Therapeut:innen (z.B. Verpflichtung, das Behandlungsangebot an aktuellen wissenschaftlichen und therapeutischen Standards auszurichten) und Patient:innen zu definieren (z.B. Offenheit bezüglich Selbstgefährdung und Symptomen) sowie die wichtigsten rechtlichen Verpflichtungen der Therapeut:innen zusammenzufassen (z.B. Schweigepflicht, Offenbarungspflicht, Dokumentationspflicht). An einigen Standorten enthalten Behandlungsverträge auch kurze Zusammenfassungen der Zielabsprachen, wobei dieser Vertragsgegenstand nicht im rechtlichen Sinne bindend ist, sondern therapeutischen Nutzen hat.
- *Fragebögen.* Soll eine weitere diagnostische Abklärung erfolgen bzw. eine Therapie begonnen werden, ist es üblich, aber nicht verpflichtend, Patient:innen im Erstgespräch diagnostische Fragebögen mitzugeben, die diese bis zum nächsten Termin bearbeiten sollen.

Hinweis

Wie eingangs erläutert, unterscheidet sich das beim Erstgespräch zur Verfügung stehende Zeitkontingent je nach Setting stark. Je kürzer die zur Verfügung stehende Zeit, desto oberflächlicher werden Informationen erfasst werden und desto knapper wird die Aufklärung ausfallen. Insbesondere wenn für ein Erstgespräch eher wenig Zeit vorhanden ist, sollten so entstehende Lücken durch Fragebögen (z.B. Symptomscreening, Anamneseerhebung) und Informationsschreiben (z.B. zum Ablauf des stationären Aufenthalts) geschlossen werden.

Im ambulanten Setting sind (bei gesetzlich versicherten Patient:innen) darüber hinaus einige weitere Formalitäten zu beachten:

- *Aushändigen des Formulars PTV 10.* Das Formular PTV 10 dient der Psychoedukation und muss Patient:innen im ambulanten Setting im Erstgespräch ausgehändigt werden. Es erläutert, was Psychotherapie ist, wie sie funktioniert, wer die Kosten trägt, wie sie beantragt wird und wer sie durchführt. Darüber hinaus klärt es darüber auf, welche psychotherapeutischen Behandlungsmöglichkeiten es gibt. Dies schließt auch Erläuterungen zu psychotherapeutischen Sprechstunden und Akutbehandlung, Einzel- und Gruppentherapie sowie einen Überblick über die Richtlinienverfahren ein.

- *Aushändigen des Formulars PTV 11.* Das Formular PTV 11 muss nach Abschluss der ambulanten Sprechstunden ausgehändigt werden. Das heißt, wenn nach dem Erstgespräch weitere Sprechstunden terminiert werden, wird es erst nach deren Abschluss ausgehändigt. PTV 11 enthält Informationen zur Verdachtsdiagnose, den Behandlungsempfehlungen und der Dringlichkeit der Behandlung. Darüber hinaus wird angegeben, ob die Behandlung in der Praxis durchgeführt werden kann, in der auch die Sprechstunden stattfanden, oder ob sie an anderer Stelle erfolgen muss. PTV 11 dient sowohl zur Information von Patient:innen als auch von weiterbehandelnden Personen (z. B. Psychiater:innen).
- *Einverständnis zum Bericht an den:die Hausärzt:in.* Psychotherapeut:innen sind dazu verpflichtet, behandelnden Hausärzt:innen Bericht über die psychotherapeutische Behandlung zu erstatten. Diese Pflicht entfällt, wenn Patient:innen der Berichterstattung widersprechen. Im Zuge der Sprechstunden muss mit den Patient:innen vereinbart werden, inwiefern ein regelmäßiger Bericht an den:die Hausärzt:in gewünscht ist oder nicht.
- *Aushändigen des Konsiliarberichts.* Auf einem Konsiliarbericht machen Ärzt:innen Angaben dazu, ob aufgrund somatischer oder psychiatrischer Befunde eine Kontraindikation gegen eine ambulante psychotherapeutische Behandlung besteht. Dazu beziehen Ärzt:innen u. a. Stellung zu den aktuellen Beschwerden, zum psychischen und somatischen Befund, zu relevanten anamnestischen Daten, zu medizinischen Diagnosen, zu psychischen (Verdachts-)Diagnosen sowie zur Differenzialdiagnostik und zu relevanten Vor- und Parallelbehandlungen. Darüber hinaus wird Stellung zu einer ggf. notwendigen psychiatrischen bzw. kinder- und jugendpsychiatrischen Abklärung bzw. Behandlung genommen. Der Konsiliarbericht ist zwingender Bestandteil des Therapieantrags. Ist absehbar, dass zeitnah ein Antrag auf Psychotherapie gestellt werden soll, empfiehlt es sich, Patient:innen den Konsiliarbericht bereits in den ersten Sitzungen mitzugeben.

Wurden alle Formalitäten erledigt und alle Fragen beantwortet, endet das Erstgespräch mit der Verabschiedung der Patient:innen.

5.3 Besonderheiten des Erstgesprächs bei Kindern und Jugendlichen

In Grundzügen sind Aufbau und Zweck des Erstgesprächs mit Kindern und Jugendlichen vergleichbar mit dem Vorgehen bei erwachsenen Patient:innen, dennoch sind einige Besonderheiten zu beachten. Diese fassen wir nachfolgenden noch einmal komprimiert zusammen:

- *Anwesenheit von Sorgeberechtigen beim Erstgespräch.* Wie eingangs erläutert, nehmen bei Kindern und (zumindest bei nicht einsichts- bzw. einwilligungsfähigen) Jugendlichen Sorgeberechtigte am Erstgespräch teil. Damit gehen Vor- und Nachteile einher. Einerseits sind Sorgeberechtigte wichtige Informationsquellen und nicht selten geht der Behandlungsauftrag von ihnen aus, weshalb ihre Anwesenheit und Kooperation unverzichtbar sein können. Auch kann die Interaktion zwischen Kindern bzw. Jugendlichen und deren Eltern wichtige diagnostische Informationen liefern. Andererseits kann ein gemeinsames Gespräch mit Kindern bzw. Jugendlichen und deren Sorgeberechtigten die Auskunftsbereitschaft beider Parteien reduzieren und den Beziehungsaufbau zum Kind bzw. dem:der Jugendlichen erschweren. Etwa ab dem Grundschulalter sollten daher Einzelgespräche das gemeinsame Gespräch ergänzen (Wittig & Esser, 2015).

Hinweis

Bei Patient:innen im Kindes- und Jugendalter können bis zu 100 Minuten Sprechstunde mit Bezugspersonen ohne Anwesenheit der Patient:innen abgerechnet werden (Gemeinsamer Bundesausschuss, 2024), d.h., diese Zeit kann (muss jedoch nicht) genutzt werden, um mit Sorgeberechtigten bzw. wichtigen Bezugspersonen in Abwesenheit des:der Patient:in zu sprechen.

- *Diagnostik des Familiensystems.* Die Lebenswelt und die Entwicklung von Kindern und Jugendlichen werden stark durch die Rahmenbedingungen ihres Elternhauses geprägt, wobei ihre Möglichkeiten zur zielgerichteten, aktiven Veränderung dieser Rahmenbedingungen begrenzt sind. Ein Verständnis der Probleme des Kindes bzw. des:der Jugendlichen setzt daher immer auch ein Verständnis des Familiensystems voraus (Schlarb & Stavemann, 2019). Daher sollten das Erstgespräch sowie die nachfolgende Diagnostikphase nicht nur genutzt werden, um vertiefte Informationen zu dem:der Patient:in zu erhalten, sondern auch, um Systemvariablen (z.B. Regeln, Grenzen, Werte in der Familie), Systemmitglieder (z.B. Erziehungsverhalten und psychische Symptome bei Eltern und Geschwistern) und Veränderungsprozesse auf Systemebene (z.B. Auszug des ältesten Geschwisterkinds, Arbeitsplatzverluste) zu verstehen.

Hinweis

Genogramme sind eine zeiteffiziente und übersichtliche Möglichkeit, um die wichtigsten Akteur:innen des Familiensystems und die familiären Strukturen im Erstgespräch zu erfassen (McGoldrick, Gerson & Petry, 2009).

- *Gewichtung von Informationen.* Angaben von Kindern bzw. Jugendlichen und deren Sorgeberechtigten zu Problemen und Alltagsfragen weichen (immer) in gewissem Umfang voneinander ab. Während die Sorgeberechtigten (bei Kindern) in der Regel die bessere Informationsquelle für „harte Fakten" sind (z. B. sozioökonomische Situation der Familie, Vorbehandlungen), ist immer auch die subjektive Wahrnehmung der Patient:innen wichtig. Etwa ab dem Alter von acht Jahren können Kinder ihre internalisierenden Probleme (z. B. Ängste, Traurigkeit) sehr gut beschreiben und Informationen zur Symptomatik beisteuern, über die Sorgeberechtigte nur eingeschränkt verfügen (Esser & Wittig, 2010). Externalisierende Symptome (z. B. Impulsivität, Hyperaktivität) werden hingegen von Sorgeberechtigten in der Regel zuverlässiger beschrieben.

Hinweis

Sind Sorgeberechtigte stark durch die Probleme von Kindern und Jugendlichen belastet, kann es dazu kommen, dass der Fokus im Erstgespräch sehr stark auf Defiziten und Problemen liegt. Da Hilfe für ein bestehendes Problem gesucht wird, ist dies in gewissem Maße unvermeidlich. Dennoch ist besonders bei der Arbeit mit Kindern und Jugendlichen darauf zu achten, dass neben Problemen und Schwierigkeiten auch Ressourcen Gegenstand des Erstgesprächs sind. Auch sollten Therapeut:innen darauf achten, dass Probleme auf Verhaltensebene besprochen und nicht als Eigenschaft des Kindes missverstanden werden.

In Fällen, in denen eine stark defizitorientierte Kommunikation sehr viel Raum einnimmt, ist es sinnvoll, dies zu begrenzen und darauf zu verweisen, dass zu einem späteren Zeitpunkt nochmals ausreichend Zeit sein wird, den Blickwinkel der Sorgeberechtigten zu beleuchten.

- *Wenn Minderjährige nicht zur Therapie motiviert sind.* Sind Patient:innen nicht zur Therapie motiviert, kann dies verschiedene Gründe haben. Wichtige zu prüfende Hypothesen wären, dass der:die Minderjährige in der unbekannten Situation womöglich ängstlich ist, dass er:sie nicht weiß, was ihn:sie in der Therapie erwartet, dass die Therapie abgelehnt wird, weil der Vorschlag von den Sorgeberechtigten kommt, dass bereits negative Erfahrungen mit Hilfesystemen gemacht wurden oder dass er:sie das Problem nicht bei sich, sondern bei Dritten verortet (Borg-Laufs et al., 2018). Es ist wichtig, die Sorgen und Einwände der Patient:innen ernst zu nehmen, Raum für Fragen zu schaffen, offene Fragen zu beantworten und Interessen und Bedürfnisse der Patient:innen zu würdigen. Bis auf wenige Ausnahmen (z. B. akute Suizidalität, schwere Essstörung) ist eine Behandlung gegen den Willen der Patient:innen ethisch kaum zu rechtfertigen und therapeutisch nicht sinnvoll. Daher sollte (sofern eine Behandlung indiziert scheint) durch Kompromissbildung, Aufklärung und wertschätzende Beziehungsgestaltung versucht werden, eine informierte Einwilligung der minderjährigen Patient:innen zu erreichen und einen Konsens hinsichtlich wichtiger Therapieziele herzustellen.

Hinweis

Es sollte kritisch reflektiert werden, ob eine Therapie des Kindes bzw. des:der Jugendlichen die bestmögliche und geeignete Methode ist, um die im Erstgespräch sichtbar werdenden Probleme bzw. Symptome aufzulösen. Je nachdem, welche möglichen Ursachen für die Probleme bzw. Symptome identifiziert werden, sollte eine entsprechende Aufklärung und Beratung durchgeführt werden: Bei Defiziten in Erziehungskompetenzen z.B. eine Erziehungsberatung, bei Vernachlässigung z.B. eine Konsultation des Jugendamtes, bei Paarkonflikten der Eltern/Sorgeberechtigten z.B. eine Paarberatung und/oder bei psychischen Belastungen des:der Sorgeberechtigten z.B. eine Psychotherapie des:der Sorgeberechtigten (Esser & Wittig, 2010). Entsprechende Interventionen können alternativ oder auch ergänzend zur Psychotherapie des Kindes bzw. des:der Jugendlichen indiziert sein.

- *Zustimmung zur Behandlung.* Bei der Behandlung von Kindern und Jugendlichen, die nicht einwilligungsfähig sind, müssen alle Sorgeberechtigten (z.B. Vater und Mutter) einer Behandlung zustimmen (Bundespsychotherapeutenkammer, 2022). Wenn Sorgeberechtigte zusammenwohnen, kann (falls keine dem widersprechenden Informationen bekannt sind) bei Zustimmung eines:einer Sorgeberechtigten von der Zustimmung des:der Partner:in ausgegangen werden. Falls Sorgeberechtigte getrennt leben, muss explizit das Einverständnis aller Sorgeberechtigten eingeholt werden (z.B. persönlich oder schriftlich). Wenn nicht anders in der Landesberufsordnung geregelt, gilt dies bereits für das Erstgespräch (d.h. die psychotherapeutische Sprechstunde). Wenn eine der sorgeberechtigten Personen ihre Zustimmung zur Therapie verweigert, kann die Behandlung ggf. erst nach einem Urteil des Familiengerichts erfolgen.

Hinweis

Die ungleich komplexere Gesprächssituation bei Patient:innen im Kindes- und Jugendalter wird vonseiten der Kostenträger durch ein (im Vergleich zur Behandlung von Erwachsenen) höheres Zeitkontingent für die Sprechstunden (250 vs. 150 Minuten Sprechstunde) und die Probatorik (sechs vs. vier Sitzungen) berücksichtigt. Auch bei anschließenden Behandlungen stehen mehr Stunden zur Verfügung, indem anteilig Bezugspersonenstunden bewilligt werden (z.B., wenn zu zwölf Sitzungen Kurzzeittherapie drei Bezugspersonenstunden hinzukommen).

5.4 Dokumentation des Erstgesprächs

Das Erstgespräch wird zumeist auf einem Protokollbogen dokumentiert (vgl. Kapitel 5.2). Dabei muss nicht wörtlich protokolliert werden, stattdessen ist eine stichpunktartige, leserliche Dokumentation der wichtigsten Kerninformationen zielführend. Besonders wichtig ist, dass das Protokoll auch Informationen zur Aufklärung der Patient:innen sowie das Datum und die Dauer des Gesprächs enthält. Darüber hinaus sind alle wichtigen persönlichen Daten zu verschriftlichen (z.B. Name, Anschrift, Kontaktmöglichkeiten, Versicherungsnummer). Ist eine Weiterbehandlung geplant, gehört zur Dokumentation des Erstgesprächs bzw. der Sprechstunden auch der Behandlungsvertrag. Der Behandlungsvertrag ist in der Regel ein Vordruck, den Therapeut:in und Patient:in gemeinsam ausfüllen und den beide unterschreiben. In der Regel enthält der Behandlungsvertrag bereits Informationen zur Datenverarbeitung und zum elektronischen Datenaustausch. Falls dies nicht der Fall ist, sollte eine entsprechende Einwilligung gesondert dokumentiert werden. Im ambulanten Setting gehören zur Dokumentation des Erstgesprächs bzw. der psychotherapeutischen Sprechstunden darüber hinaus der Durchschlag des Formulars PTV 11 und, falls eine Behandlung zustande kommt, die Erklärung der Patient:innen zum Bericht zur psychotherapeutischen Behandlung an den:die Hausärzt:in. Diese Dokumentation wird ggf. durch Kopien von Voruntersuchungen bzw. -behandlungen der Patient:innen sowie Fragebogendaten ergänzt. Im stationären Setting gehört zur Dokumentation des Erstgesprächs häufig auch die Dokumentation des psychischen Befunds.

5.5 Zusammenfassung und Lernkontrollfragen

Zusammenfassung von Kapitel 5:

- Die wichtigsten Aufgaben des Erstgesprächs sind die Klärung der Indikationsstellung, der Beginn der Arbeit an der Fallkonzeption, die Aufklärung der Patient:innen, der Beginn der Beziehungsarbeit sowie das Klären von Fragen der Patient:innen.
- Das Gros der Patient:innen, die zum Erstgespräch kommen, hat noch nie eine psychotherapeutische oder psychiatrische Behandlung in Anspruch genommen, leidet seit mehreren Jahren an einer psychischen Erkrankung und hat in gewissem Umfang selbststigmatisierende Gedanken.
- Zu Beginn des Erstgesprächs sollten notwendige Formalitäten geklärt werden (z.B. Überprüfung der Überweisung im stationären Setting) und die Dauer, die Themen, die Rollenverteilung und die Implikationen des Gesprächs transparent kommuniziert werden.
- Das Erfassen der relevanten Informationen beginnt mit der Frage nach dem Vorstellungsgrund. Nach dessen Exploration wird oft ein Symptomscreening angeschlossen, das zunächst in die Abklärung von Selbst- und Fremdgefährdung, dann in die Sucht- und Medikamentenanamnese und schließlich in die Abklärung körperlicher Erkrankungen übergeht. Im Anschluss folgen die soziale, biografische und die Familienanamnese. Abgeschlossen wird dieser Teil mit Fragen nach Ressourcen und der Klärung des Therapieauftrags.

- Das Besprechen des Therapieauftrags geht zumeist nahtlos in die Aufklärung über. Im Erstgespräch sollte mindestens über die Honorarregelung, die Dokumentationspflicht, das Einsichtsrecht sowie die Schweigepflicht und deren Ausnahmen aufgeklärt werden. Im ambulanten Setting muss spätestens bis zum Ende der psychotherapeutischen Sprechstunden eine Aufklärung über Verdachtsdiagnosen und Behandlungsempfehlungen sowie -alternativen erfolgen.
- Patient:innen sollte ausreichend Gelegenheit zum Stellen von Frage gegeben werden.
- Das Gespräch wird mit der Abwicklung weiterer Formalitäten beendet. Dazu zählen, sofern Indikation für einen weiteren Termin in der Einrichtung besteht, die Terminabsprache bzw. die Klärung des weiteren Vorgehens. Falls eine Behandlung angestrebt wird bzw. im stationären Setting durch eine Aufnahme der Patient:innen bereits begonnen wurde, wird ein Behandlungsvertrag geschlossen. Oftmals werden auch ergänzende diagnostische Fragebögen ausgehändigt.
- Im ambulanten Setting umfassen die Formalitäten darüber hinaus das Aushändigen der Formulare PTV 10 und PTV 11 (spätestens nach Abschluss aller psychotherapeutischen Sprechstunden), die Klärung der Patient:innen-Wünsche bezüglich des Berichts an Hausärzt:innen und das Aushändigen des Konsiliarberichts.

Lernkontrollfragen

1. Welche Aufgaben stehen im Zentrum des Erstgesprächs?
2. Welche Erkrankungsdauer und welche Vorerfahrungen mit psychotherapeutischen Behandlungen sind im Erstgespräch typischerweise erwartbar?
3. Nach welchen psychischen Erkrankungen sollten Sie im Erstgespräch fragen? Welche Erkrankungen spielen hier im Kindes- und Jugendalter eine besonders große Rolle?
4. Aus welchen Gründen ist die Erfassung von Substanzgebrauch und Medikamenteneinnahmen im Erstgespräch wichtig?
5. Was versteht man unter einer Familienanamnese?
6. Worüber sollten Patient:innen im Erstgespräch mindestens aufgeklärt werden?
7. Mit welchen Formalitäten wird das Erstgespräch typischerweise abgeschlossen?
8. Ein Vater kommt mit seiner siebenjährigen Tochter zum Erstgespräch, die Mutter lehnt die Behandlung ab. Welche Implikationen hat dies für Sie?
9. Welche Formulare müssen im ambulanten Setting bis zum Ende der Sprechstunden ausgehändigt werden und welche Inhalte umfassen sie?
10. Was ist ein Konsiliarbericht?

Weiterführende Literatur

Eckert, J., Barnow, S. & Richter, R. (2010). *Das Erstgespräch in der Klinischen Psychologie: Diagnostik und Indikation in der Psychotherapie*. Bern: Huber.

6 Anamneseerhebung und -protokollierung

Die Anamneseerhebung ist die wichtigste Informationsquelle für die Erfassung der prädisponierenden, auslösenden und aufrechterhaltenden Faktoren der Erkrankung bzw. der Problematik. Schulen- und settingübergreifend hat sie damit eine zentrale Bedeutung für die Fallkonzeption. Bevor wir in Kapitel 6.2 detailliert auf die Durchführung und Protokollierung der Anamneseerhebung eingehen, möchten wir zunächst auf die besondere Relevanz der Anamneseerhebung für die Approbationsprüfung eingehen.

6.1 Anamneseprotokolle und die mündlich-praktische Fallprüfung

Die Approbationsprüfung besteht aus zwei Abschnitten: der mündlich-praktischen Fallprüfung und der anwendungsorientierten Parcoursprüfung (PsychThApprO Unterabschnitt 2 bzw. 3). Relevant ist das Protokollieren der Anamnesen für die mündlich-praktische Fallprüfung. Die Approbationsordnung sieht dabei vor, dass „Sitzungsprotokolle" von vier Patient:innen-Anamnesen, die von den Studierenden selbst durchgeführt wurden, als Prüfungsfälle von der Universität „anonymisiert" beim zuständigen Landesprüfungsamt eingereicht werden (§ 38 PsychThApprO). Ergänzt werden können die verschriftlichten Sitzungsprotokolle durch Videoaufzeichnungen der Anamneseerhebung. In der Prüfung können zu folgenden Bereichen Fragen gestellt werden:

- fallspezifische Fragen,
- Fragen zu fallübergreifenden therapeutischen Kompetenzen,
- Fragen zu Inhalten des Bachelor- und Masterstudiengangs (PsychThApprO Anlage 1 und Anlage 2).

Die Leistung in der mündlich-praktischen Fallprüfung und die Sitzungsprotokolle werden jeweils einzeln von zwei Prüfenden bewertet; im Anschluss fasst der:die Prüfungsvorsitzende die Bewertung zu einer Gesamtnote zusammen. Dabei gehen die Leistungen in der mündlich-praktischen Fallprüfung mit einer Gewichtung von 90 % und das Anamneseprotokoll mit einem Gewicht von 10 % in die Gesamtnote ein. Auch wenn die Approbationsordnung keine näheren Angaben zu Inhalt,

Form und Umfang der Anamneseprotokolle macht, haben sich einige Standards etabliert:

- Der in der Approbationsordnung verwendete Begriff „Sitzungsprotokoll" wird an den meisten Standorten nicht im engeren Sinne als ein Gesprächsprotokoll (z. B. „Hospitant:in: ‚Wo sind Sie aufgewachsen?' Patientin: ‚In einem Vorort von Mainz.' ..."), sondern als Protokoll der Ergebnisse der Anamnese verstanden (z. B. Biografische Anamnese: Frau Z. ist in einem dörflichen Umfeld in Rheinland-Pfalz aufgewachsen ...").
- Der Umfang der Anamnese sollte in der Regel drei bis fünf Seiten betragen. Das bedeutet, dass nicht alle in der Anamneseerhebung erfassten Informationen in das Protokoll eingehen können. Stattdessen müssen Schwerpunkte gesetzt und Informationen entsprechend ihrer Relevanz für das Fallverständnis gewichtet werden.
- Die Anamnesen sind anonymisiert zu verfassen. Das heißt, es sollte auf Informationen verzichtet werden, die eine Identifikation ermöglichen könnten (z. B. Alter statt Geburtsdatum, „dörfliches Umfeld in Rheinland-Pfalz" statt „Lachen-Speyerdorf"). Um Patient:innen im Text benennen zu können, wird in der Regel ein Namenskürzel vergeben (z. B. Frau Z.). Dieses Kürzel muss bzw. sollte nicht mit dem tatsächlichen Anfangsbuchstaben des Nachnamens der Patient:innen übereinstimmen.
- Die Anamneseprotokolle sollten die Abschnitte „Orientierende Angaben", „Soziale Anamnese", „Biografische Anamnese", „Krankheits- und Behandlungsanamnese", „Suchtanamnese" und „Familienanamnese" umfassen. Die Abschnitte sollten möglichst wenig überlappen, außer die Überlappung ist dem Fallverständnis zuträglich.

Beispiel: Frau Z. – Einteilung der Anamneseabschnitte

Frau Z. ist seit einem Jahr als Lehrerin tätig. Zuvor war sie an der gleichen Schule Referendarin. Das Referendariat ist ein abgeschlossener Lebensabschnitt, der eigentlich zur biografischen Anamnese gehört. Jedoch ist es für das Verständnis der sozialen Beziehungen am Arbeitsplatz von Frau Z. wichtig zu wissen, dass sie dort vor ihrer aktuellen Tätigkeit bereits in einer anderen beruflichen Rolle beschäftigt war. Darum ist es für das Verständnis der gegenwärtigen Lebenssituation von Frau Z. hilfreich, das Referendariat auch in der sozialen Anamnese zu erwähnen.

- An manchen Standorten ist das Anamneseprotokoll von Studierenden und Anleiter:innen zu unterschreiben, um die Korrektheit der Angaben zu bestätigen.
- Die Anamnese ist *keine* Fallkonzeption (vgl. Kapitel 1). Zwar sollen bevorzugt Informationen berichtet werden, die für das Fallverständnis und die Entwicklung eines Erklärungsmodells wichtig sind, aber es geht dennoch „nur" um eine deskriptive (nicht interpretative) Darstellung der gegenwärtigen Lebenssituation

und der Lebensgeschichte. In der mündlich-praktischen Fallprüfung ist es dann u. a. Ihre Aufgabe, ausgehend von der Anamnese (verhaltenstherapeutische, psychodynamische und/oder systemische) Erklärungsmodelle, Diagnosen und Aufträge abzuleiten und ggf. indizierte Behandlungsmaßnahmen darzustellen.
- Da in der Anamnese in der Regel Informationen berichtet werden, die Therapeut:innen nicht überprüfen können, sollte (an passenden Stellen) der Konjunktiv oder wörtliche Rede verwendet werden.

Beispiele: Frau Z. (Forts.) – Formulierung im Anamneseprotokoll

- *Positivbeispiel:* Frau Z. beschreibt die Beziehung zu ihrem Verlobten als „im Großen und Ganzen vertrauensvoll" und „liebevoll". In den vergangenen Monaten habe es jedoch „öfter" Streit gegeben, da sich Herr T. Sorgen aufgrund ihres Gewichtsverlusts mache.
- *Negativbeispiel:* Die Beziehung von Frau Z. zu ihrem Verlobten ist „im Großen und Ganzen vertrauensvoll" und „liebevoll". In den vergangenen Monaten gab es jedoch „öfter" Streit, da sich Herr T. Sorgen aufgrund ihres Gewichtsverlusts macht.
- *Negativbeispiel:* Aufgrund des instabilen Bindungsangebots ihrer Eltern in der Kindheit hat Frau Z. im Erwachsenenalter eine unsichere Bindung zu ihrem Verlobten entwickelt.

Wichtig

Vorgaben zu Inhalt, Form und Umfang können sich zwischen Bundesländern bzw. Universitäten *stark* unterscheiden und sich im Zeitverlauf verändern. An einigen Standorten ist es auch üblich, statt Anamnesen im engeren Sinne Fallkonzeptionen als Prüfungsfälle einzureichen (vgl. Kapitel 1). Informieren Sie sich daher frühzeitig über die aktuellen, an Ihrem Standort gültigen Vorgaben der Protokollgestaltung.

Auch unterscheiden sich Universitäten dahingehend, ob und wie viel Feedback Studierende zu ihren Anamneseprotokollen erhalten. Sollten Sie an einer Universität studieren, an der Sie kein Feedback erhalten oder dies lediglich für einen Teil der Anamneseprotokolle verfügbar ist, kann die Vernetzung mit Mitstudierenden hilfreich sein, um sich gegenseitig durch Feedback unterstützen zu können (unter Wahrung der Schweigepflicht und des Datenschutzes!).

6.2 Durchführung und Protokollierung der Anamnesen

Die Anamneseerhebung wird in der Regel im Erstgespräch begonnen (vgl. Kapitel 5) und in nachfolgenden Sitzungen vertieft. Das Gros der anamnestischen Informationen wird dabei direkt im therapeutischen Gespräch erfasst. Insbesondere wenn der zeitliche Umfang von Sitzungen sehr begrenzt ist, empfiehlt es sich jedoch, anamnestische Informationen ergänzend über einen Anamnesefragebogen zu erfassen, der in vielen Universitätsambulanzen und Kliniken zur Standarddiagnostik gehört. Insbesondere bei Kindern und Jugendlichen werden (große) Teile der Anamnese als Fremdanamnese erhoben. Bei Erwachsenen kann eine (ergänzende) Fremdanamnese ebenfalls zielführend sein, vor allem, wenn formale und/oder inhaltliche Denkstörungen und/oder neurokognitive Erkrankungen die Fähigkeit zur Selbstauskunft einschränken. Darüber hinaus sind fremdanamnestische Angaben zur Entwicklung in der Kindheit zwingend erforderlich, wenn bei Erwachsenen eine Autismus-Spektrum-Störung oder eine Aufmerksamkeitsdefizit-/Hyperaktivitätsstörung (erstmals) abgeklärt werden sollen.

Wichtig

Erwachsene Patient:innen und einsichtsfähige Patient:innen müssen der Fremdanamnese aus Gründen der Schweigepflicht (schriftlich) zustimmen (vgl. Kapitel 4 für Erläuterungen zur Schweigepflicht und zum Offenbarungsrecht).

Es können verschiedene Bereiche von Anamnesen unterschieden werden, die alle einen Beitrag zum Fallverständnis leisten. Nachfolgend beschreiben wir für jeden Bereich der Anamnese, welche Informationen in der Regel erfasst werden sollten, und geben für jeden Abschnitt des Anamneseprotokolls ein Beispiel zu einer erwachsenen Patientin (Frau Z.). Ein zusätzliches ausführliches Beispiel zur Protokollierung einer Anamnese bei einer Patientin im Kindesalter finden Sie in Kapitel 6.3.

Hinweis: Online-Material

Ein Leitfaden zur Erstellung des Anamneseprotokolls ist Teil der Online-Materialien (vgl. hierzu auch Seite 335).

6.2.1 Orientierende Angaben

Wie in Kapitel 6.1 beschrieben, sollte das Anamneseprotokoll mit orientierenden Angaben beginnen. Diese sollen Prüfenden in der mündlich-praktischen Fallprüfung das Fallverständnis erleichtern, sollten jedoch möglichst kurzgehalten werden. Folgende Angaben sind in der Regel wichtig:

- Geschlecht (d.h. biologisches Geschlecht und, falls abweichend, Geschlechtsidentität).
- Alter (wichtig: aus Anonymisierungsgründen kein Geburtsdatum).

- Setting (d.h. ambulant oder [teil-]stationäres Behandlungssetting).
- Vorstellungsgrund (kurz skizzieren).
- Diagnosen werden in der Regel nur berichtet, wenn sie zum Vorstellungszeitpunkt der Patient:innen bereits (gesichert) bekannt sind (z.B. durch Vorbehandlungen), ansonsten werden vorliegende Symptome (sehr kurz) beschrieben.
- Bei Kindern und nicht einsichtsfähigen Jugendlichen: Angaben zu an der Anamneseerhebung beteiligten Sorgeberechtigten.

Beispiel: Frau Z. (Forts.) – Orientierende Angaben

Frau Z. (27 Jahre) suchte aufgrund von Beziehungskonflikten infolge eines selbst herbeigeführten Untergewichts (BMI=16.3kg/m^2; Diätverhalten, Sport, selbstinduziertes Erbrechen) eine ambulante Psychotherapie auf. In der zweiten probatorischen Sitzung wurde die bereits im Erstgespräch begonnene Anamneseerhebung abgeschlossen.

6.2.2 Soziale Anamnese

Die soziale Anamnese erfasst Informationen zur aktuellen Lebenssituation. Sie ist vor allem für das Verständnis von Kontextfaktoren, Funktionseinschränkungen, Ressourcen, gegenwärtiger Stressbelastung sowie aufrechterhaltenden Faktoren relevant. Eine fundierte Kenntnis der aktuellen Lebensbedingungen kann zudem für die Behandlungsprognose und die differenzielle Indikationsstellung relevant sein (z.B. ist eine ambulante Therapie häufig nur bei ausreichend stabilem Wohn- und Familienumfeld zielführend). Die wichtigsten Informationen, die bei allen Altersgruppen zur aktuellen Lebenssituation der Patient:innen erfasst bzw. protokollieren werden sollten, sind:

- *Familiäre Situation.* Wie ist der Familienstand (ledig, verheiratet, getrennt lebend, geschieden, verwitwet). Wer gehört gegenwärtig zur Kernfamilie (inkl. Alter, Geschlecht, Haupttätigkeit)? Wie viel Zeit wird in der Woche mit der Familie verbracht bzw. für familiäre Verpflichtungen aufgewendet? Wie sind die emotionalen Beziehungen in der Kernfamilie? Welche Regeln, Normen und Werte beeinflussen das Zusammenleben? Wie ist die Rollenverteilung in der Kernfamilie? Sind die Patient:innen mit der familiären Situation zufrieden? Welche Ressourcen und Belastungen sind für Patient:innen mit der familiären Situation verbunden? Sind Veränderungen in der Kernfamilie absehbar oder gewünscht (z.B. Kinderwunsch)?
- *Wohnsituation.* Wo wohnen die Patient:innen? Seit wann wohnen die Patient:innen an diesem Ort? Mit wem wohnen Patient:innen ggf. zusammen? Falls passend: Wie ist das Verhältnis zu den Mitbewohner:innen und wie ist die Rollenverteilung bei der Haushaltsführung? Wer trägt die Kosten für Zimmer, Wohnung oder Haus? Sind die Patient:innen mit ihrer Wohnsituation zufrieden? Ist in

näherer Zukunft eine Veränderung der Wohnsituation geplant bzw. abzusehen? Welche Ressourcen und Belastungen sind mit der Wohnsituation verbunden?

- *Freizeitgestaltung.* Welchen regelmäßigen Freizeitaktivitäten gehen Patient:innen nach? Mit wem verbringen Patient:innen ihre Freizeit? Wie viel Zeit steht pro Woche für Freizeitgestaltung zur Verfügung? Sind Patient:innen mit ihrer Freizeitgestaltung zufrieden? Welche Ressourcen und Belastungen sind für Patient:innen mit ihrer Freizeitgestaltung verbunden?
  Bei Kindern ergänzend: Wie und mit wem spielen die Patient:innen? Inwiefern sind Eltern in das Spiel ihrer Kinder eingebunden? Wie viel Zeit steht für das gemeinsame Spiel bzw. die gemeinsame Freizeitgestaltung zur Verfügung?
- *Finanzielle Situation.* Bestehen regelmäßige finanzielle Einnahmen bzw. Zuwendungen? Bestehen Schulden? Besteht Vermögen? Sind die Patient:innen und ihre Familien mit der finanziellen Situation zufrieden? Sind zukünftige Veränderungen der finanziellen Situation geplant bzw. absehbar? Welche Ressourcen und Belastungen sind für Patient:innen und ihre Familien mit der finanziellen Situation verbunden?
  Bei Kindern und Jugendlichen liegt der Fokus in der Regel auf der finanziellen Situation der Sorgeberechtigten und/oder zentraler Bezugspersonen. Bei (älteren) Jugendlichen und jungen Erwachsenen: Besteht finanzielle Unabhängigkeit?
- *Glauben und Religion.* Je nach Altersbereich und Lebensumständen sind dabei eher der Glaube bzw. die Religionszugehörigkeit der Patient:innen selbst bzw. der Kernfamilie relevant. Besteht eine Zugehörigkeit zu einer Religionsgemeinschaft? Welche Rolle spielen Glaube und Religion im Alltag der Patient:innen und der Familie? Gibt es religiös geprägte Regeln und/oder Moralvorstellungen, die für den Alltag der Patient:innen und der Familie relevant sind?
  Bei Kindern liegt der Fokus in der Regel auf dem Glauben bzw. der Religionszugehörigkeit der Bezugspersonen. Bei Jugendlichen rücken zunehmend eigene Überzeugungen in den Mittelpunkt.

Darüber hinaus sind je nach Altersgruppe bestimmte Lebensbereiche zu erfassen. Zu diesen altersspezifischen Lebensbereichen gehören Vorschule, Schule, Ausbildung, Studium und/oder Beruf. Während in der biografischen Anamnese die früheren Erfahrungen in diesen Lebensbereichen dargestellt werden, ist es wichtig, sich im Zuge der sozialen Anamnese auf die Bereiche und Informationen zu beschränken, die im gegenwärtigen Alltag der Patient:innen eine Rolle spielen.

- *Vorschule.* Welche Krippe bzw. welcher Kindergarten wird besucht? Wie ist das Verhältnis zu den Gleichaltrigen und den Erzieher:innen? Wie viel Zeit verbringt das Kind in der Krippe oder im Kindergarten? Ist das Kind bzw. sind die Sorgeberechtigten mit der Krippe bzw. dem Kindergarten zufrieden? Ist in näherer Zukunft eine Veränderung in diesem Lebensbereich geplant bzw. abzusehen? Welche Ressourcen und Belastungen sind für das Kind bzw. die Sorgeberechtigten mit dem Besuch der Krippe bzw. des Kindergartens verbunden?

- *Schule.* Welche Schule wird besucht? Wie ist das Verhältnis zu den Gleichaltrigen und den Lehrkräften? Wie viel Zeit verbringt der:die Schüler:in in der Schule (z.B. Ganztagsschule) und mit Schulaufgaben (z.B. Lernen, Hausaufgaben)? Wie wichtig sind dem:der Schüler:in und den Bezugspersonen schulische Leistungen? Wie sind die Leistungen in der Schule? Ist der:die Schüler:in bzw. sind die Sorgeberechtigten mit der Situation in der Schule zufrieden? Ist in näherer Zukunft eine Veränderung in diesem Lebensbereich geplant bzw. abzusehen? Welche Ressourcen und Belastungen sind für den:die Schüler:in bzw. die Sorgeberechtigten mit dem Besuch der Schule verbunden?
- *Ausbildung.* Welche Ausbildung wird absolviert und wie weit fortgeschritten ist diese Ausbildung? Konnte die Ausbildung frei gewählt werden oder war die Wahlfreiheit eingeschränkt (z.B. vonseiten der Sorgeberechtigten)? Wie ist die Situation in der Berufsschule und im Ausbildungsbetrieb? Wie ist das Verhältnis zu Lehrkräften, Kolleg:innen und Vorgesetzten? Wie viel Zeit wird in der Woche für Verpflichtungen der Ausbildung aufgewendet? Wie wichtig sind dem:der Auszubildenden die Leistung in der Berufsschule und im Ausbildungsbetrieb? Wie sind die Leistungen in der Berufsschule und im Ausbildungsbetrieb? Ist der:die Auszubildende mit der Ausbildung und der beruflichen Perspektive zufrieden? Ist in näherer Zukunft eine Veränderung in diesem Lebensbereich geplant bzw. abzusehen? Welche Ressourcen und Belastungen sind mit dem Besuch der Berufsschule oder der Tätigkeit im Ausbildungsbetrieb verbunden?
- *Studium.* Welches Studium wird absolviert und wie fortgeschritten ist das Studium? Konnte das Studium frei gewählt werden oder war die Wahlfreiheit eingeschränkt (z.B. vonseiten der Sorgeberechtigten)? Wie ist die Situation im Studium? Wie ist das Verhältnis zu Dozent:innen und Kommiliton:innen? Wie viel Zeit wird in der Woche für Verpflichtungen des Studiums aufgewendet? Wie wichtig ist dem:der Studierenden die Leistung im Studium? Wie sind die Leistungen im Studium? Ist der:die Studierende mit dem Studium und der beruflichen Perspektive zufrieden? Ist in näherer Zukunft eine Veränderung in diesem Lebensbereich gewünscht, geplant oder abzusehen? Welche Ressourcen und Belastungen sind mit dem Studium verbunden?
- *Beruf.* Welchen Beruf üben Patient:innen derzeit aus und wie lange gehen sie diesem Beruf bereits nach? Bei welchem Unternehmen bzw. welcher Institution sind die Patient:innen angestellt? Sind die Patient:innen mit dem Beruf zufrieden? Besteht eine befristete oder unbefristete, Teilzeit- oder Vollzeit-Beschäftigung? Falls passend: Besteht eine Verbeamtung? Wie viel Zeit wird pro Woche für berufliche Verpflichtungen aufgewendet? Wie ist das Verhältnis zu Kolleg:innen, Mitarbeiter:innen und/oder Vorgesetzten? Wie wichtig ist den Patient:innen die Leistung im Beruf? Wie sind die beruflichen Leistungen? Welchen Stellenwert nehmen berufliche Karriereziele für Patient:innen und nahe Angehörige ein? Ist in näherer Zukunft eine Veränderung der beruflichen Situation gewünscht, geplant oder abzusehen? Welche Ressourcen und Belastungen sind für die Patient:innen mit der beruflichen Situation verbunden?

Hinweis

Einige erwachsene Patient:innen sind gegenwärtig nicht berufstätig. Manche sind in Elternzeit und/oder führen primär den Haushalt, andere sind arbeitslos oder berentet. Auch bei diesen Personen stellen sich Fragen nach der Zufriedenheit mit der aktuellen Situation, zur Alltagsstruktur, zu Ressourcen und Belastungen sowie ggf. geplanten bzw. abzusehenden Veränderungen der Situation. Bei diesen Personen sind die obigen Fragen daher an den entsprechenden Kontext anzupassen.

Wenn eine Anamnese bei Patient:innen im (höheren) Jugendalter und im Erwachsenenalter durchgeführt bzw. protokolliert wird, sind darüber hinaus folgende Lebensbereiche relevant:

- *Beziehungsleben und Sexualität.* Welche sexuelle Orientierung haben Patient:innen? Sind Patient:innen derzeit sexuell aktiv? Falls ja: Wie häufig haben Patient:innen Sex? Bestehen sexuelle Funktionsstörungen (z.B. Schmerzen beim Sexualverkehr, erektile Dysfunktion, Orgasmusstörung)? Seit wann besteht die aktuelle intime Beziehung bzw. wann bestand die letzte intime Beziehung und wie lange hat sie gedauert? Ist/war die Beziehung exklusiv? Wie ist/war der Umgang in der Beziehung miteinander (z.B. liebevoll, rücksichtsvoll, feindselig)? Wie ist/war die Rollenverteilung in der Beziehung? Wie häufig gibt/gab es Streitigkeiten und worüber wird/wurde in der Regel gestritten und wie werden/wurden Streitigkeiten beigelegt? Wie werden/wurden Romantik und Sexualität in der Beziehung gelebt und sind/waren die Patient:innen damit zufrieden? Bestehen/bestanden Affären? Falls ja, wer hat/hatte eine Affäre mit wem, wie lange dauert/dauerte die Affäre an und wie stehen die Patient:innen zu der Affäre? Sind/waren die Patient:innen mit ihrer Beziehung zufrieden? Sind in näherer Zukunft Veränderungen im Beziehungsleben gewünscht, abzusehen oder geplant? Welche Ressourcen und Belastungen sind für Patient:innen mit der Beziehungssituation verbunden?
- *Gesellschaftliches und/oder politisches Engagement.* Sind die Patient:innen gesellschaftlich und/oder politisch engagiert? Falls ja, wofür und in welcher Form engagieren sie sich (z.B. Parteimitgliedschaft, Ehrenamt)? Sind Patient:innen mit ihrem gesellschaftlichen und/oder politischen Engagement zufrieden? Sind in näherer Zukunft Veränderungen im gesellschaftlichen und/oder politischen Engagement gewünscht, geplant oder abzusehen? Welche Ressourcen und Belastungen sind für Patient:innen mit dem gesellschaftlichen und/oder politischen Engagement verbunden?

Bei Patient:innen im Kindes- und Jugendalter stellen sich darüber hinaus Fragen zur *Erziehung* durch die Bezugspersonen: Wer ist für die Erziehung (haupt-)verantwortlich und wer unterstützt ggf. in welcher Art und Weise die Erziehung? Wie nehmen Erziehungsberechtigte ihre Beziehung (in ihrer Rolle als Erziehende) zum Kind wahr? Welche Werte, Normen und/oder Ziele sind den Bezugspersonen bei der Erziehung der Patient:innen wichtig? Wie werden Absprachen, Aufforderungen, Bitten und/oder Anweisungen erteilt und kontrolliert? Wie werden Belohnung und Bestrafung gestaltet? Wie ist der Umgang mit positiven und negativen Emotionen der Kinder sowie deren Bedürfnissen? Wie werden Kinder gefördert und/oder gefordert? Wie zufrieden sind Erziehungsberechtigte und Kinder mit der Erziehungssituation? Welche Ressourcen und Belastungen resultieren aus der gegenwärtigen Erziehungssituation?

Hinweis

Falls Patient:innen selbst Kinder haben, stellen sich die gleichen Fragen für die Erziehung ihrer Kinder.

Abgeschlossen wird die soziale Anamnese in der Regel mit Fragen zu (weiteren) *Ressourcen und Stressoren*: Was erleben Patient:innen und ihre Familie derzeit als wichtige Ressourcen? Was erleben Patient:innen und ihre Familie derzeit als wichtigste Belastungsfaktoren? Falls noch nicht zuvor erfasst: Sind Patient:innen derzeit in ihrem Alltag direkt oder indirekt mit emotionaler, sexueller oder körperlicher Gewalt konfrontiert? Erleben Patient:innen (im Kindesalter) derzeit emotionale oder körperliche Vernachlässigung bzw. sind sie von wichtigen Bezugspersonen (unfreiwillig) getrennt?

Beispiel: Frau Z. (Forts.) – Protokoll der sozialen Anamnese

Partnerschaft und Kernfamilie. Frau Z. gibt an, sie sei kinderlos und lebe gemeinsam mit ihrem Partner Herr T. (31 Jahre, Ingenieur) in einer Mietwohnung in einer Kleinstadt in Rheinland-Pfalz. Das Paar sei seit vier Jahren zusammen und seit etwa einem halben Jahr verlobt. Die Hochzeit sei für Sommer ____ [Jahreszahl] geplant. Frau Z. beschreibt die Beziehung zu ihrem Verlobten als „im Großen und Ganzen vertrauensvoll“ und „liebevoll“. In den vergangenen Monaten habe es jedoch „öfter“ Streit gegeben, da sich Herr T. Sorgen aufgrund ihres Gewichtsverlusts mache. Das belaste die Beziehung sehr. Das Sexualleben mit Herrn T. sei „immer schön“ gewesen, wobei die Streitigkeiten der vergangenen Monate zu weniger Intimität geführt hätten. Zur Verhütung nutze das Paar Präservative. In ihrer Beziehung habe es nie Seitensprünge gegeben. Kinder plane das Paar gegenwärtig „noch nicht“. Frau Z. sei auch „unsicher“, ob es derzeit für sie möglich wäre, schwanger zu werden, da seit etwa einem Jahr ihre Regelblutung ausgeblieben sei.

Berufsleben. Frau Z. sei derzeit auf Zeit verbeamtet und seit einem Jahr als Lehrerin für Deutsch und Biologie in ihrem Wohnort tätig. Zuvor hatte Frau Z. bereits ihr Referendariat an der gleichen Schule absolviert. Zu einigen Kolleg:innen (u.a. ihrer Schulfreundin Frau G., 28 Jahre) habe sie ein gutes Verhältnis. Gerade von älteren Kolleg:innen (u.a. ihrem Betreuer während ihres Referendariats, Herrn L., 62 Jahre) fühle sie sich jedoch häufig „abgestraft" und „belächelt". Zu den meisten Schüler:innen habe sie ein gutes Verhältnis. Die berufliche Stressbelastung beschreibt Frau Z. als „weiterhin hoch". Sie habe gehofft, dass „der Stress" nach dem Referendariat weniger werde, könne aber bislang keine Veränderung feststellen. Sie arbeite „beinahe täglich" bis „spät in den Abend" an der Korrektur von Klassenarbeiten und der Vorbereitung des Unterrichts.

Finanzielle Situation. Ihre finanzielle Situation beschreibt Frau Z. als gut. Ihr monatliches Einkommen reiche ihr aus und sie habe keine Schulden. Seit Abschluss ihres Referendariats beziehe sie keine finanzielle Unterstützung mehr durch ihre Eltern (Mutter, 54 Jahre, Sekretärin; Vater, 60 Jahre, Rechtsanwalt). Diese „Unabhängigkeit" sei ihr „sehr wichtig". Aus dem gleichen Grund würden sie und Herr T. „aktuell noch" getrennte Konten führen. Miet- und Nebenkosten würden sie zu gleichen Teilen bezahlen. Bei Herrn T. seien ihr keine Schulden oder finanzielle Probleme bekannt, sie schätze seine finanzielle Situation als „gut" ein.

Freizeitgestaltung. In ihrer Freizeit verbringe sie viel Zeit mit Herrn T. und ihrer Freundin Frau G. Seit zwei Jahren habe sie gemeinsam mit Herrn T. ihren Hund Fritz (2 Jahre, Australian Shepherd), mit dem sie jeden Tag spazieren gehe. Darüber hinaus praktiziere sie beinahe jeden Tag Yoga und treibe viermal die Woche Ausdauersport.

Ressourcen und Stressoren. Als wichtige Ressourcen beschreibt Frau Z. ihren Verlobten, ihre Freundinnen Frau G. und Frau O. (24 Jahre, Referendarin), Yoga und ihren Hund. Darüber hinaus gibt sie an, dass ihr Beruf „eigentlich" eine wichtige Ressource für sie darstelle, da sie ihn als sinnstiftend und schön erlebe. Gegenwärtig sei ihr Beruf aber „vor allem Stress". Als weiteren gegenwärtigen Stressor beschreibt Frau Z. die Konflikte mit ihrem Verlobten aufgrund ihrer Gewichtsreduktion und Ernährungsweise.

6.2.3 Biografische Anamnese

Die biografische Anamnese erfasst Informationen zur Lebensgeschichte. Sie ist zentral, um die Entwicklung von prädisponierenden Faktoren nachvollziehen zu können (z.B. Glaubenssätze, Grundkonflikte, Strukturniveau, Bewältigungsmechanismen, Bindungssicherheit). Darüber hinaus werden Lebensphasenübergänge (z.B. von der Schule in das Arbeitsleben) und weitere bedeutsame Lebensereignisse (z.B. Mobbingerfahrung) erfasst, die als Stressoren, auslösende Ereignisse und/oder Lernerfahrungen relevant sein können. In Abhängigkeit vom Alter der Patient:innen werden bei der biografischen Anamnese unterschiedliche Schwerpunkte gesetzt:

- *Erwachsenenalter.* Je älter Patient:innen sind, desto länger fällt die Lebensgeschichte zwangsläufig aus und desto stärker müssen bei der Erhebung und Protokollierung Schwerpunkte gesetzt werden. Da die meisten psychischen Erkrankungen in der Kindheit, Jugend oder im jungen Erwachsenenalter beginnen (Solmi et al., 2022) und insbesondere die Kindheit und Jugend relevant für die Entstehung prädisponierender Faktoren sind, werden diese Lebensphasen in der Regel besonders detailliert betrachtet.
- *Kinder und Jugendliche.* Bei (jungen) Kindern fällt die biografische Anamnese hingegen häufig relativ kurz aus, da viele relevante Informationen bereits im Zuge der sozialen Anamnese berichtet werden. Ein besonderer Schwerpunkt sind bei Kindern die Schwangerschaft und die frühkindliche Entwicklung. Bei Patient:innen im Jugendalter sowie im Erwachsenenalter wird in der Regel auf eine Darstellung von Schwangerschaft, Geburt und Neonatalzeit sowie der frühkindlichen Entwicklung und der Kindergartenzeit verzichtet oder es werden nur kurz bekannte Auffälligkeiten in dieser Zeit erfragt. Sie sollten in den Anamneseprotokollen nur beschrieben werden, falls sie für das Fallverständnis von hoher Relevanz sind (z. B. zur Differenzialdiagnostik oder für das Verständnis der Familiendynamik).

Hinweis

Treffen Sie, sofern notwendig, eine zweckdienliche Abwägung, welche Informationen zu weiterhin andauernden Lebensphasen eher der sozialen und welche eher der biografischen Anamnese zuzuordnen sind. In unserem Beispiel von Frau Z. bietet es sich beispielsweise aus Gründen der Übersichtlichkeit an, ihre vierjährige Beziehung zu Herrn T. (beinahe) vollständig in der sozialen Anamnese zu beschreiben, anstatt den Anfang und bisherigen Verlauf der Beziehung in den Bereich der biografischen Anamnese zu verschieben. Wäre Frau Z. allerdings bereits seit vierzig Jahren mit Herrn T. zusammen, wäre es vermutlich der Übersichtlichkeit zuträglich, Teile der Beziehungsgeschichte in den Kontext der jeweiligen Lebensereignisse einzuordnen und daher in der biografischen Anamnese darzustellen.

Folgende Lebensbereiche sind insbesondere bei Patient:innen im Kindesalter relevant:

- *Schwangerschaft, Geburt und Neonatalzeit.* Wer sind die leiblichen Eltern und wächst das Kind bei seinen leiblichen Eltern auf? War die Schwangerschaft geplant? Falls passend: Fand zuvor eine Kinderwunschbehandlung statt? Gab es chronische oder akute Stressoren in der Schwangerschaft? Falls ja, in welcher Form, wie lange bzw. wie oft und wie intensiv? Gab es Substanzgebrauch in der

Schwangerschaft? Falls ja, welche Substanzen, wie lange bzw. wie oft und in welcher Dosierung? In welcher Schwangerschaftswoche kam das Kind zur Welt? Wie hoch war das Geburtsgewicht? Gab es Geburtskomplikationen? Falls ja, welche? Wie war der APGAR-Score bei Geburt (Atmung, Puls, Grundtonus, Aussehen, Reflexe)?

Hinweis

Der APGAR-Score wird bei Geburten standardmäßig erfasst und ist ein schwacher bis moderater Prädiktor für spätere psychische und organische Erkrankungen sowie neuronale Entwicklungsstörungen (He et al., 2022). Der Maximalwert beträgt 10 und ein Wert unter 7 fünf Minuten nach der Geburt gilt als Risikofaktor.

- *Frühkindliche Entwicklung und Kindergartenzeit.* Wie entwickelte sich das Schrei-, Schlaf-, Fütter- und Essverhalten? Falls Regulationsstörungen (z. B. exzessives Schreien, Schlafstörungen, Fütterstörungen) auftraten, wie lange dauerten diese an, wie intensiv waren sie und wie gingen die Erziehenden mit den Problemen um? Wie wurden die Meilensteine der Entwicklung durchlaufen (u. a. Feinmotorik, Grobmotorik, Laufen, Sprechen)? Wie entwickelte sich das kindliche Spiel- und Sozialverhalten? Wie reagierte das Kind im Alter von ein bis zwei Jahren auf Trennung und Wiedervereinigung mit zentralen Bezugspersonen? Wie reagierte das Kind im Alter von ein bis drei Jahren bei Angst, Traurigkeit oder Ärger und inwiefern suchte es Trost und/oder Unterstützung bei den Bezugspersonen? Besuchte das Kind eine Krippe? Falls ja, ab welchem Alter? Besuchte das Kind einen Kindergarten? Falls ja, ab welchem Alter? Wie gelang die Eingewöhnung?

Bei Patient:innen im (späten) Jugendalter und Erwachsenenalter ist häufig die Erfassung bzw. Beschreibung der folgenden Lebensbereiche relevant:

- *Herkunftsfamilie.* Wer gehört(e) zur Herkunftsfamilie? Wie war (in der Kindheit) das emotionale Verhältnis in der Herkunftsfamilie? Wie war (in der Kindheit) die finanzielle Situation in der Herkunftsfamilie und was machten die Eltern beruflich? Gab es (in der Kindheit) Zeiten der Trennung von den primären Bezugspersonen? Wenn ja, warum? Wie war (in der Kindheit) der Erziehungsstil der primären Bezugspersonen? Welche Werte und Ziele waren den primären Bezugspersonen (in der Kindheit) wichtig? Welche Rolle spielten Glaube und/oder Religion in der Herkunftsfamilie? Gab es (in der Kindheit) Vernachlässigungs- oder Missbrauchserfahrungen? Wurden bei der Erziehung ggf. Unterschiede zwischen Geschwistern gemacht? Wo ist der:die Patient:in aufgewachsen (u. a. ländlich, städtisch)? Wie veränderte sich die Herkunftsfamilie (inkl. der emotionalen und finanziellen Verhältnisse, des Erziehungsstils und der zentralen Werte und Ziele) über die Kindheit (und Jugend) hinweg? Mit welchen Ressourcen und/oder Belastungen war das Leben in der Herkunftsfamilie verbunden?

- *Schulzeit.* Welche Schulen wurden besucht? Wie war die Leistung in der Schule und wie wichtig waren Patient:innen und Angehörigen gute Schulleistungen? Wie war das emotionale Verhältnis zur Schule? Wie war das Verhältnis zu Mitschüler:innen und Lehrkräften? Gab es Missbrauchs- und/oder Mobbingerfahrung? Mit welchen Ressourcen und/oder Belastungen war die Schulzeit verbunden? Falls passend: Welcher Schulabschluss wurde mit welcher Abschlussnote erreicht?
- *Sexualentwicklung und bisherige Beziehungen.* Wann machten Patient:innen erste romantische und sexuelle Erfahrungen? Falls ja: Wie wurden die ersten romantischen und sexuellen Erfahrungen erlebt? Wie viele Sexualpartner:innen hatten Patient:innen in ihrem Leben? Gab es ungewollte sexuelle Erfahrungen? Wie viele intime Beziehungen wurden bisher geführt und wie sind diese verlaufen (inkl. Dauer und Trennungsgründen)? Wie wurde das Miteinander in bisherigen Beziehungen gestaltet (z. B. gemeinsame Wohnung, Rollenverteilung)? Wie wurden Romantik und Sexualität in den bisherigen Beziehungen gelebt? Welche Belastungen und/oder Ressourcen waren mit bisherigen intimen Beziehungen verbunden?
  Bei (biologischen) Frauen: Wann war die Menarche? Besteht ein regelmäßiger Zyklus und gab es Phasen, in denen keine Schwangerschaft bestand und dennoch die Periode ausblieb? Mit welchen Beschwerden geht die Periode einher? Falls passend: Seit wann besteht die Menopause?

Hinweis

Falls Sexualität, sexuelle Orientierung oder Identität einen großen Stellenwert für das Fallverständnis haben (z. B. bei sexuellen Dysfunktionen oder bei sexueller Traumatisierung), kann eine Darstellung in einem eigenständigen Abschnitt zur Sexualanamnese sinnvoll sein.

Bei erwachsenen Patient:innen sind darüber hinaus häufig folgende Lebensbereiche relevant, wobei Alter und Lebensbedingungen der jeweiligen Patient:innen berücksichtigt werden sollten:

- *Ausbildung.* Wurde eine Ausbildung absolviert? Wurde die Ausbildung abgeschlossen? Falls relevant: Warum wurde die Ausbildung ggf. abgebrochen? Konnte die Ausbildung frei gewählt werden oder war die Wahlfreiheit eingeschränkt (z. B. von Sorgeberechtigten)? Wie waren die Leistungen in der Ausbildung und wie wichtig waren dem:der Patient:in gute Leistungen? Mit welchen Ressourcen und/oder Belastungen war die Ausbildung verbunden?
- *Studium.* Wurde ein Studium absolviert? Wurde das Studium abgeschlossen? Falls relevant: Warum wurde das Studium ggf. abgebrochen? Konnte das Studium frei gewählt werden oder war die Wahlfreiheit eingeschränkt (z. B. von Sorgeberechtigten)? Wie waren die Leistungen im Studium und wie wichtig

waren dem:der Patient:in gute Leistungen? Mit welchen Ressourcen und/oder Belastungen war das Studium verbunden?

- *Berufsweg.* Welche Berufe haben Patient:innen in ihrem Leben bereits ausgeübt? Bei welchen Arbeitgeber:innen waren sie beschäftigt? Gab es Zeiten, in denen die Betroffenen arbeitslos, in Elternzeit oder vor allem für die Haushaltsführung zuständig waren? Wie waren ihre beruflichen Leistungen und wie wichtig war/ist ihnen eine hohe Leistungsfähigkeit bzw. die berufliche Karriere? Gab es sich wiederholende berufliche Konflikte? Wie zufrieden sind die Patient:innen mit ihrem Berufsweg? Mit welchen Ressourcen und/oder Belastungen war ihr Berufsweg verbunden?
- *Familiengründung.* Wann und mit wem wurden ggf. Lebensgemeinschaften und/oder Ehen geschlossen? Wann und warum wurden ggf. Lebensgemeinschaften und/oder Ehen wieder aufgelöst? Gab es Abtreibungen? Gab es Fehlgeburten? Wann kamen Kinder zur Welt? Waren Kinder geplant? Wurde eine Kinderwunschbehandlung durchgeführt? Inwiefern waren Patient:innen in die Erziehung eingebunden? Was war ihnen bei der Erziehung wichtig? Welche Belastungen und/oder Ressourcen sind mit dem Thema Familiengründung verbunden?
  Falls Kinder von Patient:innen bereits älter sind: Wie hat sich das Verhältnis zu ihnen in deren Kindheit, Jugend und bis in deren Erwachsenenalter hinein entwickelt? Gab es gesundheitliche Probleme bei den Kindern? Wie ist deren schulische und berufliche Entwicklung?

Altersunabhängig sollten Patient:innen bzw. deren Bezugspersonen zu Unfällen, Stressoren, Traumatisierungen und sonstigen bedeutsamen Ereignissen in der Lebensgeschichte befragt werden: Welche bedeutsamen Stressereignisse gab es in der Lebensgeschichte? Wie wurde mit diesen umgegangen? Welche Konsequenzen hatten sie für das weitere Leben? Falls passend: Wie wurden größere Transitionen im Laufe des Lebens (z. B. Auszug aus dem Elternhaus, Einstieg ins Berufsleben) von Patient:innen verarbeitet und bewältigt? Gab es sonstige prägende Lebensereignisse? Falls ja, welche und welche Konsequenzen hatten diese?

Beispiel: Frau Z. (Forts.) – Protokoll der biografischen Anamnese

Herkunftsfamilie. Frau Z. wuchs als einziges Kind ihrer Eltern in einem dörflichen Umfeld in Rheinland-Pfalz auf. Bei ihrer Geburt seien ihre Eltern seit zwei Monaten verheiratet gewesen. Später habe ihre Mutter Frau Z. erzählt, dass die Schwangerschaft „nicht geplant“ gewesen sei und ihre Eltern vor allem „wegen ihr“ geheiratet hätten. Vor ihrer Geburt habe ihre Mutter Jura studiert. Nach der Geburt sei sie bis zur Kindergartenzeit von Frau Z. „zu Hause“ geblieben und habe im Anschluss als Sekretärin in der Kanzlei ihres Mannes und ihres Schwiegervaters gearbeitet. Die finanziellen Verhältnisse in der Herkunftsfamilie seien stets „sehr gut" gewesen. Aus heutiger Sicht glaube Frau Z. jedoch, dass ihre Mutter „stark" unter der finanziellen und beruflichen Abhängigkeit von ihrem Mann und ihrem Schwiegervater „gelitten" habe.

Das Verhältnis zu ihrer Mutter beschreibt Frau Z. als „kühl". Ihre Mutter habe sich „gekümmert", aber das sei selten „liebevoll" gewesen. Frau Z. gibt an, sie habe sich selbst früh als „Störfaktor" gefühlt. Der Vater von Frau Z. sei „häufig abwesend" gewesen. Wenn er da gewesen sei, zum Beispiel im Urlaub, habe er jedoch „viel" mit ihr „gespielt". Frau Z. glaube, dass ihre Mutter „vielleicht eifersüchtig" darauf war, dass ihre Tochter mehr Aufmerksamkeit von ihrem Ehemann erhielt als sie. Das Verhältnis zwischen ihren Eltern beschreibt Frau Z. als „angespannt" und „schwierig". Als Frau Z. neun Jahre alt war, habe ihre Mutter ihr zum ersten Mal erzählt, dass ihr Vater mehrere „Affären" gehabt habe und sie sich scheiden lassen wolle. Zu einer Scheidung sei es jedoch nie gekommen. Frau Z. gibt an, dass eine Scheidung „vielleicht für alle besser" gewesen wäre. Sie begründet dies damit, dass sie insbesondere im Jugendalter stark in die Streitigkeiten ihrer Eltern einbezogen gewesen und für ihre Mutter zum „Kummerkasten" geworden sei. Erst mit ihrem Auszug aus dem Elternhaus habe sie sich vermehrt abgrenzen können.
Zu ihren Großeltern mütterlicherseits und ihrer Großmutter väterlicherseits habe Frau Z. stets ein gutes Verhältnis gehabt. In der Kindheit habe sie an Wochenenden regelmäßig Zeit bei ihnen verbracht und habe sich dort „wohlgefühlt". Ihr Großvater väterlicherseits sei hingegen stark in die Arbeit „eingebunden" gewesen und habe ihr „wenig Aufmerksamkeit" geschenkt.

Schulzeit. Frau Z. beschreibt, dass schulische Leistungen ihren Eltern „sehr wichtig" gewesen seien. Beim Abendessen sei bereits in der Grundschulzeit „immer" über die Schule, Hausaufgaben und Klausuren gesprochen worden. Als Frau Z. auf das Gymnasium wechselte, wurden ihre Noten schlechter und die Kontrolle durch ihre Eltern nahm zu. Obwohl sie sich stark bemüht habe und viel Zeit in ihre Schularbeiten investiert habe, sei sie nie über eine „gute" Leistung hinausgekommen. Sie glaube, besonders ihren Vater habe das enttäuscht. Sie glaube, er habe gehofft, dass sie auch Rechtsanwältin werden würde, habe ihr aber in der Oberstufe von einem Jurastudium „abgeraten", weil das „zu schwer" für sie sei.
Zu ihren Mitschüler:innen habe sie in der Grundschulzeit ein gutes Verhältnis gehabt und sei sozial eingebunden gewesen. Auf dem Gymnasium habe sie zunächst schwer Anschluss gefunden, habe sich mit der Zeit jedoch einen „kleinen Freundeskreis" aufgebaut. Bei Lehrer:innen sei sie immer „beliebt" gewesen, da sie „ordentlich" gewesen sei und „selten über die Stränge" geschlagen habe.
Ihr Abitur habe Frau Z. mit einem Notenschnitt von 1,8 abgeschlossen.

Studium. Frau Z. begann ein Lehramtsstudium mit der Fächerkombination Deutsch und Biologie. Für ihr Studium zog sie in eine Wohngemeinschaft mit Frau G. in eine Universitätsstadt in Rheinland-Pfalz. Die Schulfreundinnen hatten ein gutes Verhältnis zueinander und Frau Z. berichtet von einer „schönen" Zeit, in der sie sich erstmals „frei" von ihren Eltern gefühlt habe, obwohl die finanzielle Abhängigkeit von ihren Eltern fortbestanden habe. Das habe ihr jedoch erlaubt, auf einen Nebenjob zu verzichten und viel Zeit in ihr Studium zu investieren. Als Resultat habe sie das Studium „in Regelstudienzeit" mit einem „sehr guten Ergebnis" beendet können (Abschlussnote: 1.2). Sie berichtet, sie sei „stolz" auf ihre Studienleistung.

Referendariat. Das Referendariat beschreibt Frau Z. als die „belastendste Zeit ihres Lebens". Sie habe das Gefühl gehabt, das Studium habe sie „überhaupt nicht" auf die Lehrpraxis vorbereitet. Ihr Betreuer habe sie auch „nie wirklich unterstützt", sondern ihr „immer wieder" zurückgemeldet, dass sie „alles falsch" mache. Sie habe große Angst vor den Lehrproben gehabt und auch „normale Unterrichtsstunden" „extrem intensiv" vorbereitet, da sie „alles richtig" machen wollte. Sie habe sich zeitweise „fix und fertig" gefühlt und hätte am liebsten aufgegeben. Das sei aber „nicht infrage" gekommen. Sie sei „sehr froh" gewesen, als ihr Referendariat „geschafft" war und sie „richtig" ins Lehramt einsteigen konnte.

Sexualentwicklung. Frau Z. gibt an, mit zwölf Jahren sei ihre erste Regelblutung eingetreten. Im Alter von 17 bis 18 Jahren sei ihre Regelblutung ausgeblieben, vermutlich infolge ihres damaligen Untergewichts. Davor und danach sei ihre Regelblutung von „normalen" Beschwerden begleitet gewesen, die sie meist nicht im Alltag einschränkten. Mit 15 Jahren habe sie eine erste sexuelle Beziehung mit einem Mitschüler gehabt, die ca. ein Jahr gedauert habe. Seitdem habe sie drei weitere Sexualpartner gehabt. Obwohl sie mit ihrem eigenen Körper „schon immer unzufrieden" gewesen sei, habe sie Intimität und Sexualität zumeist als „schön" empfunden.

Frühere Paarbeziehungen. Frau Z. habe in ihrem Leben drei längere Paarbeziehungen geführt, von denen die letzte mit Herrn T. noch andauere. Ihre erste Beziehung sei „eigentlich sehr schön" gewesen und sie habe sich „wohlgefühlt". Sie wisse nicht mehr, warum genau sie sich getrennt hätten, „vielleicht" sei sie ihm „zu viel Streberin" und er ihr „zu sehr auf Party fixiert" gewesen. Zu Beginn ihres Studiums sei sie zwei Jahre mit Herrn U. (damals 25 Jahre, Student in Wirtschaftswissenschaften) zusammen gewesen. Als dieser seinen Studienplatz wechselte und nach Berlin zog, hätten sie zunächst „versucht", eine „Fernbeziehung" zu führen, aber das habe sie „beide unglücklich gemacht". Daher hätten sie sich getrennt.

Ressourcen und Stressoren. Als Ressourcen in ihrer Kindheit beschreibt Frau Z. insbesondere die Beziehung zu ihren Großeltern mütterlicherseits sowie zu ihrer Freundin Frau G. Ihr Großvater väterlicherseits sei verstorben, als sie ca. 14 Jahre alt war. Im jungen Erwachsenenalter sei ihr Studium zu einer wichtigen Ressource geworden, die ihrem Selbstwert „gutgetan" habe. Auch mit Yoga habe sie im Verlauf des Studiums begonnen. Als bedeutsamste Stressoren ihrer Kindheit und Jugend beschreibt Frau Z. ihre Verstrickung in die Streitigkeiten ihrer Eltern, das „kühle" Beziehungsverhalten der Mutter und die hohe schulische Belastung in der Oberstufe. Im jungen Erwachsenenalter sei ihr Referendariat der größte Stressor gewesen.

6.2.4 Familienanamnese

Die Familienanamnese beschreibt die Familienverhältnisse in der Herkunftsfamilie der Eltern und bedeutsame Lebensereignisse sowie körperliche und psychische Erkrankungen in der Herkunftsfamilie der Patient:innen (d.h. bei Eltern, Großeltern, Onkel, Tanten, Geschwistern). Psychische Erkrankungen in der Familie sind einerseits wegen des potenziell genetischen Einflusses relevant und andererseits, weil Familienmitglieder Rollenmodelle für den Umgang mit Krankheiten und Belastungen sein können. Stressoren und körperliche Krankheiten von Angehörigen sind vor allem relevant, da diese u.a. einen (negativen) Einfluss auf das erlebte Bindungs- und Erziehungsangebot durch die betroffenen Sorgeberechtigten gehabt haben können. Die wichtigsten Informationen für die Familienanamnese sind:

- *Familiäre Verhältnisse in der Herkunftsfamilie der Eltern.* Bei wem sind die Eltern aufgewachsen? Haben die Eltern Geschwister? Wichtige Kontextfaktoren in der Kindheit und Jugend der Eltern (z.B. finanzielle Situation)?
- *Psychische und körperliche Erkrankungen von Familienangehörigen.* Sind bedeutsame Erkrankungen bei Eltern, Geschwistern, Onkeln, Tanten und/oder Großeltern bekannt? Falls ja, welche? Welche Auswirkungen haben/hatten die Erkrankungen für die Betroffenen und wie sind sie damit umgegangen? Welche Behandlungen fanden ggf. statt bzw. welche Unterstützungsangebote wurden (nicht) wahrgenommen? Welchen Einfluss hatten die Erkrankungen der Angehörigen auf das Leben der Patient:innen (z.B. längere Krankenhausaufenthalte der Mutter)?
- *Bedeutsame Lebensereignisse.* Sind bedeutsame Lebensereignisse bei Eltern, Geschwistern, und/oder Großeltern bekannt (z.B. Traumatisierungen)? Falls ja, welche? Welche Auswirkungen hatten die Ereignisse für die Betroffenen und wie sind sie damit umgegangen? Welche Bewältigungsstrategien wurden genutzt und welche Unterstützungsangebote wurden (nicht) wahrgenommen? Welchen Einfluss hatten die Ereignisse auf das Leben der Patient:innen (z.B. Erziehungsstil der Eltern)?

Beispiel: Frau Z. (Forts.) – Familienanamnese

Familie mütterlicherseits. Die Mutter von Frau Z. wuchs gemeinsam mit ihren Eltern (Mutter: vor Renteneintritt Hausfrau, 78 Jahre; Vater: vor Renteneintritt Realschullehrer, 84 Jahre) und ihrer Schwester (61 Jahre, Gymnasiallehrerin) in einem dörflichen Umfeld in Rheinland-Pfalz auf. Frau Z.s Mutter litt laut Frau Z. in ihrer Jugend unter „Magersucht". Das habe ihre Mutter ihr vor dem Hintergrund des Beginns der Psychotherapie von Frau Z. im Jugendalter berichtet. Die Schwester ihrer Mutter leide „schon immer" unter „Depressionen". Die Großeltern mütterlicherseits hätten, soweit Frau Z. wisse, nie an einer psychischen Störung gelitten und seien auch im „hohen Alter noch sehr fit". Als relevante Stressoren im Leben ihrer Mutter beschreibt Frau Z. das „Ende der juristischen Karriere" nach der Geburt von Frau Z. sowie die Ehe mit dem Vater von Frau Z. (v. a. seine Affären).

Familie väterlicherseits. Der Vater von Frau Z. wuchs mit seinen Eltern (Mutter: vor Renteneintritt Sekretärin, 84 Jahre; Vater: verstorben, zuvor Rechtsanwalt) in einer Kleinstadt in Rheinland-Pfalz auf. Ihr Vater habe keine Geschwister. Vonseiten ihres Vaters seien Frau Z. keine psychischen Erkrankungen bekannt. Ihr Großvater väterlicherseits sei an einem Herzinfarkt verstorben, als sie ca. 14 Jahre alt war. Ihr Vater habe im Anschluss begonnen, verstärkt Sport zu treiben und auf seine Ernährung zu achten. Ihre Großmutter väterlicherseits sei gesund. Als größten Stressor im Leben ihres Vaters, aber auch als seine größte Ressource, beschreibt Frau Z. seinen Beruf.

6.2.5 Krankheits- und Behandlungsanamnese

Krankheits- und Behandlungsanamnese werden häufig zusammen durchgeführt und gemeinsam verschriftlicht. Die Krankheitsanamnese erfasst die aktuelle psychische und körperliche Symptomatik sowie die bisherige Erkrankungsgeschichte. Wichtig sind dabei sowohl das Ersterkrankungsalter, der Verlauf der Erkrankung (z. B. chronifiziert, rezidivierend) und die resultierenden Funktionseinschränkungen. Die Krankheitsanamnese ist sowohl für die (Differenzial-)Diagnostik (z. B. unipolar-affektive Störung oder bipolar-affektive Störung) als auch für die Prognoseeinschätzung relevant (meist: je früher der Erkrankungsbeginn, je länger die Erkrankungsdauer, je mehr Komorbiditäten und je mehr Rezidive, desto schlechter die Prognose; z. B. Vall & Wade, 2015; Immonen et al., 2017). Die wichtigsten Informationen zur Krankheitsgeschichte sind:

- *Gegenwärtige Symptomatik.* Welche psychischen und körperlichen Symptome liegen gegenwärtig vor? Zu welchen Funktionseinschränkungen führt die gegenwärtige Symptomatik? Seit wann besteht die gegenwärtige Symptomatik? Sind potenzielle Auslöser bekannt? Wie war der Verlauf der gegenwärtigen Symptomatik (z. B. rezidivierend, progredient)? Welche Diagnosen wurden in der Vorgeschichte bezüglich der gegenwärtigen Symptomatik gestellt?

- *Frühere Symptome und Krankheiten.* Die gleichen Fragen, die bezogen auf die gegenwärtige Symptomatik zu klären sind, sind auch bezüglich (relevanter) früherer psychischer und körperlicher Symptome und Krankheiten zu eruieren. Relevant sind frühere Erkrankungen u. a., wenn sie einen bedeutsamen Einfluss auf den Lebensweg der betroffenen Person hatten, im Zusammenhang mit dem Therapiewunsch und/oder der gegenwärtigen Symptomatik stehen oder das Verständnis und den Umgang mit der gegenwärtigen Symptomatik prägen.

Die Behandlungsanamnese beschreibt die psychotherapeutischen, psychopharmakologischen und somatischen Behandlungen, die in der Vorgeschichte von Patient:innen in Anspruch genommen wurden. Die Behandlungsgeschichte kann vor allem darüber Auskunft geben, welche Behandlungs- und Bewältigungsmöglichkeiten in der Vergangenheit bereits erfolgreich oder erfolglos erprobt wurden. Diese Informationen haben großen Einfluss auf die Behandlungsplanung, wobei vor allem Methoden bzw. Medikamente eingesetzt werden sollten, die sich zuvor bewährt haben. In seltenen Fällen ist die Behandlungsanamnese auch für die Differenzialdiagnostik relevant, z. B. da (Psycho)Pharmaka ursächlich für psychische Symptome sein können. Die wichtigsten Informationen für die Behandlungsanamnese sind:

- *Psychotherapeutische Behandlungen.* Waren die Patient:innen zuvor bzw. befinden sie sich gegenwärtig in (ambulanter oder stationärer) psychotherapeutischer Behandlung? Falls ja: Aufgrund welcher Erkrankungen bzw. Beschwerden wurde die Behandlung begonnen? Welches Therapieverfahren wird bzw. wurde angewandt? Inwiefern profitieren bzw. profitierten die Patient:innen von der Behandlung? Inwiefern treten bzw. traten Nebenwirkungen der Behandlung auf? Sind bzw. waren die Patient:innen insgesamt mit der psychotherapeutischen Behandlung zufrieden?
- *Psychopharmakologische Behandlung.* Nahmen Patient:innen zuvor bzw. nehmen Patient:innen gegenwärtig eine psychopharmakologische Behandlung in Anspruch? Falls ja: Aufgrund welcher Erkrankungen bzw. Beschwerden wurde die Behandlung begonnen? Welche Medikamente werden bzw. wurden eingenommen? Inwiefern profitieren bzw. profitierten die Patient:innen von der Behandlung? Inwiefern treten bzw. traten Nebenwirkungen der Behandlung auf? Sind bzw. waren die Patient:innen insgesamt mit der psychopharmakologischen Behandlung zufrieden?
- *Behandlung somatischer Erkrankungen.* Welche Medikamente wurden in der Vergangenheit bzw. werden gegenwärtig zur Behandlung welcher somatischen Erkrankungen eingenommen? Sofern relevant: Mit welcher Dosierung und für

welche Dauer werden bzw. wurden die Medikamente eingenommen? Handelte es sich um Selbstmedikation oder wurden die Medikamente ärztlich verordnet? Erbrachte die medikamentöse Behandlung den gewünschten Erfolg? Traten im Zuge der Behandlung Nebenwirkungen auf? Wurden weitere Behandlungen somatischer Erkrankungen vorgenommen (z.B. Operationen)? Führten die Behandlungen zum gewünschten Erfolg? Welche Einschränkungen oder Nebenwirkungen resultierten aus der Behandlung?
- *Krankenhausaufenthalte.* Falls nicht bereits im Zuge der vorherigen Anamneseabschnitte erfasst, sollten Informationen zu früheren stationären Behandlungen erfragt bzw. protokolliert werden. Relevante Informationen sind in der Regel Grund, Dauer, Erfolg und Bewertung von relevanten Krankenhausaufenthalten.

Hinweis

Auch der regelmäßige Gebrauch von Medikamenten, die nicht der Behandlung einer Erkrankung dienen (v.a. Kontrazeptiva), sollte in diesem Abschnitt dargestellt werden.

Beispiel: Frau Z. – Krankheits- und Behandlungsanamnese

Gegenwärtige Symptomatik. Seit zwei Jahren zeigt Frau Z. eine deutliche Einschränkung ihres Ernährungsverhaltens (ca. 1300 kcal pro Tag), das von übermäßiger sportlicher Aktivität (ca. viermal pro Woche eine Stunde Sport) und selbstinduziertem Erbrechen begleitet wird (ca. viermal pro Woche). Ihr Gewicht habe sich im Zuge dessen von 59 kg auf 46 kg reduziert, bei einer Körpergröße von 168 cm. Essattacken werden von Frau Z. verneint. Als Auslöser der Symptomatik sieht Frau Z. die Stressbelastung und die Überforderungsgefühle im Referendariat bzw. in ihrem Beruf als Lehrerin. Die Symptomatik habe im Verlauf des Referendariats schleichend begonnen und sich dann „verselbstständigt“. Ihr Verlobter habe ihr bereits früh aufgrund der Stressbelastung und des veränderten Essverhaltens zu einer Krankschreibung und/oder Behandlung geraten, aber sie habe Angst gehabt, dass sich das negativ auf das Referendariat und ihre berufliche Perspektive inklusive einer Verbeamtung auswirken könne. Jetzt wolle sie jedoch eine Behandlung als Selbstzahlerin beginnen, da die Belastungen in der Paarbeziehung und die Auswirkungen ihres Untergewichts auf die Arbeit (d.h. Konzentrationsprobleme, Reizbarkeit, Kommentare von Kolleg:innen) zunehmen würden.

Vorangegangene Krankheitsepisoden. Frau Z. beschreibt, bereits im Jugendalter (ca. 16 bis 18 Jahre) unter einer ähnlichen Symptomatik gelitten zu haben. Als ursächlich für die damalige Episode betrachte sie die zunehmende schulische Belastung in der Oberstufe. Die Symptomatik habe schleichend begonnen. Sie glaubt, sie habe damals zunächst „gar nicht vorgehabt" abzunehmen, sie habe einfach weniger Hunger gehabt. Als ihr Umfeld jedoch positiv auf ihre initiale Gewichtsabnahme reagiert habe, habe sie begonnen, vermehrt Sport zu treiben. Als das nicht ausgereicht habe, um ihr niedrigeres Gewicht zu halten bzw. weiter zu senken, habe sie auf Anraten einer Freundin damit begonnen, sich zu übergeben. Ihr niedrigstes Gewicht sei mit 17 Jahren 47 kg gewesen. Ihre Eltern hätten ihr damals eine Psychotherapie auf Selbstzahlerbasis finanziert. Sie habe „etwa 20 Sitzungen" in Anspruch genommen, von denen sie profitiert habe. Damals habe ihre Therapeutin eine Anorexia nervosa diagnostiziert. Ihr Gewicht habe sich gesteigert, aber erst im Verlauf des Studiums habe sie wieder Normalgewicht erreicht. Zuvor habe sie die Therapie aufgrund ihres Umzugs zu Studienbeginn beendet.

Körperliche Symptome. Frau Z. gibt an, in den vergangenen zwei Jahren vermehrt unter Bauchschmerzen, Kopfschmerzen und Schwindel gelitten zu haben. Ihre Regelblutung sei seit ca. einem Jahr ausgeblieben. Bei Frau Z. sind keine körperlichen (Vor-)Erkrankungen bekannt.

Medikamenteneinnahme. Frau Z. gibt an, ca. einmal pro Woche Kopfschmerztabletten einzunehmen (Ibuprofen 400).

6.2.6 Suchtanamnese

Die Suchtanamnese beschreibt den aktuellen und früheren Substanzgebrauch der Patient:innen, d.h. den Gebrauch illegaler und legaler Drogen. Falls Abhängigkeitspotenzial besteht, kann hier auch der (nicht verschreibungskonforme) Gebrauch von (potenziell abhängig machenden) Medikamenten beschrieben werden. Diese Informationen sind für die (Differenzial-)Diagnostik (d.h. Substanzmissbrauch bzw. -abhängigkeit und substanzinduzierte Symptomatik), aber auch für das Verständnis von Emotionsregulationsstrategien der Patient:innen relevant. Dabei sind für alle konsumierten Substanzen folgende Fragen relevant, die hier am Beispiel Alkoholkonsum ausformuliert werden:

- *Falls gegenwärtig Alkohol getrunken wird.* An wie vielen Tagen im letzten Monat haben Patient:innen Alkohol getrunken? Welche Menge an Alkohol wurde getrunken? Seit wann besteht das gegenwärtige Konsummuster und wie ist dessen Verlauf (z.B. rezidivierend, progredient)? Hat der Alkoholkonsum gegenwärtig oder hatte er in der Vergangenheit negative Auswirkungen (z.B. „Kater", erhöhte Gefahr bei der Bedienung von Maschinen, partnerschaftliche oder familiäre Konflikte)? Nur falls passend: Wurde eine Toleranzentwicklung oder eine Einengung der Lebenswelt auf den Alkoholkonsum festgestellt?

- *Falls gegenwärtig kein Alkohol getrunken wird.* Haben Patient:innen jemals regelmäßig oder in größeren Mengen Alkohol getrunken? Falls ja, stellen sich bezüglich des vorangegangenen Konsums die gleichen Fragen, die bezüglich des gegenwärtigen Konsums ausformuliert wurden. Falls ein regelmäßiger Konsum vorlag, stellt sich zusätzlich die Frage, warum der Konsum eingestellt wurde. Falls zuvor ein bedenkliches Konsummuster vorlag, ergibt sich ebenso die Frage, ob die Beendigung des Konsums für die Patient:innen schwierig war (d.h., ob es zu Rückfällen und/oder Entzugssymptomen kam).

Hinweis

Liegt eine Substanzkonsumstörung vor, sollte der Gebrauch der relevanten Substanzen in der Regel im Abschnitt Krankheitsanamnese beschrieben werden.

Beispiel: Frau Z. (Forts.) – Protokoll der Suchtanamnese

Gebrauch von Alkohol. Frau Z. gibt an, seit Abschluss ihres Studiums vollständig auf Alkohol zu verzichten. Unter anderem, da sie die Ansicht vertrete, dass das nicht zu ihrem „Rollenverständnis einer Lehrerin“ passe. Sie habe jedoch bereits in ihrer Jugend und während des Studiums wenig Alkohol getrunken, weshalb ihr der Verzicht „leichtgefallen“ sei. Sie gibt an, sie sei in ihrem Leben „nur ein- oder zweimal“ betrunken gewesen.

Gebrauch von Cannabis. Die Patientin beschreibt, dreimal auf Partys während des Studiums „gekifft“ zu haben. Der letzte Konsum sei vier Jahre her.

Gebrauch weiterer Substanzen. Frau Z. berichtet, nie Tabak geraucht und nie illegale Substanzen konsumiert zu haben.

Hinweise

- Gesprächsbeispiele zur Anamneseerhebung im Zuge des Erstgesprächs sind in Kapitel 5 ausformuliert.
- Während die Hauptüberschriften im Anamneseprotokoll beibehalten werden sollten (z.B. „Soziale Anamnese“), können Zwischenüberschriften angepasst werden, um je nach Fall inhaltliche Schwerpunkte zu setzen (z.B. „Partnerschaft und Kernfamilie“ oder „Familie“).

6.3 Beispiel für ein Anamneseprotokoll bei Kindern

Nachdem in Kapitel 6.2 die Abschnitte der Anamnese anhand des Beispiels einer erwachsenen Patientin dargestellt wurden, finden Sie nachfolgend ein Beispiel eines Anamneseprotokolls für einen Patienten im Kindes- und Jugendalter.

Beispiel: L. (9 Jahre) – Anamneseprotokoll[1]

1. Orientierende Angaben
L. (neun Jahre, männlich) wurde auf Initiative seiner Eltern und Empfehlung des behandelnden Kinder- und Jugendpsychiaters aufgrund von (auto-)aggressivem Verhalten, Selbstwertproblemen und Regulationsschwierigkeiten in der Hochschulambulanz vorgestellt. Zur Erstvorstellung erschien L. in Begleitung seiner Mutter. Als Vorbefunde lagen eine einfache Aktivitäts- und Aufmerksamkeitsstörung (F90.0; ADHS), eine rezeptive Sprachstörung (F80.28), eine auditive Verarbeitungs- und Wahrnehmungsstörung (AVWS; F80.20), eine umschriebene Störung der Grobmotorik (F82.0) und eine unterdurchschnittliche Intelligenz vor. Im Rahmen der psychotherapeutischen Sprechstunde ergab sich zusätzlich der Verdacht auf eine sonstige emotionale Störung des Kindesalters (F93.8).

2. Soziale Anamnese
Familie. L. ist das einzige Kind seiner Eltern (Mutter, 43 Jahre, Altenpflegehelferin, teilzeitbeschäftigt; Vater, 45 Jahre, Berufskraftfahrer, vollzeitbeschäftigt) und lebt mit beiden sorgeberechtigten Elternteilen in einem Haus, in dem ihm zwei eigene Zimmer zur Verfügung stehen, in einer kleinen Gemeinde in Niedersachsen. Die sozioökonomische Lage wird als durchschnittlich beschrieben. Die Eltern gaben an, ein eigenes Haus zu besitzen und sich finanziell ausreichend abgesichert zu fühlen. Grundsätzlich bestehe eine liebevolle Beziehung zu den Eltern, durch die aktuellen Probleme sei die Eltern-Kind-Beziehung jedoch zunehmend belastet. Die Eltern zeigen sich hinsichtlich der Förderung von Hobbys, Interessen und Sozialkontakten sehr unterstützend. Im Erziehungsverhalten wirken sie bemüht, Hilfen anzunehmen und Empfehlungen von Fachkräften umzusetzen. Beide Eltern geben an, sich mit der Erziehung teilweise überfordert zu fühlen, und beschreiben ihr Erziehungsverhalten als gewährend und inkonsequent. Zu längeren Trennungszeiten zwischen Eltern und Kind sei es im bisherigen Entwicklungsverlauf nicht gekommen.

Schule. L. besucht als Schüler mit besonderem pädagogischem Förderbedarf (Förderschwerpunkt Lernen) die zweite Klasse einer Regelgrundschule. Seit Schulbeginn zeigen sich Konzentrations- und Leistungsstörungen. Darüber hinaus wurde von der Klassenlehrerin phasenweise stark oppositionelles und verweigerndes Verhalten im Unterricht beschrieben. L. verstecke sich dann unter dem Tisch, verweigere die Mitarbeit, spreche nicht mehr mit den Lehrkräften und zeige teilweise autoaggressive Verhaltensweisen (z.B. Kopf anschlagen). Die Klassenlehrerin äußerte, dass L. deutliche Schwierigkeiten

1 Wir bedanken uns herzlich bei Frau Vanessa Großmann, Kinder- und Jugendlichenpsychotherapeutin und Lehrtherapeutin an der TU Braunschweig, die uns diese Beispielanamnese zur Verfügung gestellt hat.

habe, Arbeitsaufträge zu verstehen und umzusetzen. Häufig wirke er überfordert mit den Anforderungen im Schulunterricht. Trotz der Verhaltensauffälligkeiten würden sich die Mitschüler:innen freundlich und unterstützend gegenüber L. verhalten. L. gab an, mit einigen Kindern aus seiner Klasse befreundet zu sein und gerne mit ihnen zu spielen. In den Pausen beschäftige er sich aber auch gerne allein und sei körperlich sehr aktiv.

3. Biografische Anamnese

Frühkindliche Entwicklung. Aufgrund eines Protein-Z-Mangels bestand ein erhöhtes Risiko für Fehlgeburten bei der Mutter. Zum Zeitpunkt der Schwangerschaft mit L. war sie 34 Jahre alt und hatte zuvor bereits zwei Fehlgeburten erlitten. Nach der Schwangerschaft mit L. hatte sie zwei weitere Fehlgeburten. Während der Schwangerschaft mit L. kam es zu Blutungen und Ödemen und die Mutter wurde aufgrund des Protein-Z-Mangels medikamentös mit Heparin behandelt. Sie beschrieb eine psychische Belastung durch die Angst vor einer erneuten Fehlgeburt. Weitere psychosoziale Belastungsfaktoren und Substanzkonsum während der Schwangerschaft wurden verneint. Die Geburt erfolgte verfrüht per Sectio in der 36. SSW (2200 g, 48 cm, APGAR 8/9/9) aufgrund eines Blasensprungs. Im ersten Lebensjahr hatte L. Koliken und war sehr unruhig. Im Alter von ca. drei Monaten kam es zu motorischen Auffälligkeiten (hypertoner Muskeltonus), weshalb eine Physiotherapie in Anspruch genommen wurde. Die Sprachentwicklung verlief verzögert und es wurde eine Sprachentwicklungsstörung durch den behandelnden Kinderarzt festgestellt. Die Sauberkeitsentwicklung verlief ebenfalls verzögert. Während L. die Darmkontrolle sowie die Blasenkontrolle tagsüber altersangemessen im Alter von drei Jahren erreichte, erzielte er die Blasenkontrolle nachts erst im Alter von sieben Jahren. Tagsüber nässt L. aktuell regelmäßig ein.

Kindertagesbetreuung. Im Alter von zwei bis sechs Jahren besuchte L. als Integrationskind mit dem Förderschwerpunkt „Sprache“ den Kindergarten. In der Kindergartenzeit wurden hypermotorisches Verhalten, Regelübertretungen und Auffälligkeiten im Spielverhalten beobachtet. L. spielte häufig allein und suchte wenig Kontakt zu anderen Kindern. Darüber hinaus seien Schwierigkeiten in der Entwicklung von grob- und feinmotorischen Fertigkeiten aufgefallen. L. sei eher unselbstständig gewesen und habe viel Unterstützung benötigt.

Schulzeit. Die Einschulung wurde aufgrund von Entwicklungsrückständen hinsichtlich vorschulischer Fähigkeiten zurückgestellt, sodass L. zunächst für ein Jahr den Schulkindergarten besuchte. Die Einschulung erfolgte schließlich im Alter von sieben Jahren.

4. Familienanamnese

Familienanamnestisch sind eine einfache Aktivitäts- und Aufmerksamkeitsstörung und eine Lernbehinderung bei der Mutter, eine Lern- und Hörbehinderung beim Vater sowie Aktivitäts- und Aufmerksamkeitsstörungen bei drei Cousins (mütterlicherseits) bekannt.

5. Krankheits- und Behandlungsanamnese
Gegenwärtige Symptomatik. Die Mutter berichtete, dass L. Schwierigkeiten habe, Anforderungen umzusetzen, und es zu häufigen Konfliktsituationen im familiären sowie schulischen Kontext komme. Im Sozialverhalten würden sich deutliche Schwierigkeiten zeigen. Oftmals habe die Mutter den Eindruck, L. verstehe nicht, was man ihm sage. L. beginne dann zu weinen oder fange an zu schreien. Oftmals reagiere er aggressiv und es komme zu Wutausbrüchen. Diese Wutausbrüche seien in letzter Zeit immer stärker geworden (z. B. Gegenstände werfen, autoaggressives Verhalten). Auslöser seien für die Mutter häufig nicht ersichtlich, es handele sich aus ihrer Sicht um Kleinigkeiten. Außerdem habe L. Selbstwertprobleme entwickelt. Häufig äußere er sich abwertend über sich selbst (z. B. „Ich bin zu dumm", „Ich kann eh nichts"). Darüber hinaus könne L. sich oftmals nur schwer steuern und Gefahren nicht einschätzen und begebe sich dadurch in gefährliche Situationen (z. B. Klettern in großer Höhe). L. komme insgesamt nur schwer mit Veränderungen zurecht und benötige klare Routinen und Strukturen. Darüber hinaus nässe L. seit einigen Monaten tagsüber regelmäßig ein. Im häuslichen Rahmen seien Konflikte mit L. in letzter Zeit zunehmend eskaliert, und die Eltern gaben an, sich überfordert und hilflos zu fühlen. L. drohe z. B. damit, sich ein Messer zu nehmen und die Katze damit zu verletzen. Einmalig sei es in einer eskalierten Streitsituation dazu gekommen, dass L. sich mit einer Schere im Gesicht einige Schnitte zufügte. Darüber hinaus schlage er manchmal in Stresssituationen seinen Kopf an Wände oder Möbelstücke.

Verlaufsgeschichte. Bereits in der frühkindlichen Entwicklung fielen Unruhe, hypermotorisches und impulsives Verhalten auf. Mit Eintritt in den Kindergarten wurden zudem Entwicklungsrückstände in der Grob- und Feinmotorik sowie der Sprachentwicklung ersichtlich. Es zeigten sich Schwierigkeiten im Sprachverständnis und erste oppositionelle Verhaltensweisen. Mit Schuleintritt verstärkte sich die beschriebene Symptomatik und es wurden zunehmend Konzentrations- und Aufmerksamkeitsprobleme beobachtet. Oppositionell-verweigernde sowie (auto-)aggressive Verhaltensweisen traten im schulischen und familiären Kontext verstärkt auf. Im weiteren Verlauf entwickelten sich Selbstwertprobleme und eine sekundäre Enuresis nach einem Trockenheitsintervall von etwa eineinhalb Jahren.

Bisherige Behandlungen und Bewältigungsversuche. Nach dem Schuleintritt erfolgte im Alter von sieben Jahren eine Erstvorstellung in einem sozialpädiatrischen Zentrum. Dort wurden eine einfache Aktivitäts- und Aufmerksamkeitsstörung (F90.0; ADHS), eine rezeptive Sprachstörung (F80.28), eine auditive Verarbeitungs- und Wahrnehmungsstörung (AVWS; F80.20), eine umschriebene Störung der Grobmotorik (F82.0) und eine unterdurchschnittliche Intelligenz diagnostiziert. Daraufhin sei ein Fördergutachten erstellt und sonderpädagogischer Unterstützungsbedarf festgestellt worden (Förderschwerpunkt Lernen). L. erhalte seitdem zusätzlichen Förderunterricht sowie angepasste Arbeitsmaterialien im Unterricht. Im Rahmen der Behandlung im sozialpädiatrischen Zentrum wurde das Vorliegen einer tiefgreifenden Entwicklungsstörung überprüft und eine Autismus-Spektrum-Störung ausgeschlossen. Die beobachteten Schwierigkeiten in der Kommunikation seien auf die rezeptive Sprachstörung und die auditive Verarbeitungs- und Wahrnehmungsstörung zurückzuführen. Im Alter von sieben Jahren erfolgte über ein Jahr eine erfolgreiche logopädische Behandlung (phonologische Störung, S-Laute). Seit dem achten Lebensjahr nimmt L. regelmäßig Ergotherapie in Anspruch und besucht eine psychomotorische Turngruppe, was zu einer deutlichen Verbesserung der motorischen Fertigkeiten beigetragen habe. Psychotherapeutische oder lernpädagogische Hilfsangebote seien bisher nicht in Anspruch genommen worden.

Körperliche Erkrankungen im Entwicklungsverlauf. Im Alter von eineinhalb Jahren wurde L. aufgrund eines Hodenhochstands operiert. Im Alter von ca. vier Jahren hatte L. Scharlach. Seine Halsvene war infolgedessen stark angeschwollen und L. wurde für zwei Tage im Krankenhaus behandelt, wo ein Vitamin-D-Mangel festgestellt wurde. Im Alter von sieben Jahren wurde eine sonstige Chromosomenanomalie festgestellt, deren klinische Bedeutsamkeit laut Fachärztin zum aktuellen Zeitpunkt als unklar einzustufen ist.

Medikamenteneinnahme. Seit dem siebten Lebensjahr wird L. aufgrund der einfachen Aktivitäts- und Aufmerksamkeitsstörung (F90.0) medikamentös behandelt (zunächst mit Ritalin LA 20 mg 1-0-0 und Medikinet unretardiert 5 mg 0-1-0). Im Alter von acht Jahren sei eine Umstellung erfolgt und seitdem nehme L. zweimal täglich Medikinet unretardiert (10 mg 1-1-0) ein. Hierdurch habe sich die Aufmerksamkeitsleistung und die hypermotorische Symptomatik verbessert. Im Rahmen einer symptomatischen Kurzzeitbehandlung wurde L. für einige Wochen vor der Erstvorstellung in der Hochschulambulanz mit Risperidon (0.25 mg am Nachmittag) durch einen niedergelassenen Kinder- und Jugendpsychiater behandelt. Die Eltern beobachteten einen kurzfristigen Effekt auf die Impulsivität und Aggressivität, der sich nach Absetzen der Medikation jedoch nicht mehr zeigte.

6. Ressourcen und Risikofaktoren/Stressoren

Als personenbezogene psychische Ressourcen verfügt L. über ein aufgewecktes Temperament und die Fähigkeit, sich zu begeistern. L. ist offen, neugierig, kreativ, lebhaft und energiegeladen. Bezogen auf L.s Umweltressourcen lässt sich grundsätzlich eine liebevolle und fürsorgliche Beziehung zu den Eltern beobachten. L. hat stabile Freundschaften zu anderen gleichaltrigen und jüngeren Kindern im Ort, ist Mitglied bei der Kinder-Feuerwehr, in einer (psychomotorischen) Turngruppe und in einem Judo-Verein. In seiner Freizeit ist L. gerne draußen, fährt Fahrrad und spielt mit Playmobil oder Lego. Darüber hinaus lässt sich L.s Klassengemeinschaft, in die er gut eingebunden ist, als freundlich, offen und tolerant beschreiben. Die finanzielle Situation sowie das Wohnumfeld der Familie stellen ökonomische/ökologische Ressourcen dar.

Als generelle personenbezogene Risikofaktoren sind die Zugehörigkeit zum männlichen Geschlecht, L.s unterdurchschnittliche Intelligenz, die Chromosomenanomalie sowie die Entwicklungsstörungen zu nennen. Als weitere Risikofaktoren ergeben sich pränatal der Protein-Z-Mangel der Mutter und deren psychische Belastung durch Angst vor Fehlgeburten sowie perinatal die Frühgeburt, das geringe Geburtsgewicht und Geburtskomplikationen. Als postnatale Risikofaktoren sind das schwierige Temperament (L. kann sich nur schwer auf neue Erfahrungen einstellen, L. reagiert negativ und intensiv auf neue Ereignisse) sowie die daraus folgenden Schwierigkeiten bei der Bedürfnisregulation zu werten. Die deutlichen Unsicherheiten und Schwierigkeiten im elterlichen Erziehungsverhalten stellen einen umweltbezogenen Risikofaktor dar. Als gegenwärtiger Stressor ist die belastete Eltern-Kind-Beziehung einzustufen. Außerdem machte L. in seinem bisherigen schulischen Entwicklungsverlauf häufige Misserfolgserfahrungen.

6.4 Zusammenfassung und Lernkontrollfragen

Zusammenfassung von Kapitel 6:

- Eines von vier eingereichten Anamneseprotokollen bildet die Grundlage Ihrer mündlichen-praktischen Fallprüfung, die Bestandteil der Approbationsprüfung ist.
- Protokolliert werden laut Approbationsordnung Anamnesen (nicht Fallkonzeptionen), d.h., Sie sollten sich in der Regel auf eine deskriptive (nicht interpretative) Darstellung von für das Fallverständnis relevanten Informationen fokussieren. Beachten Sie, dass Regelungen je nach Hochschule und Bundesland hiervon abweichen können.
- Im Zuge der Prüfungsvorbereitung sollten Sie überlegen, welche Aufträge, differenzialdiagnostische Erwägungen, Erklärungsmodelle und Behandlungsansätze sich aus Ihrer Falldarstellung ergeben könnten. Berücksichtigen Sie dabei alle Richtlinienverfahren und versuchen Sie ggf. kritische Fragen zu antizipieren.
- Form, Umfang und Inhalt der Anamneseprotokolle sind nicht in der Approbationsprüfung definiert, weshalb Sie sich frühzeitig über die an Ihrem Standort geltenden Vorgaben informieren sollten.

- Die Anamneseerhebung beginnt in der Regel im Erstgespräch und wird in weiteren Sitzungen vertieft. In der Regel kommen (ergänzend) Anamnesefragebögen und teilweise Fremdanamnesen zum Einsatz.
- Ein Anamneseprotokoll umfasst in der Regel folgende Abschnitte: Orientierende Angaben, soziale Anamnese, biografische Anamnese, Familienanamnese, Krankheits- und Behandlungsanamnese und Suchtanamnese.
- Bei der Zuordnung von Informationen zu Abschnitten, die prinzipiell zwei Anamneseabschnitten zugeordnet werden könnten, sollte die Entscheidung daran ausgerichtet werden, welche Zuteilung der Informationsverarbeitung und dem Fallverständnis der Prüfenden entgegenkommt.
- Ein zusätzlicher Abschnitt zur Sexualanamnese ist vor allem zielführend, wenn Sexualität oder Geschlechtsidentität von großer Bedeutung für das Fallverständnis sind.
- Je nach Alter und Lebensgeschichte der Patient:innen sollten angemessene Schwerpunkte bei der Darstellung der biografischen Anamnese gesetzt werden.

Lernkontrollfragen

1. Welche Inhalte können Gegenstand der mündlich-praktischen Fallprüfung sein?
2. An welchen Standards der Anamneseprotokollierung sollten Sie sich orientieren?
3. Welche Informationsquellen können zur Anamneseerhebung genutzt werden?
4. Was sollte Gegenstand der sozialen Anamnese sein?
5. Was sollte Gegenstand der biografischen Anamnese sein?
6. Welche unterschiedlichen Schwerpunkte werden typischerweise bei einer biografischen Anamnese von Patient:innen im Kindes- und Jugendalter im Vergleich zu einer biografischen Anamnese im Erwachsenenalter gesetzt?
7. Was sollte Gegenstand der Krankheits- und Behandlungsanamnese sein?
8. Was sollte Gegenstand der Suchtanamnese sein?
9. Was sollte Gegenstand der Familienanamnese sein?
10. Wann sollten Sie einen eigenen Abschnitt zur Sexualanamnese erwägen?

Weiterführende Literatur

Laux, G. & Waltereit, R. (2017). *Anamnese und Befund bei psychischen Erkrankungen*. Stuttgart: Thieme.

7 Psychodiagnostische Untersuchungen

Therapeut:innen nutzen psychodiagnostische Untersuchungen für eine objektive, zuverlässige und valide Erfassung therapierelevanter Informationen. Dazu verwenden sie ein breites Methodenrepertoire, das sich aus Verhaltensbeobachtungen, (halb-)strukturierten Interviews, Fragebögen und (Leistungs-)Tests zusammensetzt. Neben Selbstberichten der Patient:innen und der Informationsgewinnung durch die Therapeut:innen sind auch Fremdberichte (z. B. Berichte von Eltern oder Angehörigen der Patient:innen oder Berichte von Vor- oder Mitbehandler:innen) wichtige Informationsquellen. Zu den wichtigsten Gegenstandsbereichen psychodiagnostischer Untersuchungen gehören (Döpfner, Görtz-Dorten & Petermann, 2024; Schäfer et al., 2022):

- *Störungsdiagnostik* (z. B. Differenzialdiagnostik): Welche Symptomatik bzw. welche Erkrankung liegt mit welchem Schweregrad vor?
- *Problemdiagnostik* (z. B. Verhaltensanalyse): Welche situativen sowie lebensgeschichtlichen (Lern-)Erfahrungen und Entwicklungen liegen der Störung zugrunde?
- *Leistungsdiagnostik* (z. B. Feststellung der Intelligenz): Bestehen hinsichtlich relevanter kognitiver Indikatoren Leistungsdefizite, die die bestehenden Probleme (mit)bedingen?
- *Neuropsychologische Diagnostik* (z. B. Merkfähigkeit): Sind zentrale neuropsychologische Funktionen beeinträchtigt und beeinflusst dies die bestehenden Probleme?
- *Ressourcendiagnostik* (z. B. Erfassung der sozialen Unterstützung): Welche Bewältigungskompetenzen und Ressourcen bringen Patient:innen mit, um die bestehenden Probleme zu bewältigen?
- *Entwicklungsdiagnostik* (z. B. Meilensteine der Entwicklung): Bestehen hinsichtlich der Entwicklung zentraler psychischer und physischer Funktionen Rückstände oder ist die Entwicklung altersangemessen?
- *Diagnostik von Fähigkeitsbeeinträchtigungen und Funktionsfähigkeit* (z. B. Fähigkeit zur Strukturierung von Arbeitsabläufen): Inwiefern bestehen in zentralen Lebensbereiche Einschränkungen der Teilhabe?
- *Prozessdiagnostik* (z. B. Beurteilung des Stadiums der Verhaltensänderung): Wie entwickeln sich Symptomatik und Prozessvariablen im Verlauf der psychotherapeutischen Behandlung?

Die Erhebung, Auswertung und Interpretation diagnostischer Informationen bilden eine wichtige Grundlage der Fallkonzeption (vgl. Kapitel 1) und stehen im Zentrum der Anfangsphase einer jeden psychotherapeutischen Behandlung. Bevor wir im Folgenden auf die wichtigsten Gegenstandsbereiche psychodiagnostischer Untersuchungen eingehen, geben wir einen kurzen Überblick zu wichtigen Kriterien bei der Auswahl diagnostischer Verfahren.

Hinweis

Nicht alle diagnostischen Gegenstandsbereiche sind für alle Patient:innen bzw. in allen Settings gleichermaßen relevant. Im Rahmen Ihrer BQT-III werden Sie an den meisten Standorten vor allem die Störungs- und Problemdiagnostik unterstützen. Insbesondere bei Kindern und Jugendlichen kann auch die Durchführung einer Leistungsdiagnostik relevant werden. Neuropsychologische Diagnostik, Ressourcendiagnostik, Entwicklungsdiagnostik sowie die Diagnostik von Fähigkeitsbeeinträchtigungen und Funktionsfähigkeit haben hingegen häufig eine geringere Bedeutung für die BQT-III. Entsprechend gewichten wir Umfang und Tiefe der nachfolgenden Darstellungen. Die Prozessdiagnostik behandeln wir in Kapitel 8.

7.1 Auswahl diagnostischer Verfahren

Ziel von Diagnostik ist es immer, Durchführenden oder Dritten Informationen zur Verfügung zu stellen, die diese bei Entscheidungsprozessen unterstützen (z.B. Welche Diagnose sollte gestellt werden? Welcher Behandlungsansatz sollte gewählt werden?). Um diese Aufgabe möglichst zufriedenstellend erfüllen zu können, müssen bei der Auswahl diagnostischer Verfahren mehrere Aspekte (mit unterschiedlichem Gewicht) berücksichtigt werden (Schmidt-Atzert, Krumm & Amelang, 2021):

- die Zielsetzung der Testung (z.B. Verlaufsdiagnostik),
- der Geltungsbereich des Verfahrens (d.h.: Für die Erfassung welcher Konstrukte kann das Verfahren bei welchen Patient:innen für welche Schlussfolgerungen genutzt werden?),
- die psychometrische Güte des angewandten Verfahrens (z.B. Reliabilität),
- die Kosten der Anwendung des Verfahrens (insbesondere der Zeitaufwand),
- der potenzielle Nutzen des diagnostischen Verfahrens (d.h. der Informationsgewinn für die Fallkonzeption),
- die Anforderungen des Verfahrens an die Testleiter:innen (z.B. erforderliche Vorkenntnisse),
- die zur Verfügung stehenden alternativen Verfahren (z.B. Fragebogen anstelle eines Interviews).

Beispiel: Auswahl diagnostischer Verfahren

Zu Beginn einer psychotherapeutischen Behandlung möchten Sie eine differenzialdiagnostische Abklärung durchführen und die Symptomschwere in mehreren Symptombereichen erfassen.

- *Alternative 1.* Sie verwenden einen Breitbandfragebogen, z. B. die Brief Symptom Checklist (BSCL; Franke, 2017). Die BSCL gibt Ihnen einen breiten Überblick über verschiedene Symptombereiche (z. B. Depressivität, phobische Angst, Zwanghaftigkeit) und erlaubt deren dimensionale Einordnung anhand von Normwerten. Die Durchführung kann autark von Patient:innen zu Hause erfolgen, dauert zwischen acht und zehn Minuten und der Fragebogen lässt sich schnell auswerten. Allerdings ist der Fragebogen nicht zum Stellen einer Verdachtsdiagnose geeignet (u. a. wegen inkonsistenter Faktorenstruktur und der Auswahl der Normierungsstichprobe).
- *Alternative 2.* Sie verwenden mehrere störungsspezifische Fragebögen, z. B. das Beck-Depressions-Inventar Revision (BDI-II; Hautzinger, Keller & Kühner, 2009), den Fragebogen zu körperbezogenen Ängsten, Kognitionen und Vermeidung (AKV; Ehlers & Margraf, 2001) und das Eating Disorder Inventory-2 (EDI-2; Paul & Thiel, 2004). Dank hoher psychometrischer Güte und störungsspezifischen Normen erlaubt die Fragebogenauswahl Ihnen sowohl die dimensionale Einordnung der Symptomschwere als auch das Stellen von Verdachtsdiagnosen in den Bereichen depressive Störungen, Panikstörung und Agoraphobie sowie Essstörungen. Eine gesicherte Diagnosestellung ist jedoch in der Regel nicht möglich und die Bearbeitung kostet die Patient:innen zu Hause zwischen 35 und 55 Minuten. Auch die Auswertung ist etwas zeit- und ressourcenintensiver als bei Alternative 1.
- *Alternative 3.* Sie verwenden ein (halb-)strukturiertes Interview, z. B. das Diagnostische Interview für psychische Störungen (DIPS; Margraf et al., 2018). Das DIPS erlaubt Ihnen (bei sachkundiger Anwendung und gleichzeitiger Berücksichtigung des klinischen Eindrucks sowie der somatischen Differenzialdiagnostik) für eine Vielzahl psychischer Störungen (inkl. depressiver Störungen, Angststörungen, Essstörungen, Zwangsstörungen) das Stellen gesicherter Diagnosen. Die Anwendung des DIPS erfordert jedoch von Ihnen eine ausführliche Einarbeitung, erlaubt nur eingeschränkt eine dimensionale Diagnostik (u. a. aufgrund fehlender Normwerte) und die Bearbeitung kostet Sie 60 bis 120 Minuten Therapiezeit.

Von der Zielsetzung der diagnostischen Untersuchung ist es u. a. abhängig, welche Gütekriterien von besonderer Relevanz sind (Schmidt-Atzert et al., 2021):

- Wird eine *dimensionale Merkmalserfassung* angestrebt (z. B. Schwere von depressiven Symptomen), sind Normwerte von besonderer Relevanz. Hierbei ist es wichtig zu berücksichtigen, auf welche Population sich Normwerte beziehen (z. B. Patient:innen oder Allgemeinbevölkerung). Bleiben die Charakteristika der Normstichprobe unberücksichtigt, resultieren Fehlinterpretationen. Insbesondere – aber nicht ausschließlich – bei Leistungs- und Entwicklungstests ist auch das Alter der Normierung relevant, wobei dieses acht Jahre nicht übersteigen sollte (DIN 33430).

- Soll eine *kategoriale Merkmalserfassung* erfolgen (z. B. Differenzialdiagnostik: Zwangsstörung vs. hypochondrische Störung), sollten Sensitivität, Spezifität, positiver und negativer Vorhersagewert und/oder Kappa-Werte berücksichtigt werden. Messinstrumente, deren Sensitivität oder Spezifität kleiner als 0.75 ist und/oder deren Kappa-Werte 0.4 unterschreiten, sollten in der Regel nicht verwendet werden (Power, Fell & Wright, 2013; Landis & Koch, 1977). Darüber hinaus ist auch für die kategoriale Diagnostik wichtig zu berücksichtigen, anhand welcher Stichproben Cut-off-Werte definiert bzw. Auswertungsalgorithmen entwickelt wurden.

Wichtig

Kaum ein Messinstrument eignet sich bei alleinigem Einsatz für eine „gesicherte" kategoriale Diagnostik, denn auch bei etablierten Verfahren ist die Irrtumswahrscheinlichkeit in der Regel zu hoch. Insbesondere im Kontext der kategorialen Störungsdiagnostik sollte daher in der Regel eine Kombination verschiedener Verfahren (inkl. eines halbstrukturierten Fremdratings) genutzt werden (Spitzer, 1983; Miller, 2001).

- Ist eine *Verlaufsdiagnostik* geplant, ist eine (sehr) gute Retest-Reliabilität von Relevanz ($r_{tt} \geq 0.80$; Weise, 1975). Die Retest-Reliabilität beeinflusst dabei unmittelbar die Berechnung kritischer Differenzen, die für die Bewertung der klinischen Bedeutsamkeit von Veränderungen entscheidend sind (vgl. Kapitel 8.3). Bei der Planung von Verlaufsmessungen sollte dabei berücksichtigt werden, für welche zeitlichen Abstände Werte zur Retest-Reliabilität vorliegen (z. B. vier Wochen). Finden Verlaufsuntersuchungen in weiteren Abständen statt, als Daten zur Retest-Reliabilität vorliegen, reduziert das die Interpretierbarkeit der Fragebogenergebnisse erheblich (z. B., wenn Retest-Reliabilität für einen Zeitraum von vier Wochen vorliegen, aber die Abschlussdiagnostik ein Jahr nach Therapiebeginn stattfindet).
- Insbesondere in der *Leistungsdiagnostik* ist für eine angemessene Interpretation die Berücksichtigung des Konfidenzintervalls entscheidend. Dieses gibt an, mit welcher Wahrscheinlichkeit der „wahre Wert" in einem bestimmten Bereich liegt (i. d. R. wird der Bereich angegeben, in dem der wahre Wert mit 95 %iger Wahrscheinlichkeit liegt). Die Breite des Konfidenzintervalls steht in unmittelbarem Zusammenhang zur Reliabilität eines Verfahrens – je reliabler das Verfahren, desto kleiner das Konfidenzintervall.

Beispiel

Im Zuge einer Leistungsdiagnostik soll eine (leichte) Intelligenzminderung (F70) abgeklärt werden. Der relevante Wertebereich des Intelligenzquotienten (IQ) ist hierbei 50 bis 69. Erreicht eine Testperson nun einen Gesamt-IQ von 68, bei einem 95%-Konfidenzintervall von [63, 73], ist eine Intelligenzminderung weder mit ausreichender Sicherheit bestätigt noch ausgeschlossen. Stattdessen muss die Schlussfolgerung lauten, dass der IQ im unterdurchschnittlichen bis stark unterdurchschnittlichen Bereich liegt.

Entscheidend für die Bewertung des Geltungsbereichs eines Verfahrens sind die Angaben im Testmanual, in dem u.a. die dem Test zugrunde liegenden Annahmen sowie die vorhandenen Untersuchungen zur Testgüte dargestellt werden. Daher sollte man sich vor dem Einsatz eines Testverfahrens detailliert mit dem dazugehörigen Manual auseinandersetzen. Das gilt insbesondere für (halb-)strukturierte Interviews sowie Leistungs- und Entwicklungstests, da diese deutlich höhere Anforderungen an Testleiter:innen stellen als die Verwendung von Fragebogenverfahren.

7.2 Störungsdiagnostik

Gegenstand der Störungsdiagnostik ist die Feststellung des Vorliegens von Symptomen und Syndromen (kategoriale Störungsdiagnostik) bzw. die Erfassung ihrer Ausprägung auf einem Kontinuum (dimensionale Störungsdiagnostik). Die Diagnosestellung ist ein wesentlicher Bestandteil der Fallkonzeption, der die Behandlung maßgeblich beeinflusst – insbesondere, wenn diese verhaltenstherapeutisch und damit vor allem störungsorientiert erfolgt.

7.2.1 Störungsdiagnostik nach ICD-10

Die Störungsdiagnostik im deutschen Gesundheitssystem orientiert sich an der aktuell gültigen Auflage der Internationalen statistischen Klassifikation der Krankheiten und verwandter Gesundheitsprobleme (ICD; WHO, 1994, 2022). Am 01.01.2022 ist die 11. Auflage der ICD in Kraft getreten und laut ihrer Herausgeberin, der Weltgesundheitsorganisation (WHO), für die Klassifikation von (psychischen) Erkrankungen einsetzbar. Das deutsche Gesundheitssystem befindet sich gegenwärtig in einem mindestens fünfjährigen Übergangszeitraum, in dem der Wechsel von der 10. zur 11. Auflage der ICD vollzogen werden soll (Bundesinstitut für Arzneimittel und Medizinprodukte [BfArM], 2024). Bis mindestens 2027 ist daher zu erwarten, dass die Störungsdiagnostik in (Universitäts)Ambulanzen und Kliniken überwiegend nach ICD-10 erfolgt – aller Voraussicht nach wird dieser fünfjährige Zeitraum überschritten werden (Stand 2024; BfArM, 2024).

Hinweis

Um Sie optimal auf Ihre Hospitationen vorzubereiten, beziehen wir uns bei der Darstellung der Störungsdiagnostik daher ebenfalls primär auf die ICD-10. Da Sie jedoch einen großen Teil Ihres Berufslebens voraussichtlich mit der ICD-11 (oder deren Weiterentwicklungen) arbeiten werden, gehen wir an relevanten Stellen auf die wichtigsten Unterschiede zwischen ICD-10 und ICD-11 ein.

Das fünfte Kapitel der ICD-10 klassifiziert psychische und Verhaltensstörungen. Der Fokus der ICD-10 liegt primär auf einer deskriptiv-phänomenologischen, typologischen und kategorialen Störungsdiagnostik (vgl. Kapitel 1.2). Nosologische Annahmen (wie z.B. im Fall der posttraumatischen Belastungsstörung) und dimensionale Klassifikation (wie z.B. bei der Schweregradabstufung bei depressiven Episoden) sind nur bei einem kleinen Teil der Störungsbilder Gegenstand der Klassifikation.

Hinweis

Auch die ICD-11 ist primär kategorial und deskriptiv-phänomenologisch aufgebaut, jedoch finden nosologische Annahmen (wie z.B. bei neuronalen Entwicklungsstörungen) sowie eine dimensionale Klassifikation (wie z.B. bei Persönlichkeitsstörungen) hier deutlich höhere Beachtung als in der ICD-10 (WHO, 1994, 2022).

In Deutschland ist das fünfte Kapitel der ICD-10 in drei Buchversionen veröffentlicht, die unterschiedliche Schwerpunkte haben:

- Die *„blaue" ICD-10* hat den Zweck eines klinisch-diagnostischen Leitfadens (Dilling et al., 2015). Zusätzlich zur Beschreibung der Kriterien einer Diagnose enthält sie Informationen, die die Nutzung in der klinischen Praxis erleichtern sollen (z.B. Kommentare, Hinweise zur Differenzialdiagnostik).
- Die *„grüne" ICD-10* enthält diagnostische Kriterien für Forschung und Praxis (Dilling et al., 2016). Diese Kriterien sind detaillierter und restriktiver als die Kriterien der „blauen" ICD-10, wodurch u.a. die Rekrutierung homogener Gruppen von Patient:innen für klinische Studien unterstützt werden soll. Die „grüne" ICD-10 versteht sich als Ergänzung zur „blauen".
- Die *„rote" ICD-10* ist ein Taschenführer und kombiniert die wesentlichen Merkmale der „blauen" und „grünen" Version der ICD-10 (Dilling & Freyberger, 2019). Das heißt, sie enthält sowohl die Forschungskriterien als auch zusätzliche Informationen, die die Störungsdiagnostik erleichtern sollen (z.B. Kommentare, Hinweise zur Differenzialdiagnostik). Kommentare und Hinweise zur

Differenzialdiagnostik stimmen dabei teilweise, aber nicht vollständig zwischen der „blauen“ und „roten“ Version der ICD-10 überein.

Für die Vorbereitung auf die BQT-III und als Hilfsmittel während der Hospitationen empfiehlt sich die Verwendung der „roten“ Version der ICD-10.

Hinweis

Die ICD-11 liegt gegenwärtig nur in *einer* (digitalen) Version vor und die Veröffentlichung alternativer Versionen ist bis dato nicht geplant (Stand Januar 2025; Bundesinstitut für Arzneimittel und Medizinprodukte [BfArM], 2024).

Das fünfte Kapitel der ICD-10 umfasst zehn Störungsgruppen. Alle Störungen werden mit einem Code verschlüsselt. Der Code beginnt immer mit einem „F“, der das fünfte Kapitel der ICD-10 repräsentiert. Es folgen Ziffern für die Störungsgruppe (z. B. F3 Affektive Störungen), die Störungskategorie (z. B. F32 Depressive Episode) und die Subkategorien (z. B. F32.1 Mittelgradige depressive Episode).

Hinweis

Auch die ICD-11 verwendet Diagnosecodes, deren Systematik (Kapitel, Störungsgruppe, Störungskategorie, Subkategorie) ähnlich aufgebaut ist wie in der ICD-10. Jedoch wurden alle Erkrankungen (nicht nur psychische) von Grund auf neu verschlüsselt (z. B. leichte depressive Episode in der ICD-10: F32.0; leichte depressive Episode in der ICD-11: 6A70.0).

Für alle Kategorien und Subkategorien werden im Taschenführer zur ICD-10 diagnostische Kriterien angegeben, die für die Diagnosestellung genutzt werden. Die Kriterien enthalten in der Regel:

- *Kernsymptome,* die charakteristisch für die Störung sind und in einer bestimmten Anzahl vorliegen müssen (z. B. für depressive Episoden: depressive Stimmung, Interessen- oder Freudeverlust, verminderter Antrieb oder gesteigerte Ermüdbarkeit).
- *Zusatzsymptome,* die ebenfalls in einer bestimmten Anzahl vorliegen müssen, aber weniger störungsspezifisch sind (z. B. Verlust des Selbstvertrauens, vermindertes Konzentrationsvermögen, psychomotorische Agitiertheit).
- *Mindestdauer und/oder Häufigkeit der Symptomatik* (z. B. mindestens zwei Wochen, die meiste Zeit des Tages, fast jeden Tag).
- *Ausschlussvorbehalt,* d. h. Hinweise darauf, durch welche alternativen Erkrankungen die Symptomatik nicht besser zu erklären sein darf (z. B. die Symptomatik darf nicht auf den Missbrauch einer psychotropen Substanz [F1] oder organische psychische Störungen [F0] zurückzuführen sein).

Bei vielen Störungen sind Leidensdruck und/oder Funktionseinschränkungen ein weiteres notwendiges Kriterium. Bei manchen psychischen Störungen ist darüber hinaus die Kodierung von Schweregraden (z. B. F41.00/01 für mittelgradige oder schwere Panikstörungen) oder Subtypen vorgesehen (z. B. F32.10/11 für mittelgradige depressive Episode ohne oder mit somatischem Syndrom).

Hinweis

Ergänzt wird die ICD-10-Kodierung im deutschen Gesundheitssystem in der Regel durch Angaben zur Diagnosesicherheit: Gesichert (G), Verdacht (V) oder Ausschluss (A).

Eine detaillierte Auseinandersetzung mit der ICD-10 ist in Vorbereitung auf die BQT-III sehr zu empfehlen. Unabhängig vom konkreten Behandlungssetting sollten Sie mindestens die Kriterien von depressiven Störungen (F32/33/34.1) und Angststörungen gut kennen (F40/41). Für die Therapie mit Erwachsenen sind, je nachdem in welchem Setting Sie hospitieren, darüber hinaus folgende Störungsbilder von besonderem Interesse (Böker & Hentschel, 2023; Steffanowski et al., 2007):

- *Ambulante Psychotherapie.* Zwangsstörungen (F42), posttraumatische Belastungsstörung (F43.1), Anpassungsstörungen (F43.2), Essstörungen (F50), Persönlichkeitsstörungen (F60).
- *(Teil-)stationäre Psychiatrie.* Psychische und Verhaltensstörungen durch psychotrope Substanzen (F1), Schizophrenie (F20), schizotype Störung (F21), anhaltend wahnhafte Störung (F22), schizoaffektive Störung (F24) und bipolaraffektive Störungen (F30/31/34.0). In der Gerontopsychiatrie darüber hinaus demenzielle Erkrankungen (F00–F03).
- *(Teil-)stationäre Rehabilitation.* Anpassungsstörung (F43.2) und somatoforme Belastungsstörungen (F45). In der Entwöhnung darüber hinaus psychische und Verhaltensstörungen durch psychotrope Substanzen (F1).

Für die ambulante und stationäre Arbeit mit Kindern und Jugendlichen sind vor allem Verhaltens- und emotionale Störungen des Kindes- und Jugendalters (F9), Intelligenzminderungen (F7) sowie Entwicklungsstörungen (F8) relevant. In der Anwendung der ICD-10 im Kindes- und Jugendalter ist zudem eine multiaxiale Klassifikation gebräuchlich (Remschmidt, Schmidt & Poustka, 2017):

- Achse 1: Klinisch-psychiatrisches Syndrom
- Achse 2: Umschriebene Entwicklungsstörung
- Achse 3: Intelligenzniveau
- Achse 4: Körperliche Symptomatik
- Achse 5: Assoziierte aktuelle abnorme psychosoziale Umstände
- Achse 6: Globale Beurteilung des psychosozialen Funktionsniveaus

Hinweis

Die ICD-11 sieht keine multiaxiale Diagnostik im Kindes- und Jugendalter vor. Auch wurde die Gruppe der Verhaltens- und emotionalen Störungen des Kindes- und Jugendalters (F9) aufgegeben und Störungen mit Entwicklungsbezug sowie mit primärem Beginn im Kindes- und Jugendalter wurden neu gruppiert. Damit ergeben sich weitreichende Veränderungen der kategorialen Störungsdiagnostik im Kindes- und Jugendalter durch die Einführung der ICD-11.

7.2.2 Komorbiditäten

ICD-10 und ICD-11 erlauben das gleichzeitige Stellen mehrerer Diagnosen. Liegen zwei oder mehr psychische Erkrankungen vor, spricht man von Komorbiditäten. Bei der Vergabe von komorbiden Erkrankungen sollte folgender Abwägungsprozess durchlaufen werden:

- Rechtfertigen Häufigkeit, Schwere, Dauer und Frequenz der Symptomcluster sowie die aus ihnen resultierenden Funktionseinschränkungen einzeln betrachtet die Vergabe einer Diagnose? Falls nein, sollte nur eine (oder auch keine) Diagnose vergeben werden. Falls ja, können die Diagnosen komorbid vergeben werden (sofern kein Ausschlussvorbehalt besteht).

Hinweis

Auch in Fällen, in denen die zusätzlich vorliegende Symptomatik keine eigene Diagnosestellung rechtfertigt, kann diese für die Behandlungsplanung relevant sein.

Beispiel

Begleitend zu einer depressiven Störung treten Panikattacken auf. Die Panikattacken sind nicht unerwartet, sondern resultieren aus Grübelschleifen. Sie erfüllen daher nicht die Kriterien einer Panikstörung. Dennoch führen sie zu Leidensdruck, weshalb der Therapeut zusätzlich zur depressionsspezifischen Behandlung eine Psychoedukation zu Panikattacken sowie eine interozeptive Exposition plant.

Hinweis

In der ICD-11 ist es bei depressiven Störungen sowie bei einem Großteil der psychischen Erkrankungen möglich, den Zusatz „mit Panikattacken" zu kodieren.

- *Falls mehrere Störungen komorbid vorliegen.* Bei welcher Störung wird der Behandlungsfokus gesetzt bzw. aus welcher Störung resultiert das Gros der bestehenden

Einschränkungen? Die Störung, auf die das zutrifft, wird als Hauptdiagnose vergeben. Weitere vorliegende Störungen sind Nebendiagnosen. Die Hauptdiagnose steht im Zentrum des Fallverständnisses und die Behandlung wird (zunächst) auf sie fokussiert.

- *Falls Nebendiagnosen vorliegen.* In welchem Verhältnis stehen die Nebendiagnosen zur Hauptdiagnose? Falls davon auszugehen ist, dass Haupt- und Nebendiagnosen „kausal“ zusammenhängen oder stark miteinander assoziiert sind (z. B. durch geteilte Auslöser), nehmen die Nebendiagnosen den Status von *Zusatzdiagnosen* ein. Ist kein (ausreichend starker) Zusammenhang anzunehmen, handelt es sich um *Ergänzungsdiagnosen*. Bei Zusatzdiagnosen kann in der Regel angenommen werden, dass diese gemeinsam mit der Hauptdiagnose in einem integrativen Behandlungskonzept adressiert werden können. Bei der Behandlung von Ergänzungsdiagnosen sind hingegen häufig andere Interventionen relevant als zur Behandlung der Hauptdiagnose, und teilweise ist abzuwägen, ob diese womöglich gar nicht in der aktuellen Therapie behandelt werden sollen (z. B., weil kein entsprechender Auftrag besteht).

Beispiel: Herr U. – Komorbiditäten

Herr U. hat vor dem Hintergrund eines schweren Verkehrsunfalls eine posttraumatische Belastungsstörung entwickelt. Infolge der Schuldgefühle, die mit dem Verkehrsunfall einhergingen, und der Einschränkungen, die die posttraumatische Belastungsstörung für seinen Alltag bedeutet, entstand zudem eine depressive Symptomatik. In der Diagnostikphase wird bei Herrn U. außerdem eine seit dem Jugendalter bestehende Binge-Eating-Störung festgestellt. Die posttraumatische Belastungsstörung (F43.1) wird als Hauptdiagnose vergeben, die depressive Episode (F32.0) als Zusatzdiagnose, und die Binge-Eating-Störung (als F50.8 Sonstige Essstörungen) als Ergänzungsdiagnose.

Wichtig

Auch wenn mehrere psychische Störungen gleichzeitig vorliegen und diagnostiziert werden können, sollte ein „Überdiagnostizieren“ vermieden werden. Vergeben Sie nur Diagnosen, die praktische Implikationen für die Indikationsstellung, die Behandlungsplanung und/oder die Prognose haben. Es ist nicht Ziel der Diagnosestellung, jedes „abnorme“ Verhalten mit einer Diagnose zu verschlüsseln.

7.2.3 Störungsdiagnostik reliabel und valide gestalten

Psychische Störungen sind künstliche Kategorien und keine naturwissenschaftlichen Entitäten (Rief & Stenzel, 2012; Kring et al., 2019). Während es bei bestimmten Erkrankungen objektive Belege für ihr Vorliegen geben kann, wie z. B.

bei vielen körperlichen Erkrankungen (z. B. histologische Veränderungen), aber auch bei neurokognitiven Störungen (z. B. Nachweis von strukturellen Veränderungen des zentralen Nervensystems) sowie in geringerem Umfang bei Substanzabhängigkeiten (z. B. Leberwerte), existieren für psychische Störungen im engeren Sinne (z. B. depressive Störungen, Angststörungen) keine „harten" Kriterien, die als „sicherer" Beleg für ihr Vorliegen gelten können. Stattdessen muss sich die Diagnostik auf indirekte Maße wie Verhaltensbeobachtungen, Fragebögen oder Interviewdiagnostik beschränken. Dadurch wird bei der Diagnostik psychischer Störungen unter Praxisbedingungen nur eine moderate Interrater-Übereinstimmung, Retest-Reliabilität und Validität erreicht (Miller, 2001; Samuel, 2015). Das bedeutet, dass Behandler:innen, die unabhängig voneinander eine Symptomexploration durchführen, nur etwa in der Hälfte der Fälle die gleiche(n) Diagnose(n) vergeben. Um eine möglichst gute Grundlage für Behandlungsplanung und Prognoseeinschätzung zu schaffen, sollten daher Maßnahmen ergriffen werden, um die Diagnosestellung möglichst belastbar zu gestalten (Spitzer, 1983; Schneider & Adornetto, 2019):

- Bei der Symptomexploration sollte ein trichterförmiges Vorgehen gewählt werden. Das bedeutet, es sollte mit einem breiten Screening begonnen werden, das sicherstellt, dass keine Symptome übersehen werden. Im Anschluss sollte eine vertiefte Abklärung relevanter Symptombereiche (inkl. einer fundierten Differenzialdiagnostik) durchgeführt werden, die eine ausreichende diagnostische Sicherheit gewährleistet.

Hinweis

Etablierte Breitband-Interviewverfahren sind u. a. das bereits erwähnte DIPS (Margraf et al., 2018) und das Kinder-DIPS (Schneider et al., 2018). Auf Fragebogenebene haben sich im Erwachsenenalter u. a. der Gesundheitsfragebogen für Patient:innen (PHQ-D; Löwe et al., 2002) und die BSCL (Franke, 2017) sowie im Kindes- und Jugendalter die Child Behavior Checklist (CBCL/6-18R) und der Youth Self Report (YSR/11-18R) inklusive seiner Lehrkräfte-Version (TRF/6-18R) etabliert (Döpfner, Plück & Kinnen, 2014). Zur störungsspezifischen Fragebogendiagnostik im Kindes- und Jugendalter eignet sich beispielsweise das Diagnostik-System für psychische Störungen nach ICD-10 und DSM-5 für Kinder und Jugendliche (DISYPS-III; Döpfner & Görtz-Dorten, 2017), das ebenfalls im Fremdurteil für Eltern und Lehrkräfte bzw. Erzieher:innen eingesetzt werden kann.

- Es sollten alle zur Verfügung stehenden Informationen genutzt werden (u. a. Berichte von Vor- und Mitbehandler:innen, andere Fremdberichte, Verhaltensbeobachtung). Insbesondere sollte die Informationsgrundlage auch ein halbstrukturiertes Interview umfassen, da dieses einer freien Symptomexploration bedeutsam überlegen ist (Suppiger et al., 2008; Osório et al., 2019). Therapeut:innen und Hospitant:innen befürchten manchmal, dass Patient:innen den

Einsatz halbstrukturierter Interviews ablehnen oder als belastend empfinden könnten. Das ist jedoch nicht der Fall, und halbstrukturierte Interviews werden von Patient:innen deutlich positiver erlebt, als viele Behandler:innen vermuten (Bruchmüller et al., 2011).

- Diagnosen sollten durch Expert:innen gestellt und im Austausch mit weiteren Expert:innen abgesichert werden. In der klinischen Praxis werden dafür Fallbesprechungen, Intervision und Supervision genutzt. Eigene Expertise können Studierende u. a. durch die Teilnahme an diesen Besprechungen, durch intensive Auseinandersetzung mit der ICD-10 und durch die sachgerechte Anwendung halbstrukturierter Interviews erwerben. Insbesondere durch Letzteres kann die strukturierte Nutzung von Entscheidungsbäumen und das Formulieren trennscharfer diagnostischer Fragen geübt werden.
- Diagnosen sollten mehrfach im Verlauf überprüft bzw. reflektiert werden. Hierfür ist in erster Linie eine (strukturierte) Verlaufsdiagnostik wichtig (vgl. Kapitel 8). Darüber hinaus sollten Therapeut:innen wiederholt im Therapieverlauf reflektieren, ob neu hinzukommende Informationen, Verhaltensbeobachtungen und Alltagsprobleme der Patient:innen die (Verdachts-)Diagnose (weiterhin) stützen oder infrage stellen.

Jeder Diagnostikprozess sollte zudem eine fundierte Differenzialdiagnostik beinhalten.

7.2.4 Differenzialdiagnostik

Bei der Diagnostik psychischer Erkrankungen ist deren Abgrenzung von anderen psychischen Erkrankungen, „normalem" Erleben und Verhalten, organischen Symptomursachen, substanzinduzierten Symptomursachen sowie Simulation und Symptomaggravation wichtig (First, 2016).

Abgrenzung psychischer Erkrankungen voneinander. Psychische Störungen sind nicht trennscharf, sondern die Symptome verschiedener Erkrankungen überlappen in relevantem Maße.

> **Beispiel: Überlappung von Syndromen**
>
> Psychomotorische Agitiertheit kann u. a. bei neurokognitiven Störungen, Abhängigkeitserkrankungen, primär psychotischen Erkrankungen, affektiven Störungen, phobischen Störungen, anderen Angststörungen sowie bei der posttraumatischen Belastungsstörung auftreten.

Um eine adäquate Behandlung anbieten zu können, müssen psychische Erkrankungen im diagnostischen Prozess voneinander abgegrenzt werden. Ausschlaggebend hierfür sind häufig die Kernsymptome, teilweise aber auch Dauer, Verlauf und Auslöser der Symptomatik. Wenn Sie eine Diagnose in Betracht ziehen, sollten Sie dezidiert abgleichen, ob das vorliegende Symptommuster alle erforderlichen Kriterien der Verdachtsdiagnose erfüllt. Ist dies der Fall, sollten Sie im Anschluss überprüfen, ob die Symptomatik dennoch besser durch eine andere psychische Erkrankung erklärbar sein könnte und ob ein Ausschlussvorbehalt besteht (z.B. darf die Symptomatik nicht besser als Folge einer affektiven Störung erklärbar sein).

Differenzialdiagnostik von Panikstörungen (F41.0)

1. *Liegen Panikattacken vor?* Panikattacken müssen isolierte Episoden intensiver Angst sein, die abrupt beginnen, mit mindestens vier körperlichen Symptomen einhergehen (u.a. Herzklopfen, Atembeschwerden, Schweißausbrüche), innerhalb weniger Minuten ein Maximum erreichen und mindestens mehrere Minuten andauern. Das unterscheidet sie u.a. von Angstzuständen, die bei einer generalisierten Angststörung auftreten. Im differenzialdiagnostischen Prozess sollten der Verlauf und die Symptomatik mehrerer vergangener Panikattacken exploriert werden.
2. *Treten die Panikattacken oft unvorhersagbar auf?* Um die Diagnose einer Panikstörung zu rechtfertigen, dürfen die Panikattacken nicht an spezifische Objekte oder Situationen gebunden sein. Stattdessen müssen sie oft unvorhersehbar auftreten. Das unterscheidet die Panikstörung von vielen anderen Erkrankungen, bei denen ebenfalls Panikattacken vorkommen können (z.B. depressive Störungen, soziale Phobie, posttraumatische Belastungsstörung). Daher ist es wichtig, im differenzialdiagnostischen Prozess das Vorliegen spezifischer Auslöser zu überprüfen.
3. *Treten Panikattacken ausreichend häufig auf?* Damit die Diagnose einer Panikstörung gestellt werden kann, müssen mehrere nicht vorhersehbare Panikattacken im vergangenen Monat vorgelegen haben. Traten mindestens vier Panikattacken im vergangenen Monat auf, handelt es sich ggf. um eine mittelgradige Panikstörung (F41.00). Sind mindestens vier Panikattacken pro Woche in den letzten vier Wochen aufgetreten, liegt ggf. eine schwere Panikstörung vor (F41.01).
4. *Gibt es Störungen, die die Symptomatik besser erklären könnten?* Wenn alle obigen Kriterien erfüllt sind, ist dies (sehr wahrscheinlich) nicht der Fall. Falls Unsicherheiten bestehen (z.B. bezüglich der Auslöser von Panikattacken), sollte vor allem das Vorliegen einer Agoraphobie mit Panikstörung, einer sozialen Phobie, einer spezifischen Phobie, einer generalisierten Angststörung, einer posttraumatischen Belastungsstörung, einer Zwangsstörung, einer Hypochondrie oder einer depressiven Störung erwogen werden.
5. *Gibt es einen Ausschlussvorbehalt?* Bei Panikstörungen ist in der ICD-10 hierzu vermerkt, dass die Symptomatik nicht als Folge einer organischen Erkrankung, von Substanzkonsum oder einer anderen psychischen Störung auftreten darf.

Der differenzialdiagnostische Prozess kann insbesondere unterstützt werden durch

- die Verwendung eines halbstrukturierten Interviews (z. B. DIPS; Margraf et al., 2018),
- den Einsatz von Fragebögen (z. B. PHQ-D; Löwe et al., 2002),
- Verhaltensbeobachtungen (z. B. in der Therapiesituation oder aufsuchend in der Schule),
- Situationsanalysen (z. B. SORKC-Analyse; Kanfer & Saslow, 1969),
- Symptomchecklisten (z. B. Internationale Diagnosen Checkliste für DSM-IV und ICD-10; Hiller, Zaudig & Mombour, 1997).

Hinweis: Online-Material

In den Online-Materialien findet sich ein Überblick über in der klinischen Praxis häufig zur Störungsdiagnostik genutzten Verfahren im Erwachsenenalter sowie bei Kindern und Jugendlichen (vgl. hierzu auch Seite 335).

Tabelle 4 gibt Ihnen einen Überblick, bei welchen Verdachtsdiagnosen welche Alternativdiagnosen im Zuge der Differenzialdiagnostik besonders genau geprüft werden sollten.

Tabelle 4: Wichtige Beispiele für die Differenzialdiagnostik

Verdachtsdiagnose	Zu überprüfende Alternativdiagnosen
Agoraphobie	Panikstörung, depressive Störung, spezifische Phobie (z. B. Klaustrophobie), soziale Phobie, posttraumatische Belastungsstörung
Bipolare Störung	Aufmerksamkeitsdefizit-/Hyperaktivitätsstörung, primär psychotische Erkrankungen (z. B. Schizophrenie), (histrionische) Persönlichkeitsstörung, Störung des Sozialverhaltens
Depressive Störungen	Bipolare Störung, primär psychotische Erkrankungen, generalisierte Angststörung, Anpassungsstörung, Schlafstörungen
Generalisierte Angststörung	Depressive Störung, Panikstörung, soziale Phobie, Zwangsstörung, Hypochondrie, posttraumatische Belastungsstörung, selbstunsichere Persönlichkeitsstörung, Trennungsangst (im Kindes- und Jugendalter)
Panikstörung	Generalisierte Angststörung, Agoraphobie, soziale Phobie, Hypochondrie, depressive Störungen, posttraumatische Belastungsstörung

Tabelle 4: Fortsetzung

Verdachts-diagnose	Zu überprüfende Alternativdiagnosen
Somatoforme Störung	Hypochondrie, depressive Störung, Zwangsstörung, Panikstörung, generalisierte Angststörung, körperdysmorphe Störung
Schizophrenie	Depressive Episode mit psychotischen Merkmalen, manische Episode mit psychotischen Merkmalen, schizotype Störung, wahnhafte Störung, schizoaffektive Störung
Soziale Phobie	Panikstörung, generalisierte Angststörung, posttraumatische Belastungsstörung, depressive Störung, Autismus-Spektrum-Störung, selbstunsichere und schizoide Persönlichkeitsstörung; im Kindes- und Jugendalter: selektiver Mutismus, Trennungsangst
Zwangsstörung	Je nach Inhalt der Zwangsgedanken: generalisierte Angststörung, primär psychotische Störungen, Paraphilien, Hypochondrie, Tic-Störung, Essstörung, posttraumatische Belastungsstörung, zwanghafte Persönlichkeitsstörung

Anmerkungen: Die Auswahl der zu prüfenden Alternativdiagnosen wurde an den Hinweisen zur Differenzialdiagnostik in der ICD-11 (WHO, 2022) sowie an Schäfer et al. (2022) orientiert. Auf die Differenzialdiagnostik in Bezug auf Substanzkonsum und organische Symptomursachen wird weiter unten Bezug genommen.

„Normales" Erleben und Verhalten. Das Vorliegen einer psychischen Erkrankung setzt bedeutsame Abweichungen von statistischen, funktionalen und/oder sozialen Normen voraus (Rief & Stenzel, 2012; Kring et al., 2019). Weitere wichtige Störungsmerkmale sind eine eingeschränkte Steuerbarkeit und Leidensdruck. Darüber hinaus formulieren ICD-10 und ICD-11 für (fast) alle Krankheiten eine Mindestanzahl an Symptomen, die meist für eine bestimmte Dauer oder aber mit einer bestimmten Frequenz vorliegen müssen (WHO, 1994, 2022). Doch Symptome psychischer Erkrankungen kommen auch unterhalb dieser Schwellenwerte in großer Zahl in der Allgemeinbevölkerung vor und sind unterhalb klinischer Schwellenwerte als „normal" anzusehen und nicht zu pathologisieren. Bei der Störungsdiagnostik sollten Therapeut:innen daher nicht vom Vorliegen einzelner Symptome auf das Vorliegen einer psychischen Störung schließen, sondern immer auch die Anzahl, Schwere, Dauer und Frequenz der Symptome sowie den aus ihnen resultierenden Leidensdruck und/oder die aus ihnen resultierenden Funktionseinschränkungen beachten. Tabelle 5 illustriert anhand von Beispielen Prävalenz-Unterschiede zwischen einzelnen Symptomen einer Erkrankung und dem Vollbild dieser Erkrankung.

Tabelle 5: Beispiele zur Häufigkeit von (Einzel-)Symptomen und Syndromen

Symptomatik	Prävalenz	Syndrom	Prävalenz
Traurigkeit*	Punktprävalenz: 29.8 %	Depressive Episode	Punktprävalenz: 12 %
Panikattacke	Lebenszeit-prävalenz: 28.3 %	Panikstörung	Lebenszeit-prävalenz: 4.7 %
Wahn und Halluzinationen	Lebenszeit-prävalenz: 6.0 %	Schizophrenie	Lebenszeit-prävalenz: 1.5 %

Anmerkungen: *Mindestens zwei Wochen an den meisten Tagen für einen Großteil des Tages. Angaben aus Tebeka et al. (2018), Kessler et al. (2006), Monshouwer et al. (2023) und Jacobi et al. (2014).

Organische Symptomursachen. Klinisch bedeutsame Veränderungen des Erlebens und Verhaltens können nicht nur aus psychischen, sondern auch aus organischen Erkrankungen resultieren. Diese Differenzierung ist sehr wichtig, denn wenn eine organische Erkrankung als psychische Erkrankung missverstanden wird, kann dies dazu führen, dass Patient:innen (dringend) notwendige Behandlungsmaßnahmen nicht erhalten. Schätzungen gehen davon aus, dass in etwa 10 % der Fälle, bei denen zunächst eine psychische Erkrankung vermutet wird, die Symptomatik eigentlich organisch verursacht sind (Grace & Christensen, 2007). Insbesondere in Psychiatrien gehört die organische Differenzialdiagnostik daher zum Standard. Die wichtigsten Methoden sind dabei (Lamparter & Schmidt, 2018):

- Allgemeine körperliche Untersuchungen (z. B. Erfassung von Herztönen und Blutdruck zum Ausschluss einer kardiologischen Erkrankung),
- Laboruntersuchungen (z. B. Erhebung von Schilddrüsenwerten zum Ausschluss einer Schilddrüsenfehlfunktion),
- Elektroenzephalografie (d. h. Messung der elektrischen Aktivität des Gehirns, z. B. zum Ausschluss einer Epilepsie),
- Magnetresonanztomografie (d. h. strukturelle Bildgebung des Gehirns, z. B. zum Ausschluss von Raumforderungen als Ursache psychotischer Symptome).

Auch im ambulanten Setting ist eine fundierte somatische Differenzialdiagnostik wichtig. Das Einholen eines Konsiliarberichts (vgl. Kapitel 5) ist hier in der Regel nicht ausreichend. Denn Ärzt:innen nehmen hierbei lediglich Stellung zu potenziellen Kontraindikationen gegen eine Psychotherapie, wobei in der Regel keine fundierte somatische Abklärung einzelner Erkrankungen stattfindet, die eine Alternativursache der vorliegenden Symptomatik darstellen könnten. Eine fundierte psychotherapeutische somatische Differenzialdiagnostik beginnt mit einer vertieften Krankheits- und Behandlungsanamnese (vgl. Kapitel 6), bei der auch die bislang durchgeführten körperlichen Untersuchungen und Behandlungsversuche erfragt werden. Ausgehend davon gilt es dann zu beurteilen, ob weitere körperliche Untersuchungen erforderlich sind. Ist dies der Fall, sollten Patient:innen über die potenziellen Alternativursachen aufgeklärt werden (insofern dies für den:die Psychotherapeut:in fachlich fundiert möglich ist). Im Anschluss sollte Patient:innen empfohlen werden, einen Termin bei entsprechenden Fachärzt:innen zu vereinbaren (z. B. Kardiolog:innen, Endokrinolog:innen). Sind Patient:innen bereit, eine wechselseitige Schweigepflichtentbindung auszustellen, kann es in diesem Prozess zielführend sein, dass Psychotherapeut:innen und Fachärzt:innen miteinander in Kontakt treten, um den diagnostischen Prozess gemeinsam zu reflektieren und abzustimmen.

Wichtig

Insbesondere – aber nicht ausschließlich – bei älteren Patient:innen (Alter ≥ 60 Jahre) sollten auch neurokognitive Störungen bei der somatischen Differenzialdiagnostik bedacht werden.

Substanzinduzierte Symptomatik. Nahezu alle psychischen Symptome können durch die Wirkung einer psychoaktiven Substanz hervorgerufen werden. Um eine substanzinduzierte Symptomatik auszuschließen, ist vor allem eine Suchtanamnese wichtig. Ebenso sollten auch potenzielle Nebenwirkungen einer ärztlich verordneten Medikation überprüft werden (z. B. psychisch wirksame Nebenwirkungen von Betablockern). Ein Zusammenhang zwischen der Symptomatik und der Substanzeinnahme wird wahrscheinlicher, wenn folgende Merkmale (in Kombination) vorliegen:

- *Wirkungszusammenhang.* Die psychoaktive Wirkung der Substanz (d. h. ihr Einfluss auf das Neurotransmitter- oder Hormonsystem) steht in einem inhaltlich plausiblen Zusammenhang mit der vorliegenden Symptomatik.
- *Zeitlicher Zusammenhang.* Die Symptomatik begann (relativ) kurz nach Ansetzen einer Regelmedikation oder tritt schubweise nach Drogenkonsum oder Medikamentengebrauch auf.
- *Dosis-Wirkungs-Zusammenhang.* Eine Veränderung der Dosis verändert (ggf. mit geringem zeitlichem Abstand) auch die Symptomatik.

Wird ein Zusammenhang zwischen der Symptomatik und Drogenkonsum vermutet, sollte eine Psychoedukation zur psychoaktiven Wirkung der konsumierten Substanz erfolgen und Patient:innen sollten, sofern möglich, zu einer Veränderung ihres Konsums motiviert werden. Sind die Symptome (vermutlich) medikamenteninduziert, kann ein Wechsel des Präparats möglicherweise zu einer Lösung des Problems beitragen. Insbesondere in letzterem Fall sollte (das Einverständnis der Patient:innen vorausgesetzt) Kontakt zu verordnenden Ärzt:innen aufgenommen werden.

Simulation und Symptomaggravation. Da psychische Symptome (im engeren Sinne) nicht durch „harte“ Fakten validiert werden können, ist ihr Vortäuschen verhältnismäßig einfach. Während es im ambulanten Setting kaum Anreize für das Vortäuschen von Symptomen gibt, legen Studien nahe, dass etwa 20 % der Patient:innen in Psychiatrien Symptome vortäuschen oder mehr Symptome berichten, als real vorliegen (Symptomaggravation; Dandachi-FitzGerald et al., 2011; Singh, Avasthi & Grover, 2007). Anreize dafür können u.a. das Ansetzen einer psychoaktiven Medikation (z.B. Benzodiazepine), die Sicherstellung eines Schlafplatzes (z.B. bei Obdachlosigkeit im Winter) oder die Vermeidung von sozialen oder juristischen Konsequenzen sein (z.B. Gerichtstermine; Rumschik & Appel, 2019). Am häufigsten wird dabei Suizidalität vorgetäuscht bzw. aggraviert (z.B. mangelnde Absprachefähigkeit), da so häufig ein stationärer Aufenthalt provoziert bzw. aufrechterhalten werden kann. Hinweise auf Simulation oder Symptomaggravation können sein (First, 2016):

- *Selbstbericht und Verhaltensbeobachtung passen nicht zusammen* (z.B. Patient:in berichtet Symptome, die auf eine schwere depressive Episode hinweisen, zeigt sich jedoch im Kontakt schwingungsfähig und gesellig).
- *Hohe Variabilität des Symptommusters* (z.B. Die berichteten Symptome entsprechen keiner bipolaren Symptomatik und verändern sich ohne erkennbaren Anlass in kurzen Zeiträumen).
- *Manipulatives Verhalten in anderen Zusammenhängen* (z.B. Fremdberichte legen nahe, dass Patient:innen auch im Alltag andere „austricksen").
- *Starker sekundärer oder tertiärer Krankheitsgewinn* (z.B. Lebenspartner:innen, die eine Trennung angekündigt haben, setzen die Beziehung fort und/oder schenken viel Aufmerksamkeit).
- *Patient:innen kommunizieren (nachdrücklich), dass sie eine Diagnose „gerne hätten"* (z.B. Patient:innen drängen auf die Diagnose einer Borderline-Persönlichkeitsstörung).

Wichtig

Keiner dieser Punkte ist allein ein hinreichender Beleg für das Vorliegen von Simulation oder Symptomaggravation. Sie können jedoch (in Kombination) Hinweis darauf sein, dass Selbstberichte, Fragebogenergebnisse und das diagnostische Urteil kritisch hinterfragt werden sollten.

Hinweis

Simulation und Symptomaggravation sind von artifiziellen Störungen abzugrenzen, bei denen Patient:innen ebenfalls Symptome vortäuschen. Der Hauptzweck des Täuschens besteht bei artifiziellen Störungen jedoch im Erlangen von Fürsorge, Anerkennung und/oder Aufmerksamkeit von ärztlichem und pflegerischem Personal, und es wird von einer verringerten Steuerungsfähigkeit des Verhaltens ausgegangen. In der Regel bezieht sich das Vortäuschen hierbei auch eher auf somatische Symptome und Krankheiten (Yates & Feldman, 2016).

7.2.5 Spezifika der Störungsdiagnostik bei Kindern und Jugendlichen

Bei der Diagnostik psychischer Störungen im Kindes- und Jugendalter müssen einige Besonderheiten beachtet werden (Schneider & Adornetto, 2019):

- *Entwicklungsbezug.* Viele Symptome, mit denen Kinder und Jugendliche vorstellig werden, sind in bestimmten Entwicklungsphasen typisch und somit für den entsprechenden Altersbereich als normal einzustufen. Das bedeutet, dass klinische Symptome von entwicklungsphasentypischen Phänomenen abzugrenzen sind.

> **Beispiel**
>
> Trotzanfälle sind für Kinder im Alter von zwei bis vier Jahren nicht selten. Wird ein dreijähriges Kind aufgrund von Wutanfällen vorstellig, ist dieses Phänomen in der Regel als entwicklungsphasentypisch („Trotzphase") einzuordnen, während dies bei einem neunjährigen Kind ohne Entwicklungsverzögerung eher als klinisch auffällig einzuordnen ist.

- *Integration verschiedener Informationsquellen.* Die Aussagefähigkeit von jüngeren Kindern ist eingeschränkt, z. B. in Bezug auf zeitliche Zusammenhänge oder die Intensität von Symptomen. Daher ist es wichtig, altersgerechte Diagnostikmethoden zu wählen, die Einschätzung der Bezugspersonen sowie weiterer Erwachsener einzuholen und diese Ergebnisse zu einem Gesamtbild zu integrieren. Neben Sorgeberechtigten sind häufig insbesondere Erzieher:innen und Lehrkräfte wichtige Informationsquellen.
- *Situationsspezifität.* Manche Störungen mit Beginn in der Kindheit und Jugend müssen situationsübergreifend auftreten (z. B. hyperkinetische Störung bzw. Aufmerksamkeitsdefizit-/Hyperaktivitätsstörung [ADHS]; F90) und andere müssen situationsspezifisch auftreten, um eine Diagnose zu rechtfertigen (z. B. elektiver Mutismus; F94.0). Entsprechend ist es wichtig, Informationsquellen aus verschiedenen Lebensbereichen für die Diagnosestellung zu berücksichtigen (z. B. Sorgeberechtigte und Lehrkräfte).
- *Interaktionsdynamik.* Da Kinder und Jugendliche Teil eines Familiensystems sind, müssen die Interaktion zwischen den Familienmitgliedern und die familiären Dynamiken in Bezug auf die Symptomatik betrachtet werden. Oftmals entstehen Symptome bei Kindern und Jugendlichen durch Interaktionsstörungen mit den Sorgeberechtigten oder Geschwistern bzw. werden durch diese aufrechterhalten. Hierbei hilft es, aus einem systemischen Blickwinkel auf das Familiensystem zu schauen.

Im Vergleich zum Erwachsenenalter kommen außerdem Verfahren der Leistungs- und Entwicklungsdiagnostik im Kindes- und Jugendalter eine größere Bedeutung zu (vgl. Kapitel 7.4 und 7.7).

7.3 Problemdiagnostik

Die Problemdiagnostik dient der Identifikation und dem Verständnis des hinter einer Symptomatik liegenden Problems. Das bedeutet, sie dient der Erstellung des individuellen Erklärungsmodells und betrachtet dabei die prädisponierenden, auslösenden und aufrechterhaltenden Bedingungen. In der Verhaltenstherapie wird die Problemdiagnostik in eine sogenannte Mikro- und Makroanalyse unterteilt (Schäfer et al., 2022):

- *Mikroanalyse.* Im Rahmen der Mikroanalyse wird die selbstregulative Störungsdynamik auf der Ebene einzelner Situationen betrachtet. Das bedeutet, dass untersucht wird, welche Situationscharakteristika in Interaktion mit welchen Personenvariablen dazu beitragen, dass eine Person auf eine bestimmte Situation auf eine bestimmte Art und Weise reagiert hat bzw. immer wieder reagiert, und welche Konsequenzen aus dieser Reaktion resultieren. Wichtige Instrumente der Mikroanalyse sind beispielsweise das SORKC-Modell (Kanfer & Saslow, 1969) und das ABC-Modell (Ellis, 2008).
- *Makroanalyse.* Die Makroanalyse dient der Analyse von Personenvariablen, die situationsübergreifend für das Verständnis der selbstregulativen Störungsdynamik relevant sind. Wichtige Methoden der Makroanalyse sind z. B. die Anamneseerhebung (vgl. Kapitel 6), die Plananalyse (Caspar, 2018) und die Beziehungsanalyse (Arbeitskreis OPD, 2023; Schäfer et al., 2022).

Hinweis

Es gibt viele weitere diagnostische Methoden, die im Zuge von Mikro- und Makroanalyse angewendet werden können (z. B. Modusanalyse, Genogrammarbeit). Wir beschränken uns hier und im Folgenden jedoch auf die Methoden, die Sie am wahrscheinlichsten im Zuge Ihrer BQT-III nutzen bzw. beobachten werden. Die Anamneseerhebung wird in Kapitel 6 detailliert beschrieben und wird daher in diesem Kapitel nicht erneut dargestellt.

Mikro- und Makroanalyse sind eng miteinander verbunden, greifen ineinander und ergänzen sich gegenseitig. Im Sinne eines Bottom-up-Ansatzes können wiederholte Mikroanalysen dabei helfen, situationsübergreifend relevante Personenvariablen zu identifizieren. Umgekehrt kann die Makroanalyse im Sinne eines Top-down-Ansatzes dazu beitragen, relevante Einflussfaktoren für Erlebens- und Verhaltensweisen auf Ebene einzelner Situationen besser zu verstehen.

7.3.1 SORKC-Analyse

SORKC ist ein Akronym, das für Stimuli, Organismus, Reaktionen, Kontingenz und Kontiguität sowie Konsequenzen (Consequences) steht (vgl. Abbildung 3). Die SORKC-Analyse dient der Analyse spezifischer Problemsituationen. Als „Verhaltensgleichung“ will die SORKC-Analyse in erster Linie das Verständnis der Störungsdynamik auf der Ebene einzelner Situationen fördern, schließt aber mit der Organismuskomponente auch die Betrachtung situationsübergreifender Faktoren ein. Die SORKC-Analyse soll folgende Fragen beantworten:

Welche situationsspezifischen internen und externen *Stimuli* (= Reize) resultieren in Interaktion mit welchen situationsübergreifend relevanten Personenvariablen *(Organismus)* in welchen störungsrelevanten kognitiven, emotionalen, physiologischen und willkürmotorischen *Reaktionen*? Mit welcher Regelmäßigkeit *(Kontingenz)* führen diese zu welchen kurz- oder langfristigen *(Kontiguität)* positiven oder negativen *Konsequenzen*?

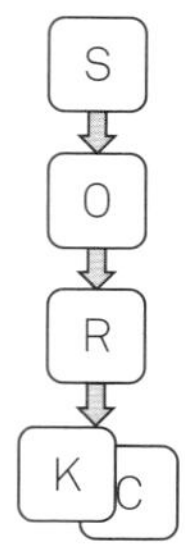

Abbildung 3:
Das SORKC-Schema

Drei Regelkreise – die zur Aufrechterhaltung von Problemverhalten beitragen – sind dabei relevant.

- *Feedforward-Schleife.* In der Logik der SORKC-Analyse führen situationsspezifische Stimuli dazu, dass situationsübergreifende Personenvariablen aktiviert werden (z. B. Grundannahmen, Temperament). Diese aktivierten Personenvariablen beeinflussen wiederum die Wahrnehmung und Informationsverarbeitung der Stimuli (z. B. Aufmerksamkeitslenkung, selektive Informationsverarbeitung; vgl. Abbildung 4). Das bedeutet, dass in verschiedenen Situationen unterschiedliche Personenvariablen bei einer Person aktiviert sind und Personen mit unterschiedlichen Personenvariablen die gleichen Situationen unterschiedlich verarbeiten können.

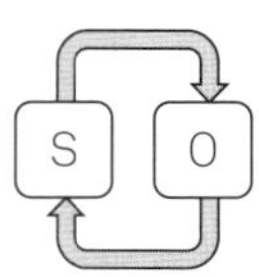

Abbildung 4:
Feedforward-Schleife

Beispiel: Frau V. und Frau M.

Frau V. und Frau M. gehen auf eine Party. Frau V. leidet unter einer sozialen Phobie. Im Gegensatz dazu fällt es Frau M. leicht, mit fremden Personen zu sprechen, und sie steht gerne im Mittelpunkt der Aufmerksamkeit. Als die beiden den Raum betreten, in dem die Party stattfindet, sehen sie tanzende Menschen, hören Musik und stellen fest, dass einige Personen zur Tür blicken. Bei beiden Frauen werden durch diese Stimuli unbewusst Glaubenssätze aktiviert. Bei Frau V. wird der Glaubenssatz „Ich bin unattraktiv, und andere werden mich immer ablehnen“ aktiviert. Bei Frau M. hingegen der Glaubenssatz „Andere Menschen mögen mich und wollen Zeit mit mir verbringen“. Der Aufmerksamkeitsfokus von Frau V. liegt daraufhin auf Gefahrenreizen und soziale Signale, die Ablehnung nahelegen, werden erleichtert verarbeitet. Frau M. hingegen verarbeitet bevorzugt Informationen, die Zuwendung und Interesse signalisieren.

- *Feedback-Schleife 1.* Stimuli beeinflussen in Interaktion mit der Organismusvariable kognitive, emotionale und physiologische Zustände von Personen und so indirekt deren Verhalten. Jede kognitive, emotionale, physiologische und willkürmotorische Reaktion wiederum verändert die internen und/oder externen Stimuli (vgl. Abbildung 5).

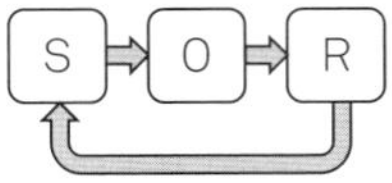

Abbildung 5: Feedback-Schleife 1

Beispiel: Frau V. und Frau M. (Forts.)

Als Frau V. und Frau M. auf der Party das Lachen einer Person neben sich hören, liegt es für Frau V. aufgrund des aktivierten Glaubenssatzes nahe, das Lachen als „Auslachen“ zu interpretieren. Sie schämt sich, fühlt sich angespannt und zieht sich aus der Situation zurück. Sie geht zur Toilette und steht allein in der Kabine. Durch ihre willkürmotorische Reaktion (d.h. den Raum wechseln) haben sich die externen Stimuli, denen sie ausgesetzt ist, grundsätzlich verändert. Durch die erlebte Anspannung und die physiologischen Konsequenzen des Schamerlebens (z.B. beschleunigter Herzschlag) unterscheiden sich auch ihre internen Stimuli deutlich zur Situation vor der Party.

- *Feedback-Schleife 2.* Die aktivierten Personenvariablen beeinflussen die Erlebens- und Verhaltensreaktionen der betroffenen Person, die wiederum Konsequenzen nach sich ziehen (d.h. positive und negative Verstärkung sowie Bestrafung erster und zweiter Art). Die Konsequenzen beeinflussen als Lernerfahrungen die Personenvariablen, indem sie beispielsweise Glaubenssätze bestätigen oder diesen widersprechen (vgl. Abbildung 6).

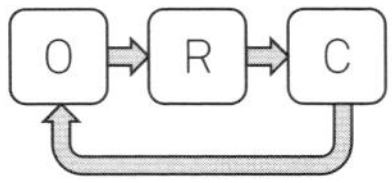

Abbildung 6:
Feedback-Schleife 2

Beispiel: Frau V. und Frau M. (Forts.)

Durch den Rückzug von Frau V. auf die Toilette ist sie nicht länger der sozialen Situation ausgesetzt. Sie fühlt sich nicht mehr beobachtet und ihre Anspannung nimmt (kurzfristig) ab. Dadurch wiederholt sich die Lernerfahrung, dass soziale Situationen mit Anspannung und die Vermeidung sozialer Situationen mit Entspannung assoziiert sind. Das wird auch zukünftig die Wahrscheinlichkeit erhöhen, dass sie soziale Situationen meidet. Frau M. hingegen macht eine andere Lernerfahrung. Sie hatte das Lachen der anderen Person nicht als Auslachen, sondern als Signal der Freude und der Ausgelassenheit interpretiert. Sie hat sich der lachenden Person daher zugewandt und ein Gespräch mit ihr begonnen, das für sie unterhaltsam und freudig verlief. Sie macht dadurch (erneut) die Lernerfahrung, dass soziale Situationen angenehm sind und sie bei anderen Personen gut ankommt. Sie wird sich daher auch zukünftig wahrscheinlich offen in Beziehungen zeigen und soziale Kontakte suchen. Bei beiden Frauen verfestigen sich so durch ihre Lernerfahrungen die zuvor vorhandenen Glaubenssätze.

Wichtig

Durch die wechselseitige Beeinflussung von Organismusvariablen und Stimuli, von Stimuli und Reaktionen sowie von Organismusvariablen, Reaktionen und Konsequenzen entstehen repetitive Muster, die Symptome verfestigen können. Diese Dynamik trägt wesentlich zur Aufrechterhaltung psychischer Störungen bei.

Dreh- und Angelpunkt der Informationsverarbeitung und Verhaltenssteuerung ist die Organismusvariable bzw. die durch sie repräsentierten überdauernden Personenvariablen. Damit Psychotherapie langfristig wirksam ist, muss sie Veränderungen in der Organismusvariable bewirken. Eine Beeinflussung der Organismusvariable ist jedoch einem verhaltenstherapeutischen Rational zufolge nur indirekt über Konsequenzen von Erlebens- und Verhaltensweisen möglich. Die kognitive Verhaltenstherapie versucht daher neue Lernerfahrungen durch die Veränderung von Kognitionen (z.B. Disputationstechniken) und Verhaltensweisen (z.B. Expositionstherapie) zu erreichen. Ist eine Person nur eingeschränkt dazu fähig, ihre Reaktionen unter bestimmten Stimuluskonstellationen zu steuern, werden zusätzlich Methoden zur Veränderung der Stimulusbedingungen angewandt

(z. B. Stimuluskontrolltechniken). Zusätzlich wird in der therapeutischen Beziehungsgestaltung (z. B. soziale Verstärkung) sowie bei der Anwendung operanter Verfahren (z. B. Token Economies) eine gezielte Applikation von Konsequenzen zur Verhaltensformung eingesetzt. Die SORKC-Analyse unterstützt den therapeutischen Prozess daher vor allem auf drei Arten:

1. Die Analyse von vergangenen und aktuellen Problemsituationen hilft Therapeut:innen und Patient:innen, problematische Erlebens- und Verhaltensmuster besser zu verstehen.
2. Die Befunde aus SORKC-Analysen können genutzt werden, um therapeutische Interventionen zu planen.
3. Wenn Patient:innen die SORKC-Analyse erlernen, können sie diese zukünftig nutzen, um neue Situationen selbstständig zu analysieren und ihr Verhalten gezielt anzupassen (auch nach Beendigung einer Therapie).

Möchten Sie bei Patient:innen SORKC-Analysen verwenden, kann deren Einführung dadurch erleichtert werden, dass Sie Patient:innen zunächst die Aufgabe geben, eine Woche lang auf „schwierige" Alltagssituationen zu achten, die sie in der nächsten Sitzung gemeinsam analysieren werden. In der folgenden Sitzung können Sie sich dann zunächst (mehrere) Situationen kurz beschreiben lassen, um dann gemeinsam mit den Patient:innen eine besonders gut geeignete Situation auszuwählen. Gerade bei den ersten SORKC-Analysen sind Situationen gut geeignet, die kurz sind, einen klaren Anfang und ein klares Ende haben und die ein eindeutiges Symptom (z. B. eine Panikattacke) bzw. ein eindeutiges problematisches Verhalten (z. B. Selbstverletzung) beinhalten. Während der SORKC-Analyse notieren Sie die wichtigsten Stichpunkte auf einem Whiteboard, einem Flipchart oder einem Arbeitsblatt. Beginnen Sie nach der Auswahl der Situationen mit Fragen zu externen Stimuli, d. h. zu Stimuli, die Patient:innen mit ihren „fünf Sinnen" wahrnehmen können und die objektiv feststellbar sind. Wichtig ist, dass die Beschreibung der externen Stimuli noch keine Interpretation beinhaltet.

Beispiel: Frau V. (Forts.)

Frau V. beschreibt: „Den ganzen Tag hatte ich bereits Kopfschmerzen und war übernächtigt. Als wir dann zur Party kamen, war es furchtbar. Es waren viel zu viele Leute da. Bestimmt 50 oder mehr. Der Raum war so dunkel, dass ich Angst hatte zu stolpern. Mir wurde direkt ganz heiß. Licht kam nur von Scheinwerfern und der Diskokugel. Einige Personen haben getanzt, andere haben nur dagestanden und zur Tür gestarrt. Als mich dann noch jemand ausgelacht hat, bin ich direkt wieder rausgegangen."

Positivbeispiel für Notizen zu externen Stimuli: Etwa 50 Personen waren auf der Party anwesend; einige haben getanzt, manche haben dagestanden; manche haben zur Tür geschaut. Der Raum war dunkel. Licht kam von Scheinwerfern und einer Diskokugel. Jemand hat gelacht.

Negativbeispiel für Notizen zu externen Stimuli: Es waren viel zu viele Leute auf der Party. Frau V. hatte Angst zu stolpern, weil es so dunkel war. Ihr wurde ganz heiß. Einige Personen haben zur Tür gestarrt. Jemand hat Frau V. ausgelacht.

Typische Instruktionen und Fragen, die sich für die Identifikation von externen Stimuli eignen, sind z. B.:

Bitte beschreiben Sie mir die Situation möglichst objektiv. Das heißt so, wie Sie sie mit Ihren fünf Sinnen wahrgenommen haben. Die Interpretation der objektiven Situation betrachten wir erst im nächsten Schritt.

oder

Stellen Sie sich vor, die Situation wäre mit einer Überwachungskamera aufgezeichnet worden. Was wäre auf der Aufnahme zu sehen und zu hören gewesen?

Je nach den Informationen, die die Patient:innen daraufhin berichten, können u. a. folgende Nachfragen sinnvoll sein:

- Wer war außer Ihnen anwesend?
- Was haben Sie gesehen?
- Was haben Sie gehört?
- Wie war die (Raum-)Temperatur?
- Was ist als Nächstes passiert?

Achten Sie bei der Identifikation von externen Stimuli vor allem auf potenzielle Auslöser der nachfolgenden problematischen Reaktionen (z. B. das „Lachen", das Frau V. gehört hat).

Wichtig

Kognitive Reaktionen (z. B. „Es waren viel zu viele Leute da"), emotionale Reaktionen (z. B. Angst), physiologische Reaktionen (z. B. „Mir wurde direkt ganz heiß") und willkürmotorische Reaktionen (z. B. „Ich bin direkt wieder rausgegangen") gehören nicht zu den Stimuli. Es ist wichtig, dass Patient:innen den Unterschied zwischen objektiven Stimuli, deren Interpretation und den emotionalen, physiologischen und willkürmotorischen Reaktionen auf diese Interpretation verstehen. Das erleichtert die spätere Anwendung verhaltensnaher (behavioraler), aber auch kognitiver Therapietechniken.

Neben externen Stimuli können auch interne Stimuli relevant sein. Dabei ist es besonders wichtig zu unterscheiden, ob die betrachteten internen Zustände bereits vor der Situation vorhanden waren oder besser als Reaktion auf die Situation verstanden werden können.

Beispiel: Frau V. (Forts.)

Die „Kopfschmerzen" und die „Müdigkeit" von Frau V. sind relevante interne Stimuli, da sie bereits vor der relevanten Situation sowie zu deren Beginn vorhanden waren und vermutlich die Reaktionen von Frau V. beeinflusst haben. Dass Frau V. „ganz heiß" wurde, ist ebenfalls ein „internes" physiologisches Erleben, jedoch ist es vor dem Hintergrund ihres Berichts als Reaktion auf die Situation zu werten.

Wichtig

Würde beispielsweise eine Person mit Panikstörung berichten, dass sie die Straße entlang ging und sie „plötzlich" ihren „Herzschlag wahrnahm", würde das als interner Stimulus betrachtet werden, der im Anschluss vermutlich störungsrelevante Reaktionen nach sich zieht (z. B. Kognitionen wie „Hoffentlich bekomme ich keinen Herzinfarkt" oder Emotionen wie Angst).

Nach internen Stimuli kann z. B. mit folgenden Formulierungen gefragt werden:

- Sie haben mir gerade von ____ [Situation] berichtet. Wie ging es Ihnen emotional, kurz bevor diese Situation eintrat?
- Bevor Sie in ____ [Situation] waren, wie ist Ihr Tag verlaufen?
- Sie hatten mir erzählt, dass Sie in ____ [Situation] Folgendes gedacht/getan haben: ____ [Berichtetes wiedergeben]. Bevor das passiert ist, haben Sie da eine körperliche Veränderung wahrgenommen?

Ausgehend von den Antworten der Patient:innen können Sie Informationslücken schließen, z. B. indem Sie fragen:

- Hatten Sie Schmerzen oder körperliche Beschwerden?
- Wie viel hatten Sie an diesem Tag zuvor getrunken und was hatten Sie gegessen?
- Waren Sie müde oder ausgeruht?

Wenn Sie alle relevanten internen und externen Stimuli erfasst haben, bietet es sich häufig an, mit den Reaktionen fortzufahren. Die Organismuskomponente verknüpft Stimuli und Reaktionen miteinander und kann daher leichter besprochen werden, wenn die relevanten Reaktionen bereits bekannt sind. Betrachtet werden kognitive, emotionale, physiologische und willkürmotorische Reaktionen. In der Logik der kognitiven Verhaltenstherapie beeinflussen sich diese Komponenten auch in dieser Reihenfolge (Beck & Haigh, 2014).

Das heißt: Kognitive Interpretationen (z. B. „Ich werde ausgelacht") der objektiven Situationen (z. B. jemand lacht) beeinflussen das emotionale Erleben (z. B. Scham). Emotionen führen, in Abhängigkeit ihrer Intensität, zu (meist) unspezifischen physiologischen Reaktionen (z. B. Anstieg der Herzrate). Die Interaktion aus Kognitionen, Emotionen und physiologischem Erleben motiviert zu willkürmotorischem Verhalten (z. B. die Situation verlassen). Die emotionalen und physiologischen Zustände sowie das eigene Verhalten werden im Anschluss erneut kognitiv verarbeitet (z. B. „Bestimmt werde ich ganz rot") (vgl. Abbildung 7).

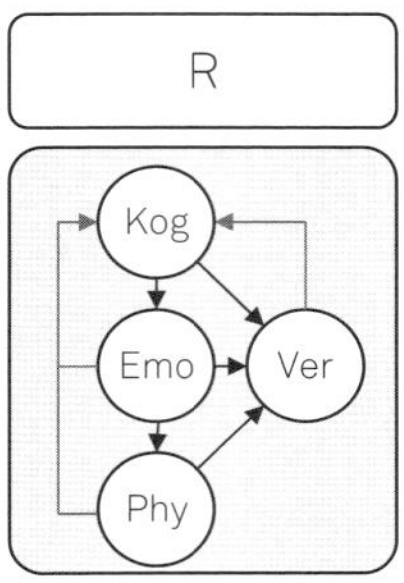

Abbildung 7: Kognitive, emotionale, physiologische und willkürmotorische Reaktionen beeinflussen sich

Die initiale kognitive Reaktion kann häufig erfragt werden, indem die externen und internen Stimuli noch einmal zusammengefasst werden und danach gefragt wird, was den Betroffenen in dieser Situation durch den Kopf ging bzw. wie sie die Situation interpretiert haben:

Beispiel: Frau V. (Forts.)

Th.: Ich glaube, jetzt haben wir bereits viele wichtige Aspekte der objektiven Situation gesammelt. Sie sind mit Frau M. auf eine Party gegangen, auf der etwa 50 Personen anwesend waren. Einige haben getanzt, andere standen herum und unterhielten sich, wieder andere sahen zur Tür. Der Raum war dunkel, das Licht kam von Scheinwerfern und von der Diskokugel. Schon bevor Sie zur Party gegangen waren, fühlten Sie sich müde und hatten Kopfschmerzen. Kurz nachdem Sie mit Frau M. den Raum betreten hatten, hat jemand gelacht. Was ging Ihnen in dieser Situation durch den Kopf? Wie haben Sie die Situation interpretiert?

Die nächsten Fragen beziehen sich dann auf die emotionalen Konsequenzen dieser Interpretationen (z. B. „Welche Emotionen haben diese Gedanken bei Ihnen ausgelöst?") sowie deren Intensität (z. B. „Auf einer Skala von 1 bis 10, wie stark war die Scham?"). Gab es physiologische Begleiterscheinungen (z. B. „Haben Sie die Scham auch körperlich gespürt? Wo haben Sie sie gespürt? Kam es zu weiteren körperlichen Veränderungen?")? Je nach Gegenstand der Betrachtung (z. B. bei Panikattacken) kann es dann zielführend sein, nach der Interpretation der Emotionen und der physiologischen Reaktionen zu fragen (z. B. „Wie haben Sie in dieser Situation Ihre Körpersignale interpretiert?" oder „Was haben Sie in diesem Moment über Ihre Angst gedacht?"). Zuletzt werden willkürmotorische Verhaltensweisen erfragt (z. B. „Was haben Sie als nächstes getan?" oder „Was haben Sie gesagt?").

Beispiel: Frau V. (Forts.)

Kognitive Reaktion 1: „Ich werde ausgelacht."

Emotionale Reaktion 1: Scham (7/10).

Physiologische Reaktion 1: Hitzewallung, beschleunigter Herzschlag.

Kognitive Reaktion 2: „Mir wird ganz heißt. Bestimmt werde ich ganz rot und schwitze. Das werden die anderen sehen und mich verspotten."

Emotionale Reaktion 2: Scham (9/10), Angst (8/10).

Physiologische Reaktion 2: Herzrasen, Schwitzen, Zittern.

Willkürmotorische Reaktion 1: Zur Toilette gehen.

Diese Abfolge kann mehrmals durchlaufen werden. Nach den Reaktionen kann man entweder mit der Erfassung der Konsequenzen oder der Organismusvariablen fortfahren. Um die Organismusvariablen besprechen zu können, muss häufig schon Vorwissen vorhanden sein (z. B. aus der Anamneseerhebung, der Beziehungsanalyse, der Plananalyse oder vorangegangenen Mikroanalysen). Fehlt es daran, sollten zunächst Konsequenzen erfasst werden. Das sind im Kontext der SORKC-Analyse die kurz- und langfristig (Kontiguität), regelmäßig oder unregelmäßig (Kontingenz) hinzukommenden oder wegfallenden, positiven oder negativen Konsequenzen der willkürmotorischen Reaktionen.

- *Positive Verstärkung*, d. h., welche positiven Zustände traten infolge der willkürmotorischen Reaktionen auf bzw. wurden stärker (z. B., man war auf sich selbst stolz, Freude).
- *Negative Verstärkung*, d. h., welche negativen Zustände wurden infolge der willkürmotorischen Reaktion reduziert bzw. verschwanden oder wurden unwahrscheinlicher (z. B. Reduktion von Schamerleben, Rückgang von Schmerzempfinden).
- *Bestrafung erster Art*, d. h., welche negativen Zustände traten infolge der willkürmotorischen Reaktion auf bzw. wurden stärker (z. B. Zunahme an Schamerleben, Selbstabwertung, Schuldgefühle).

- *Bestrafung zweiter Art*, d.h., welche positiven Zustände wurden infolge der willkürmotorischen Reaktion reduziert bzw. verschwanden oder wurden unwahrscheinlicher (z.B. reduzierte Wahrscheinlichkeit, Freunde zu finden; Verschlechterung des Selbstbilds).

Um kurzfristige Konsequenzen zu erfragen, kann man sich einerseits auf die unmittelbar nach den willkürmotorischen Reaktionen eingetretenen kognitiven, emotionalen und physiologischen Veränderungen und andererseits auf die Zu- oder Abnahme der Wahrscheinlichkeit des Erreichens von Zielen beziehen. Die Kontiguität, also die Regelmäßigkeit, mit der Konsequenzen eintreten, kann erfasst werden, indem geprüft wird, inwiefern die Erfahrungen aus einer konkreten Situation auf andere Situationen übertragbar sind.

Beispiel: Frau V. (Forts.)

Th.: Das heißt, Sie hatten Herzrasen, haben geschwitzt und gezittert, bevor Sie zur Toilette gingen. Als Sie dort ankamen und in der Kabine standen, hat das etwas am Schwitzen und Zittern geändert?

Frau V.: Zumindest ein bisschen. Ich habe dann durchgeatmet und versucht, mich zu beruhigen. Nach ein paar Minuten ist mir das auch gelungen.

Th.: Dieser Abfall der körperlichen Anspannung, den Sie beschreiben, tritt dieser selten, manchmal oder meistens auf, wenn Sie sich aus für Sie bedrohlich wirkenden sozialen Situationen zurückziehen?

Frau V.: Schwierig ..., aber ich glaube schon, dass das oft so ist ..., auf jeden Fall beruhige ich mich körperlich nach solchen Situationen recht schnell.

Th.: Sie hatten auch von Scham- und Angsterleben berichtet. Haben sich diese Emotionen verändert, nachdem Sie zur Toilette gingen?

Frau V.: Die Angst ja, die wurde wohl etwas geringer. Aber ich habe mich auch schuldig gefühlt, weil ich Johanna *[Frau M.]* einfach habe stehen lassen.

Th.: Trat ein Abfall des Angsterlebens und die Zunahme von Schuldgefühlen in vergleichbaren Situationen in der Vergangenheit bereits auf?

(...)

Hinweis: Der Abfall der körperlichen Anspannung und der Rückgang des Angsterlebens würden als kurzfristige negative Verstärkung und das aufkommende Schuldgefühl als kurzfristige Bestrafung erster Art notiert. Frau V. berichtet, dass alle beschriebenen Konsequenzen häufig in vergleichbaren Situationen auftreten, was sie relevant für die Aufrechterhaltung der sozialen Phobie macht.

Werden langfristige Konsequenzen betrachtet, muss zwischen zwei Varianten der Frage unterschieden werden. Zunächst ist nach den langfristigen Konsequenzen der konkreten Situation zu fragen (z. B. „Hatte Ihr Verhalten in dieser Situation, der Rückzug auf die Toilette, langfristig positive oder negative Konsequenzen für Sie?"). Wesentlich wichtiger ist jedoch häufig die Frage nach den langfristigen Konsequenzen, die eintreten würden, wenn ein vergleichbares Verhalten immer wieder gezeigt würde – denn die meisten dysfunktionalen Verhaltensweisen sind nur dysfunktional, wenn sie repetitiv oder rigide auftreten (z. B. hat der einmalige Konsum von mehreren Gläsern Wein an einem Abend langfristig vermutlich kaum negative Konsequenzen; werden jedoch jeden Tag über längere Zeit mehrere Gläser Wein getrunken, können negative Konsequenzen relevant sein). Wichtig sind hierbei (je nach Verhalten) vor allem Fragen nach veränderten Blickwinkeln auf sich selbst, die Welt und andere Menschen, nach dem emotionalen Erleben, möglichen körperlichen Langzeitfolgen sowie dem Einfluss des Verhaltens auf das Erreichen individueller Ziele, z. B.:

- Nehmen wir an, Sie würden sich auch zukünftig immer wieder aus sozialen Situationen zurückziehen. Würde sich das eher positiv oder eher negativ auf Ihr emotionales Erleben auswirken?
- Trägt dieses Verhaltensmuster langfristig dazu bei, dass Sie Ihren Therapiezielen näherkommen oder sich weiter von diesen entfernen?
- Sie beschreiben, dass Sie sich schon länger immer wieder aus sozialen Situationen zurückziehen. Hat sich Ihr Selbstbild dadurch über die Zeit eher verbessert oder verschlechtert?

Es ist wichtig, sowohl positive als auch negative Konsequenzen des Verhaltens zu identifizieren. Positive Konsequenzen sind entscheidend, um den primären und sekundären Krankheitsgewinn aufzuzeigen und Patient:innen dabei zu unterstützen, die (ursprüngliche bzw. teilweise) Funktionalität des Problemverhaltens zu erkennen. Die Identifikation negativer Konsequenzen ist wichtig, um Veränderungsmotivation zu fördern. Von besonderer Bedeutung ist es hierbei auch, deutlich zu machen, dass sich das Problemverhalten (zumeist über kurzfristige negative Verstärkung) selbst aufrechterhält, und daher eine Verhaltensveränderung notwendig wird, um den entstandenen Teufelskreis zu durchbrechen.

Beispiel: Frau V. (Forts.)

Th.: Wenn ich es richtig verstanden habe, führt der Rückzug aus sozialen Situationen häufig dazu, dass Ihre körperliche Anspannung und Ihre Angst abnehmen. Dieser Abfall von unangenehmem Erleben trägt vermutlich maßgeblich dazu bei, dass Ihre Rückzugstendenz in den letzten Jahren zunehmend stärker wurde. Denn Ihr Körper lernt immer wieder: Wenn ich in sozialen Situationen bin, ist das unangenehm, wenn ich sie verlasse, geht das unangenehme Gefühl weg. Wir

Psychotherapeut:innen sprechen hierbei von negativer Verstärkung. Während dieses Verhalten also kurzfristig effektiv ist und eine wichtige Funktion hat, geht es auch mit großen Nachteilen einher. Kurzfristig zum Beispiel in Form von Schulderleben und weil es die Wahrscheinlichkeit reduziert, neue Menschen kennenzulernen und einen schönen Abend mit Johanna zu verbringen. Langfristig, weil Sie merken, dass Sie sich soziale Situationen immer weniger zutrauen, Ihr Selbstwert sinkt und Sie sich im Alltag immer stärker eingeschränkt fühlen. Die Kombination aus negativer Verstärkung und der langfristigen Abnahme Ihres Selbstwirksamkeitsgefühls in sozialen Situationen hat dazu geführt, dass sich Ihre soziale Phobie in den letzten Monaten verfestigen konnte. Deshalb wird es zur Erreichung Ihrer Therapieziele wichtig sein, dass wir gemeinsam Handlungsalternativen identifizieren, die diesen Teufelskreis durchbrechen.

Unter der Organismusvariable werden situationsübergreifend relevante Personenvariablen zusammengefasst, die als maßgeblich für die Entstehung problematischer Erlebens- und Verhaltensweisen in der konkreten Situation wahrgenommen werden. In Teilen können diese direkt aus der betrachteten Situation bzw. deren betrachteten Konsequenzen abgeleitet werden (z. B. niedriger Selbstwert, geringe Selbstwirksamkeit). In anderen Fällen muss auf Wissen, das aus anderen diagnostischen Methoden gewonnen wurde (z. B. Anamneseerhebung), oder störungsspezifischen Erklärungsmodellen (z. B. erhöhte Selbstaufmerksamkeit bei sozialen Phobien) zurückgegriffen werden. Gerade zu Beginn der Therapie kann es sich anbieten, Informationserhebung und Psychoedukation miteinander zu verknüpfen.

Beispiel: Frau V. (Forts.)

Th.: Sie haben mir berichtet, dass Frau M. sich in der Party-Situation ganz anders verhalten hat als Sie. Das heißt, die Situation ist nicht objektiv bedrohlich und lässt mehr als nur ein Verhalten zu. Jede Person nimmt die Situation anders wahr, interpretiert sie aus ihrer eigenen Perspektive heraus und zeigt eine andere Reaktion. Wie erklären Sie sich Ihr eigenes Erleben und Verhalten in dieser Situation?

Frau V.: Mir fallen soziale Situationen immer schwer. Vermutlich, weil ich selbst schlecht über mich denke und glaube, andere Personen würden das genauso sehen.

Th.: Das heißt, ein geringes Selbstwertgefühl trägt zu Ihrem Verhalten in der Situation bei? *(Frau V. stimmt zu, und die Therapeutin notiert „geringes Selbstwertgefühl" an der Tafel.)* Was könnte noch dazu beigetragen haben, dass Sie sich aus der Situation zurückgezogen haben? (...)

Th.: Wenn es in Ordnung ist, würde ich Sie noch nach ein paar Einflussfaktoren fragen, die häufig zu sozialen Ängsten beitragen können, aber nicht müssen. Wäre das okay für Sie? *(Frau V. stimmt zu.)* Als Sie auf der Party standen, das Lachen hörten und merkten, dass Ihnen warm wurde – wissen Sie, wo da Ihr Aufmerksamkeitsfokus war?

Frau V.: Ich weiß nicht genau, wie Sie das meinen.

Th.: Unsere Aufmerksamkeitskapazität ist begrenzt. Das heißt, wir können nur eine begrenzte Anzahl an Dingen gleichzeitig wahrnehmen. Wenn Sie sich jetzt z. B. stark auf das konzentrieren, was ich sage, werden Sie vermutlich weniger Ihre eigenen Körpersignale wahrnehmen, z. B. ein Jucken oder Hungergefühl. Wenn Sie sich hingegen stark auf Ihren Körper und Ihre Körperempfindungen konzentrieren, wird es Ihnen vermutlich schwerfallen, das zu verarbeiten, was ich sage. *(Frau V. signalisiert Verständnis.)* Manchmal, aber nicht immer, ist es bei sozialen Ängsten so, dass die betroffenen Personen mit ihrer Aufmerksamkeit ganz stark bei sich selbst sind. Das heißt, dass sie z. B. kontrollieren, ob sie „richtig" oder „komisch" dastehen, ob sie schwitzen usw. Können Sie einschätzen, wo Sie häufig mit Ihrer Aufmerksamkeit in sozialen Situationen sind – eher bei sich oder im Außen?

(...)

Das erstellte SORKC-Modell sollte dokumentiert und den Patient:innen für ihre Unterlagen mitgegeben werden, beispielsweise als Foto oder als Kopie des Arbeitsblatts. Üblicherweise werden den Patient:innen außerdem leere Arbeitsblätter mitgegeben, die sie in der kommenden Woche für die Durchführung eigener SORKC-Analysen nutzen können. Die von den Patient:innen erstellten SORKC-Analysen werden dann nachbesprochen und für die weitere Diagnostik genutzt. Durch die wiederholte Anwendung von SORKC-Analysen lernen Patient:innen, ihr Problemverhalten besser zu analysieren und zu verstehen. Darüber hinaus eignet sich das SORKC-Modell auch zur Identifikation von Interventionsansätzen.

Beispiel: Frau V. (Forts.)

Durch die wiederholte Anwendung des SORKC-Modells mit Frau V. konnten relevante und wiederkehrende Aspekte von Problemsituationen identifiziert werden, wie z. B. lachende Personen und Verkaufsgespräche *[S-Komponente]*. Auf Basis dieser Erkenntnisse wurde eine Angsthierarchie erstellt, die wiederum die Grundlage für die Planung einer Expositionstherapie bildete. Das Wissen über Frau V.s Interpretationen von sozialen Situationen *[kognitive R-Komponente]* sowie über ihre Glaubenssätze *[O-Komponente]* unterstützt dabei ebenfalls die Planung der Expositionstherapie sowie von Verhaltensexperimenten. Die Analyse von Frau V.s habituellen Verhaltensmustern *[willkürmo-*

torische R-Komponente] zeigte Defizite in sozialen Kompetenzen auf, woraufhin ergänzend ein soziales Kompetenztraining durchgeführt wurde. In der Beziehungsgestaltung achtete die Therapeutin außerdem darauf, Offenheit, das Formulieren von Bitten und das Setzen von Grenzen durch Frau V. sozial zu verstärken *[K-Komponente]*.

Hinweis: Online-Material

Ein Übersichtsblatt zur Ausgestaltung des SORKC-Modells sowie ein dazugehöriges Arbeitsblatt, das Sie in der Therapie nutzen können, finden Sie in den Online-Materialien (vgl. hierzu auch Seite 335).

7.3.2 ABC-Modell

Das ABC-Modell wird, wie auch das SORKC-Modell, zur Analyse spezifischer Problemsituationen verwendet. Das Akronym steht für *A*ctivating Event (aktivierendes Ereignis), *B*eliefs (Bewertungssystem) und *C*onsequences (Konsequenzen der Bewertung des aktivierenden Ereignisses; vgl. Abbildung 8).

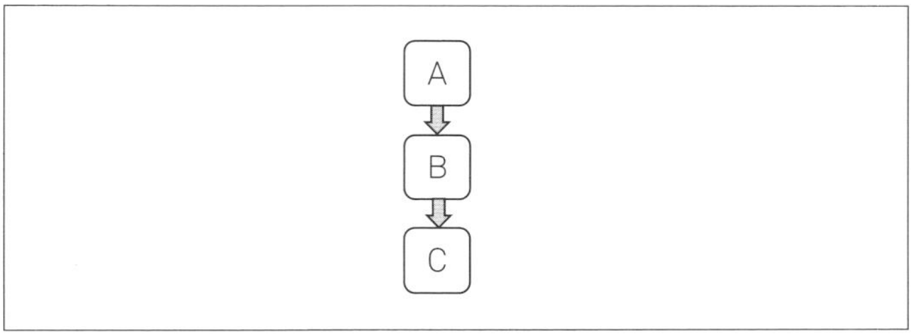

Abbildung 8:
Das ABC-Modell

Das ABC-Modell wurde von Ellis (2008) entwickelt und hat seit seiner Einführung verschiedene Weiterentwicklungen erfahren (z. B. Stavemann, 2023; Resick, Monson & Chard, 2016). Das Ziel der Situationsanalyse mit dem ABC-Modell besteht darin, das situationsspezifische Bewertungssystem der Patient:innen zu erfassen und gegebenenfalls dysfunktionale Kognitionen zu identifizieren und zu korrigieren. Durch die wiederholte Anwendung des ABC-Modells werden nach und nach auch situationsübergreifend relevante bedingte Annahmen und Glaubenssätze erkennbar. Die regelmäßige Nutzung des ABC-Modells soll Patient:innen befähigen, es eigenständig anzuwenden. So können sie das ABC-Modell zukünftig, auch nach Beendigung der Therapie, nutzen, um kognitive Prozesse selbstständig hinsichtlich ihrer Auswirkungen auf das emotionale Erleben und Verhalten sowie hinsichtlich ihrer Funktionalität zu prüfen.

Hinweis

Um Patient:innen das Üben der Anwendung des ABC-Modells zu erleichtern, ist es wichtig, dass Therapeut:innen den Patient:innen nach und nach die Führung bei der Erstellung von ABC-Modellen überlassen. Während Therapeut:innen den Erarbeitungsprozess zu Beginn klar strukturieren und die Erarbeitung des Bewertungssystems aktiv unterstützen, geben sie mit der Zeit immer weniger Hilfestellungen. Zwischen den Sitzungen können Arbeitsblätter genutzt werden, mit denen die Patient:innen die Erstellung von ABC-Modellen selbstständig üben können. Der Inhalt dieser Modelle bildet dann eine Basis für kognitive Interventionen in den kommenden Sitzungen.

Der Schwerpunkt von psychodiagnostischen Untersuchungen mit dem ABC-Modell liegt auf der Identifikation (dysfunktionaler) Bestandteile des Bewertungssystems (B) (Stavemann, 2023):

- *Persönliche Sichtweisen (B1).* Während beim „Activating Event" die objektive Problemsituation beschrieben wird, umfasst die „Persönliche Sichtweise" die subjektive Sicht auf die Problemsituation inklusive des relevanten Vorwissens sowie der relevanten bedingten Annahmen und Glaubenssätze.
- *Schlussfolgerungen (B2).* Die „Schlussfolgerungen" enthalten die Schlüsse, die die betroffenen Personen aus ihrer persönlichen Sichtweise (B1) auf die Situation ziehen. Schlussfolgerungen können sich u. a. darauf beziehen, wie man von anderen bewertet wird, was die Situation individuell bedeutet oder mit welchen (positiven oder negativen) Konsequenzen die Situation einhergehen wird. Sie ergeben sich in der Regel aus der Kombination von situationsspezifischen subjektiven Wahrnehmungen (z. B. „Hier sind viel zu viele Leute", „Jemand lacht")

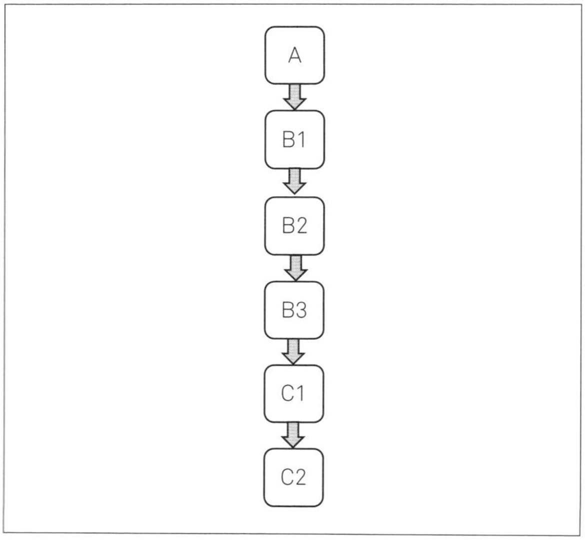

Abbildung 9: Identifikation (dysfunktionaler) Bestandteile des Bewertungssystems und der Konsequenzen mit dem ABC-Modell

und situationsübergreifenden Annahmen (z. B. „Auf Partys finde ich nie Anschluss und bin immer außen vor", „Ich bin so eine lächerliche Person").

- *Bewertung.* Die „Bewertung" bezieht sich auf die Schlussfolgerungen (B2), d. h., zu welcher Bewertung der Situation führt die gezogene Schlussfolgerung. Die Bewertung der Situation leitet dabei nahtlos über zu den Konsequenzen der Situation.

Im Gegensatz zum SORKC-Modell bezeichnen die Konsequenzen im ABC-Modell nicht positive bzw. negative Verstärkung und/oder Bestrafung erster bzw. zweiter Art, sondern die emotionalen Konsequenzen (C1) und die Verhaltenskonsequenzen (C2) der Bewertung der Situation (B3; vgl. Abbildung 9).

Wir greifen hier erneut das Beispiel von Frau V. auf, die wir bereits aus den Ausführungen zur SORKC-Analyse kennen.

Beispiel: Frau V. (Forts.)

A: Etwa 50 Personen waren auf der Party anwesend; einige haben getanzt, manche standen nur da, manche haben zur Tür geschaut. Der Raum war dunkel. Licht kam von Scheinwerfern und einer Diskokugel. Jemand hat gelacht. Frau V. ist müde und hat Kopfschmerzen.

Hinweis: Die Stimuli im SORKC-Modell und das Activating Event im ABC-Modell unterscheiden sich inhaltlich nicht.

B1: „Hier sind viel zu viele Leute. Auf Partys finde ich nie Anschluss und bin immer außen vor (bedingte Annahme). Jemand lacht. Ich bin so eine lächerliche Person (Glaubenssatz)."

Hinweis: Bei der persönlichen Sichtweise werden nicht nur die automatischen Gedanken berücksichtigt, die die betroffene Person in dem konkreten Moment bewusst gedacht hat, sondern auch „unbewusste" Kognitionen (z. B. bedingte Annahmen und Glaubenssätze), die die Situationsverarbeitung beeinflussen. Auch werden die subjektiv (besonders) relevanten Aspekte der objektiven Situation wiederholt (z. B. Jemand hat gelacht).

B2: „Die Person lacht mich aus."
B3: „Das ist so peinlich."
C1: Scham (7/10).
C2: Erstarren und die eigene körperliche Reaktion beobachten.

A': Frau V. spürt ihren Herzschlag. Ihr wird warm.
B1': „Mir wird ganz heiß. Bestimmt werde ich rot und schwitze. Leute finden das peinlich und eklig (bedingte Annahme). Ich bin so eine lächerliche Person (Glaubenssatz)."
B2': „Ich werde zum Gespött der ganzen Party."

B3': „Das ist schrecklich und beschämend. Ich muss hier raus."
C1': Scham (9/10), Angst (8/10).
C2': Zur Toilette gehen.

Hinweis: Wie bereits beim SORKC-Modell erläutert, kann die schrittweise Interaktion zwischen Kognitionen sowie emotionalen und behavioralen Reaktionen/Konsequenzen zu Ketten verknüpft werden (B1, B1', B1''). Im obigen Beispiel bezieht sich B2 z. B. auf die Interpretation des Lachens der Person (B1). B2' hingegen ist eine Folge der subjektiven Sichtweise auf das eigene körperliche Erleben (B1').

Die Erarbeitung des ABC-Modells beginnt immer mit der Identifikation einer Problemsituation. Problemsituationen erkennt man in der Regel am Auftreten (unangemessen) starker negativer Emotionen (z. B. starkes Scham-, Schuld-, Angst-, Ärgererleben) und/oder am Auftreten dysfunktionaler Verhaltensweisen (z. B. Fluchtverhalten, Selbstverletzung, Zwangsverhalten). Die Problemsituation wird zunächst objektiv beschrieben (Activating Event). Hierfür können vergleichbare Fragen wie bei der S-Komponente des SORKC-Modells genutzt werden (vgl. Kapitel 7.3.1). Im Anschluss kann auf zwei Arten fortgefahren werden:

- *Top-down-Analyse.* Bei der Top-down-Analyse wird das Bewertungssystem der Patient:innen direkt erfragt. Das heißt, Patient:innen werden zunächst nach ihrer persönlichen Sichtweise auf die Situation (B1), dann nach den daraus gezogenen Schlussfolgerungen (B2) und schließlich nach ihrer Bewertung der Situation gefragt (B3). Top-down-Analysen sind zeiteffizient, setzen jedoch bei Patient:innen eine hohe Introspektionsfähigkeit und eine gute Kenntnis der eigenen bedingten Annahmen und Glaubenssätze voraus. Man erhält zudem nur Informationen, die den Patient:innen selbst zugänglich und direkt evident sind. Die Top-down-Analyse ist daher vor allem für therapieerfahrene oder sehr reflektierte Patient:innen geeignet, bei denen das ABC-Modell in der Regel bereits wiederholt genutzt wurde.
- *Bottom-up-Analyse.* Bei der Bottom-up-Analyse werden nach der Betrachtung des aktivierenden Ereignisses zunächst die emotionalen und behavioralen Konsequenzen (C1 und C2) betrachtet, da diese den Patient:innen in der Regel leicht zugänglich sind. Im Anschluss wird versucht, ein zu diesen Konsequenzen passendes B3 abzuleiten. Dabei bedient man sich der kognitiv-therapeutischen Annahme, dass sich Emotionen und Verhaltensweisen logisch aus Bewertungen ergeben müssen (Beck & Haigh, 2014).

Beispiele

- Wenn eine Person Ärger empfunden und eine andere Person angeschrien hat, muss sie die Situation als unfair oder grenz- bzw. normverletzend bewertet haben und zu dem Schluss gekommen sein, dass es gerechtfertigt bzw. notwendig sei, sich zu verteidigen.

- Wenn eine Person Scham empfunden hat und mit gehemmtem Verhalten reagierte, muss sie die Situation als peinlich oder beschämend bewertet und einen sozialen Ausschluss oder eine soziale Herabsetzung befürchtet haben.
- Wenn eine Person Angst empfunden hat und aus der Situation geflohen ist, muss sie die Situation als bedrohlich bewertet und mit bevorstehenden negativen Konsequenzen gerechnet haben, die ihre Bewältigungsmöglichkeiten übersteigen würden.

Wurde die Bewertung (B3) aus den emotionalen und behavioralen Konsequenzen abgeleitet, gilt es im nächsten Schritt, die Schlussfolgerungen (B2) zu erfragen. Dafür wird die Bewertung aufgegriffen und erfragt, auf welchen situationsspezifischen Annahmen oder Erwartungen diese Bewertung basiert.

Beispiel: Frau V. (Forts.)

Th.: Sie haben gesagt, dass Sie Angst hatten. Was haben Sie in diesem Moment befürchtet?

Frau V.: Ich hatte Angst, dass ich zum Gespött der ganzen Party werde.

(...)

Konnten alle potenziell relevanten Schlussfolgerungen (B2) identifiziert werden, gelangt man zur persönlichen Sichtweise (B1), indem man danach fragt, durch welche Überlegungen und von welchen situationsübergreifenden Annahmen beeinflusst die Patient:innen zu dieser Schlussfolgerung gelangt sind.

Beispiel: Frau V. (Forts.)

Th.: Wie kamen Sie darauf, dass Sie zum Gespött der ganzen Party werden könnten?

Frau V.: Weil ich so geschwitzt habe und ganz rot geworden bin.

Th.: Wie kommen Sie darauf, dass man zum Gespött der ganzen Party wird, wenn man schwitzt und ganz rot wird?

Frau V.: Weil Leute sowas peinlich und eklig finden.

(...)

Der Vorteil der Bottom-up-Analyse ist, dass durch sie auch Informationen und Zusammenhänge erfasst werden können, die den Patient:innen nicht direkt zugänglich sind. So kann die Selbstreflexion der Patient:innen unterstützt werden, und ihr Verständnis des eigenen Erlebens und Verhaltens wird gefördert. Für die Bottom-up-Analyse muss jedoch deutlich mehr Zeit eingeplant werden als für die Top-down-Analyse.

Im Gegensatz zum SORKC-Modell dient das ABC-Modell nicht nur der Diagnostik und Behandlungsplanung, sondern auch als Intervention (Einsle & Hummel, 2024). Denn das ABC-Modell ermöglicht die Formulierung von Zielgefühlen und

Zielverhalten sowie die Erarbeitung funktionaler Kognitionen. Im Zuge dieser kognitiven Umstrukturierung kommen vor allem Disputationstechniken, aber auch sokratische Dialoge zum Einsatz. In der Regel werden zusätzlich Verhaltensexperimente genutzt, um die (Dys-)Funktionalität von Kognitionen im Alltag zu testen und neue Lernerfahrungen zu bahnen.

Beispiel: Frau V. (Forts.)

Die kognitive Umstrukturierung könnte bei Frau V. auf verschiedenen Ebenen ansetzen. Auf der Ebene der Schlussfolgerungen (B2) könnte z. B. durch eine logische Disputation überprüft werden, ob sich aus der gegebenen Situation tatsächlich schlüssig ableiten lässt, dass das wahrgenommene Lachen als „Auslachen" zu interpretieren ist. Auf der Ebene der Glaubenssätze, die einen relevanten Teil der persönlichen Sichtweise ausmachen, könnte mithilfe eines sokratischen Dialogs hinterfragt werden, wodurch ein Mensch „liebenswert" oder „lächerlich" wird. Im Rahmen eines Verhaltensexperiments könnten die Therapeutin und Frau V. beispielsweise gemeinsam überprüfen, wie andere Personen reagieren, wenn Frau V. sie danach fragt, worüber sie lachen oder was sie gerade als lustig empfinden.

Hinweis: Online-Material

In den Online-Materialien finden Sie ein Übersichtsblatt zum ABC-Modell sowie ein Arbeitsblatt, das Sie in der Therapie nutzen können (vgl. hierzu auch Seite 335).

7.3.3 Plananalyse

Die Plananalyse dient der Makroanalyse (Caspar, 2018). Das bedeutet, sie soll dabei helfen, das situationsübergreifende Erleben und Verhalten einer Person zu verstehen. Ausgangspunkt der Plananalyse ist die Annahme, dass die motivationale Grundlage allen Verhaltens die Befriedigung menschlicher Grundbedürfnisse ist bzw. die Verhinderung ihrer Deprivation. Menschliche Grundbedürfnisse wurden von verschiedenen Autor:innen in unterschiedlichen Varianten definiert (z. B. Ryan & Deci, 2017; Grawe, 2004; Maslow, 1943). Im psychotherapeutischen Kontext wird im deutschsprachigen Raum meist auf das Konzept von Grawe (2004) Bezug genommen, das Lustgewinn bzw. Unlustvermeidung, Bindung, Orientierung und Kontrolle sowie Selbstwertsteigerung bzw. -erhalt als Grundbedürfnisse identifiziert. Im Verlauf der Lebensgeschichte erleben alle Menschen Situationen, in denen diese Bedürfnisse mehr oder weniger befriedigt oder depriviert werden. Zusätzlich sammeln sie Informationen darüber, welche Verhaltensstrategien für andere Personen bei der Bedürfnisbefriedigung hilfreich oder schädlich waren, sei es durch Erzählungen oder Verhaltensbeobachtung. Ihre gesammelten (Lern-) Erfahrungen nutzen Menschen, um regelbasierte Verhaltenspläne zu entwickeln. Diese Pläne helfen dabei, in spezifischen Situationen das Verhalten zu zeigen, das (vermutlich) am wahrscheinlichsten zielführend ist, um die eigenen Grundbedürfnisse zu befriedigen oder deren Deprivation zu verhindern.

Wir setzen auch an dieser Stelle das Beispiel von Frau V. aus dem vorangegangenen Abschnitt fort.

Beispiel: Frau V. (Forts.)

In ihrer Kindheit wurde Frau V. aufgrund ihres Übergewichts häufig von ihren Mitschüler:innen gehänselt und ausgelacht. Dies führte dazu, dass ihr Selbstwertgefühl wiederholt erschüttert wurde, und die junge Frau V. machte die schmerzhafte Erfahrung, dass es (vermeintlich) am besten sei, sich von Gleichaltrigen fernzuhalten. Auch die Mutter von Frau V. war von der damaligen Situation belastet und machte sich Sorgen. Sie sagte ihrer Tochter immer wieder, dass sie sich bemühen müsse, Freundschaften zu schließen. Aufgrund ihres Gewichts müsse sie sich besonders freundlich verhalten und ihre eigenen Interessen zurückstellen, so die Mutter. Dadurch lernte Frau V. früh, dass angepasstes und unterwürfiges Verhalten (vermeintlich) eine wichtige Voraussetzung für die Entstehung und Aufrechterhaltung von Bindung sei. Diese Lernerfahrungen und Verhaltenspläne beeinflussen Frau V. noch heute und tragen wesentlich zu ihren Erlebens- und Verhaltensmustern in sozialen Situationen bei.

Plansysteme haben typischerweise mehrere Ebenen (vgl. Abbildung 10). Auf der obersten Ebene findet man die Grundbedürfnisse (G), gefolgt von den Oberplänen (O), die Annahmen enthalten, wie Grundbedürfnisse ganz grundsätzlich befriedigt werden können. Zu jedem Oberplan gibt es mehrere Unterpläne (U), die spezifischer sind und beschreiben, wie Bedürfnisse (vermutlich) in bestimmten Lebensbereichen und/oder Situationen befriedigt und geschützt werden können.

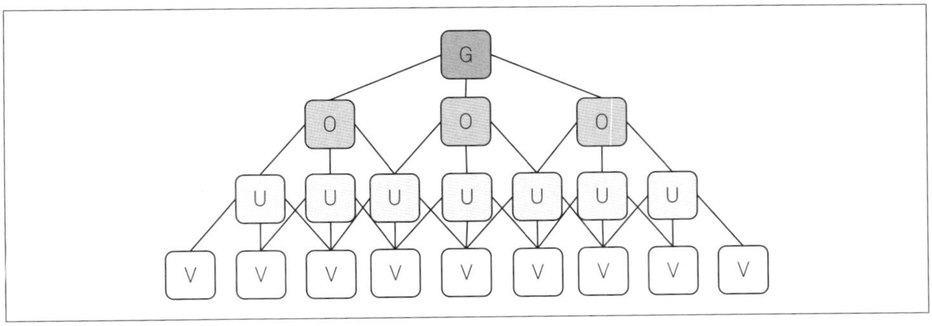

Abbildung 10: Plananalyse

Auf der untersten Ebene findet sich das konkrete Verhalten in relevanten Alltagssituationen (V).

Klassischerweise wird bei der Plananalyse bottom-up (d.h. von V nach G) vorgegangen (Caspar, 2018). Inzwischen gibt es jedoch auch Top-down-Ansätze (Born, 2022; d.h. die Analyse beginnt bei G und endet bei V).

Bottom-up-Plananalyse. Im Zuge der Bottom-up-Analyse werden einzelne Verhaltensepisoden analysiert, um auf deren Basis Unterpläne abzuleiten. Wenn mehrere Unterpläne identifiziert wurden, kann von diesen auf Oberpläne geschlossen werden. Aus den Oberplänen kann geschlussfolgert werden, welche Grundbedürfnisse diese befriedigen sollen. Dabei können zugleich mehrere Grundbedürfnisse adressiert werden. Die zentrale Frage im Bottom-up-Prozess ist, *wozu* ein bestimmtes Verhalten dient. Das heißt, welche Motivation steht hinter dem Verhalten. Durch die Bottom-up-Analyse können auch Verhaltenspläne identifiziert werden, die Patient:innen zuvor nicht „bewusst" waren. Der Prozess ist verhaltensnah und führt häufig zu einem komplexen Verständnis der Planstruktur. Da jedoch eine Vielzahl an Problemsituationen betrachtet werden muss (z.B. mit SORKC-Analysen oder anhand des ABC-Modells), ist dieser Prozess zeitaufwendig. Bottom-up-Plananalysen eignen sich besonders gut, um den Status quo (d.h. die gegenwärtigen Verhaltensmuster) zu verstehen und gegebenenfalls deren Dysfunktionalität aufzuzeigen. Dysfunktional sind Verhaltenspläne, wenn sie langfristig nicht in ausreichendem Ausmaß zur Befriedigung und/oder zum Schutz von Grundbedürfnissen geeignet sind.

Beispiel: Frau V. (Forts.)

Mit Frau V. werden mehrere Problemsituationen analysiert. Neben der Situation auf der Party mit Frau M. werden dabei u.a. Situationen auf der Arbeit von Frau V., beim Wocheneinkauf, auf einer Weihnachtsfeier und bei einem Date analysiert. Die Therapeutin fragt Frau V. immer wieder nach der Motivation, die hinter ihrem Verhalten steht (z.B. „Sie sagten, Sie haben Ihrem Chef nicht gesagt, dass Sie gestern keine Überstunden machen konnten, weil Sie noch einen privaten Termin haben. Stattdessen haben Sie zugestimmt, die Überstunden in Kauf genommen und Ihren privaten Termin verschoben. Wozu schien es Ihnen wichtig zu sein, die Überstunden in Kauf zu nehmen und Ihren Termin zu verschieben? Was wollten Sie dadurch erreichen?"). Dadurch verstehen die Therapeutin und auch Frau V. immer besser, dass ein Großteil des Verhaltens auf Vermeidungsplänen basiert. Das heißt, Frau V. versucht weniger, ihren Selbstwert zu steigern oder Bindungen aufzubauen, sondern vielmehr, einem Verlust an Selbstwert vorzubeugen und bestehende Bindungen zu schützen. Dieser Prozess ist jedoch langfristig nicht effizient, da er dazu führt, dass viele Bedürfnisse von Frau V. brachliegen (z.B. das Bedürfnis nach einer romantischen Beziehung) und ein Übermaß an Vermeidungsplänen das Erreichen von Lebenszielen blockiert (z.B., eine Familie zu gründen).

Top-down-Plananalyse. Bei der Top-down-Analyse werden ausgehend von Grundbedürfnissen zunächst Oberpläne erfragt. Die identifizierten Oberpläne werden dann genutzt, um Unterpläne abzuleiten. Die zentrale Frage bei diesem Vorgehen ist „Wodurch". Das heißt, durch welche Ober- und Unterpläne glauben Patient:innen, Grundbedürfnisse befriedigen zu können. Auf der letzten Ebene wird geklärt, durch welche konkreten Verhaltensweisen Unterpläne umgesetzt werden können. Die Top-down-Analyse setzt eine hohe Reflexionsfähigkeit und ein gutes Verständnis der Logik der Plananalyse bei Patient:innen voraus. Kann dies als gegeben betrachtet werden, erlaubt sie eine schnelle Identifikation der relevanten Planstrukturen. Jedoch ist zu beachten, dass die Top-down-Plananalyse stark von intellektuellen Prozessen geprägt ist und Patient:innen nur Pläne formulieren können, die ihnen bereits „bewusst" zugänglich sind. Darüber hinaus zeigen viele Patient:innen die Tendenz, „geschönte" Pläne zu berichten, von denen sie glauben, dass diese „logisch" klingen.

In der Anfangsphase der Therapie ist häufig ein Bottom-up-Vorgehen besser geeignet, um dysfunktionale Planstrukturen offenzulegen. Top-down-Ansätze können in späteren Therapiephasen angewendet werden, um alternative Pläne zur Bedürfnisbefriedigung zu entwickeln.

Beispiel: Frau V. (Forts.)

Nachdem Frau V. die Dysfunktionalität ihrer Vermeidungspläne erkannt hat, wird der Aufbau von Annäherungsplänen als Therapieziel ergänzt. Dabei wird an den beiden zentralen Grundbedürfnissen Bindung und Selbstwert angesetzt. Die Therapeutin fragt Frau V. beispielsweise:

- „Was würden Sie sagen, durch welche Verhaltensstrategien kann es Menschen grundsätzlich gelingen, ihr Bedürfnis nach Bindung zu befriedigen?"
- „In Ordnung, nehmen wir den Oberplan ‚Um das Bindungsbedürfnis zu befriedigen, muss man sich anderen gegenüber öffnen' als gegeben an. Wenn wir diesen Oberplan auf die Situation in Ihrem Freundeskreis übertragen, mit welchen Mitteln könnten Sie dann eine stärkere Befriedigung Ihres Bindungsbedürfnisses erreichen?"
- „Wenn wir nun davon ausgehen, dass es zur Herstellung von Bindung wichtig ist, Freund:innen auch negative Emotionen und Schwächen zu zeigen, durch welches konkrete Verhalten könnten Sie das in den nächsten Wochen bei Ihrer Freundin Johanna realisieren?"

Aus der Plananalyse können wichtige Rückschlüsse für die Behandlungsplanung gezogen werden. Während viele diagnostische Methoden aufzeigen, welche dysfunktionalen Verhaltensweisen möglicherweise reduziert werden sollten, eignet sich die Plananalyse auch explizit dazu, den Aufbau funktionaler neuer Verhaltenspläne zu fördern. Das kann vor allem wichtig sein, wenn Patient:innen gegenüber Veränderungen ambivalent sind und bleiben. Denn in solchen Fällen ist es besonders wichtig, Patient:innen alternative Wege zur Bedürfnisbefriedigung aufzuzeigen, ehe eine Aufgabe der bisherigen (dysfunktionalen) Strategien erreichbar scheint. Um funktional zu sein, müssen Oberpläne zum einen stabil genug sein, um eine langfristige Zielverfolgung zu ermöglichen. Zum anderen müssen Unterpläne aber auch flexibel genug sein, um auf situationsspezifische Anforderungen und Veränderungen über die Zeit zu reagieren. Ganz grundsätzlich sollten Annäherungspläne im Vergleich zu Vermeidungsplänen überwiegen.

Hinweis

Sachse (2019) betont zusätzlich die Relevanz der Plananalyse für die komplementäre Beziehungsgestaltung (vgl. Kapitel 2). Das heißt, dass Therapeut:innen ihre Kenntnis über die Planstruktur der Patient:innen nutzen können, um ihr eigenes Verhalten in deren Sinne bedürfnisbefriedigend zu gestalten (im Rahmen einer professionellen Arbeitsbeziehung). Zusätzlich kann über soziale Verstärkungsprozesse versucht werden, Teile der Planstruktur zu stärken oder zu schwächen.

Hinweis: Online-Material

In den Online-Materialien skizzieren wir anhand eines Leitfadens, wie Planstrukturen auf Basis von Situationsanalysen bottom-up erschlossen werden können (vgl. hierzu auch Seite 335).

7.3.4 Beziehungsanalyse

Ziel der Beziehungsanalyse ist das Verständnis der wiederkehrenden Dynamiken in zwischenmenschlichen Beziehungen der Patient:innen. Die Bedeutung zwischenmenschlicher Beziehungen für die psychische Gesundheit wurde bereits früh in den psychoanalytischen Verfahren (Rudolf, 2014) sowie in der systemischen Therapie erkannt (von Schlippe & Schweitzer, 2016). Angestoßen durch Innovationen im Bereich der Dritte-Welle-Verfahren nahm die Relevanz von Beziehungsanalysen auch in der kognitiven Verhaltenstherapie zu (Heidenreich & Michalak, 2013). Einerseits können Beziehungskonflikte Auslöser für psychische Symptome sein, andererseits können psychische Symptome Auslöser für Beziehungskonflikte sein. In den meisten Fällen ist von einer zirkulären Wechselwirkung auszugehen. Bei der Beziehungsanalyse sind überdauernde Beziehungsmuster von Interesse, die zu wiederholten Konflikten bzw. der Entstehung von Symptomen beitragen. Insbesondere bei Persönlichkeitsstörungen und -akzentuierungen, von denen etwa 60 % der Patient:innen betroffen sind (Torgersen, 2013), stehen

Beziehungsprobleme im Zentrum des Störungsverständnisses (Fiedler & Herpertz, 2022). Darüber hinaus wird Bindungs- und Beziehungskonflikten auch eine große Bedeutung bei (chronischen) depressiven Störungen beigemessen (Bird, Tarsia & Schwannauer, 2018). Zur Beziehungsanalyse wurden verschiedene Ansätze vorgeschlagen (z. B. Brakemeier, Guhn & Normann, 2021; Arbeitskreis OPD, 2023; Sachse, 2019). In den meisten Fällen findet dabei sowohl eine biografische Betrachtung früher Beziehungserfahrungen und den daraus resultierenden Prägungen als auch eine Analyse der gegenwärtigen Beziehungsdynamik statt (vgl. Abbildung 11).

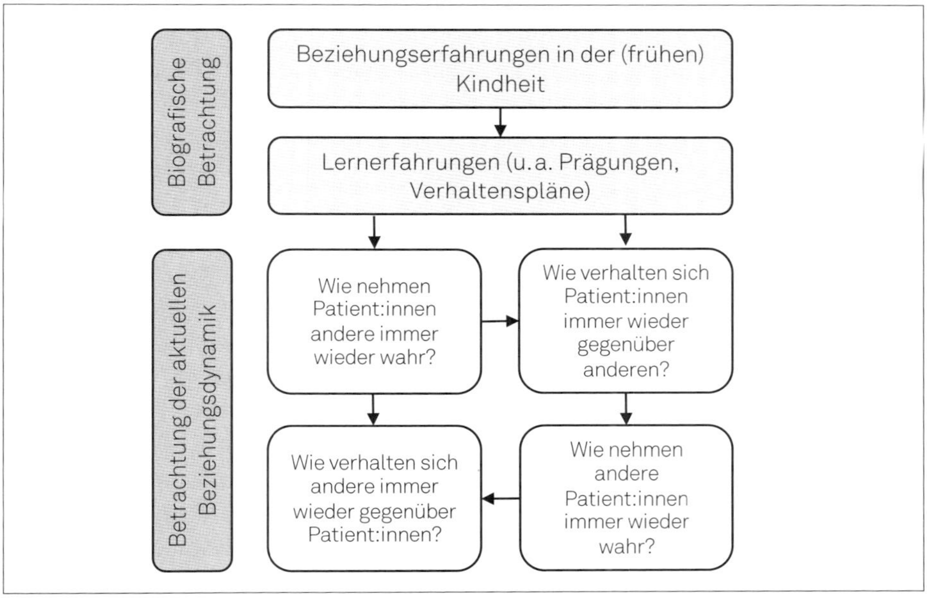

Abbildung 11: Grundlagen der Beziehungsanalyse

Biografische Betrachtung früherer Beziehungserfahrungen (Brakemeier et al., 2021). Die biografische Analyse früherer Beziehungserfahrungen und die Identifikation ihres Einflusses auf aktuelle Beziehungsmuster beginnen mit der Identifikation prägender Bezugspersonen. Zu den prägenden Bezugspersonen gehören in der Regel die Eltern oder Sorgeberechtigten sowie gegebenenfalls Großeltern, Onkel, Tanten, Geschwister, Lehrkräfte, Freund:innen und (die ersten) Partner:innen. Die Erhebung sollte sich dabei auf die Kindheit und das frühe Jugendalter beschränken. Zu beachten ist, dass auch die Abwesenheit einer Person (z. B. aufgrund von Trennungen oder Tod) sie zu einer prägenden Bezugsperson machen kann.

Wir setzen auch an dieser Stelle wieder das Fallbeispiel von Frau V. fort.

Beispiel: Frau V. (Forts.)

Th.: Um zu verstehen, wie Sie Beziehungen wahrnehmen und leben, würde ich gerne mit Ihnen über die Personen sprechen, die in Ihrer Kindheit besonders prägend für Sie waren. Wäre das in Ordnung für Sie? *(Frau V. signalisiert Einverständnis.)* Bei welchen Personen in Ihrem Leben würden Sie sagen, dass diese maßgeblich dazu beigetragen haben, wer Sie heute sind und wie Sie Ihren Alltag und Ihre Beziehungen gestalten?

Frau V.: Bestimmt waren meine Eltern sehr prägend für mich. *(Die Therapeutin notiert „Eltern" auf dem Flipchart.)*

Th.: Gibt es weitere Personen, von denen Sie sagen würden, dass diese – im Guten oder im Schlechten – prägend für Ihr Leben waren? Das können zum Beispiel Ihre Geschwister, Ihre Großeltern, Ihre Jugendliebe oder auch andere Personen gewesen sein.
(...)

Im zweiten Schritt wird die Beziehungserfahrung mit diesen prägenden Bezugspersonen weiter exploriert. Dies geschieht mit dem Ziel, zu verstehen, wie diese Beziehungserfahrungen die Beziehungserwartungen der Patient:innen beeinflusst haben. Im Cognitive Behavioral Analysis System of Psychotherapy (CBASP) wird empfohlen, insbesondere nach Beziehungserfahrungen beim wechselseitigen Umgang mit Nähe und Intimität, emotionaler Bedürftigkeit, Fehlern und Versagen sowie negativen Affekten zu fragen. Dabei sollte auch nach Beispielen gefragt werden, da es Patient:innen häufig leichter fällt, die Beziehungsmuster der Bezugspersonen anhand von Alltagssituationen zu schildern. Ebenso kann es hilfreich sein, nach Ausnahmen von diesen typischen Beziehungserfahrungen zu fragen.

Beispiel: Frau V. (Forts.)

Th.: Sie haben erwähnt, dass Ihre Eltern prägend für Sie waren. Wenn Sie einverstanden sind, würde ich gerne die Beziehung zwischen Ihnen und Ihrem Vater genauer betrachten. Ist das in Ordnung? *(Frau V. stimmt zu.)* Wie hat sich Ihr Vater Ihnen gegenüber in Ihrer Kindheit verhalten?

Frau V.: Mmmh ... nicht immer so gut. Ich glaube, er war sehr selten zufrieden mit mir oder meiner Schwester.

Th.: Können Sie das näher beschreiben? Woran haben Sie gemerkt, dass Ihr Vater sehr selten zufrieden mit Ihnen und Ihrer Schwester war?

Frau V.: Eigentlich bei allem. Im Sport, in der Schule ..., aber auch einfach so im Alltag, beim Abendessen, beim Aufräumen, beim Einkaufen.

Th.: Können Sie mir ein Beispiel aus Ihrem damaligen Alltag näher beschreiben, das typisch für den Ausdruck von Unzufriedenheit Ihres Vaters mit Ihnen war?

Frau V.: So Kleinigkeiten. Zum Beispiel, ... wir sind im Winter mit dem Hund spazieren gegangen, und es hatte geschneit. Da hat er plötzlich gesagt – aber nicht in normalem Ton, sondern ... als sei er angeekelt – ob ich denn nicht in der Lage wäre, die Beine beim Gehen zu heben. Ich würde ja „richtige Gräben im Schnee" hinterlassen. Er sagte dann, wenn ich mich mehr bewegen würde, könnte ich auch lernen, richtig zu gehen. *(Während des Berichts muss Frau V. mehrfach schlucken und zeigt deutliche Anzeichen von Traurigkeit und Scham.)*
(...)

Th.: Danke, dass Sie mir beschrieben haben, wie Ihr Vater mit vermeintlichen Fehlern umgegangen ist. Können Sie mir auch davon berichten, wie Ihr Vater damit umgegangen ist, wenn Sie traurig, ängstlich oder wütend waren?

Frau V.: Oh, ich hätte mich nicht getraut, gegenüber meinem Vater Wut zu zeigen. Ich kann mich aber auch nicht erinnern, dass er mich mal getröstet oder in den Arm genommen hätte, wenn ich traurig war. Ich glaube, ich hatte zu viel Angst, dass ich eins auf den Deckel bekomme, wenn ich ihn nerve.
(...)

Aus den geschilderten Beziehungserfahrungen werden gemeinsam Prägungen abgeleitet. Prägungen können positiv, negativ oder ambivalent sein. Häufig haben Prägungen die Form von Befürchtungen (z. B. „Es droht immer die nächste Katastrophe"), Selbstschemata (z. B. „Ich bin hässlich") oder Beziehungsschemata (z. B. „Andere versuchen, mich auszunutzen"). Die Prägungen sollten nach Möglichkeit von den Patient:innen selbst formuliert werden. Falls notwendig, können Therapeut:innen jedoch vorsichtig Deutungen anbieten, um den potenziellen Einfluss der Beziehungserfahrungen auf den Lebensweg und die Beziehungsmuster der Patient:innen zu erklären. Die Prägungen sollten in wenigen Sätzen notiert werden.

Beispiel: Frau V. (Forts.)

Th.: Diese Erfahrungen mit Ihrem Vater – wie haben die Ihren Lebensweg und Ihre Entwicklung beeinflusst, wie beeinflussen sie Sie noch heute?

Frau V.: Ich glaube, dass diese kritische Art meines Vaters ..., dass er sich immer auf das Negative, auf meine Schwachstellen fokussiert hat ..., das hat bestimmt dazu beigetragen, dass ich noch immer das Gefühl habe, nicht in Ordnung zu sein. Dass ich irgendwie glaube, falsch zu sein.

Th.: Wäre es in Ordnung, wenn ich als Prägung durch Ihren Vater „So wie ich bin, bin ich falsch" notiere?
(...)

Th.: Sie hatten mir erzählt, dass Sie Ihre Mutter als sehr vorsichtige, möglicherweise zu vorsichtige und ängstliche Person erlebt haben. Sie meinten, wenn Sie traurig oder ängstlich waren, wäre Ihre Mutter schnell in Unruhe und Sorge verfallen, sodass Sie das Gefühl hatten, sie trösten zu müssen. *(Frau V. signalisiert, dass die Therapeutin die Berichte richtig verstanden hat.)* Wie hat diese Beziehungserfahrung Ihren Lebensweg und Ihre Entwicklung beeinflusst?

Frau V.: Ich weiß nicht genau. Ich glaube, sie hat wirklich ihr Bestes gegeben.

Th.: Wäre es für Sie in Ordnung, wenn ich Ihnen meine Gedanken zu diesen Erfahrungen mitteile? *(Frau V. bittet darum.)* Wenn ich immer wieder die Erfahrung gemacht hätte, dass meine Mutter leidet, wenn ich ihr negative Emotionen zeige, dann könnte ich mir vorstellen, dass ich mir vornehmen würde, negative Emotionen künftig eher zu unterdrücken und nicht mehr zu zeigen. Ich glaube, ich würde annehmen, dass ich andere vor meinem eigenen negativen Erleben schützen muss. Kennen Sie ähnliche Gedanken von sich oder geht es Ihnen da anders?

Frau V.: Das kann schon sein. Ich versuche tatsächlich meistens, meine Emotionen anderen gegenüber nicht zu zeigen. Ich denke, ich versuche sie – aber auch mich – zu schützen.

Th.: Wäre es in Ordnung, wenn ich als eine Prägung durch Ihre Mutter dann „Meine Emotionen sind für andere Menschen überfordernd und schmerzlich" notiere?

(...)

Aus den Prägungen werden im Anschluss Erlebens- und Verhaltensheuristiken abgeleitet, die Patient:innen auf Basis ihrer Prägung entwickelt haben und im Alltag anwenden. Das bedeutet: Welche Verhaltensstrategien wenden Patient:innen immer wieder in Beziehungssituationen an und welche (verzerrten) Wahrnehmungs- und Interpretationstendenzen zeigen sie gegenüber dem Verhalten anderer? Dies führt nahtlos zum zweiten Schritt der Beziehungsanalyse – der Betrachtung der Beziehungsdynamik in gegenwärtigen Beziehungen.

Beispiel: Frau V. (Forts.)

Th.: Wir gehen also davon aus, dass Sie aus der Beziehung zu Ihrer Mutter die Lernerfahrung mitgenommen haben, dass Ihre Emotionen für andere überfordernd und schmerzlich seien. Nehmen wir an, Sie kommen nun auch in der Gegenwart in Situationen, in denen Sie sich traurig, ängstlich oder wütend fühlen, welches Verhalten legt Ihre Lernerfahrung dann nahe?

Frau V.: Anderen meine Emotionen nicht zu zeigen, um diese zu schützen.

Th.: Das finde ich nachvollziehbar. Ihre Hemmung, anderen Menschen Ihre Emotionen zu zeigen, finde ich daher sehr logisch. Die Frage ist, ob dieses Verhalten für Sie in der Gegenwart auch nützlich ist. Was glauben Sie, wie nehmen andere Ihre Hemmung, Emotionen auszudrücken, wahr und wie reagieren diese darauf?
(...)

Gegenwärtige Beziehungsdynamik (Arbeitskreis OPD, 2023). Alle Menschen weisen mehr oder weniger stabile Beziehungsmuster auf. Beispielsweise neigen sie in Beziehungen immer wieder dazu, entweder eher introvertiert oder eher extrovertiert, eher dominant oder eher unterwürfig, eher offen oder eher verschlossen zu sein. Psychische Gesundheit zeichnet sich dabei jedoch durch ausreichende Flexibilität aus, was bedeutet, dass das Erleben und Verhalten situationsabhängig (z. B. bei einem Bewerbungsgespräch oder einem Treffen in der Mensa), rollenspezifisch (z. B. als Freund:in, Partner:in oder Mitarbeiter:in) und personenspezifisch angepasst werden (basierend auf vorherigen Erfahrungen mit Interaktionspartner:innen). Je dysfunktionaler die biografisch frühen Beziehungserfahrungen waren (d. h. zu wenig Förderung oder zu viel Schädigung; Rudolf, 2014), desto wahrscheinlicher ist es jedoch, dass das Erleben und Verhalten in Beziehungen unflexibel und starr ist (Sachse, 2019). Das bedeutet, dass es zu einer mehr oder weniger starken Entkopplung zwischen der „realen" Interaktionssituation und den Wahrnehmungen, Interpretationen und Reaktionen der Betroffenen kommt (Guhn, Köhler & Brakemeier, 2019). In solchen Fällen steigt das Risiko stereotyper, sich wiederholender Beziehungskonflikte. Um die aktuelle Beziehungsdynamik zu untersuchen, nutzen Therapeut:innen Situationsanalysen (z. B. das ABC-Modell und die SORKC-Analyse), Verhaltensbeobachtungen (z. B. Interaktionen der Patient:innen auf Station), Fragebögen (z. B. das Impact Message Inventory; Caspar et al., 2016) und ihr eigenes Erleben in der therapeutischen Situation (z. B. Übertragungsgeschehen; Wöller & Kruse, 2018). Dabei müssen stets mehrere Verhaltensepisoden mit verschiedenen Interaktionspartner:innen betrachtet werden. Die zentralen Fragen sind dabei:

- Wie nehmen Patient:innen andere immer wieder wahr?
- Wie verhalten sich Patient:innen (auf Basis ihrer Wahrnehmung des Verhaltens anderer) immer wieder gegenüber anderen?
- Wie nehmen andere das Verhalten der Patient:innen immer wieder wahr?
- Wie verhalten sich andere (auf Basis ihrer Wahrnehmung des Verhaltens der Patient:innen) immer wieder gegenüber den Patient:innen?

Beispiel: Frau V. (Forts.)

Frau V. nimmt andere wiederholt als kritisch und feindselig gegenüber sich wahr. Ihre Reaktion darauf besteht in Distanzierung und Rückzug. Das distanzierte und rückzügliche Verhalten von Frau V. wird von anderen als Signal interpretiert, dass sie in Ruhe gelassen werden möchte und keinen Kontakt wünscht. Die anderen reagieren darauf ihrerseits mit Distanz und Rückzug. Dieses Verhalten wird von Frau V. erneut als kritisch und feindselig interpretiert. Dieser Zyklus verstärkt sich über mehrere Verhaltensepisoden, bis beide Seiten schließlich den Kontakt (vollständig) vermeiden.

Es ist wichtig, dass nicht nur die Therapeut:innen, sondern auch die Patient:innen die Beziehungsdynamik erkennen und verstehen. Hierzu können u.a. zirkuläre Fragen gestellt werden (z.B. „Was denken Sie, würde Ihre Freundin Johanna vermuten, was in Frau L. vorgegangen ist, als Sie den Raum plötzlich verlassen haben?“), Rollenspiele durchgeführt werden (z.B. spielen Frau V. und ihre Therapeutin verschiedene soziale Situationen durch und erproben dabei verschiedene Verhaltensweisen und deren Wirkung auf Interaktionspartner:innen). Auch Selbstoffenbarungen der Therapeut:innen können hilfreich sein (z.B. „Wenn ich als Besucher auf der Party gewesen wäre, hätte in mir vielleicht der Eindruck entstehen können, dass Sie Ihre Ruhe haben möchten, und ich wäre auf Distanz gegangen“). Zur Vertiefung des Verständnisses der Beziehungsdynamik kann der Kiesler-Kreis (Kiesler, 1983) herangezogen werden, in dem davon ausgegangen wird, dass sich die Beziehungsdynamik auf zwei Achsen abbilden lässt (vgl. Abbildung 12):

- *Achse 1* repräsentiert dabei das Kontinuum von Feindseligkeit und Distanziertheit zu Freundlichkeit und Nähe. Dabei wird davon ausgegangen, dass feindseliges und distanziertes Verhalten gegenüber einer anderen Person dieser Person ebenfalls feindseliges und distanziertes Verhalten nahelegt. Umgekehrt legen Freundlichkeit und Nähe anderen nahe, freundlich und zugewandt zu reagieren.
- *Achse 2* repräsentiert das Kontinuum von Dominanz zu Submission. Dominantes Verhalten legt anderen Personen Submission nahe. Submissives Verhalten wiederum legt anderen Personen Dominanz nahe.

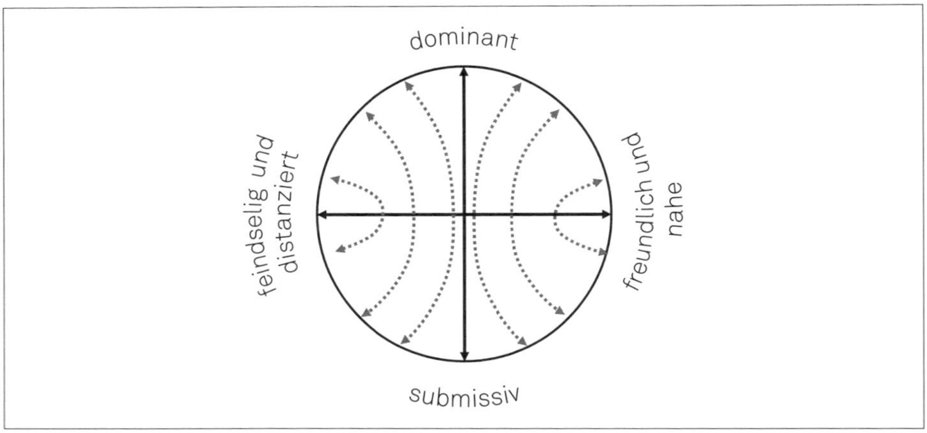

Abbildung 12: Schematische Darstellung der heuristischen Annahmen des Kiesler-Kreises

Während die Zusammenhänge auf Achse 1 für die meisten Patient:innen augenscheinvalide sind, sollten die Zusammenhänge auf Achse 2 anhand eines Beispiels verdeutlicht werden.

Beispiel: Frau V. (Forts.)

Th.: Nehmen wir an, Sie wohnen mit einer anderen Person zusammen und sind für den Einkauf zuständig. Wenn Sie die andere Person fragen, was sie gerne essen würde, gibt diese immer wieder an, dass sie es nicht wisse und Sie entscheiden sollen. Das wiederholt sich Tag für Tag. Was glauben Sie, wie Sie mit der Zeit darauf reagieren würden?

Frau V.: Ich würde wahrscheinlich irgendwann nicht mehr nachfragen, sondern einfach das kaufen, was ich für das Richtige halte.

Th.: So geht es vielen Leuten. Wenn jemand sich stark mit Meinungsäußerungen zurückhält und anderen Entscheidungen überlässt, dann legt das anderen nahe, zukünftig verstärkt die Kontrolle zu übernehmen und selbst Entscheidungen zu treffen. Jetzt nehmen wir an, Sie wohnen mit jemandem zusammen, der regelmäßig für Sie beide einkaufen geht. Diese Person fragt nicht nach, was Sie möchten, sondern kauft nach Gutdünken ein. Wie würden Sie damit umgehen?

Frau V.: Das würde mich irritieren. Ich glaube, ich würde versuchen, meine Wünsche anzubringen.

Th.: Und wenn die andere Person Ihre Wünsche immer wieder ignoriert und einfach die Sachen einkauft, auf die sie Lust hat?

Frau V.: Dann würde ich es wahrscheinlich irgendwann aufgeben und denken: „Soll er doch machen, was er will."

Th.: Das kann ich verstehen. Auch diese Erfahrung kennen viele Leute. Wenn jemand sehr dominant ist und ohne Rücksicht Entscheidungen trifft, dann legt uns das nahe, uns mit der Zeit unterzuordnen und uns weniger an Entscheidungen zu beteiligen.

(...)

Hinweis

Im Kiesler-Kreis wird davon ausgegangen, dass es nicht „das richtige" Interaktionsverhalten gibt. Stattdessen gibt es sowohl Situationen, in denen es angemessen ist, freundlich zu sein, als auch Situationen, in denen es angemessen ist, freundlich-dominant, feindselig-submissiv oder freundlich-submissiv aufzutreten. Schwierigkeiten entstehen, wenn Betroffene zu rigide einen bestimmten Interaktionsstil zeigen (z. B. immer feindselig oder immer submissiv handeln).

Hinweis: Online-Material

Ein Arbeitsblatt, das Ihnen die Analyse von Beziehungsmustern erleichtern soll, finden Sie in den Online-Materialien (vgl. hierzu auch Seite 335).

7.4 Leistungsdiagnostik

Im Zuge der BQT-III wird Ihnen die Leistungsdiagnostik am wahrscheinlichsten bei der Arbeit mit Kindern und Jugendlichen begegnen, weshalb wir die folgenden Darstellungen auf diesen Altersbereich fokussieren. Besonderen Stellenwert haben dabei Testungen von Intelligenz und Aufmerksamkeitsleistung. In beiden Fällen ist es wichtig, sich bewusst zu machen, dass die Testdurchführung hohe Anforderungen an Testleiter:innen stellt und eine unsachgemäße Durchführung zu (potenziell folgenreichen) invaliden Ergebnissen führen kann, die sich negativ auf das Fallverständnis und die Behandlungsplanung auswirken. Daher ist es essenziell, dass sich Testleiter:innen vor der Testung von Patient:innen intensiv mit Testmaterialien auseinandersetzen und die Anwendung des Tests zunächst mit Dritten üben.

Hinweis

Leistungsdiagnostik kann auch bei der Behandlung erwachsener Patient:innen eine relevante Rolle spielen (z. B. Abklärung einer Intelligenzminderung, Abklärung einer ADHS im Erwachsenenalter, Diagnostik von Teilleistungsstörungen), sie kommt jedoch in der Routineversorgung seltener zum Einsatz als bei Kindern und Jugendlichen.

7.4.1 Intelligenzdiagnostik

„Intelligenz“ bezeichnet die kognitive Leistungsfähigkeit einer Person, die sich u. a. darin auszeichnet, korrekte bzw. nützliche Schlussfolgerungen aus vorhandenen Informationen ziehen zu können, aus vorangegangenen Erfahrungen zu lernen und sich flexibel an wechselnde Anforderungen anpassen zu können (VandenBos, 2007). Bei der Behandlung von Kindern und Jugendlichen gehört Intelligenzdiagnostik häufig zum Standardvorgehen. Allerdings sollte auch hier vor dem Hintergrund des Auftrags und des Fallverständnisses die Indikation geprüft werden. Intelligenzdiagnostik besteht in der fachgerechten Anwendung von hochstandardisierten Intelligenztests sowie der Interpretation der Ergebnisse vor dem Hintergrund einer diagnostischen Fragestellung (Schweizer, 2006). Die Feststellung der intellektuellen Leistungsfähigkeit ist bei Kindern und Jugendlichen besonders wichtig, um globale oder selektive kognitive Defizite oder Stärken zu identifizieren und damit Rückschlüsse auf Über- oder Unterforderungssituationen zu ziehen, die in Verbindung mit psychischen Auffälligkeiten stehen könnten (Daseking, Janke & Petermann, 2006). Sind Kinder in der Schule beispielsweise aufgrund einer Lernbehinderung (IQ<85) oder gar einer Intelligenzminderung (IQ<70) überfordert, entwickeln sich häufig in der Folge emotionale und Verhaltensauffälligkeiten wie motorische Unruhe, oppositionelles Verhalten, Ängste und ein niedriger Selbstwert. In diesem Fall sollte anhand des IQ-Profils ein Wechsel auf eine Förderschule oder die Installation spezieller Fördermaßnahmen erwogen werden (Schweizer, 2006). Zudem ist die Feststellung der kognitiven Begabung wichtig, um Diskrepanzen zwischen dem (kognitiven) Entwicklungsalter des Kindes und seinem chronologischen Alter zu identifizieren. Dies ist beispielsweise in Hinblick auf die Beurteilung der Einsichtsfähigkeit wichtig. Aber auch für differenzialdiagnostische Überlegungen ist die Einschätzung des kognitiven Entwicklungsalters essenziell, da bei psychischen Auffälligkeiten im Kindes- und Jugendalter stets der Entwicklungsbezug zu beachten ist.

Beispiel

Ein achtjähriges Kind wird wegen Unaufmerksamkeit und motorischer Unruhe vorstellig. Die Intelligenztestung zeigt einen unterdurchschnittlichen Gesamt-IQ. Um zu beurteilen, ob eine ADHS vorliegt oder nicht, muss dieser unterdurchschnittliche Gesamt-IQ berücksichtigt werden, um (vermutete) Defizite der Aufmerksamkeit und Konzentration vor dem Hintergrund des (globalen) kognitiven Fähigkeitsniveaus als auffällig oder angemessen einschätzen zu können.

Gängige Intelligenztests sind die Kaufman Assessment Battery for Children – Second Edition (KABC-II; Kaufman & Kaufman, 2015), die für den Altersbereich von 3 bis 18 Jahren normiert ist, oder die Wechsler Intelligence Scale for Children – Fifth Edition (WISC-V; Wechsler, 2017), für die Normen für Kinder und Jugendliche zwischen 6 und 16 Jahren vorliegen. Für ältere Jugendliche und Erwachsene kann u. a. die Wechsler Adult Intelligence Scale – Fourth Edition (WAIS-IV; Wechsler, 2012) zur Anwendung kommen. Zudem gibt es sprachfreie Instrumente wie den SON-R 6–40 (Tellegen, Laros & Petermann, 2012), die sich besonders beim Vorliegen von Sprach- und Sprechstörungen und für Patient:innen mit Sprachbarrieren anbieten.

7.4.2 Aufmerksamkeitsdiagnostik

„Aufmerksamkeit“ bezeichnet die Fähigkeit, die kognitiven Ressourcen willentlich auf einen oder mehrere Stimuli zu fokussieren und den Aufmerksamkeitsfokus gezielt zu verlagern (VandenBos, 2007). Mithilfe von Aufmerksamkeitstests wird versucht, die individuelle Aufmerksamkeitsleistung zu quantifizieren (Moosbrugger & Goldhammer, 2006). Dies ist bei Kindern und Jugendlichen insbesondere bei der Frage, ob eine hyperkinetische Störung vorliegt (d.h. ADHS), von zentraler Bedeutung. Im Gegensatz zu Intelligenztests werden bei Aufmerksamkeitstests keine bereichsspezifischen Kenntnisse oder Fertigkeiten überprüft. Vielmehr werden hier vergleichsweise einfache Aufgaben gewählt, die ohne Zeitdruck von der Mehrzahl der Proband:innen leicht gelöst werden könnten, für deren Bearbeitung aber nur eine bestimmte Zeit zur Verfügung steht bzw. die Bearbeitungsdauer in die Auswertung einfließt. Betrachtet werden dabei meist drei Kennwerte:

- Die Aufmerksamkeitsleistung (Quantität) meint das Verhältnis von Arbeitsmenge, also der Anzahl der bearbeiteten Aufgaben, zur dafür benötigten Zeit.
- Die Aufmerksamkeitsgenauigkeit (Qualität) meint die Fehleranzahl gemessen an der Gesamtzahl der bearbeiteten Items.
- Die Aufmerksamkeitshomogenität (Gleichmäßigkeit) meint die Konstanz der erbrachten Aufmerksamkeitsleistung über verschiedene Aufgaben hinweg.

Verfahren zur Aufmerksamkeitstestung erfassen in der Regel verschiedene Bereiche der Aufmerksamkeit. Die wichtigsten Aufmerksamkeitskomponenten sind (Schmidt-Atzert et al., 2021):

- Alertness, d.h. die Wachheit oder Ansprechbarkeit einer Person. Die Alertness spielt vor allem im Kontext der Abklärung neurologischer Störungen eine bedeutsame Rolle.
- Selektive Aufmerksamkeit, d.h. die Fähigkeit, bestimmte Reize zu fokussieren und dabei konkurrierende Reize aus anderen Reizklassen auszublenden.
- Geteilte Aufmerksamkeit, d.h. die Fähigkeit, den Aufmerksamkeitsfokus zwischen verschiedenen Reizklassen aufzuteilen.
- Daueraufmerksamkeit bzw. Vigilanz, d.h. die Fähigkeit, einen (selektiven bzw. geteilten) Aufmerksamkeitsfokus über längere Zeit aufrechtzuerhalten, bei gleichzeitig niedriger Frequenz relevanter Reize.
- Aufmerksamkeitskontrolle bzw. -verlagerung, d.h. die Fähigkeit, den Fokus der Aufmerksamkeit willentlich von einer Reizklasse auf eine andere zu verschieben.

Ein gängiges Verfahren zur Überprüfung der Aufmerksamkeitsleistung ist die Testbatterie zur Aufmerksamkeitsprüfung (TAP; Zimmermann & Fimm, 2002), die Untertests zur Prüfung aller oben genannten Aufmerksamkeitskomponenten bietet. Sie liegt auch in der Kinderversion vor (KITAP; Zimmermann, Gondan & Fimm, 2012). Ein weiteres Testverfahren, das für Kinder zwischen 6 und 16 Jahren normiert ist, ist der Test of Everyday Attention for Children (Tea-Ch; Manly et al., 2013). Er erfasst die Bereiche selektive Aufmerksamkeit, Daueraufmerksamkeit und Aufmerksamkeitskontrolle bzw. -verlagerung. Aufmerksamkeitstests geben Hinweise auf mögliche Aufmerksamkeitsdefizite. Allein auf Basis der Ergebnisse einer Aufmerksamkeitstestung kann jedoch keine Diagnose gestellt werden. Vielmehr stellen die Ergebnisse einen Baustein der Diagnostik dar, der in der Gesamtschau interpretiert werden muss.

7.5 Neuropsychologische Diagnostik

Die klinische Neuropsychologie beschäftigt sich mit den Auswirkungen funktioneller und struktureller Störungen des zentralen Nervensystems auf das Erleben und Verhalten von Betroffenen (Willmes & Fimm, 2014). Die neuropsychologische Diagnostik dient daher der Feststellung des Vorliegens neurologisch bedingter Funktionseinschränkungen, der Erfassung ihres Schweregrades sowie der Ergebnis- und Verlaufsevaluation von kompensatorischen, restitutiven und/oder integrativen Interventionen (Hennig-Fast & Brunnauer, 2016). Sie erfolgt daher zumeist in Form einer neuropsychologischen „Leistungsdiagnostik", die auf die Erfassung von neurokognitiven Funktionen (z. B. Merk- oder Konzentrationsfähigkeit) und/oder der Funktionsfähigkeit in weiteren Fähigkeitsdomänen ausgerichtet ist (z. B. visuell-räumliche Wahrnehmung; Willmes & Fimm, 2014). Entsprechend zeigen Methoden und Fragestellungen der in Kapitel 7.4 beschriebenen Leistungsdiagnostik und der neuropsychologischen Diagnostik Schnittmengen (z. B. standardisierte Leistungstests). Neuropsychologische Untersuchungen können bei neurologischen Störungen (z. B. Parkinson, Schädel-Hirn-Trauma, Schlaganfall), neuronalen Entwicklungsstörungen (z. B. Autismus-Spektrum-Störungen, Aufmerksamkeits-/Hyperaktivitätsstörung), psychischen Erkrankungen im engeren Sinne (z. B. Schizophrenie, depressive Störungen) und neurokognitiven Störungen (z. B. leichte neurokognitive Störung, Demenz) indiziert sein.

Hinweis

Auch bei vielen psychischen Erkrankungen (z. B. Schizophrenie, depressive Störungen) konnten funktionelle und strukturelle Veränderungen des zentralen Nervensystems nachgewiesen werden (z. B. Minzenberg et al., 2009; Sacher et al., 2012).

In der BQT-III begegnen Ihnen neuropsychologische Untersuchungsmethoden am ehesten im Kontext der Leistungsdiagnostik bei Kindern und Jugendlichen (z. B. Testbatterien zur Erfassung der exekutiven Funktionen bei ADHS; vgl. Kapitel 7.4.2) oder bei der Abklärung neurokognitiver Erkrankungen bei älteren Menschen (z. B. Tests zur Orientierungs- und Merkfähigkeit bei Verdacht auf eine demenzielle Erkrankung). Die Abklärung demenzieller Erkrankungen umfasst in der Regel folgende Bestandteile (DGN & DGPPN, 2023):

- *Allgemeines Screening.* Für ein Screening auf demenzielle Erkrankungen wird häufig der Mini-Mental-Status-Test (MMST; Folstein, Folstein & McHugh, 1975) genutzt. Der MMST dient dem Screening auf demenzielle Erkrankungen, indem er Fähigkeiten aus den Bereichen Orientierung, Merkfähigkeit, Aufmerksamkeit und Konzentration, Rechnen, Sprache sowie visuell-räumliche Fähigkeiten erfasst. Die Durchführung dauert etwa 10 bis 20 Minuten. Er ist jedoch nicht allein zur Diagnosestellung geeignet. Alternativen zum MMST sind der DemTect

(Kalbe et al., 2004) oder das Montreal Cognitive Assessment (MOCA; Nasreddine et al., 2005).

- *Neuropsychologische Untersuchung.* Wenn das Screening und/oder die Verhaltensbeobachtung einen Demenzverdacht nahelegen, wird die Diagnose syndromal gestellt. Das bedeutet, dass das Vorliegen der allgemeinen Demenzkriterien überprüft werden muss (d. h. Abnahme des Gedächtnisses sowie Verminderung der Urteilsfähigkeit und des Denkvermögens; WHO, 1994). Ein etabliertes Verfahren hierfür ist die Testbatterie des Consortium to Establish a Registry for Alzheimer's Disease (CERAD; Welsh et al., 1994). Die CERAD-Testbatterie umfasst einen Test zur Wortflüssigkeit, den Boston Naming Test, den Mini-Mental-Status-Test, einen Test zum Lernen, Abruf und Wiedererkennen von Wortlisten, einen Test zum Figuren-Abzeichnen und zum Gedächtnisabruf von Figuren. Die Durchführungsdauer beträgt in der Regel zwischen 45 und 60 Minuten. Zusätzlich ist es wichtig sicherzustellen, dass die neurokognitiven Defizite eine bedeutsame Verschlechterung zum prämorbiden Leistungsniveau darstellen. Hierfür eignen sich in der Regel selbst- und/oder fremdberichtete Informationen aus der biografischen Anamnese (z. B. Schulabschluss, Berufstätigkeit).
- *Differenzialdiagnostik.* Demenzielle Erkrankungen müssen in erster Linie von normalen Alterungsprozessen, Mild Cognitive Impairment (leichten neurokognitiven Störungen), depressiven Störungen (Stichwort „Pseudodemenz") und deliranten Zuständen abgegrenzt werden. Zusätzlich sollte zur Entwicklung eines angemessenen Behandlungsplans eine Unterscheidung zwischen verschiedenen Unterformen der Demenz erfolgen (z. B. Alzheimer-Demenz, frontotemporale Demenz). Für die Abgrenzung von normalen Alterungsprozessen und Mild Cognitive Impairment sind vor allem Normvergleiche auf Basis neuropsychologischer Untersuchungen relevant. Diagnostische Gespräche und spezifische Messinstrumente (z. B. Geriatrische Depressionsskala; Yesavage et al., 1982) sollten bei der Abgrenzung von depressiven Störungen verwendet werden. Die Differenzierung zwischen Demenz und Delir erfolgt in der Regel durch den zeitlichen Verlauf der Symptomatik und gegebenenfalls begleitende Kontextfaktoren (z. B. Dehydrierung, Medikamenteneinfluss). Für die Differenzialdiagnostik der Unterformen demenzieller Erkrankungen sollten Laboruntersuchungen sowie bildgebende Verfahren eingesetzt werden. Darüber hinaus kann die Schwere der Leistungseinbußen in verschiedenen neurokognitiven Domänen als Hinweis auf die Unterform der Demenz genutzt werden.

Wichtig

Wie Leistungstests im Allgemeinen sind auch neuropsychologische Untersuchungen anfällig für Störeinflüsse. Zu diesen gehören u. a. Einflüsse von Medikamenten (z. B. Benzodiazepine) und Hör- und Sehstörungen (die in Testungen durch entsprechende Hilfsmittel korrigiert werden müssen, z. B. Hörgerät). Darüber hinaus können Einflüsse neurokognitiver Störungen, die nicht Gegenstand der gegenwärtigen Testung sind (z. B., wenn das Gedächtnis verbal geprüft werden soll, aber eine Aphasie vorliegt), und störende Umwelteinflüsse (z. B. sollte die Testung an einem ruhigen Ort in angenehmer Atmosphäre erfolgen) die Validität der Ergebnisse reduzieren. Darüber hinaus sollten bei der Testdurchführung und -interpretation der soziokulturelle und sozioökonomische Hintergrund berücksichtigt werden (z. B. Sprachbarrieren, Bildungsniveau).

7.6 Ressourcendiagnostik

Psychodiagnostische Untersuchungen sind häufig darauf ausgerichtet, Symptome, Defizite und Probleme zu identifizieren. Dabei kann leicht übersehen werden, dass alle Patient:innen gleichzeitig über Ressourcen verfügen und viele von ihnen relevante Teile ihres Alltags erfolgreich bewältigen (Willutzki, 2008). Unter Ressourcen kann alles verstanden werden, was Patient:innen hilft, ihre Grundbedürfnisse zu befriedigen und/oder Stressoren erfolgreich zu bewältigen. Ressourcen können zur Person gehören (z. B. Problemlösefähigkeiten), in Aktivitäten bestehen (z. B. Ausdauersport) oder in der Umwelt vorhanden sein (z. B. soziale Unterstützung). Ressourcendiagnostik zielt darauf ab, gegenwärtig und ehemals vorhandene Ressourcen sowie Potenziale zur Nutzung und Förderung von Ressourcen zu erkennen (Deppe-Schmitz & Deubner-Böhme, 2016). In Therapien sind Ressourcen wichtige Hilfsmittel, um therapeutische Interventionen umzusetzen (z. B. soziale Unterstützung zur Durchführung von Verhaltensexperimenten im Alltag) und um Symptome und Funktionseinschränkungen zu bewältigen (z. B. Skills zur Reduktion von Anspannungszuständen).

Wichtig

Die Aktivierung von Ressourcen ist ein allgemeiner psychotherapeutischer Wirkfaktor, der mit dem Therapieerfolg zusammenhängt und in allen Therapien berücksichtigt werden sollte (Gassmann & Grawe, 2006).

Folgende Informationsquellen und Ansatzpunkte können für die Ressourcendiagnostik und -aktivierung hilfreich sein:

- *Anamnese.* Gegenwärtige und frühere Ressourcen werden häufig im Rahmen der biografischen und sozialen Anamnese erfasst. Auch die Behandlungsanamnese kann Hinweise auf Ressourcen enthalten, die genutzt werden können, um gegenwärtige psychische Belastungen zu reduzieren oder zu bewältigen.
- *Materialien zur Ressourcendiagnostik.* Es wurden verschiedene Fragebögen vorgelegt, die genutzt werden können, um Ressourcen zwischen den Sitzungen effizient zu erfassen (z. B. Berner Ressourceninventar; Trösken & Grawe, 2002; Wittener Ressourcenfragebogen; Victor et al., 2019). Auch kann ein Ressourcen-

tagebuch zum Erkennen und Fördern von Ressourcen hilfreich sein (z. B. Wilz, Risch & Töpfer, 2017). Eine Ressourcen-Schatzkiste (z. B. Scholz, 2018) und ein Ressourcen-Malbuch (z. B. Gräßer, Hovermann & Botved, 2020) können vor allem – aber nicht ausschließlich – bei der Arbeit mit Kindern und Jugendlichen hilfreich sein.
- *Lösungsorientierung.* Ein wichtiges Hilfsmittel zur Identifikation von Ressourcen kann auch darin bestehen, die Behandlungsplanung und die Gesprächsführung lösungs- statt problemorientiert zu gestalten. Eine lösungsorientierte Behandlungsplanung fokussiert beispielsweise trotz vorhandener Belastungen die Teilhabe in verschiedenen Lebensbereichen. Eine lösungsorientierte Gesprächsführung bedient sich beispielsweise systemischer Fragetechniken (z. B. Fragen nach Ausnahmen, Wunderfrage).
- *Erlebnisorientierung.* Da die Ressourcendiagnostik das Ziel verfolgt, nicht nur Therapeut:innen, sondern auch Patient:innen eigene Ressourcen zu vergegenwärtigen, kann es hilfreich sein, Visualisierungen (z. B. Lebenslinie), Imaginationsübungen (z. B. positive Zukunftsvision) oder Symbole (z. B. Tierfiguren) zu nutzen, um die eigenen Ressourcen erfahrbar zu machen (Schäfer et al., 2022).

Darüber hinaus können auch Methoden der Problemdiagnostik (z. B. SORKC-Analyse, Plananalyse) hilfreich dabei sein, Ressourcen oder Ansatzpunkte für die Ressourcenförderung zu identifizieren. Bei der Erhebung von Ressourcen sollte darauf geachtet werden, alle relevanten Lebensbereiche mitzudenken. Dies bedeutet, es sollten Ressourcen erfasst werden, die im familiären Bereich, im beruflichen Kontext oder in der Freizeit liegen. Falls passend, sollten auch die Bereiche Religiosität und Spiritualität sowie gesellschaftliches und politisches Engagement betrachtet werden.

Wichtig

Die Arbeit mit Ressourcen sollte Teil aller Therapiephasen sein. Besondere Relevanz kommt ihr jedoch im Zuge der Rezidivprophylaxe zu (Schanz et al., 2023), da Ressourcen als zentral für die Vorbeugung und Bewältigung zukünftiger Stressoren betrachtet werden können (Lazarus & Folkmann, 1984).

7.7 Entwicklungsdiagnostik

Entwicklungsdiagnostik dient der Feststellung des Entwicklungsstandes oder -verlaufs mithilfe entwicklungsdiagnostischer Verfahren (Hagmann-von Arx, Reimann & Grob, 2019). Sie kann insbesondere bei der Arbeit mit jüngeren Kindern ein Teil der psychodiagnostischen Untersuchung sein. Ziel der Entwicklungsdiagnostik ist es, zu prüfen, ob die Entwicklung eines Kindes altersentsprechend ist. Dabei ist eine natürliche interindividuelle Varianz in der Entwicklung zu berücksichtigen, da Kinder desselben Alters sich zwar meist nach demselben „Muster“, aber nicht unbedingt im selben Tempo entwickeln. Zudem gibt es intraindividuelle Varianzen, da Menschen in der Regel relative Stärken und Schwächen in verschiedenen Funktionsbereichen aufweisen (z. B. motorisch vs. sprachlich). Es werden verschiedene Verfahren zur Entwicklungsdiagnostik unterschieden:

- Entwicklungsscreenings sind zeitökonomische Kurztestverfahren, die eine grobe Orientierung über Entwicklungsauffälligkeiten liefern (z. B. Sprachscreening für das Vorschulalter [SSV]; Grimm, 2017).
- Allgemeine Entwicklungstests geben differenzierte Orientierung über ein breites Spektrum kindlicher Entwicklung (z. B. Intelligence and Development Scales [IDS-2]; Grob & Hagmann-von Arx, 2018).
- Spezifische Entwicklungstests prüfen ausgewählte, umschriebene Entwicklungsbereiche, wie z. B. Sprache, visuelle Wahrnehmung oder Motorik (z. B. Movement Assessment Battery for Children [M-ABC-2]; Henderson, Sugden & Barnett, 2015)

Die Ergebnisse werden in Bezug zur Altersnorm gesetzt und in der Regel in Profilen dargestellt, an dem sich intraindividuelle relative Stärken und Schwächen erkennen lassen. Liegen auffällige Diskrepanzen zwischen einzelnen Funktionsbereichen vor, wird von einer dissoziierten Entwicklung gesprochen. Liegen auffällige Diskrepanzen – im Sinne von Entwicklungsdefiziten – in Relation zur Altersnorm vor, ist von einer Entwicklungsverzögerung die Rede. Anhand der Entwicklungsdiagnostik lassen sich somit Entwicklungsdefizite und -ressourcen identifizieren und auch signifikante Entwicklungsverzögerungen feststellen. Für die Störungsdiagnostik relevant wird die Entwicklungsdiagnostik insbesondere bei der Abklärung umschriebener Entwicklungsstörungen. Dazu gehören die umschriebenen Entwicklungsstörungen des Sprechens und der Sprache (F80), der schulischen Fertigkeiten (F81) und der motorischen Funktionen (F82). Insbesondere die Diagnostik von Lese-/Rechtschreibstörungen (LRS) oder von Dyskalkulie findet sich häufig in der Psychodiagnostik mit Kindern und Jugendlichen. Ein Grundsatz der Diagnostik umschriebener Störungen schulischer Fertigkeiten ist die Normalitätsannahme. Das heißt, dass betroffene Kinder altersentsprechend entwickelt und angemessen gefördert sein müssen. Defizite in der Lese- bzw. Rechtschreibleistung oder in der Rechenleistung dürfen also nicht durch Sinnesschädigungen, neurologische Erkrankungen oder eine geistige Behinderung hinreichend erklärbar sein. Die Entwicklungsstörung bezieht sich auf einen umschriebenen Fertigkeitsbereich, weshalb auch von Teilleistungsstörungen gesprochen wird. Die Diagnostik erfolgt mit standardisierten und normierten Tests zur Prüfung der Lese-, Rechtschreib- und Rechenleistung und muss mindestens folgende Bausteine enthalten (Wyschkon & Ehlert, 2019):

- Ausschluss von Sinnesschädigungen und neurologischen Erkrankungen,
- Ausschluss nicht ausreichender Förderung,
- Erfassung der Intelligenz,

- bei Verdacht auf LRS: Erfassung der Leseleistungen (Lesegenauigkeit, -tempo und -verständnis), Erhebung der Rechtschreibleistung, Ausschluss einer Rechenstörung,
- bei Verdacht auf Dyskalkulie: Erfassung der Rechenleistung, Ausschluss einer LRS.

Die Ergebnisse werden vor dem Hintergrund der doppelten Diskrepanzannahme interpretiert. Dies bedeutet, dass es zwei bedeutsame Diskrepanzen geben muss, um die Diagnose einer umschriebenen Entwicklungsstörung stellen zu können:
1. bedeutsame Diskrepanz zwischen der allgemeinen Begabung und der gestörten Teilleistung,
2. bedeutsame Diskrepanz zwischen der Leistung im Lesen und/oder Rechtschreiben oder im Rechnen im Vergleich zur Klassennorm.

Die Forschungskriterien der ICD-10 fordern zwei Standardabweichungen als bedeutsame Diskrepanz (WHO, 1994). In Forschung und Praxis wird dies oft weniger strikt ausgelegt, sodass 1.5 Standardabweichungen zwischen Teilleistung und IQ bzw. bei der Teilleistung im Vergleich zur Klassennorm als signifikante Diskrepanz herangezogen werden (DGKJP, 2015, 2018). Bei Kindern mit sehr hoher oder sehr niedriger Intelligenz empfiehlt sich zur Ermittlung der Diskrepanz die Verwendung von Regressionstabellen, da diese den Zusammenhang zwischen Intelligenz und Schulleistungen berücksichtigen. Die allgemeine Begabung sollte auf Basis der Intelligenzbereiche bestimmt werden, die weitestgehend unabhängig von der gestörten Teilleistung sind. Für die Diagnostik von Lese-/Rechtschreibstörungen eignet sich ein nonverbaler Intelligenzindex als Referenz. Bei der Diagnostik einer Dyskalkulie sollte die Gesamtintelligenz als Referenz gewählt werden, da viele Rechentests auch Textaufgaben enthalten und die ermittelte Rechenleistung somit auch von sprachlichen Fähigkeiten abhängt. Bei der Überprüfung umschriebener Entwicklungsstörungen schulischer Fertigkeiten soll gemäß Leitlinienempfehlung auch stets die nicht betroffene Teilleistung überprüft werden, um auszuschließen, dass keine kombinierte Störung schulischer Fertigkeiten (F81.3) – also eine Störung von Lesen, Rechtschreibung und Rechnen – vorliegt (DGKJP, 2015, 2018). Zudem sollte aufgrund der hohen Komorbidität von umschriebenen Entwicklungsstörungen schulischer Fertigkeiten und psychischen Auffälligkeiten stets ein allgemeines Screening psychischer Störungen erfolgen (Wyschkon & Ehlert, 2019). Auch wenn klinische Diagnosen nie ausschließlich auf Basis von Entwicklungstests gestellt werden können, können Entwicklungstests bei der Diagnostik weiterer Störungsbilder relevant sein (z.B. Sprachentwicklungsverzögerungen oder motorische Auffälligkeiten bei Autismus-Spektrum-Störungen). Zudem können auf Basis der Ergebnisse im Sinne der Gesundheitsförderung und Prävention empfohlene Fördermaßnahmen abgeleitet werden. Aber es ergeben sich auch therapeutische Implikationen aus Entwicklungstests: Liegen bei einem Kind Defizite im Entwicklungsbereich Sprache vor, sollte beispielsweise ein Therapieansatz gewählt werden, der wenig sprachliche Kompetenz voraussetzt. Umgekehrt kann eine relative sprachliche Stärke auch als Ressource in der Therapie genutzt werden (Hagmann-von Arx, Reimann & Grob, 2019).

7.8 Zusammenfassung und Lernkontrollfragen

Zusammenfassung von Kapitel 7:

- Bei der Auswahl diagnostischer Instrumente sollte auf deren Geltungsbereich, die Kosten-Nutzen-Relation und ihre psychometrische Güte geachtet werden. Zur Beantwortung unterschiedlicher diagnostischer Fragestellungen sind unterschiedliche Gütekriterien von besonderem Interesse, beispielsweise die Retest-Reliabilität bei Verlaufsuntersuchungen.
- Die Störungsdiagnostik im deutschen Gesundheitssystem erfolgt nach der ICD-10. Nach Abschluss einer Übergangsphase, die mindestens noch bis 2027 andauern wird, soll die Diagnostik künftig nach der ICD-11 erfolgen.
- Eine fundierte Diagnostik sollte durch Expert:innen sowie im Austausch mit weiteren Expert:innen (z. B. Supervision) erfolgen und alle zur Verfügung stehenden Informationen sowie mehrere Erhebungsmethoden (inkl. halbstrukturierter Interviews) nutzen. Darüber hinaus sollten Diagnosen im Verlauf wiederholt kritisch überprüft bzw. reflektiert werden.
- Bei der Differenzialdiagnostik psychischer Störungen sollten neben anderen psychischen Störungen auch „normales“ Erleben und Verhalten, organisch bedingte Symptome, substanzinduzierte Symptome sowie Symptomaggravation und Simulation bedacht werden.
- Bei der Diagnostik von Kindern und Jugendlichen müssen stets der Entwicklungsbezug und die Situationsspezifität psychischer Auffälligkeiten, die eingeschränkte Berichtsfähigkeit vor allem von sehr jungen Kindern und die Interaktionsdynamik im Familiensystem berücksichtigt werden.
- Die Problemdiagnostik in der kognitiven Verhaltenstherapie unterscheidet Mikroanalyse (Betrachtung spezifischer Situationen) und Makroanalyse (Betrachtung situationsübergreifender Einflussfaktoren), die miteinander kombiniert werden sollten, um individuelle psychische Störungen zu verstehen.
- Wichtige Methoden der Mikroanalyse sind das SORKC-Modell (Stimuli, Organismus, Reaktionen, Kontingenz, Kontiguität, Konsequenzen [Consequences]) und das ABC-Modell (Activating Event, Beliefs, Consequences). Während die Stärke des SORKC-Modells darin liegt, dass es sehr breit Informationen für verschiedene Behandlungsansätze erhebt (z. B. Stimuluskontrolle, behaviorale Therapie und Beziehungsgestaltung) und sehr gut zur Identifikation aufrechterhaltender Faktoren (z. B. negativer Verstärkung) geeignet ist, liegt die Stärke des ABC-Modells in einer detaillierten Auseinandersetzung mit den Kognitionen sowie darin, dass es zur kognitiven Umstrukturierung genutzt werden kann.

- Wichtige Methoden der Makroanalyse sind die Plan- und die Beziehungsanalyse. Die Plananalyse dient dem Verständnis von Verhaltensplänen, die Patient:innen situationsübergreifend zur Befriedigung von (Grund-)Bedürfnissen nutzen. Bei der Beziehungsanalyse werden prägende Personen und Lernerfahrungen identifiziert, die Beziehungsmuster maßgeblich beeinflusst haben, und es wird betrachtet, wie sich diese Beziehungsmuster auf aktuelle Beziehungen auswirken.
- Bei Kindern und Jugendlichen gehören Intelligenztestungen in vielen Einrichtungen zur Standarddiagnostik. Bei Hinweisen auf Einschränkungen der Aufmerksamkeitsleistungen (z. B. hohe Ablenkbarkeit in der Schule) empfiehlt sich die Anwendung von Aufmerksamkeitstests.
- Die Bestimmung der intellektuellen Leistungsfähigkeit ist wichtig in Hinblick auf eine angemessene Beschulung, die Ableitung von Fördermaßnahmen und die Einschätzung der Einsichtsfähigkeit. Eine mangelhafte Passung zwischen kognitiver Begabung und Anforderungen kann psychische Auffälligkeiten bedingen.
- Aufmerksamkeitstests erfassen verschiedene Aufmerksamkeitskomponenten und geben Hinweise auf das Vorliegen von Aufmerksamkeitsdefiziten. Rein auf Basis der Ergebnisse einer Leistungsdiagnostik lässt sich keine Diagnose stellen.
- Neuropsychologische Untersuchungen dienen der Erfassung neurologischer Funktionseinschränkungen vor dem Hintergrund struktureller oder funktioneller Veränderungen des zentralen Nervensystems. Im Zuge der BQT-III kommen neuropsychologische Untersuchungen am ehesten im Rahmen der Diagnostik von Aufmerksamkeitsdefizit-/Hyperaktivitätsstörungen und demenziellen Erkrankungen zur Anwendung.
- Ressourcendiagnostik ist eine wichtige Basis der Ressourcenaktivierung, die einen allgemeinen Wirkfaktor psychotherapeutischer Behandlungen darstellt und Teil aller Behandlungen sein sollte.
- Entwicklungsdiagnostik dient der Erfassung von Entwicklungsdefiziten und -stärken.
- Die Diagnostik umschriebener Entwicklungsstörungen schulischer Fertigkeiten geht von der Normalitätsannahme aus. Um eine Lese-/Rechtschreibstörung und/oder eine Rechenstörung zu diagnostizieren, muss das doppelte Diskrepanzkriterium erfüllt sein.

Lernkontrollfragen

1. Welche Gütekriterien sind bei der Auswahl von Erhebungsverfahren für die dimensionale Diagnostik, die kategoriale Diagnostik und die Verlaufsdiagnostik besonders relevant?
2. Erklären Sie das multiaxiale Klassifikationssystem der ICD-10, das bei Kindern und Jugendlichen zur Anwendung kommt.

3. Welche alternativen Diagnosen sollten Sie bei der Differenzialdiagnostik von bipolaren Störungen beachten?
4. Welche Feedforward- und Feedback-Schleifen sind für die Anwendung und das Verständnis des SORKC-Modells relevant?
5. Erklären Sie den Top-down- und Bottom-up-Ansatz bei der Anwendung des ABC-Modells.
6. Grenzen Sie funktionale und dysfunktionale Planstrukturen im Rahmen der Plananalyse voneinander ab.
7. Wie erklärt der Kiesler-Kreis die Dynamik in Beziehungen?
8. Welche Arten von Leistungsdiagnostik gibt es und warum sind sie für die Diagnostik bei Kindern und Jugendlichen in vielen Fällen essenziell?
9. Schildern Sie das Vorgehen bei der Abklärung demenzieller Erkrankungen.
10. Welche Materialien können bei der Identifikation von Ressourcen hilfreich sein?

Weiterführende Literatur

Döpfner, M., Görtz-Dorten, A. & Petermann, F. (2024). *Diagnostik psychischer Störungen im Kindes- und Jugendalter*. Göttingen: Hogrefe.

Schäfer, S. K., Schanz, C. G. & Equit, M. (2022). *Diagnostik in der ambulanten Psychotherapie: Ein Lehr- und Praxishandbuch*. Stuttgart: Kohlhammer.

8 Zwischen- und Abschlussevaluation

Ein wichtiger Anwendungsfall psychodiagnostischer Untersuchungen ist die Zwischen- und Abschlussevaluation, die in der Approbationsordnung explizit als Teil der von Ihnen durchgeführten Patient:innen-Behandlungen gefordert wird. Die Approbationsordnung sieht die Zwischen- und Abschlussevaluation bei (mindestens zwei) einzelpsychotherapeutischen Behandlungen vor. Diese Aufgabe umfasst in der Regel die Testauswahl, -durchführung, -auswertung und -interpretation sowie die Besprechung der Evaluationsergebnisse mit den Patient:innen. Dabei sollten Sie sich streng an die Vorgaben in den Testmanualen halten. Für die Auswahl der Tests zur Verlaufsevaluation ist – neben inhaltlichen Gesichtspunkten – insbesondere die Retest-Reliabilität sowie das Vorliegen von Cut-off-Werten und/oder Referenzgruppen relevant. Neben Symptommaßen sollten Sie dabei insbesondere die individuellen Therapieziele der Patient:innen (z. B. Zielerreichungsskalierung) beachten. Bei Zwischenevaluationen kann darüber hinaus die Erfassung von Prozessvariablen relevant sein (z. B. Qualität der therapeutischen Arbeitsbeziehung), da diese dabei helfen können (Fehl-) Entwicklungen frühzeitig zu erkennen und ggf. die Behandlungsplanungen anzupassen.

8.1 Evaluationsarten

Zwischen- und Abschlussevaluationen dienen der Qualitätssicherung (Prozess- und Ergebnisqualität) und der Anpassung von Indikationsentscheidungen im Therapieverlauf (adaptive Indikation; Donabedian, 1986; Haack & Haß, 2024):

- *Prozessevaluation* (auch *formative Evaluation*). Im Zuge der Prozessevaluation wird überprüft, inwiefern der Psychotherapieprozess erfolgreich oder nicht erfolgreich verläuft. Damit ist sie die Basis für eine informierte adaptive Indikationsentscheidung (vgl. Kapitel 9). Neben einem regelmäßigen Symptommonitoring ist dabei insbesondere die Erfassung von Prozessvariablen relevant. Zu den wichtigsten Prozessvariablen gehören das Etablieren einer tragfähigen Arbeitsbeziehung (vgl. Kapitel 2), der Aufbau von Veränderungsmotivation (vgl. Kapitel 14.2) und die Aktivierung allgemeiner Wirkfaktoren (v. a. Ressourcenaktivierung, Problemaktivierung und motivationale Klärung; Grawe, 2004). Darüber hinaus ist ein Monitoring von Nebenwirkungen wichtig.

Hinweis

Eine Anpassung des Interventionsprozesses im Sinne einer adaptiven Indikation ist (in kleinerem oder größerem Umfang) wichtig, wenn eine Symptomreduktion bzw. die Aktivierung von Prozessvariablen nicht in dem Umfang zu beobachten ist, wie es bis zum jeweiligen Zeitpunkt zu erwarten gewesen wäre, oder wenn unverhältnismäßig viele Nebenwirkungen auftreten.

- *Ergebnisevaluation* (auch *summative Evaluation*). Im Zuge der Ergebnisevaluation erfolgt eine (abschließende) Erfassung der Wirksamkeit einer Behandlung anhand (vorab) definierter Zielvariablen. Neben der Symptomreduktion, die häufig ein wichtiges Maß für Therapieerfolg ist, sind die Entwicklung des Wohlbefindens und des Funktionsniveaus sowie das Erreichen individueller Therapieziele weitere wichtige Variablen der Ergebnisevaluation. Darüber hinaus können die Veränderung von Vulnerabilitäten und Ressourcen ebenfalls wichtige Zielvariablen darstellen. Betrachtet man mehrere Patient:innen gemeinsam, kann auch der Anteil an Therapieabbrüchen ein relevantes Evaluationskriterium sein (z.B. im Zuge des Qualitätsmanagements einer Ambulanz oder im Rahmen von Therapiestudien).

Hinweis

Zur Verlaufsevaluation bezüglich der Erreichung von individuellen Therapiezielen hat sich die Zielerreichungsskalierung bewährt (vgl. Kapitel 1.1).

Methodisch handelt es sich bei Zwischen- und Abschlussevaluationen um Veränderungsmessungen. Deren methodische Grundlagen und ihre praktische Anwendung werden in den nächsten Kapiteln beschrieben. Grundlegende Informationen zu psychologischen Untersuchungen wurden in Kapitel 7 ausführlich beschrieben. Daher konzentrieren wir die Darstellung in diesem Kapitel auf Spezifika der Therapieevaluation und der Veränderungsmessung.

8.2 Direkte und indirekte Veränderungsmessung

Es lassen sich direkte und indirekte Veränderungsmessungen unterscheiden, wobei indirekte Veränderungsmessungen in der Praxis relevanter sind.

- *Direkte Veränderungsmessung:* Das Ausmaß der Veränderung einer Variable wird retrospektiv erfragt. Während der Befragung bewerten die Patient:innen das Ausmaß der Veränderung im Vergleich zu einem früheren Zeitpunkt.

> **Beispiel**
>
> Der Bochumer Veränderungsfragebogen (Willutzki et al., 2013) befragt Patient:innen zu Veränderungen, die sie – vom Zeitpunkt der Durchführung der Veränderungsmessung ausgehend betrachtet – seit Therapiebeginn erlebt haben (z. B. „Im Vergleich zum Zeitpunkt direkt vor der Therapie bin ich mit mir zufriedener").

- *Indirekte Veränderungsmessung.* Der gleiche Test wird zu zwei verschiedenen Zeitpunkten angewendet. Die Veränderung zwischen den Zeitpunkten wird auf (klinische) Signifikanz hin geprüft.

> **Beispiel**
>
> Ein:eine Patient:in bearbeitet in den probatorischen Sitzungen sowie nach der 12. Therapiesitzung das Beck-Depressions-Inventar Revision (Hautzinger et al., 2009). Dieses dient dabei der Erfassung depressiver Symptome in den letzten zwei Wochen relativ zum Zeitpunkt der Messungen. Die Differenz der Summenwerte zwischen den beiden Testungen stellt die Veränderung dar und wird analysiert.

Der Vorzug der indirekten gegenüber der direkten Veränderungsmessung in der klinischen Praxis hängt vor allem mit zwei Nachteilen der direkten Veränderungsmessung zusammen:

- *Übermäßige Anforderungen an Patient:innen.* Es ist davon auszugehen, dass es u. a. die Gedächtnisleistung und Introspektionsfähigkeit vieler Personen überfordert, sich (reliabel und valide) zu vergegenwärtigen, wie es ihnen bezüglich spezifischer Symptome oder Variablen vor mehreren Monaten oder auch Jahren gegangen ist, und die Einschätzung ihres damaligen Erlebens mit ihrem gegenwärtigen Erleben ins Verhältnis zu setzen. Die Anforderungen, die bei einer indirekten Veränderungsmessung an die Proband:innen gestellt werden (d. h., Angaben zu ihrem derzeitigen Erleben bzw. zu ihrem Erleben in den letzten Tagen und Wochen zu machen), sind deutlich geringer.
- *Fehlende Informationen.* Bei einer direkten Veränderungsmessung werden Informationen über (subjektiv eingeschätzte) Veränderungen gewonnen, es fehlt jedoch an Informationen zum Erleben und Verhalten zu den jeweils in die Evaluation einfließenden Zeitpunkten. Das heißt, aus einer direkten Veränderungsmessung erhalten wir weder Informationen zum Erleben der Patient:innen vor der Therapie noch erhalten wir Informationen zum Erleben der Patient:innen

zum Zeitpunkt der Therapieevaluation. Diese Informationen, die im Zuge einer indirekten Veränderungsmessung automatisch erfasst werden, sind jedoch für Fragen der Behandlungsplanung und der adaptiven Indikationsentscheidung von großem Interesse.

Beispiel

Eine Patientin mit depressiver Symptomatik beschreibt, ihr Schlaf habe sich im Verlauf der Therapie deutlich verbessert. Sie brauche jetzt durchschnittlich 20 Minuten weniger zum Einschlafen. Diese Veränderung wäre sowohl mit direkter Veränderungsmessung (retrospektive Abfrage der Veränderung der Einschlaflatenz) als auch mit indirekter Veränderungsmessung (die Patientin bearbeitet zu zwei Zeitpunkten einen Fragebogen zum Schlafverhalten) abbildbar. Es macht für die Behandlungsplanung jedoch einen großen Unterschied, ob die Reduktion der Einschlaflatenz um 20 Minuten dazu geführt hat, dass die Patientin jetzt einen „normalen" Schlaf hat (z. B. Einschlaflatenz zehn Minuten), oder ob die Einschlafdauer weiterhin klinisch auffällig ist (z. B. Einschlaflatenz 40 Minuten). Diese Informationen bleiben jedoch bei einer direkten Veränderungsmessung unbekannt, wohingegen sie durch eine wiederholte Anwendung eines Schlaffragebogens (indirekte Veränderungsmessung) zur Verfügung stehen.

8.3 Klinisch bedeutsame Veränderungen

Wichtig ist, sich bewusst zu machen, dass nicht jede Veränderung als klinisch bedeutsam zu betrachten ist. Um von klinischer Bedeutsamkeit sprechen zu können, müssen zwei Bedingungen erfüllt sein (Lutz, Neu & Rubel, 2019):

1. *Ist die Veränderung reliabel?* Alle (psychologischen) Messungen sind mit (systematischen und unsystematischen) Messfehlern behaftet (Schmidt-Atzert et al., 2021). Das heißt, wir können nie davon ausgehen, dass ein Testergebnis den „wahren Wert" der interessierenden Variable widerspiegelt. Stattdessen können wir über psychologische Tests nur den Bereich identifizieren, in dem sich der wahre Wert mit einer bestimmten Wahrscheinlichkeit befindet. Diesen Bereich nennt man Konfidenzintervall (auch Vertrauensintervall). Die Breite des Konfidenzintervalls steht in direkter Beziehung zur Reliabilität eines Verfahrens. Im Kontext von Verlaufsevaluationen ist dabei die Retest-Reliabilität besonders relevant (vgl. Kapitel 7.1). Ausgehend von diesen Überlegungen kann eine Veränderung nur als reliabel angenommen werden, wenn die gemessene Veränderung stärker ausgeprägt ist, als es – ausgehend von der Messungenauigkeit des Verfahrens – auf Basis des Zufalls zu erwarten wäre. Die maximale

Veränderung, die zufallsbasiert zu erklären wäre und die überschritten werden muss, um von einer reliablen Veränderung zu sprechen, nennt man kritische Differenz. Die Formel zur Berechnung der kritischen Differenz ist (Lienert & Raatz, 1998; *SD*=Standardabweichung der Testwerte zu Messzeitpunkt 1; r_{tt}=Retest-Reliabilität):

$$1.96 \cdot SD \cdot \sqrt{[2 + (1 - r_{tt})]}$$

Viele Testmanuale beinhalten jedoch bereits Angaben zur kritischen Differenz, sodass diese nicht selbstständig berechnet werden muss.

Wichtig

Je geringer die Retest-Reliabilität, desto breiter das Konfidenzintervall und desto größer die kritische Differenz. Das heißt, je geringer die Retest-Reliabilität, desto größer müssen (reale) Veränderungen sein, bevor sie als reliabel angenommen werden können.

2. *Führt die Veränderung in den klinisch unauffälligen Bereich?* Damit eine Veränderung klinisch bedeutsam ist, sollte sie dazu führen, dass Patient:innen keine klinisch bedeutsame Symptomatik mehr aufweisen. Definiert wird der klinisch auffällige Bereich bei Symptommaßen häufig durch einen im Testmanual angegebenen Cut-off-Wert. Falls kein Cut-off-Wert angegeben wird, gibt es drei Alternativen, die je nach vorliegenden Informationen bzw. gewünschter Liberalität des Vorgehens gewählt werden können (Jacobson & Truax, 1991):
   - *Kriterium A:* Der Post-Wert der Messung liegt mehr als zwei Standardabweichung vom Mittelwert der klinischen Referenzgruppe entfernt. Dieses Kriterium ist sehr konservativ und führt wahrscheinlicher dazu, dass Veränderungen nicht als klinisch bedeutsam gewertet werden.
   - *Kriterium B:* Der Post-Wert liegt innerhalb zweier Standardabweichungen einer gesunden Kontrollgruppe. Dieses Kriterium ist sehr liberal und es muss geprüft werden, ob dies nicht bereits vor Therapiebeginn der Fall gewesen ist (falls ja, ist das Kriterium ungeeignet).
   - *Kriterium C:* Der Post-Wert entstammt wahrscheinlicher der Population einer gesunden Kontrollgruppe (KG) als einer klinischen Referenzgruppe (RG). Dieses Kriterium ist der Mittelweg zwischen den beiden zuvor genannten Kriterien und häufig der Fragestellung angemessen. Die Formel zur Berechnung des Cut-off-Wertes, ab dem eine Person eher der Kontrollgruppe oder der klinischen Referenzgruppe zuzuordnen wäre, lautet (*SD*=Standardabweichung; *M*=Mittelwert):

$$\frac{SD_{KG} \cdot M_{KG} + SD_{RG} \cdot M_{RG}}{SD_{KG} + SD_{RG}}$$

Beispiel

Nehmen wir an, wir setzen einen Depressionstest ein, in dessen Manual die kritische Differenz mit 5 und der klinische Cut-off-Wert mit 20 angegeben ist. Mit diesem Depressionstest testen wir drei Patient:innen:

- Patient:in A weist vor der Therapie einen Testwert von 22 auf. Nach der Therapie ist der Testwert 19. Obwohl der Testwert zum Messzeitpunkt 2 unter dem klinischen Cut-off-Wert liegt (Post-Test-Wert < Cut-off-Wert), können wir nicht von einer klinisch bedeutsamen Veränderung ausgehen, denn die Veränderung ist nicht reliabel (empirische Differenz < kritische Differenz).
- Patient:in B erreicht in der Prä-Testung einen Wert von 30. In der Post-Testung ist der Wert auf 22 gesunken. Die Veränderung ist als reliabel zu betrachten (empirische Differenz>kritische Differenz), jedoch ist sie nicht klinisch bedeutsam, denn sie führte nicht vom klinisch auffälligen in den klinisch unauffälligen Bereich (Post-Test-Wert>Cut-off-Wert).
- Bei Patient:in C liegt der Testwert vor der Therapie bei 25 und nach der Therapie bei 18. Die Veränderung ist klinisch bedeutsam, denn die Veränderung führte vom klinisch auffälligen in den klinisch unauffälligen Bereich (Post-Test-Wert<Cut-off-Wert), und die Veränderung ist reliabel (empirische Differenz>kritische Differenz).

Hinweis: Online-Material

Ein Übersichtsblatt, das das Vorgehen bei der Bewertung von Veränderungen auf klinische Bedeutsamkeit skizziert, und das Sie bei der Zwischen- und Abschlussevaluation als Leitfaden nutzen können, ist Teil der Online-Materialien (vgl. hierzu auch Seite 335).

8.4 Zusammenfassung und Lernkontrollfragen

Zusammenfassung von Kapitel 8:

- Prozessevaluation hat das Ziel, steuernd in Therapieprozesse eingreifen zu können (v.a. Zwischenevaluation). Die Ergebnisevaluation soll die Wirksamkeit einer Therapie beurteilen (v.a. Abschlussevaluation).
- Bei der direkten Veränderungsmessung findet eine retrospektive Erfassung des Ausmaßes der Veränderung statt. Im Zuge einer indirekten Veränderungsmessung bearbeiten Patient:innen zu zwei Messzeitpunkten psychologische Tests, und die Differenz zwischen den Testwerten wird als Indikator der Veränderung analysiert. Indirekte Veränderungsmessungen sind in der Praxis von größerer Bedeutung.

- Damit Veränderungen als klinisch bedeutsam betrachtet werden können, müssen sie sowohl reliabel sein als auch vom klinisch auffälligen in den klinisch unauffälligen Bereich führen.
- Wie alle Ergebnisse psychologischer Untersuchungen sollten auch die Ergebnisse der Zwischen- und Abschlussevaluation (inkl. ihrer Implikationen für die Behandlungsplanung) mit Patient:innen besprochen werden.

Lernkontrollfragen

1. Nennen Sie vier wichtige Variablen der Prozessevaluation.
2. Welche Variablen sollten neben Symptommaßen bei der Ergebnisevaluation berücksichtigt werden?
3. Erläutern Sie, warum indirekten Veränderungsmessungen eine größere praktische Bedeutung zukommt als direkten Veränderungsmessungen.
4. Welchen Einfluss hat die Retest-Reliabilität auf die Höhe der kritischen Differenz?
5. In einem Manual sind keine Cut-off-Werte angegeben. Wie prüfen Sie alternativ, ob eine Symptomveränderung vom klinisch auffälligen in den klinisch unauffälligen Bereich führte?

Weiterführende Literatur

Lutz, W., Neu, R. & Rubel, J. A. (2019). *Evaluation und Effekterfassung in der Psychotherapie*. Göttingen: Hogrefe.

9 Abklärung der Indikationsstellung

Bei der Klärung der Indikationsstellung setzen sich Psychotherapeut:innen mit der Frage auseinander, welche diagnostischen und therapeutischen Maßnahmen für die jeweiligen Patient:innen angezeigt sind. In diesem Entscheidungsprozess sollten Therapeut:innen ein evidenzbasiertes Vorgehen wählen, bei dem sie ihre Entscheidungen auf aktuelle wissenschaftliche Erkenntnisse stützen (z. B. Wirksamkeitsnachweise), ihre eigene Expertise einbeziehen (z. B. Behandlungserfahrung) und die Wünsche ihrer Patient:innen ebenfalls miteinbeziehen (z. B. Berücksichtigung der Behandlungsziele; Cochrane Deutschland, 2024). Die Informationsbeschaffung für diesen Entscheidungsprozess sollte mithilfe reliabler und valider psychodiagnostischer Methoden erfolgen (vgl. Kapitel 7 und 8). Zusätzlich ist es wichtig, sozialrechtliche Rahmenbedingungen, wie beispielsweise die Psychotherapie-Richtlinie (Gemeinsamer Bundesausschuss, 2024), sowie ethische Grundsätze (z. B. medizinethische Prinzipien; Beauchamp & Childress, 1979) zu berücksichtigen (vgl. Kapitel 4). Fragen der Indikation stellen sich dabei wiederholt im Behandlungsprozess (Margraf, 2018b):

- *Selektive Indikation.* In der psychotherapeutischen Sprechstunde widmen sich Therapeut:innen vornehmlich der Frage, ob bei individuellen Patient:innen eine Erkrankung vorliegt und eine Behandlung indiziert ist und, wenn ja, mit welcher Behandlungsform (z. B. somatische Behandlung, Psychotherapie, Psychopharmakotherapie) und ggf. mit welchem Therapieverfahren (z. B. kognitive Verhaltenstherapie, psychoanalytisch fundierte Psychotherapie, systemische Therapie) sowie in welchem Therapiesetting (z. B. stationär oder ambulant) die Behandlung erfolgen sollte.
- *Differenzielle Indikation.* Nachdem Patient:innen sich für eine Behandlungsform, ein Therapieverfahren und ein Therapiesetting entschieden haben, stellt sich die Frage nach der Auswahl spezifischer Therapiemethoden. Im Kontext der kognitiven Verhaltenstherapie kann dies beispielsweise die Abwägung umfassen, ob ein kognitives, metakognitives, behaviorales und/oder emotionsfokussiertes Vorgehen gewählt werden soll. Findet eine psychoanalytisch fundierte Behandlung statt, könnte beispielsweise eine Abwägung zwischen konflikt- und strukturorientierten Behandlungsansätzen erfolgen. Diese Fragen stellen sich im ambulanten Setting vor allem im Zuge der probatorischen Sitzungen.
- *Adaptive Indikation.* Nach Auswahl und Beginn der Behandlungsmethoden stellt sich bereits kurz darauf die Frage, ob Anpassungen des Vorgehens erforderlich

sind. Etwaige Anpassungen können sich auf Details beziehen (z.B. den Schwerpunkt bei der kognitiven Arbeit) oder aber auch die zuvor getroffene differenzielle Indikationsentscheidung (z.B. Wechsel von einem primär kognitiven zu einem vorwiegend metakognitiven Vorgehen) oder die selektive Indikationsentscheidung infrage stellen (z.B. Wechsel von einem ambulanten zu einem stationären Setting). Die Abwägung über Anpassungen des therapeutischen Vorgehens begleitet den gesamten Behandlungsprozess.

Hinweis

Abwägungen bezüglich der differenziellen Indikationsstellung betreffen vor allem die Therapieplanung (vgl. Kapitel 14). Fragen der adaptiven Indikation wiederum sind unmittelbar mit den Befunden der Verlaufsevaluation verknüpft (vgl. Kapitel 8). Entsprechend fokussieren sich die Ausführungen in Kapitel 9 auf Details der selektiven Indikation zu Beginn einer Behandlung.

9.1 Ist eine psychotherapeutische Behandlung indiziert?

Gemäß der Psychotherapie-Richtlinie müssen mehrere Bedingungen erfüllt sein, damit eine psychotherapeutische Behandlung zu Lasten der gesetzlichen Krankenversicherungen erfolgen kann (Gemeinsamer Bundesausschuss, 2024). Die Details zur Psychotherapie-Richtlinie wurden in Kapitel 4 dargestellt. Zusammengefasst muss eine psychische Erkrankung vorliegen und eine ausreichend gute Aussicht auf Behandlungserfolg bestehen. Entsprechend müssen zur Klärung der Frage, ob eine psychotherapeutische Behandlung indiziert ist, folgende untergeordnete Fragen beantwortet werden:

Liegt eine psychische Störung vor, für deren Behandlung Psychotherapie indiziert ist? Um diese Frage zu beantworten, erfolgen im Erstgespräch eine Exploration der Vorstellungsgründe sowie ein Screening auf psychische Erkrankungen (vgl. Kapitel 5). Wird auf dieser Basis eine Verdachtsdiagnose gestellt, sollte diese in den nachfolgenden Sitzungen mittels einer Kombination aus halbstrukturierter Interviewdiagnostik, Fragebögen, Testdiagnostik, Verhaltensbeobachtung und im Austausch mit Kolleg:innen erhärtet werden. Liegt keine psychische Störung vor, kann keine psychotherapeutische Behandlung auf Kosten der gesetzlichen Krankenversicherungen durchgeführt werden.

Wichtig

Unabhängig davon, ob die Kriterien einer psychischen Erkrankung erfüllt sind oder nicht, sollte auch auf Hinweise geachtet werden, die für die Indikation einer somatischen Behandlung sprechen könnten. Falls entsprechende Hinweise bestehen, sollten die Patient:innen über den Verdacht aufgeklärt und ggf. bei der Inanspruchnahme eines entsprechenden fachärztlichen Angebots unterstützt werden.

Falls eine psychische Störung vorliegt, stellt sich die Frage, ob ausreichende Evidenz für eine psychotherapeutische Behandlung besteht oder ob eher eine alternative Behandlungsoption (z.B. Psychopharmakotherapie) empfohlen werden sollte. Maßgeblich hierfür sind die aktuell gültige Version der entsprechenden AWMF-Behandlungsleitlinie, (eventuell aktuellere) internationale Leitlinien (z.B. NICE-Guidelines) sowie aktuelle systematische Übersichtsarbeiten, die hohen Qualitätsstandards genügen (z.B. Cochrane-Reviews). In Kapitel 14 finden Sie einen Überblick über zentrale Leitlinienempfehlungen bei ausgewählten Störungsbildern.

Bestehen eine ausreichende Veränderungsmotivation oder eine ausreichende Motivierbarkeit? Informationen zu dieser Frage können ebenfalls aus dem Vorstellungsgrund und der Auftragsklärung abgeleitet werden. Zeigen Patient:innen dabei eine hohe intrinsische Motivation für das Aufsuchen der Therapie und können (mit Unterstützung durch Therapeut:innen) spezifische Therapieziele formulieren, kann in der Regel von ausreichender Motivation für den Beginn einer Behandlung ausgegangen werden. Geben Patient:innen hingegen, trotz des Vorliegens einer psychischen Erkrankung, vor allem externe Gründe für das Aufsuchen der Therapie an (z.B. Wunsch von Partner:innen) oder formulieren entweder keine Ziele (z.B. „Ich glaube, es könnte mir guttun, einfach mal zu reden") oder ungeeignete Ziele (z.B. „Ich will nie wieder Angst empfinden"), muss geprüft werden, ob Patient:innen (zu geeigneten Zielsetzungen) motivierbar sind. Falls Patient:innen dazu schon bereit sind, kann als vorübergehendes Therapieziel formuliert werden, die Vor- und Nachteile verschiedener Zielsetzungen und psychotherapeutischer Veränderungsmöglichkeiten zu prüfen. Dabei sollte in der Regel ein Zeit- bzw. Sitzungslimit festgelegt werden. Eine mögliche Formulierung für diesen Fall lautet:

Ich schlage vor, dass wir uns in den nächsten vier Sitzungen gemeinsam damit beschäftigen, die Vor- und Nachteile zu prüfen, die eine Veränderung Ihres aktuellen Umgangs mit Wut und anderen unangenehmen Emotionen für Sie haben könnte. Wenn wir dabei feststellen, dass es sinnvoll wäre, die Zusammenarbeit fortzusetzen, können wir weitere Sitzungen vereinbaren. Sollten wir hingegen zu dem Schluss kommen, dass keine Veränderung notwendig ist oder dass diese zu unattraktiv für Sie ist, können wir die Zusammenarbeit beenden. Wie klingt das für Sie?

Die festgelegten Sitzungen können dazu dienen, die Problemeinsicht zu fördern, die Vor- und Nachteile von Veränderungen abzuwägen und gegebenenfalls Therapieziele zu formulieren. Hierbei kann das transtheoretische Modell der Veränderung eine inhaltliche Stütze sein (für Details vgl. Kapitel 14). Sollte es innerhalb des vereinbarten Zeitraums nicht möglich sein, ein Problembewusstsein zu schaffen und/oder (intrinsische) Veränderungsziele zu formulieren, könnte es angemessen sein, die Therapie zu beenden.

Liegt eine ausreichende Umstellungsfähigkeit vor? Umstellungsfähigkeit ist die Fähigkeit und Bereitschaft, das Denken, Handeln und emotionale Erleben flexibel an sich verändernde Kontexte, Anforderungen und Ziele anzupassen (Cibis, 2024). Sie ist eine grundlegende Voraussetzung für Psychotherapie, da diese über Veränderungen in behavioralen, kognitiven und emotionalen Prozessen wirksam wird und eine aktive Mitarbeit der Patient:innen voraussetzt – im Gegensatz zur Psychopharmakotherapie. Neben den motivationalen Aspekten der Umstellungsfähigkeit (siehe den vorangehenden Abschnitt zu Veränderungsbereitschaft und Motivierbarkeit) müssen Therapeut:innen vor allem sicherstellen, dass Patient:innen die kognitiven Anforderungen einer Psychotherapie bewältigen können und ihre Steuerungsfähigkeit nicht zu stark durch ihre Erkrankung eingeschränkt ist (d.h. Patient:innen müssen „krank genug" sein, um Hilfe zu benötigen, aber „gesund genug", um Unterstützung annehmen zu können):

- *Kognitive Anforderungen.* Das Gros der Patient:innen kann die kognitiven Anforderungen einer Psychotherapie gut bewältigen. Jedoch können neurokognitive Erkrankungen und Intelligenzminderungen (IQ<70) dazu führen, dass psychotherapeutische Interventionen nicht oder nur angepasst durchführbar sind. Sowohl für Psychotherapie bei demenziellen Erkrankungen (DGN & DGPPN, 2023) als auch für Psychotherapie bei Intelligenzminderung (DGKJP, 2021) bestehen empirisch fundierte Ansätze. Bei Verdacht auf neurokognitive Erkrankungen und Intelligenzminderungen sollte deren Vorliegen fundiert diagnostisch abgeklärt werden (vgl. Kapitel 7.4.1 und 7.5). Ihr Vorliegen ist behandlungsrelevant (z.B. Verschreibung von Antidementiva, Reduktion kognitiver Anforderungen) und eröffnet den Patient:innen außerdem Zugang zu hilfreichen Ressourcen (z.B. Alltagsbetreuung). Bei Vorliegen einer Intelligenzminderung im Erwachsenenalter steht für die Behandlung zudem ein höheres Zeitkontingent zur Verfügung (z.B. 250 Minuten anstatt 150 Minuten Sprechstunde).
- *Steuerungsfähigkeit.* Zu starke erkrankungsbedingte Einschränkungen der Steuerungsfähigkeit können beispielsweise bei starker Antriebsminderung oder ausgeprägter psychomotorischer Symptomatik im Kontext depressiver Störungen, bei Suchterkrankungen mit gegenwärtigem Konsum sowie in manischen und psychotischen Phasen bestehen. In diesen und vergleichbaren Fällen kann eine vorgeschaltete Psychopharmakotherapie (bzw. qualifizierte Entzugsbehandlung) notwendig sein, ehe Patient:innen aktiv an psychotherapeutischen Interventionen teilnehmen können.

Beispiel: Frau C.

Frau C. war vor vier Jahren erstmalig bei ihrem Therapeuten in psychotherapeutischer Behandlung. Damals litt Frau C. unter einer mittelgradigen depressiven Erkrankung. Bei Behandlungsbeginn war sie seit neun Wochen krankgeschrieben und konnte den familiären Alltag nur eingeschränkt bewältigen. In der Psychotherapie wurden zu Beginn vor allem behaviorale Techniken (d.h. Stimuluskontrolle und Verhaltensaktivierung) angewandt, und nach einer ersten Symptombesserung kamen kognitive Techniken zum Einsatz, z.B. kognitive Umstrukturierung mit dem ABC-Modell und sokratische Gesprächsführung.

Vor neun Monaten entwickelte Frau C. vor dem Hintergrund des Suizids ihrer Tochter ein Rezidiv. Frau C. litt damals unter schwerer Antriebslosigkeit und Niedergeschlagenheit. Darüber hinaus traten Schuld- und Verarmungswahn auf. Vor diesem Hintergrund hatte der Sohn von Frau C. den ehemaligen Therapeuten auf Wunsch seiner Mutter kontaktiert. Der Therapeut führte eine Sprechstunde mit Frau C. und ihrem Sohn durch und gelangte zur Einschätzung, dass eine ambulante psychotherapeutische Behandlung aufgrund der Schwere der depressiven Symptomatik und der psychotischen Symptome sowie der damit einhergehenden eingeschränkten Motivierbarkeit und Umstellungsfähigkeit nicht indiziert sei. Daher wurde Frau C. bei der Aufnahme einer stationären Behandlung unterstützt, wobei der Therapeut bei vorliegender Schweigepflichtentbindung fallbezogene Informationen mit der ortsansässigen Psychiatrie teilte. Frau C. wurde in der ersten Behandlungswoche mit 10mg Zalasta am Morgen (d.h. einem Antipsychotikum), 50mg Sertralin am Morgen und 30mg Mirtazapin am Abend (d.h. einem antriebssteigernden Antidepressivum am Morgen und einem schlafanstoßenden Antidepressivum am Abend) eingestellt. Nach Rückgang der psychotischen Symptomatik, einer (teilweisen) Normalisierung des Tag-Nacht-Rhythmus und einem initialen Anstieg des Antriebs wurde in der Psychiatrie mit psychotherapeutischen Interventionen begonnen (v.a. Strukturierung des Alltags, Aktivitätenaufbau). Gegen Ende der Behandlung wurde Zalasta ausgeschlichen. Die antidepressive Medikation wurde fortgesetzt.

An den stationären Aufenthalt schloss sich nahtlos eine ambulante psychotherapeutische Behandlung bei dem Therapeuten an, der auch in der Vergangenheit mit ihr zusammengearbeitet hatte. Frau C. war weiterhin krankgeschrieben, jedoch zur Therapie motiviert und ausreichend kognitiv und behavioral flexibel. In der Anfangsphase der ambulanten Behandlung wurde zunächst mit primär behavioralen Interventionen (weiter)gearbeitet, die in späteren Therapiephasen durch kognitive Interventionen ergänzt wurden.

Stehen Eigenarten der neurotischen Persönlichkeitsstruktur dem Behandlungserfolg entgegen? Der Grad an Persönlichkeitsstruktur (bzw. -organisation) beschreibt in der psychoanalytischen Tradition die Verfügbarkeit von Ich-Funktionen im Sinne von Fähigkeiten zur Wahrnehmung, Regulation, Abwehr, Kommunikation und Bindung (Arbeitskreis OPD, 2023). Während Kernberg (2020) den Begriff der „neurotischen" Persönlichkeitsstruktur in Abgrenzung zu Borderline-Persönlichkeitsstrukturen oder psychotischen Persönlichkeitsstrukturen verwendet und damit „leichte" Strukturdefizite bezeichnet, kann der Begriff gemäß Psychotherapie-Richtlinie allgemeiner als eine „pathologische" Persönlichkeitsstruktur verstanden werden. Das bedeutet, Therapeut:innen müssen sicherstellen, dass Patient:innen in der Lage sind, eine funktionale therapeutische Beziehung aufzubauen, ihre Affekte und Bedürfnisse ausreichend gut wahrzunehmen und zu regulieren sowie ihr Verhalten ausreichend gut zu steuern. Die Informationssammlung hierzu erfolgt primär über die Störungsdiagnostik (z.B. Abklärung von Persönlichkeitsstörungen) und über die Problemdiagnostik (z.B. Analyse der Beziehungsdynamik).

Hinweis

Eine fehlende Problemeinsicht sowie Defizite der Bindungs- und Regulationsfähigkeit können psychotherapeutische Behandlungen stark behindern und im Extremfall gegen die Aufnahme bzw. für die Beendigung einer Therapie sprechen. Inzwischen liegen jedoch viele Behandlungsansätze vor, die speziell für Personen mit Struktur- bzw. Persönlichkeitspathologie entwickelt wurden und sich bewährt haben, weshalb Psychotherapie häufig trotz struktureller Defizite ausreichend gut durchführbar ist (z.B. Mentalisierungsbasierte Therapie; Taubner et al., 2019; Dialektisch-Behaviorale Therapie; Linehan, 2008; Schematherapie; Jacob & Arntz, 2015).

9.2 Welches Psychotherapieverfahren ist indiziert?

Falls Psychotherapie indiziert ist, stellt sich die Frage nach der Wahl des Psychotherapieverfahrens. Auch hier sollte ein evidenzbasiertes Vorgehen umgesetzt werden. Entsprechend sollte die Auswahl anhand der empirischen Evidenz (v.a. Behandlungsleitlinien), dem Hintergrund der eigenen Expertise (z.B. Behandlungserfahrung mit einem Störungsbild), den Wünschen der Patient:innen (z.B. Präferenz für ein Therapieverfahren) sowie ggf. der Verfügbarkeit des Therapieverfahrens (z.B. Länge der Wartezeit) erfolgen. Behandlungsleitlinien zu einzelnen Störungsbildern werden detailliert in Kapitel 14 besprochen. Zusammenfassend lässt sich jedoch festhalten, dass kognitive Verhaltenstherapie in allen verfügbaren AWMF-Leitlinien zur Behandlung psychischer Erkrankungen Psychotherapiemethode der ersten Wahl ist (wichtig: Das heißt nicht, dass Psychotherapie in allen Fällen die Methode der ersten Wahl ist; Schanz et al., 2023). Nur in wenigen Fällen, z.B. bei depressiven Störungen, Anorexia nervosa oder einer Borderline-Persönlichkeitsstörung, sind andere Richtlinienverfahren gleichwertig anzubieten (v.a. tiefenpsychologisch fundierte Ansätze; BÄK et al., 2022; Herpertz et al., 2019; DGPPN, 2022a). Neben (zumeist störungsorientierten) systematischen Überblicksarbeiten und Behandlungsleitlinien sollte jedoch auch die individuelle Problemdiagnostik berücksichtigt werden. Legt die Fallkonzeption beispielsweise eine hohe Relevanz intrafamiliärer Verstrickung oder eine große Bedeutung repetitiv auftretender intrapsychischer Konfliktmuster nahe, kann im individuellen Fall auch entgegen der Behandlungsleitlinie eine systemische bzw. psychoanalytisch fundierte Psychotherapie die Methode der ersten Wahl sein. Die Wahl eines Psychotherapieverfahrens, das von Leitlinienempfehlungen bzw. dem aktuellen Stand der wissenschaftlichen Evidenz abweicht, sollte jedoch gut begründet werden können und in der Regel nur nach kritischer Reflexion in interkollegialem Austausch erfolgen (d.h. Supervision und/oder Intervision).

9.3 Ist ein (teil-)stationäres oder ambulantes Behandlungssetting indiziert?

Während stationäre Therapie vermutlich initial zu einer schnelleren Besserung von Krankheitszuständen führt, scheinen ambulante und (teil-)stationäre Therapie langfristig zu vergleichbaren Behandlungseffekten zu führen (Puschner et al., 2004). Aufgrund der geringeren Kosten, die im Fall einer ambulanten Therapie für das Gesundheitssystem anfallen (Altmann et al., 2016), ist daher eine ambulante Behandlung häufig vorzuziehen, und es stellt sich vor allem die Frage, wann eine (teil-)stationäre Behandlung notwendig wird. Das ist vor allem der Fall, wenn (Dorr, Lahmann & Bengel, 2020)

- akute Eigen- oder Fremdgefährdung vorliegt (z.B. akute Suizidalität bei schweren depressiven Störungen),
- eine Herausnahme und/oder Distanzierung von sozialen, beruflichen und häuslichen Belastungen notwendig scheint (z.B. aufgrund eines stark reduzierten Funktionsniveaus),
- eine lange Wartezeit auf den Behandlungsbeginn, die häufig mit ambulanter Therapie einhergeht, nicht zumutbar scheint,
- die ambulante Psychotherapie nicht zu der erwartbaren Symptombesserung führte oder sogar eine Symptomverschlechterung eintrat.

Darüber hinaus können störungsspezifische Fallcharakteristika für eine stationäre Aufnahme sprechen (z.B. Bulimia nervosa bei vorliegender Schwangerschaft; Herpertz et al., 2019). Der große Vorteil des stationären Settings – das Vorhandensein eines schützenden Rahmens mit hohem Unterstützungsniveau – ist zugleich sein größter Nachteil, denn er erschwert den Alltagstransfer der Therapieinhalte. Darum ist es wichtig, Patient:innen bei der Rückkehr in den Alltag zu unterstützen (z.B. durch Belastungserprobungen).

9.4 Ist eine Behandlung in einer Psychiatrie oder eine medizinische Rehabilitation indiziert?

Ist eine (teil-)stationäre Behandlung indiziert, stellt sich die Frage nach der Art der indizierten Behandlung. Psychiatrien und Rehabilitationskliniken haben einen unterschiedlichen Behandlungsfokus. In der Psychiatrie liegt der Fokus der Behandlung in der Regel auf der Reduktion der (akuten) Symptomlast von psychischen Störungen (Van Elst, Schramm & Berger, 2024). Medizinische Rehabilitation fokussiert hingegen die Reduktion von Krankheitsfolgen sowie die Förderung von funktionaler Gesundheit, Teilhabe und Erwerbsfähigkeit (§ 4 SGB IX). Damit eine medizinische Rehabilitation infrage kommt, müssen Patient:innen mehrere Voraussetzungen erfüllen (Buschmann-Steinhage & Widera, 2016):

- *Vorliegen einer seelischen Behinderung (§ 2 SGB IX).* Die Möglichkeit zur Teilhabe an Lebensbereichen muss aufgrund einer psychischen Erkrankung voraussichtlich länger als sechs Monate eingeschränkt sein.
- *Mindestversicherungszeiten wurden erreicht.* Bevor eine Reha-Maßnahme in Anspruch genommen werden kann, muss eine Mindestzeit in die Sozialkassen eingezahlt worden sein. Je nach Leistungsart kann die Mindestversicherungszeit zwischen zwei und 15 Jahren betragen.
- *Reha-Fähigkeit und Prognose.* Betroffene müssen rehabilitationsfähig sein und eine ausreichend gute Prognose aufweisen. In der klinischen Praxis schließt das in der Regel schwere psychische Erkrankungen, wie z. B. floride psychotische oder manische Phasen, schwere depressive Episoden sowie gegenwärtigen Substanzkonsum bei Abhängigkeitserkrankungen, aus. Auch akute Selbst- oder Fremdgefährdung sind in der Regel Ausschlussgründe.

Vom gewünschten Behandlungsfokus und der (Nicht-)Erfüllung der obigen Anforderungen sollte daher die Wahl des stationären Behandlungssettings abhängig gemacht werden. Ein weiteres wichtiges Entscheidungskriterium ist, dass die Inanspruchnahme einer Rehabilitationsmaßnahme und die damit einhergehende sozialmedizinische Begutachtung eine Voraussetzung dafür ist, dass Patient:innen eine Erwerbsminderungsrente erhalten können.

9.5 Ist ein Aufenthalt auf einer offenen oder geschützten Station indiziert?

Wenn die Entscheidung für einen Aufenthalt in einer Psychiatrie gefallen ist, kann sich zu dessen Beginn und/oder in dessen Verlauf die Frage stellen, ob ein Aufenthalt auf einer offenen oder einer geschützten Station indiziert ist. Auf geschützten Stationen ist in der Regel der Betreuungsschlüssel höher und die Station kann nicht bzw. nicht ohne Begleitung und/oder Zustimmung verlassen werden. Eine offene Station sollte, wann immer möglich, vorgezogen werden. Die Unterbringung auf einer geschützten Station kann vor allem aufgrund einer akuten Selbst- oder Fremdgefährdung notwendig werden (DGPPN, 2018). Zwangsmaßnahmen (z. B. eine zwangsweise Unterbringung auf einer geschützten Station) sollten nur als letztes Mittel angewendet werden, wenn ein erheblicher gesundheitlicher Schaden nicht durch andere, weniger belastende Maßnahmen abgewendet werden kann sowie ernsthaft und mit nötigem Zeitaufwand versucht wurde, eine Einwilligung der Patient:innen zu erreichen (vgl. Kapitel 10.3).

9.6 Ist eine Einzel- oder Gruppentherapie indiziert?

Einzel- und Gruppentherapie führen zu vergleichbaren Effekten, wobei einige Studien einen kleinen Vorteil zugunsten von Einzeltherapie finden (Lange & Petermann, 2013). Gruppentherapien können jedoch in der Regel als kosteneffektiver als Einzeltherapien betrachtet werden (Strauß & Burlingame, 2018). Gruppentherapien sind in stationären Behandlungssettings daher als Teil des Behandlungsangebots fest etabliert, doch auch ambulant – bei Vorliegen der entsprechenden Abrechnungsgenehmigung – effektiv anwendbar. Dabei muss berücksichtigt werden, dass Gruppentherapien höhere Anforderungen an die Patient:innen stellen als Einzeltherapien. Eine Gruppentherapie ist nur angezeigt, wenn Patient:innen (Bieling, McCabe & Antony, 2022)

- über eine ausreichende Belastbarkeit verfügen (z. B. Konzentrationsfähigkeit),
- ausreichende Regulationskapazitäten zeigen (z. B. Affektregulation),
- ausreichende interpersonelle Fähigkeiten aufweisen (z. B. Kritikfähigkeit) und
- ausreichend offen gegenüber Gruppenprozessen sind (z. B. Empathiefähigkeit).

Ambulant können Gruppentherapien auch genutzt werden, um Wartezeiten zu überbrücken. Im stationären Setting sind sie vor allem für die (zeit-)effiziente Bearbeitung transdiagnostischer Inhalte (z. B. Psychoedukation zu Emotionen; Schanz et al., 2023) oder zur Umsetzung von Fähigkeitstrainings etabliert (z. B. Soziales Kompetenztraining; Hinsch & Pfingsten). Prinzipiell können jedoch alle Inhalte, die in Einzeltherapien behandelt werden, auch in Gruppen umgesetzt werden (Fiedler, 2005). Details zu Gruppentherapien werden in Kapitel 16 erläutert.

9.7 Zusammenfassung und Lernkontrollfragen

Zusammenfassung von Kapitel 9:

- Bei der Klärung der selektiven Indikation wird geprüft, ob eine Behandlung indiziert ist und falls ja, welche Behandlungsform und welches Behandlungssetting angezeigt sind. Bei der Klärung der differenziellen Indikation geht es um die Frage, welche Behandlungsverfahren, -schwerpunkte und -methoden gewählt werden sollten. Im Therapieverlauf stellen sich Fragen der adaptiven Indikation, d.h., Fragen nach der Notwendigkeit der Anpassung des Behandlungsprozesses.

- Psychotherapien sind indiziert, wenn eine psychische Erkrankung vorliegt, für die die Wirksamkeit von Psychotherapie empirisch bestätigt wurde, und Patient:innen gleichzeitig über eine ausreichende Therapiemotivation bzw. Motivierbarkeit sowie Umstellungsfähigkeit verfügen, ohne dass Eigenarten der neurotischen Persönlichkeitsstruktur die Behandlungsprognose zu stark verschlechtern.
- Die Wahl des Psychotherapieverfahrens sollte evidenzbasiert getroffen werden. Laut Behandlungsleitlinien ist die kognitive Verhaltenstherapie das Psychotherapieverfahren der ersten Wahl bei den meisten psychischen Erkrankungen. In einigen Fällen sind andere Richtlinienverfahren gleichberechtigt anzubieten.
- Ambulante Psychotherapie zeigt vergleichbare langfristige Effekte wie stationäre Behandlungen, bei einem gleichzeitig vorteilhafteren Kosten-Nutzen-Verhältnis. Daher sollte ambulante Psychotherapie, wann immer möglich, bevorzugt angewendet werden.
- Falls ein stationärer Aufenthalt indiziert ist, sollte die Entscheidung, ob der Aufenthalt in einer Psychiatrie oder einer Klinik für medizinische Rehabilitation erfolgen sollte, von der Schwere der vorliegenden Symptomatik, dem Behandlungsziel sowie der Erfüllung oder Nicht-Erfüllung der Voraussetzungen für eine Rehabilitationsbehandlung abhängig gemacht werden.
- Gruppen- und Einzeltherapie zeigen vergleichbare Effekte, jedoch stellen Gruppentherapien höhere Anforderungen an Patient:innen, deren Erfüllung geprüft werden sollte, ehe Patient:innen eine Gruppentherapie beginnen.

Lernkontrollfragen

1. Welche Arten von Indikation werden unterschieden?
2. Welche Faktoren müssen bei der Beurteilung der Umstellungsfähigkeit von Patient:innen bedacht werden und wie wird dabei vorgegangen?
3. Was versteht die Psychotherapie-Richtlinie unter potenziell gegen eine Psychotherapie sprechenden Eigenarten der neurotischen Persönlichkeitsstruktur?
4. Welche Aspekte sind im Zuge der Abwägung über den Einsatz eines spezifischen Psychotherapieverfahrens zu beachten?
5. Nennen Sie exemplarisch Therapieverfahren, die für die Arbeit mit Patient:innen mit pathologischen Persönlichkeitsstrukturen entwickelt wurden.
6. Welche Argumente können für eine stationäre und gegen eine ambulante Behandlung sprechen?

7. Was versteht man unter einer geschützten Station?
8. Wann ist der Aufenthalt auf einer geschützten Station dem auf einer offenen Station vorzuziehen?
9. Welche Voraussetzungen müssen für die Inanspruchnahme von Rehabilitationsmaßnahmen erfüllt sein?
10. Welche Voraussetzungen müssen erfüllt sein, damit Patient:innen „gruppenfähig" sind?

Weiterführende Literatur

Margraf, J. (2018). Therapieindikation. In J. Margraf & S. Schneider (Hrsg.), *Lehrbuch der Verhaltenstherapie, Band 1. Grundlagen, Diagnostik, Verfahren und Rahmenbedingungen psychologischer Therapie* (S. 161–170). Berlin: Springer.

10 Risiko- und Prognoseeinschätzung

Eine wichtige Aufgabe von Psychotherapeut:innen ist die Vorhersage individueller Entwicklungen. Die Prognoseeinschätzung hat wichtige Implikationen für die selektive, differenzielle und adaptive Indikation sowie die Behandlungsplanung im Allgemeinen. Die wichtigsten prognostischen Fragestellungen, die Ihnen im Zuge der BQT-III begegnen werden, sind:

1. Die Frage nach der *zu erwartenden gesundheitlichen Entwicklung* (z. B. Ist Herrn G. eine Wartezeit von neun Monaten bis zu Beginn der Psychotherapie zuzumuten oder muss eine Akutbehandlung erfolgen, da sonst erhebliche Folgeschäden erwartbar sind [z. B. Chronifizierung, Verschlechterung der Funktionsfähigkeit]?).
2. Die Frage nach der *Wahrscheinlichkeit einer Selbstgefährdung* (z. B. Besteht bei Frau H. bis zur nächsten Sitzung ein erhöhtes Suizidrisiko, das die Entwicklung eines Notfallplans, die Empfehlung einer stationären Aufnahme oder sogar deren zwangsweise Verordnung notwendig macht?).
3. Die Frage nach der *Wahrscheinlichkeit einer Fremdgefährdung* (z. B. Geht von Herrn Z. aufgrund seiner Wahnideen ein erhöhtes Gefährdungsrisiko für seine Mitpatient:innen aus, das eine vorübergehende Eins-zu-Eins-Betreuung und/oder eine Verlegung auf die geschützte Station erforderlich macht?).

10.1 Prognose der zu erwartenden gesundheitlichen Entwicklung

Die Frage nach der zu erwartenden gesundheitlichen Entwicklung stellt sich wiederholt im Therapieverlauf.

Therapiebeginn. Zu Therapiebeginn stellt sich vor allem die Frage nach dem zu erwartenden Behandlungserfolg. Im Allgemeinen profitieren in der Regelversorgung ca. 69 % der Patient:innen bedeutsam von einer psychotherapeutischen Behandlung (Nordmo et al., 2020). Die Prognose ist für viele Alters- und Störungsgruppen schlechter, wenn (somatische oder psychische) Komorbiditäten vorliegen (z. B. Dewar, Paradis & Fortin, 2020; Tanguay-Sela et al., 2022; Walczak et al., 2018). Darüber hinaus unterscheidet sich die Wirksamkeit von Psychotherapie erheblich zwischen verschiedenen Störungsbildern (Leichsenring et al., 2022; vgl. Tabelle 6). Patient:innen müssen über die Behandlungsprognose aufgeklärt werden (Bundespsychotherapeutenkammer, 2022).

Tabelle 6: Effektstärke psychotherapeutischer Behandlung nach Störungsbild (Leichsenring et al., 2022)

Mittlere Effektstärke	Störungsbild(er)
Stark (0.8 < SMD)	Zwangsstörung
Mittel (0.5 < SMD ≤ 0.8)	Posttraumatische Belastungsstörung, Bulimia nervosa, Borderline-Persönlichkeitsstörung
Klein (0.3 < SMD ≤ 0.5)	Depressive Störungen, Panikstörung, generalisierte Angststörung, soziale Angststörung, Binge-Eating-Störung, Schizophrenie
Sehr klein (0 < SMD ≤ 0.3)	Substanzkonsumstörung, bipolare Störung, Anorexia nervosa
Nicht bedeutsam von null verschieden	Somatoforme Störung

Anmerkung: Die Effektstärke bezieht sich auf Erwachsene und den Vergleich zwischen psychotherapeutischer Behandlung und Placebo- bzw. Treatment-As-Usual-Bedingungen. SMD = Standardized Mean Differences.

Therapieverlauf. Im Verlauf der Therapie gilt es, das eigene therapeutische Handeln sowie die Therapiefortschritte im Rahmen einer Verlaufsevaluation zu reflektieren (vgl. Kapitel 8) und die Frage zu beantworten, ob ein erfolgreicher Therapieverlauf weiterhin (mit den gewählten Strategien) ausreichend wahrscheinlich ist. Über die im vorangegangenen Absatz besprochenen Faktoren hinausgehend, sind für diese Einschätzung vor allem die Qualität der therapeutischen Arbeitsbeziehung (Flückiger et al., 2018) und die bisherige Symptomentwicklung relevant (Shalom & Aderka, 2020; Vittengl et al., 2019). Bezüglich der Symptomentwicklung konnte, vor allem bei Angsterkrankungen und depressiven Störungen, gezeigt werden, dass eine Symptomverbesserung oder -remission vor allem in den ersten drei bis sechs Monaten zu erwarten ist und die Wahrscheinlichkeit einer bedeutsamen Symptomverbesserung im Anschluss stark abnimmt. Sollte sich in den ersten sechs Monaten einer Behandlung daher keine Symptomverbesserung oder sogar eine Symptomverschlechterung einstellen, ist das bisherige Vorgehen kritisch zu reflektieren und möglicherweise ein Wechsel der Behandlungsstrategie oder des Settings zu erwägen (z. B. Psychopharmakotherapie anstelle von Psychotherapie).

Therapieende. Neigt sich die (erfolgreiche) Zusammenarbeit dem Ende zu, stellt sich die Frage nach der weiteren Prognose der Symptomentwicklung. Dabei spielt vor allem das Risiko von Rezidiven eine große Rolle. Je nachdem wie hoch das Rezidivrisiko eingeschätzt wird, ist eine unterschiedlich intensive Rezidivprophylaxe indiziert. Die wichtigsten Prädiktoren für ein Rezidiv sind das vorliegende Störungsbild (vgl. Tabelle 7), das Ausmaß der Restsymptomatik zum Therapieende sowie die Zahl vorangegangener Erkrankungsepisoden (Wojnarowski et al., 2019). Therapien sollten daher in der Regel nicht nach einer initialen Symptomreduktion beendet werden, stattdessen sollte versucht werden, eine möglichst vollständige Symptomremission herbeizuführen. Darüber hinaus sollte das Ausmaß der Maßnahmen zur Rezidivprophylaxe zu relevanten Teilen vom vorliegenden Störungsbild und dem bisherigen Erkrankungsverlauf abhängig gemacht werden.

Tabelle 7: Rückfallwahrscheinlichkeit zentraler psychischer Störungen

Störungsbild	Rückfallwahrscheinlichkeit
Angststörungen	Circa 14 % innerhalb von 9 Monaten (Levy, O'Bryan & Tolin, 2021)
Depressive Störung	Circa 29 % innerhalb eines Jahres und 54 % innerhalb von zwei Jahren (Vittengl et al., 2007)
Anorexia nervosa	Circa 31 % bei Untersuchungszeiträumen von ein bis zwei Jahren (Berends, Boonstra & Van Elburg, 2018)
Bulimia nervosa	Circa 44 % innerhalb von 4 Monaten (Halmi et al., 2002)
Bipolare Störung	Circa 55 % bei Untersuchungszeiträumen von ein bis zwei Jahren (Vázquez et al., 2015)
Schizophrenie	Circa 64 % innerhalb eines Jahres (Leucht et al., 2012)

Anmerkung: Die Angaben beziehen sich auf erwachsene Patient:innen.

10.2 Prognose des Risikos für Selbstgefährdung

Selbstgefährdung kann aus verschiedenen Umständen heraus resultieren, die Therapeut:innen bei ihrer Risiko- und Prognoseeinschätzung berücksichtigen sollten. Am wichtigsten ist hierbei sicherlich das Suizidrisiko, das bei allen Patient:innen obligatorisch einzuschätzen ist und in diesem Kapitel detailliert behandelt wird. Darüber hinaus gibt es jedoch weitere Quellen von Selbstgefährdung, die Ihnen bewusst sein sollten:

- *Symptombedingte Selbstgefährdung.* Hierzu zählen z. B. die erhöhte Unfallgefahr bei Suchterkrankungen, die Gefahr langfristiger körperlicher Schädigungen bei Anorexia nervosa oder die Gefährdung durch irrationale Entscheidungen im Zuge manischer Episoden.

- *Lebensstilbedingte Selbstgefährdung.* Darüber hinaus kann Selbstgefährdung auch aus allgemeineren Aspekten der Lebensführung resultieren, die nicht per se einen Störungswert haben müssen, wie z. B. ungesundes Ernährungsverhalten, fehlende gesundheitliche Vorsorge oder riskantes Sexualverhalten. Insbesondere – aber nicht nur – bei diesen Verhaltensmustern muss jedoch bei der Abwägung der Notwendigkeit einer therapeutischen Intervention der Fürsorgepflicht von Therapeut:innen der Respekt vor der Autonomie der Patient:innen gegenübergestellt werden (Beauchamp & Childress, 1979).

Eine fundierte Einschätzung des Suizidrisikos erfordert sowohl die Berücksichtigung „harter" Risikofaktoren als auch die Berücksichtigung des klinischen Eindrucks auf Basis des therapeutischen Gesprächs und der Verhaltensbeobachtung (Nock et al., 2022; Turecki et al., 2019). Die beiden wichtigsten harten Risikofaktoren für Suizid sind:

1. *Das Vorliegen einer psychischen Erkrankung.* 90 % der Suizide in westlichen Industrienationen betreffen Personen mit psychischen Erkrankungen (Gili et al., 2019), wobei das Risiko bei Vorliegen von affektiven Störungen und psychotischen Erkrankungen besonders hoch ist (San Too et al., 2019).
2. *Das Vorliegen vorangegangener Suizidversuche* (Tidemalm et al., 2008). Das Risiko eines vollendeten Suizids, ist bei Vorliegen eines vorangegangenen Suizidversuchs um das 30- bis 40-Fache erhöht, wodurch das Risiko, durch Suizid zu versterben, auf 7 bis 13 % ansteigt. Vorangegangene Suizidversuche sollten im Zuge der Diagnostik sehr genau exploriert werden. Das Suizidrisiko ist besonders erhöht, wenn Suizidversuche kurz zurückliegen, wenn „harte" Methoden verwendet wurden, wenn Kontextfaktoren, die zur suizidalen Krise beigetragen haben, weiterhin andauern (z. B. finanzielle Schwierigkeiten) und wenn Patient:innen äußern bzw. andeuten, dass sie bedauern, dass der Versuch „fehlgeschlagen" sei.

Weitere wichtige Risikofaktoren sind das männliche Geschlecht sowie ein höheres Lebensalter (Statistisches Bundesamt, 2022), wiederholtes nichtsuizidales selbstverletzendes Verhalten (Zahl & Hawton, 2004), Verwitwung (Næss, Mehlum & Qin, 2021), letale körperliche Erkrankungen, wiederholte Hospitalisierung, eine Familienvorgeschichte von Suiziden sowie belastende Lebensereignisse im vergangenen Monat (Favril et al., 2022). Alle genannten Risikofaktoren sollten im Rahmen der Anamneseerhebung erfasst werden. Statistisch ist die Berücksichtigung dieser Faktoren bei der Prognoseeinschätzung der rein klinischen Einschätzung bedeutsam überlegen (Nock et al., 2022; Turecki et al., 2019). Unabhängig vom Vorliegen oder Fehlen der zuvor genannten Risikofaktoren sollte bei allen Patient:innen zu folgenden Zeitpunkten eine Suizidabklärung im therapeutischen Gespräch erfolgen:

- zu Behandlungsbeginn (d. h. im Erstgespräch),
- bei Wechsel des Behandlungssettings (z. B. von ambulant zu stationär),
- bei plötzlichen Veränderungen des klinischen Eindrucks (z. B. eine zuvor antriebslose, niedergeschlagene, klagsame stationäre Patientin zeigt sich plötzlich

antriebsgesteigert, mit neutralem Affekt, interaktionell distanziert und drängt auf Entlassung),
- bei kritischen Lebensereignissen (z.B. Verlust eines Kindes).

Liegen bedeutsame Risikofaktoren vor oder erbrachte eine vorherige Exploration der Suizidalität ein relevantes Suizidrisiko, sollte darüber hinaus eine regelmäßige Abklärung erfolgen. Bei der Abklärung von Suizidalität im therapeutischen Gespräch sollte folgendes beachtet werden (Teismann et al., 2016):
- *Suizidalität explizit ansprechen.* Aus der Ansprache von Suizidalität resultiert keine Erhöhung des Suizidrisikos (Gould et al., 2005). Bei Verzicht auf eine direkte Ansprache reduziert sich jedoch die Wahrscheinlichkeit, dass Suizidgedanken oder -absichten von Patient:innen geäußert werden (Blanchard & Farber, 2020), was zu einer Unterschätzung des Risikos einer Selbstgefährdung führen kann.
  Wenn es zuvor keine Hinweise auf Suizidalität gab, kann das Thema im Erstgespräch zum Beispiel so angesprochen werden:

> Nun würde ich Ihnen gerne noch einige weitere Fragen stellen, die ich allen Patient:innen stelle: Haben Sie sich jemals mit Absicht selbstverletzt, z.B. mit einer Rasierklinge? *(Antwort abwarten und ggf. explorieren.)* Haben Sie jemals darüber nachgedacht, sich selbst das Leben zu nehmen? *(Antwort abwarten und ggf. explorieren; im Anschluss weitere potenziell schambesetzte Themen wie Traumatisierung oder sexuelle Dysfunktionen abfragen und somit Raum für diese Themen schaffen.)*

Wenn eine depressive Symptomatik vorliegt, kann Suizidalität im Erstgespräch wie folgt angesprochen werden:

> Sie haben gerade von Niedergeschlagenheit und Antriebslosigkeit berichtet. Ich würde Sie daher gerne nach einigen Symptomen fragen, die mit Niedergeschlagenheit und Antriebslosigkeit einhergehen können, aber nicht müssen. Litten Sie in den vergangenen zwei Wochen unter Konzentrationsproblemen? *(Antwort abwarten und ggf. explorieren.)* Litten Sie in den vergangenen zwei Wochen unter Schlafproblemen? *(Antwort abwarten und ggf. explorieren.)* Litten Sie in den vergangenen zwei Wochen unter Suizidgedanken? (...)

- *Suizidalität ernst nehmen, ohne sie zu katastrophisieren.* Suizidgedanken kommen bei psychischen Erkrankungen recht häufig vor. Beispielsweise liegt die Punktprävalenz für Suizidgedanken bei Personen mit Essstörungen bei ca. 25.9 % (Milos et al., 2004), bei Patient:innen mit Schizophrenie bei ca. 29.9 % (Bai et al., 2021) und bei Menschen mit depressiven Störungen bei ca. 50.7 % (Cai et al., 2021). Innerhalb der ersten zwölf Monate, nachdem bei Patient:innen Suizidgedanken erfasst wurden, liegt die Suizidrate betroffener psychiatrischer Patient:innen

jedoch „nur" bei ca. 1.4%. Das bedeutet, dass Suizidgedanken ein „normales" Thema in psychotherapeutischen Behandlungen sind und nicht zwangsläufig für eine (akute) Selbstgefährdung sprechen. Da die Unterscheidung zwischen Personen, bei denen Suizidgedanken lediglich Gedanken bleiben, und jenen Patient:innen, bei denen aus Suizidgedanken Suizidversuche und vollendeten Suizide resultieren, nur in etwa der Hälfte der Fälle gelingt (Nock et al., 2022), sollten suizidale Äußerungen jedoch immer und *in jedem Fall* ernst genommen werden.
- *Nicht gegen Argumente für Suizid „mauern".* Patient:innen werden in der Regel Gründe vorbringen können, aus denen heraus die Motivation, sich das Leben zu nehmen, erwächst (z.B. Beendigung von Schmerzen). Therapeut:innen sind häufig versucht, diese Argumente zu entkräften und selbst Argumente für das Leben zu generieren. Diesem Impuls nachzugeben, kann aus mehreren Gründen ungünstig sein. Denn wenn Therapeut:innen versuchen, die Argumente der Patient:innen zu entkräften, kann dies einerseits zu Reaktanz bei den Patient:innen führen und deren Tendenz verstärken, in der Diskussion Argumente für Suizid zu generieren. Andererseits können sich Patient:innen unverstanden fühlen, was die Wahrscheinlichkeit erhöht, dass sie zukünftig Suizidideen nicht mehr thematisieren. Stattdessen sollten Therapeut:innen zunächst die Argumente gegen das Leben sammeln und dann mit den Patient:innen gemeinsam Argumente für das Leben erarbeiten. Dabei sollten die Patient:innen möglichst viele Argumente selbst generieren. Ein Decisional Balancing, d.h. eine ausbalancierte Auseinandersetzung mit Argumenten für und gegen das Leben ist hingegen nicht zielführend – das Hauptaugenmerk sollte (implizit) auf Argumente für das Leben gelegt werden (Hötzel & von Brachel, 2022).

Bei der Abklärung von Suizidalität im therapeutischen Gespräch sollte im Einklang mit den oben genannten Punkten zunächst die „Stufe" der Suizidalität abgeklärt werden. Es gilt also zu klären, ob Überdrüssigkeitsgedanken, Suizidgedanken, Suizidpläne (mit und ohne Vorbereitungen), Suizidversuche und/oder akute Suizidabsichten vorliegen.

Beispiele

- „Manchmal, wenn ich abends einschlafe, wünsche ich mir, ich würde am nächsten Morgen nicht mehr aufwachen." (Überdrüssigkeitsgedanken)
- „In den letzten Wochen habe ich mir mehrmals darüber Gedanken gemacht, ob es nicht besser wäre, mein Leben zu beenden." (Suizidgedanken)
- „Wenn ich die Klausur wieder nicht bestehe, werde ich mir das Leben nehmen." (Suizidpläne ohne Vorbereitungen)
- „Ich habe online nachgesehen, wie man sich am besten das Leben nehmen kann. Als ich mit meinem Hund im Wald war, habe ich mir einen Ort ausgesucht, an dem ich mich gut erhängen kann." (Suizidpläne mit Vorbereitungen)

- „Meine Frau hat mich notfallmäßig hergebracht, da ich gestern versucht habe, mich mit einem Küchenmesser in der Badewanne zu töten." (Suizidversuch)
- „Danke, dass Sie versucht haben, mir zu helfen. Aber das war's für mich." (Patientin richtet sich während der Sitzung auf zum Gehen.) (Akute Suizidalität)

Sollte Suizidalität auf einer der zuvor genannten Stufen vorliegen, sollte die Häufigkeit und Dauer der Suizidgedanken (z.B. jeden Tag über mehrere Stunden in den letzten drei Wochen) und die Konkretheit der Pläne geprüft werden (z.B. Wurde ein konkreter Tag ausgewählt? Wurde damit begonnen, die eigenen Angelegenheiten zu ordnen?). Darüber hinaus gilt es, Distanzierungs- und Absprachefähigkeit zu prüfen.

- *Distanzierungsfähigkeit.* Bezüglich der Distanzierungsfähigkeit geht es um die Frage, wie stark sich Patient:innen mit dem Wunsch zu sterben identifizieren und ob sie ihn weiterhin als Symptom einer behandelbaren Krankheit wahrnehmen. Relevant für die Beurteilung der Distanzierungsfähigkeit ist daher in erster Linie das emotionale Erleben während der Suizidgedanken. Wenn Suizidgedanken zu Angsterleben führen und/oder zur Aufnahme der Behandlung motiviert haben, ist dies prognostisch günstig. Wenn Suizidgedanken zu Entspannung führen und/oder als Lösung gesehen werden, ist das Suizidrisiko erhöht.
- *Absprachefähigkeit.* Absprachefähigkeit meint das Ausmaß, in dem Patient:innen dazu gewillt und fähig sind, sich an therapeutische Absprachen zu halten (z.B., in suizidalen Krisen den Notarzt zu verständigen). Wichtig ist hierbei vor allem die Einschätzung der Regulations- und Steuerungsfähigkeit der Patient:innen. So ist beispielweise die Absprachefähigkeit von Personen als verringert zu bewerten, wenn diese zu impulsivem Verhalten neigen, unter psychotischen Symptomen leiden oder einen regelmäßigen und/oder akuten Substanzkonsum zeigen.

Sind Patient:innen nicht distanzierungs- und absprachefähig, kann keine ambulante Psychotherapie durchgeführt werden. Ebenso sollte bei Suizidplänen (deren Umsetzung ausreichend wahrscheinlich ist) vorsorglich ein stationärer Aufenthalt geplant werden. Mit Patient:innen, die unter Suizidalität leiden, sollten Notfallpläne erstellt werden (DGKJP, 2016a). Notfallpläne sind nicht mit „reinen" Antisuizidverträgen zu verwechseln, die keinen (juristischen und präventiven) Mehrwert haben (Sadek, 2019). In Notfallplänen skizzieren Therapeut:innen und Patient:innen gemeinsam, welche Verhaltensstrategien Patient:innen beim Eintreten von suizidalen Krisen anwenden und wo bzw. von wem sie Unterstützung erhalten können (vgl. Abbildung 13). Die Notfallpläne sollten lückenlos formuliert sein und mehrere Stufen enthalten, die greifen können, wenn die Maßnahmen auf einer vorangegangenen Stufe nicht erfolgreich waren. Dabei sollten nur Maßnahmen formuliert werden, bei denen Patient:innen sich ausreichend bereit fühlen, diese umzusetzen und die realistisch sind. Um Notfällen vorzubeugen, sollte der Plan zudem nicht nur das

Vorgehen in Krisensituationen schildern, sondern auch Warnsignale für bevorstehende Krisen sowie präventive Maßnahmen enthalten.

Notfallplan

Welche Warnsignale könnten auf das Bevorstehen einer suizidalen Krise hindeuten?

In den Tagen vor meinen letzten beiden Suizidversuchen habe ich mich stark zurückgezogen. Ich wollte eigentlich niemanden mehr sehen. Ich habe dann begonnen, die Wohnung aufzuräumen, Ordnung zu machen und alles zu sortieren. Meine Stimmung war dann nicht mehr nur traurig, sondern vor allem teilnahmslos. [...]

Was möchten Sie zukünftig vermeiden, wenn diese Warnsignale auftreten?

Ich werde keine „traurige" Musik hören. Ich werde nicht online nach Suizidmethoden suchen. Ich werde nicht die Bilder von mir und meinem Ex betrachten. [...]

Wie möchten Sie zukünftig auf diese Warnsignale reagieren?

Falls ein Psychotherapietermin stattfindet, werde ich meine Rückzugstendenz und meine Stimmung in der Therapie ansprechen. Falls der nächste Termin noch länger als einen Tag entfernt ist, werde ich meinem Therapeuten schreiben und fragen, ob wir telefonieren können. Ich werde auch meine Schwester über meine Rückzugstendenzen und meine Stimmung informieren und sie fragen, ob sie Zeit mit mir verbringen kann. [...]

Woran erkennen Sie, dass eine suizidale Krise eintritt bzw. kurz davor ist einzutreten?

Meine Gedanken kreisen nur noch darum, dass ich gerne Ruhe hätte. Ich kann mich auf gar nichts anderes mehr konzentrieren. Ich gehe immer wieder durch, wie ich es tun kann. [...]

Was möchten Sie zukünftig vermeiden, wenn die Krise beginnt oder kurz davor ist, einzutreten?

Ich werde keine „traurige" Musik hören. Ich werde nicht die Bilder von mir und meinem Ex betrachten. Ich werde nicht allein in den Wald gehen. Ich werde mir kein Seil kaufen. Ich werde nicht zu meiner Mutter fahren, um Tabletten zu holen. [...]

Wie möchten Sie zukünftig auf suizidale Krisen oder deren kurz bevorstehendes Eintreten reagieren?

Ich werde Skills anwenden, um mich zu regulieren. Ich werde mich zudem mit den Gründen für das Leben auseinandersetzen. [Die Liste mit Gründen für das Leben wurde zuvor in der Therapie erarbeitet.] Ich werde meine Schwester anrufen und sie über meinen Zustand informieren. [Die Schwester wurde vorab über den Notfallplan informiert.] Ich werde sie bitten, zu mir zu kommen. Falls es mir nicht gelingt, mich zu regulieren oder meine Schwester zu erreichen, werde ich meinen Therapeuten Herrn ____ [Name und Telefonnummer] anrufen und ihn über meinen Zustand informieren. Ich werde mit ihm besprechen, was ein geeignetes Vorgehen ist. Wenn ich meinen Therapeuten nicht erreiche oder er für mich nicht hilfreich ist, werde ich die Antisuizid-Hotline anrufen (0800 1110111). Ich werde der Person am Telefon meine Situation schildern und mit ihr eine Lösung entwickeln. Falls das nicht ausreichend hilfreich ist, werde ich in der Psychiatrie anrufen [Telefonnummer Psychiatrie] und sie darum bitten, einen Krankenwagen zu mir zu schicken. Wenn ich niemanden erreiche oder mich „abgewimmelt" fühle, rufe ich den Notruf an und lasse mich zur Psychiatrie bringen (112).

Abbildung 13: Beispiel für einen Notfallplan

Kommt es während Behandlungen zu akuter Suizidalität, müssen Therapeut:innen Maßnahmen zur Suizidprävention durchführen (Teismann et al., 2016):

- *Reduktion der Zugänglichkeit letaler Methoden*, z. B. stationäre Unterbringung, falls notwendig mit Eins-zu-eins-Betreuung,
- *Erhöhung des Kontrollerlebens* der Patient:innen, z. B. Notfallpläne, Stimuluskontrolle und Reaktionsmanagement, Beteiligung an Entscheidungen,
- *Reduktion der akuten Symptomatik*, z. B. psychotischer Zustände (z. B. mit Antipsychotika) oder Dissoziation (z. B. mit Skills),
- *Förderung von Ambivalenz*, z. B. Argumente für und gegen das Leben generieren, Hinterfragen von suizidförderlichen Kognitionen,
- *Zeit gewinnen*, z. B. im ambulanten Setting Patient:innen im Gespräch halten, bis die Polizei eintrifft.

Im Anschluss an suizidale Krisen sollte die Behandlung auf die Prävention zukünftiger suizidaler Krisen (z. B. Anpassung des Notfallplans), eine Reduktion der Akutsymptomatik (z. B. Reduktion depressiver Symptomatik) und die Unterstützung bei der Bewältigung von Auslösern suizidaler Krisen fokussiert werden (z. B. Schuldnerberatung).

Hinweis

Es liegt eine S2k-Leitlinie zu Suizidalität im Kindes- und Jugendalter vor (DGKJP, 2016a). Eine AWMF-Leitlinie zum Umgang mit Suizidalität (im Erwachsenenalter) ist für Januar 2026 angekündigt.

Hinweis: Online-Material

In den Online-Materialien finden Sie eine Checkliste zur Abklärung von Suizidalität, die Ihnen helfen kann, die Abklärung zu strukturieren und das Suizidrisiko einzuschätzen (vgl. hierzu auch Seite 335).

10.3 Prognose des Risikos für Fremdgefährdung

Im psychotherapeutischen Kontext bezeichnet Fremdgefährdung meistens das von Patient:innen ausgehende Risiko körperlicher Gewalt gegenüber anderen Personen (z. B. Familienmitgliedern, Behandler:innen, Mitpatient:innen). Neben dieser direkten Form der Fremdgefährdung, die im Zentrum dieses Kapitels steht, sollten Sie im therapeutischen Alltag jedoch auch auf indirekte Formen der Fremdgefährdung achten, bei denen ebenfalls Handlungsbedarf bestehen kann.

Beispiel: Frau R.

Frau R. ist 27 Jahre alt. Bis vor einem Jahr lebte sie als alleinerziehende Mutter gemeinsam mit ihrer dreijährigen Tochter Marla in einem dörflichen Umfeld. Damals erlebte Frau R. ihre zweite psychotische Episode im Rahmen einer schizophrenen Erkrankung. Frau R. zeigte kein aggressives Verhalten, jedoch einen Vergiftungswahn und eine stark ausgeprägte katatone Symptomatik. Vor dem Hintergrund ihrer Symptomatik war Frau R. nicht mehr in der Lage, ihre Tochter adäquat zu versorgen (z.B. ihr Essen zu kochen, mit ihr zu spielen, sie zu waschen). Von dem Zusammenleben mit ihrer krankheitsbedingt eingeschränkten Mutter ging eine Gefährdung für Marla aus, weshalb der Bruder von Frau R. und Onkel von Marla das Jugendamt involvierte.

Personen mit psychischen Erkrankungen zeigen im Vergleich zu Personen aus der Allgemeinbevölkerung eine erhöhte Prävalenz körperlicher Gewalt (Whiting & Fazel, 2020). Das absolute Risiko, körperlich gewalttätig zu werden, ist jedoch auch bei Personen mit psychischen Erkrankungen relativ gering. Über einen Beobachtungszeitraum von 5 bis 10 Jahren zeigen etwa 5 bis 10 % der Personen mit Persönlichkeitsstörungen und Schizophrenie gewalttätiges Verhalten. Eine Prävalenz von etwas über 10 % zeigt sich nur bei Substanzabhängigkeiten. Bei allen anderen Erkrankungen wird das Risiko auf unter 5% geschätzt, d.h., dass die überwiegende Mehrheit der Menschen mit psychischen Erkrankungen nicht gewalttätig handeln.

Hinweis

Bei der Auseinandersetzung mit dem Zusammenhang zwischen psychischen Erkrankungen und körperlicher Gewalt ist es wichtig zu bedenken, dass die Assoziation stark durch eigene Gewalt- und Missbrauchserfahrungen der Betroffenen konfundiert ist. Auch handelt es sich hierbei um einen statistischen Zusammenhang, der keinen kausalen Zusammenhang darstellen muss, d.h., psychische Erkrankungen müssen nicht die Ursache von gewalttätigem Verhalten sein. Viele Menschen mit psychischen Erkrankungen leben in weniger privilegierten Verhältnissen und erleben in ihrem Alltag zahlreiche Stressoren (z.B. durch ein schlechteres Wohnumfeld, geringere sozioökonomische Ressourcen), die mit einer höheren Prävalenz gewalttätigen Verhaltens assoziiert sein können.

Ein kurzfristig erhöhtes Risiko aggressiven Verhaltens zeigen Patient:innen in psychiatrischer Behandlung (Eisele, Flammer & Steinert, 2021). Bei 7,95 % der Behandlungsfälle in Erwachsenen-Psychiatrien und bei 8,10 % der Fälle in Kinder- und Jugendpsychiatrien kommt es zu aggressivem Verhalten der Patient:innen. In psychosomatischen Kliniken ist der Anteil aggressiver Zwischenfälle mit 0,19 % der Behandlungsfälle bedeutsam geringer. Settingübergreifend kommt es dabei in ca. 23 % der Fälle zu körperlichen Verletzungen anderer Personen. Die Wahrscheinlichkeit aggressiver Zwischenfälle ist dabei stark vom vorliegenden Störungsbild abhängig, wobei in ca. 26,25 % der Fälle eine organische psychische Störung (F0), in 21,55 % der Fälle eine Intelligenzminderung (F7) und in 21,37 % der Fälle eine Entwicklungsstörung vorliegt (F8). Psychische Erkrankungen im engeren Sinne haben einen kleineren Anteil an den aggressiven Zwischenfällen, wobei schizophrene Erkrankungen (F2) mit 14,69 %, Störungen mit Beginn in der Kindheit und Jugend (F9) mit 12,12 % und Persönlichkeitsstörungen (F6) mit 8,47 % den Großteil der Zwischenfälle ausmachen. Das Gros des aggressiven Verhaltens in psychiatrischen und psychosomatischen Settings richtet sich mit ca. 74,8 % gegen Klinikmitarbeitende.

Wichtig

Das Gros der Patient:innen zeigt kein aggressives Verhalten und die Wahrscheinlichkeit einer körperlichen Bedrohung ist in den meisten Settings (z. B. geschützte vs. offene Station) und bei den meisten Störungsgruppen (z. B. Schizophrenie vs. Angststörungen) gering. Dennoch gehört die Einschätzung des Risikos von Fremdgefährdung zum Schutz aller an der Behandlung beteiligten Personen, insbesondere in Psychiatrien, zum Standard der Eingangs- und Verlaufsdiagnostik.

Bei der Einschätzung des Risikos von Fremdgefährdung sollten neben der Diagnose folgende Informationen berücksichtigt werden (DGPNN, 2018):

- Psychopathologischer Befund (z. B. Ich-Störungen, inhaltliche Denkstörungen),
- Gewalt in der Vorgeschichte (z. B. Voraufenthalte, einschlägige Vorstrafen),
- Einweisungsbedingungen (z. B. freiwillig oder unfreiwillig),
- Körperliche Verfassung (z. B. intoxikiert, dehydriert),
- Interaktionsverhalten (z. B. Gestik, Lautstärke).

Zur Informationserfassung sind das diagnostische Gespräch (z. B. Erstgespräch), die Patient:innen-Akte (z. B. zu bisherigen Aufenthalten), Fremdberichte (z. B. Polizeibeamt:innen, Sorgeberechtigte und andere Familienangehörige) und die Verhaltensbeobachtung (z. B. im Stationsalltag) besonders relevant. Darüber hinaus hat sich der Einsatz von standardisierten Tools zur Risikoeinschätzung bewährt.

Brøset-Gewalt-Checkliste (Almvik & Woods, 1999)

Die Brøset-Gewalt-Checkliste dient der Einschätzung der Aggressionswahrscheinlichkeit in den nächsten 24 Stunden. Eingeschätzt werden das Vorliegen oder Nicht-Vorliegen von Verwirrtheit, Reizbarkeit, Lärmen, körperlichem Drohen, verbalem Drohen und Angriffen auf Gegenstände. Die Interpretation erfolgt durch Auszählen der vorliegenden Risikofaktoren, wobei 0 Punkte für ein geringes Risiko (Aggressionswahrscheinlichkeit ca. 1 %), 1 bis 2 Punkte für ein moderates Risiko (Aggressionswahrscheinlichkeit ca. 10 %) und 3 bis 6 Punkte für ein hohes Risiko (Aggressionswahrscheinlichkeit ca. 20 %) sprechen.

Wurde ein erhöhtes Aggressionsrisiko identifiziert, sollte der Entstehung von Krisenherden vorgebeugt werden. Dabei ist wichtig zu verstehen, dass Krisenherde niemals monokausal entstehen. Das bedeutet, dass niemals nur Patient:innen-Charakteristika für die Entstehung von Krisen verantwortlich sind, sondern auch (Bowers, 2014):

- Eigenschaften des Stationsteams bzw. der Behandler:innen (z.B. Ängste und Frustrationen, fehlende Wertschätzung gegenüber Patient:innen, unzureichende Schulungen im Umgang mit Aggressivität),
- die räumliche Umgebung auf der Station bzw. der Behandlung (z.B. verschlossene Türen, Übersichtlichkeit der Situation),
- im stationären Setting die Dynamik zwischen verschiedenen Patient:innen (z.B. Diebstahl, interaktionelle Missverständnisse, Grüppchenbildung),
- die regulatorischen Rahmenbedingungen (z.B. Zwangsbehandlungen, Klinikregeln),
- behandlungsexterne Faktoren (z.B. partnerschaftliche Probleme, finanzielle Schwierigkeiten).

Entsprechend kann das Risiko der Entstehung von Krisenherden durch verschiedene allgemeine Maßnahmen reduziert werden. Zum Beispiel durch die Vermeidung von Überbelegung, das Einbeziehen von Angehörigen, die Berücksichtigung geschlechts- und kulturspezifischer Bedürfnisse und eine möglichst nebenwirkungsarme Medikation (DGPNN, 2018). In Fällen eines individuell erhöhten Aggressionsrisikos ist es zudem zielführend,

- das identifizierte Risiko im Team zu thematisieren,
- die Einschätzung gemeinsam mit Patient:innen zu reflektieren und nach Lösungsmöglichkeiten zu suchen

sowie, falls notwendig:

- Stationsregeln zu klären (z.B. angemessenes Interaktionsverhalten gegenüber Mitarbeitenden),
- eine Eins-zu-eins-Betreuung zu gewährleisten,
- eine Anpassung der Medikation vorzunehmen (z.B. zur Reduktion von Nebenwirkungen),
- die Anforderungen an Patient:innen zu reduzieren (z.B. Reduktion der terminlichen Verpflichtungen).

Ist eine Krisensituation eingetreten, gilt es, diese zu deeskalieren. Bei der Gesprächsführung sind folgende Aspekte besonders wichtig:

- *Eine angemessene Gesprächssituation schaffen.* Das heißt, es sollte eine Gesprächssituation geschaffen werden, in der sich alle Interaktionspartner:innen möglichst sicher fühlen. Das schließt ein, dass Kolleg:innen über die Situation informiert sein sollten, sodass diese im Krisenfall Unterstützung leisten können. Gleichzeitig sollte das Gespräch möglichst in kleiner Runde geführt werden, da zusätzliche Personen für Patient:innen überfordernd oder bedrohlich wirken können.

- *Patient:innen mit Aufmerksamkeit und Wertschätzung begegnen.* Es sollte weder verbal, nonverbal noch paraverbal Aggression ausgedrückt werden. Es sollte versucht werden, die hinter dem Ärger der Patient:innen stehenden Motive zu verstehen. Die hinter dem Ärger liegenden Bedürfnisse sollten validiert werden (nicht aber die aggressive Verhaltensreaktion!).
- *Gemeinsam nach einer Lösung suchen.* Die Patient:innen sollten nach ihren Wünschen gefragt werden. Ebenso sollte Patient:innen die eigene Zielsetzung erläutert und begründet werden. Wann immer möglich, sollte versucht werden, Wünsche und Bedürfnisse der Patient:innen zu berücksichtigen und Kompromisse zu finden. Gleichzeitig sind die berufsethischen, berufsrechtlichen und ggf. institutionellen Rahmenbedingungen zu wahren sowie therapeutische Notwendigkeiten einzuhalten.

Beispiel: Herr H.

Herr H. ist Patient auf der Suchtstation eines psychiatrischen Krankenhauses. Er leidet unter einer Alkoholabhängigkeit und einer narzisstischen Persönlichkeitsstörung. Als eine Pflegekraft Herrn H. zum Frühstück weckt, reagiert dieser ungehalten und beginnt, die Pflegekraft anzuschreien. Alarmiert durch den Lärm gehen mehrere Patient:innen und Pflegekräfte sowie die Stationstherapeutin zum Zimmer des Betroffenen. Herr H. schreit, alle sollen aus seinem Zimmer verschwinden, bevor etwas Schlimmeres passiert.

Negativbeispiel: Die Klinikmitarbeitenden haben den Eindruck, Herrn H. zeigen zu müssen, wer am längeren Hebel sitzt. Sie machen ihm deutlich, dass er keinen Grund habe, so zu schreien und er kein Recht habe, sie des Zimmers zu verweisen. Mit lauter Stimme und in strengem Ton sagt die Pflegedienstleistung, dass Herr H. „aus der Klinik fliegt", wenn er so weitermacht. Herr H. fühlt sich in die Ecke gedrängt und nicht ernst genommen. Er nimmt vom Nachttisch ein Glas und hält es, als würde er es werfen wollen. Die Pflegekräfte schreiten körperlich ein. Es kommt zu einem Handgemenge und Herr H. wird nach der Gabe von dämpfenden Psychopharmaka auf die geschützte Station verlegt.

Positivbeispiel: Die Stationstherapeutin bittet die zum Zimmer geeilten Mitpatient:innen und Pflegekräfte zu gehen, sodass sie allein mit dem Patienten und der Pflegekraft, die ihn geweckt hat, im Zimmer verbleibt. Sie sagt dem Patienten, dass sie sich gerne kurz mit ihm über den Vorfall unterhalten wolle und fragt, ob es in Ordnung sei, wenn sie die Tür schließe. Der Patient stimmt zu und die drei Personen setzen sich gemeinsam an den Tisch im Zimmer. Die Therapeutin fragt Herrn H., was vorgefallen sei. Herr H. schildert, dass er sich erschrocken habe, als er geweckt worden sei. Als dann die vielen Leute im Zimmer standen, habe er sich bedroht gefühlt. Er verstehe auch nicht, warum er überhaupt geweckt worden sei. Die Therapeutin drückt aus, dass sie verstehe, dass es überfordernd sein könne, wenn man gerade erwacht, vielleicht noch schläfrig sei und sich „plötzlich“ mit vielen Leuten gleichzeitig konfrontiert sehe. Sie drückt auch aus, dass es ihr an seiner Stelle bestimmt auch unangenehm gewesen wäre und sie sich vielleicht sogar etwas geschämt hätte. Gleichzeitig sei es für sie sehr gut nachvollziehbar, warum auf seinen Schrei hin viele Personen das Bedürfnis hatten, nach ihm zu sehen. Auch sie hätte sich kurz Sorgen gemacht, dass er vielleicht Hilfe brauche. Es sei richtig und wichtig, dass die Pflegekräfte und sie dann direkt zum Zimmer gekommen seien. Der Patient äußert, dass er das nachvollziehen könne, er habe ja auch „ein lautes Organ“. Die Therapeutin geht auch darauf ein, dass sich Herr H. gefragt habe, warum er überhaupt geweckt worden sei, und bittet die zuständige Pflegekraft, ihre Absichten darzulegen. Die Pflegekraft erläutert, dass es ihr wichtig gewesen sei, dass Herr H. genug esse, da sie glaube, dass der Entzug in den vergangenen Tagen für ihn anstrengend gewesen sei, und sie ihm helfen wolle, wieder zu Kräften zu kommen. Herr H. äußert, dass er das verstehe, aber gerne selbst bestimmen wolle, wann er aufstehe. Die Stationstherapeutin erläutert ihm, dass das nachvollziehbar sei, aber es aus verschiedenen Gründen wichtig wäre, am gemeinsamen Essen teilzunehmen (z. B. Morgenrunde, Einhaltung späterer Termin, soziale Kontakte zu Mitpatient:innen). Gemeinsam treffen die beteiligten Personen die Absprache, dass Herr H. sich in den kommenden Tagen selbstständig den Wecker auf 7:15 Uhr stellen werde. Gleichzeitig wird festgehalten, dass die Pflegekräfte das Recht haben, ihn, falls es ihm nicht gelinge aufzustehen, um 7:30 Uhr zu wecken, und dass er den Aufforderungen der Pflegekräfte folgen werde.

10.4 Zusammenfassung und Lernkontrollfragen

Zusammenfassung von Kapitel 10:

- Die Prognose einer psychotherapeutischen Behandlung ist vor allem vom vorliegenden Störungsbild, dem Vorliegen von Komorbiditäten und der Erkrankungsdauer bzw. den vorangegangenen Erkrankungsepisoden abhängig.
- Im Therapieverlauf sind neben den zuvor genannten Punkten insbesondere die Qualität der therapeutischen Arbeitsbeziehungen sowie die Symptomentwicklung für die weitere Verlaufsprognose relevant.
- Das Rezidivrisiko ist neben dem vorliegenden Störungsbild vor allem von der Symptomintensität am Ende der Behandlung sowie von der Anzahl der vorangegangenen Erkrankungsepisoden abhängig.
- Die Abschätzung des Suizidrisikos sollte sowohl „harte“ Risikofaktoren als auch Informationen aus dem therapeutischen Gespräch berücksichtigen. Die wichtigsten harten Risikofaktoren sind das vorliegende Störungsbild sowie vorangegangene Suizidversuche.

- Es ist empfehlenswert, explizit nach Suizidalität zu fragen, suizidale Äußerungen ernst zu nehmen, ohne sie zugleich zu katastrophisieren, und nicht gegen Argumente für den Suizid zu „mauern“.
- Bei der Suizidabklärung sollten vor allem die „Stufe“ der Suizidalität (z. B. Überdrüssigkeitsgedanken, Suizidpläne) sowie die Distanzierungs- und Absprachefähigkeit berücksichtigt werden.
- Bei der Abklärung von Fremdgefährdung sollten die Diagnose, der psychische Befund, Gewalt in der Vorgeschichte, die Einweisungsbedingungen, die körperliche Verfassung und das Interaktionsverhalten berücksichtigt werden. Darüber hinaus empfiehlt sich die Nutzung von standardisierten Skalen zur Risikoeinschätzung.
- Krisenhafte Situationen sind im stationären Setting deutlich häufiger als in den meisten ambulanten Einrichtungen.
- Krisenherde entstehen nie monokausal, neben Eigenschaften der Patient:innen sind immer auch Charakteristika des Stationsteams und der räumlichen Umgebung, die Dynamik zwischen Patient:innen, die regulatorischen Rahmenbedingungen und behandlungsexterne Faktoren zu berücksichtigen.
- Bei der Reduktion des Aggressionsrisikos spielt die Vorbeugung von Krisenherden eine entscheidende Rolle. Wenn Krisenherde entstehen, sollten deeskalierende Strategien angewendet werden.

Lernkontrollfragen

1. Wie hoch ist die Wahrscheinlichkeit eines psychotherapeutischen Behandlungserfolgs und welche Faktoren beeinflussen diese Wahrscheinlichkeit maßgeblich?
2. Welche Faktoren sind die wichtigsten Prädiktoren für den Behandlungserfolg im Therapieverlauf?
3. Nennen Sie die wichtigsten Risikofaktoren für Rückfälle nach psychotherapeutischer Behandlung.
4. Die wichtigsten „harten“ Risikofaktoren für Suizide sind das Vorliegen einer psychischen Störung sowie vorangegangene Suizidversuche. Nennen Sie drei weitere empirisch fundierte „harte“ Risikofaktoren.
5. Nennen Sie die wichtigsten Aspekte der Gesprächsführung bei der Abklärung von Suizidalität.
6. Beschreiben Sie das Vorgehen bei der Einschätzung von Distanzierungs- und Absprachefähigkeit.
7. Welche Informationen sollten Sie bei der Einschätzung des Risikos von Fremdaggression berücksichtigen?
8. Nennen Sie die wichtigsten Einflussfaktoren auf die Entstehung von Krisenherden im stationären Setting.

9. Nennen Sie Beispiele für präventive Maßnahmen zur Vorbeugung von Krisenherden.
10. Beschreiben Sie das Vorgehen zur Deeskalation von Krisenherden im stationären Setting.

Weiterführende Literatur

Teismann, T., Koban, C., Illes, F. & Oermann, A. (2016). *Psychotherapie suizidaler Patienten. Therapeutischer Umgang mit Suizidgedanken, Suizidversuchen und Suiziden*. Göttingen: Hogrefe.

Deutsche Gesellschaft für Psychiatrie und Psychotherapie, Psychosomatik und Nervenheilkunde (DGPPN). (2018). *S3-Leitlinie „Verhinderung von Zwang: Prävention und Therapie aggressiven Verhaltens bei Erwachsenen“*. Verfügbar unter: https://register.awmf.org/assets/guidelines/038-022l_S3_Verhinderung-von-Zwang-Praevention-Therapie-aggressiven-Verhaltens_2018-11-abgelaufen.pdf

11 Aufklärung von Patient:innen

Therapeut:innen sind zur Aufklärung ihrer Patient:innen verpflichtet (§ 7 Muster-Berufsordnung; § 630 BGB). Das Gros der Aufklärung erfolgt zu Beginn der Behandlung, d. h. in den psychotherapeutischen Sprechstunden sowie in den probatorischen Sitzungen bzw. in den ersten Sitzungen (teil-)stationärer Behandlungen. Jedoch kann es auch im weiteren Behandlungsverlauf dazu kommen, dass Patient:innen über bestimmte Themen aufgeklärt und informiert werden müssen, z. B., wenn weitere Diagnosen gestellt werden oder der Behandlungsplan angepasst wird (z. B. Aufklärung über potenzielle Nebenwirkungen neuer Behandlungsformen).

11.1 Formalitäten der Aufklärung

Die Muster-Berufsordnung und das Patientenrechtegesetz enthalten klare Vorgaben, wie aufzuklären ist (Bundespsychotherapeutenkammer, 2022; § 630g BGB):

- Die Aufklärung muss im persönlichen Kontakt mündlich erfolgen. Die Informationsweitergabe über rein schriftliche Informationsmaterialien oder über aufgezeichnete Präsentationen ist demnach nicht zulässig. Schriftliche Informationsmaterialien werden jedoch häufig zusätzlich zur mündlichen Aufklärung genutzt, vor allem als Gedächtnisstützen oder zur Ergänzung der mündlichen Aufklärung.
- Die Aufklärung muss durch Personen erfolgen, die zur Durchführung der Behandlung qualifiziert sind. Das bedeutet erstens, dass eine Aufklärung über Psychotherapie durch psychologische oder ärztliche Psychotherapeut:innen erfolgen muss (und z. B. nicht durch Pflegepersonal oder Sekretariatsmitarbeitende), und zweitens, dass die Aufklärung nicht durch die Person erfolgen muss, die die Behandlung letztendlich durchführt (z. B. kann Psychotherapeut:in A den:die Patient:in im Erstgespräch aufklären, obwohl Psychotherapeut:in B die Behandlung durchführt).
- Die Aufklärung muss in einer für Patient:innen verständlichen Form erfolgen. Das bedeutet beispielsweise, dass Fachbegriffe vermieden oder erklärt werden sollten und dass das Tempo der Aufklärung angemessen sein muss. Patient:innen sollten darüber hinaus die Möglichkeit haben, alle sie interessierenden Fragen zu stellen.

- Die Aufklärung muss rechtzeitig erfolgen. Es darf nicht verlangt werden, dass Patient:innen sich sofort für oder gegen eine Behandlung bzw. eine Behandlungsmaßnahme entscheiden. Stattdessen müssen sie die Möglichkeit haben, ihre Entscheidung abzuwägen.

Wichtig

Das wichtigste Ziel der Aufklärung ist, Patient:innen eine informierte Abwägung von Alternativen zu ermöglichen, die in einer informierten Entscheidung mündet. Das heißt, Patient:innen sollen (soweit möglich) alle Informationen zur Verfügung gestellt werden, die für diesen Abwägungsprozess notwendig sind.

11.2 Inhalt der Aufklärung

Patient:innen muss eine Vielzahl unterschiedlicher Informationen übermittelt werden. Um eine informierte Einwilligung ihrer Patient:innen in die Behandlung sicherzustellen, sollten Therapeut:innen sich ausreichend Zeit für die Aufklärung lassen. Die Aufklärung muss verpflichtend die folgenden Inhalte umfassen (Bundespsychotherapeutenkammer, 2022; § 630g BGB):

1. *(Verdachts-)Diagnosen.* Teilen Sie Patient:innen mit, welche (Verdachts-)Diagnosen vorliegen. Fassen Sie dazu die berichtete bzw. beobachtete Symptomatik zusammen und benennen Sie dann das Störungsbild gemäß ICD, das dieser Beschreibung am ehesten entspricht. Klären Sie bei Verdachtsdiagnosen darüber auf, inwiefern Unsicherheiten bestehen und wie diese ausgeräumt werden sollen (z.B. Ausschluss organischer Alternativerklärungen, Sicherung durch Testdiagnostik). Falls über Diagnosen aufgeklärt wird, für die keine ausreichende Problemeinsicht erwartet wird, empfiehlt sich ein empathisch-konfrontatives Vorgehen (vgl. Kapitel 2). Die Mitteilung einer Verdachtsdiagnose kann z.B. so formuliert werden:

   Sie haben mir davon berichtet, dass Sie seit dem Überfall vor einem Jahr unter Alpträumen, Flashbacks, Angstzuständen, erhöhter Schreckhaftigkeit und Schlafproblemen leiden. Sie haben mir erzählt, dass Sie es, wann immer möglich, vermeiden, an den Überfall zu denken, Unterführungen zu durchqueren und die U-Bahn zu nutzen. Die Symptomatik, die Sie beschreiben, spricht für das Vorliegen einer posttraumatischen Belastungsstörung, kurz PTBS. Eine PTBS ist eine Traumafolgestörung. Die beschriebenen Symptome treten auf, weil das traumatische Ereignis, in Ihrem Fall der Überfall, so viel Stress ausgelöst hat, dass das Ereignis nicht ausreichend gut verarbeitet werden konnte.

2. *Indikationsstellung.* Fassen Sie für die Patient:innen kurz zusammen, aus welchen Gründen eine Indikation für Psychotherapie, eine spezifische Behandlungsform, eine bestimmte Behandlungsmethode und ein bestimmtes Behandlungssetting besteht oder nicht besteht. Falls keine Indikation für Ihr Behandlungsangebot besteht, aber dennoch eine behandlungswürdige Problematik vorliegt, erläutern Sie, welche Behandlung stattdessen indiziert wäre. Falls möglich, unterstützen Sie Patient:innen dabei, die indizierte Behandlung in Anspruch zu nehmen (z. B. durch einen Hinweis, wo eine entsprechende Behandlung durchgeführt werden kann). Die Einschätzung zur Indikation kann z. B. folgendermaßen formuliert werden:

   > Bei einer PTBS ist eine traumafokussierte Psychotherapie die Methode der ersten Wahl. Eine traumafokussierte Psychotherapie kann sehr gut im ambulanten Setting durchgeführt werden. Ich selbst habe schon häufig mit Patient:innen mit einer PTBS zusammengearbeitet.

3. *Art und Umfang der geplanten Behandlung.* Sofern die von Ihnen angebotene Behandlung indiziert ist, klären Sie darüber auf, welche therapeutischen Maßnahmen die Behandlung in der Regel umfassen wird (z. B. Expositionsbehandlung), wie regelmäßig und mit welcher Dauer Sitzungen stattfinden (z. B. wöchentlich, i. d. R. 50 Minuten) und wie lange die Behandlung vermutlich insgesamt dauern wird (z. B. etwa zwölf Monate). Das Ziel ist es, dass die Patient:innen eine realistische Vorstellung davon bekommen, was sie in der Therapie erwartet, z.B:

   > Häufig kann eine PTBS gut im Rahmen einer Kurzzeittherapie behandelt werden. Ich vermute, dass unsere Zusammenarbeit ca. 24 Sitzungen dauern wird. Da wir im Rahmen der traumafokussierten Therapie häufig Doppelsitzungen durchführen werden, wird die Behandlung daher vermutlich vier bis sechs Monate dauern. Falls wir mehr Zeit benötigen, werden wir mehr Sitzungen bei Ihrer Krankenversicherung beantragen. Bei einer traumafokussierten Psychotherapie setzen wir uns intensiv mit dem erlebten traumatischen Ereignis – bei Ihnen ist das der Überfall – auseinander. Dabei ist unser Ziel, Ihrem Gehirn die Verarbeitung des traumatischen Ereignisses zu ermöglichen, sodass Sie zukünftig nicht mehr unter den PTBS-Symptomen leiden. Während des Traumas konnte diese Verarbeitung nicht ausreichend stattfinden, diese notwendige Verarbeitung möchten wir nun gemeinsam anstoßen.

4. *Erfolgsaussichten.* Klären Sie darüber auf, wie wahrscheinlich die Behandlung zu einem Erfolg führen wird. Im Allgemeinen profitieren etwa 69 % der Patient:innen bedeutsam von Psychotherapie (Nordmo et al., 2020). Die Erfolgsaussichten hängen jedoch von einigen Faktoren ab, z. B. dem Störungsbild oder

dem Vorliegen von Komorbiditäten (vgl. Kapitel 10.1). Erfolgsaussichten sollten realistisch formuliert werden, aber den Patient:innen gleichzeitig Hoffnung auf eine Besserung ihres Zustands machen. Um das zu erreichen, ist es häufig hilfreich, auch auf Ressourcen einzugehen, die bei Patient:innen wahrgenommen werden und die sich potenziell positiv auf den Behandlungserfolg auswirken können.

5. *Voraussichtliche gesundheitliche Entwicklung.* Patient:innen müssen aufgeklärt werden, wie eine vorliegende Erkrankung vermutlich verlaufen wird. Dieser Punkt der Aufklärung lässt sich häufig mit der Aufklärung zu den Erfolgsaussichten von Psychotherapie kombinieren. Neben den Erfolgsaussichten der Behandlung können jedoch auch Informationen zum Erkrankungsverlauf ohne Behandlung sowie dem langfristigen Erkrankungsverlauf (z.B. auch nach einer Therapie) hilfreich sein. Informiert werden sollte u.a. zur Möglichkeit von Spontanremissionen sowie zum Risiko von Chronifizierungen und Rezidiven. Eine Aufklärung über die voraussichtliche gesundheitliche Entwicklung kann z.B. so formuliert werden:

> Eine PTBS ist gut psychotherapeutisch behandelbar und die Erfolgsaussichten sind hoch. Mehr als 70% der Patient:innen profitieren in relativ kurzer Zeit von der traumafokussierten Psychotherapie. Auch die Rückfallrate ist gering. Da Rückfälle jedoch nicht ausgeschlossen sind, werden wir uns in der Schlussphase der Therapie darauf konzentrieren, das Rückfallrisiko zu senken. Würden wir auf eine Behandlung verzichten, könnte die Symptomatik ebenfalls mit der Zeit geringer werden. Wir sprechen hier von Spontanremission. Das würde heißen, dass Ihr Gehirn es selbstständig schafft, das Trauma nach und nach zu verarbeiten. Spontanremissionen treten bei PTBS vor allem im ersten halben Jahr nach dem traumatischen Ereignis ein, nach etwa einem Jahr sind sie sehr selten. Kommt es nicht zu einer Spontanremission oder zu einer wirksamen Behandlung, besteht das Risiko einer Chronifizierung der Symptomatik. Das bedeutet, dass die Patient:innen dauerhaft unter den Symptomen leiden. Die Prognose kann durch eine Psychotherapie also deutlich verbessert werden. Prognostisch günstig bei Ihnen ist, dass Sie nicht unter weiteren psychischen Erkrankungen leiden und von einem unterstützenden und stabilen sozialen Umfeld berichten.

6. *Behandlungsrisiken.* Informieren Sie auch über Behandlungsrisiken. Wesentlich ist dabei die Information, dass 5 bis 20% der Patient:innen Nebenwirkungen von Psychotherapie erleben (z.B. familiäre Konflikte; Linden & Schermuly-Haupt, 2014). Auch sollte darauf eingegangen werden, dass eine Psychotherapie (in der Vorgeschichte) bei einer geplanten Verbeamtung und/oder einem Wechsel in die private Krankenversicherung Nachteile haben kann. Nachteile beim Wechsel in die private Krankenversicherung können u.a. im generellen

Nichtzustandekommen eines Versicherungsschutzes, in höheren Beiträgen und/oder dem Ausschluss der Kostenübernahme für psychotherapeutische Behandlungen bestehen. Eine Aufklärung über Behandlungsrisiken kann z. B. folgendermaßen formuliert werden:

Wie alle Behandlungen kann auch traumafokussierte Psychotherapie mit Nebenwirkungen einhergehen. Durch die intensive Auseinandersetzung mit dem Trauma kann es in den ersten Sitzungen dazu kommen, dass Sie häufiger an das Trauma denken und sich vorübergehend stärker emotional belastet fühlen. Es ist normal, dass eine solche Phase der anschließenden Besserung der Symptomatik vorausgehen kann. Im Allgemeinen können Psychotherapien auch Nachteile haben, falls Sie beabsichtigen, in Ihrem weiteren Berufsweg verbeamtet zu werden oder in eine private Krankenversicherung aufgenommen zu werden. Ist eine Verbeamtung oder ein Wechsel in eine private Krankenversicherung bei Ihnen absehbar?

7. *Behandlungsalternativen.* Sie müssen über Behandlungsalternativen informieren. Als Grundlage für die Entscheidung, welche Behandlungsalternativen empfohlen werden können, sollten die Therapieleitlinien der AWMF genutzt werden. In der Regel sollte über die Möglichkeiten einer Psychopharmakotherapie sowie über alternative Richtlinienverfahren aufgeklärt werden. Darüber hinaus kann es zielführend sein, über alternative Behandlungssettings aufzuklären (z. B. ambulante Therapie anstatt stationärer Therapie). Rechtlich bzw. berufsrechtlich vorgegeben ist nur, dass auf alternative Behandlungen hingewiesen werden muss, d. h., eine vollumfassende Aufklärung über diese Behandlungsoptionen ist nicht gefordert. Dennoch sollten Therapeut:innen die Aufklärung so detailreich gestalten, wie sie es sich inhaltlich fundiert zutrauen und wie es im vorliegenden Behandlungsfall angemessen scheint, z. B.:

Traumafokussierte Psychotherapien sind so effektiv, dass es keine gleichwertigen Alternativen zur Behandlung einer PTBS gibt. Traumafokussierte Psychotherapie ist nämlich einer medikamentösen Therapie oder alternativen Therapieverfahren bedeutsam überlegen. Unter den traumafokussierten Psychotherapien gibt es verschiedene Varianten. Wir werden die kognitive Therapie nach Ehlers und Clark nutzen. Alternativen, die eine vergleichbare Effektivität aufweisen, wären z. B. die Cognitive Processing Therapy oder Eye Movement Desensitization and Reprocessing, kurz EMDR. Falls wir mit der kognitiven Therapie nach Ehlers und Clark keine zufriedenstellenden Ergebnisse erzielen, werden wir das Verfahren wechseln.

8. *Honorarregelungen.* Gesetzlich Versicherte müssen über das Sachleistungsprinzip aufgeklärt werden. Das bedeutet, dass die Abrechnung der Therapeut:in-

nen direkt mit den gesetzlichen Krankenversicherungen erfolgt – Patient:innen müssen für die Leistungen nicht in Vorleistung treten. Wichtig ist jedoch, gesetzlich Versicherte im stationären Setting auf die Eigenbeteiligung von zehn Euro pro Tag hinzuweisen (§ 39 Abs. 4 SGB). Privatversicherte müssen darauf hingewiesen werden, dass nicht in allen Versicherungsverträgen privater Krankenversicherungen die Kostenübernahme für Psychotherapie vorgesehen ist, und sie sich vorab über die Kostenübernahme durch ihre Krankenversicherung informieren müssen. Bei beihilfepflichtigen Personen (d.h. Beamt:innen) gilt das gleiche auch für die Kostenübernahme durch die Beihilfe. In beiden Fällen sind Patient:innen über das Kostenerstattungsprinzip aufzuklären. Das bedeutet, dass die Patient:innen die Rechnungsnehmer:innen sind und sich die gezahlten Honorare erst im Anschluss durch die private Krankenversicherung sowie ggf. anteilig durch die Beihilfe erstatten lassen können. Die Patient:innen sind in diesem Kontext auch über die Höhe der anfallenden Kosten aufzuklären. Dabei müssen ambulant arbeitende Psychotherapeut:innen die Gebührenordnung für Psychotherapeut:innen anwenden, die jedoch Spielräume bezüglich des Abrechnungssatzes zulässt. Leistungen können hier mit einem bis zu 3.2-fachen Satz abgerechnet werden, wobei die Begründungsschwelle bei einem 2.3-fachen Satz liegt. Falls Psychotherapeut:innen Ausfallhonorare geltend machen wollen, müssen sie darüber ebenfalls frühzeitig aufklären. Eine Aufklärung über die Honorarregelungen kann so aussehen:

> Wir rechnen über Ihre gesetzliche Krankenversicherung ab. Das heißt, am Ende jedes Quartals übermittle ich an die Krankenversicherung, wie viele Sitzungen wir durchgeführt haben und welche Leistungen zusätzlich erbracht wurden (z.B. Auswerten von Fragebögen), und erhalte im Anschluss von der Krankenversicherung das Honorar. Für Sie entstehen für durchgeführte Therapiesitzungen also keine Kosten. Kosten entstehen für Sie nur, wenn Sie Therapiesitzungen kurzfristig ausfallen lassen. Das bedeutet, wenn Sie Therapiesitzungen weniger als 24 Stunden vor dem Termin absagen. In diesen Fällen wird ein Ausfallhonorar von 60 Euro fällig, das Sie selbst bezahlen müssen.

9. *Dokumentationspflicht und Einsichtsrecht.* Patient:innen müssen darüber aufgeklärt werden, dass Therapeut:innen zur Dokumentation von Basisdaten und Verlaufsdaten verpflichtet sind und die Dokumentation für zehn Jahre nach Behandlungsende aufbewahrt werden muss. Die Aufklärung muss auch umfassen, dass Patient:innen die Dokumentation jederzeit einsehen und eine elektronische Abschrift der Akte erhalten können. Sie sind auch darüber aufzuklären, unter welchen Bedingungen die Einsicht verweigert werden kann (z.B. Verletzung erheblicher Rechte Dritter oder erhebliche therapeutische Gründe; vgl.

Kapitel 3). Hier ist ein Beispiel für die Aufklärung über Dokumentationspflicht und Einsichtsrecht:

> Ich werde all unsere Sitzungen sowie die Diagnose, die Fragebogenergebnisse und ggf. Korrespondenzen mit der Krankenversicherung oder Mitbehandler:innen, gegenüber denen Sie mich von der Schweigepflicht entbunden haben, dokumentieren. Die Dokumentation bewahre ich nach Abschluss der Therapie für zehn weitere Jahre auf. Sie können Ihre Akte jederzeit einsehen und auf Wunsch eine Kopie der Dokumentation erhalten. Dabei kann es theoretisch sein, dass ich kleinere Abschnitte der Akte – die sich z.B. auf Dritte beziehen – zuvor schwärze. Praktisch kam es jedoch noch nie vor, dass ich Teile von Akten vor der Einsicht schwärzen musste, und es ist sehr unwahrscheinlich, dass es dazu kommen wird.

10. *Schweigepflicht.* Teilen Sie Patient:innen mit, dass Sie unter Schweigepflicht stehen. Informieren Sie Patient:innen darüber, unter welchen Bedingungen Offenbarungsrechte (z.B. bei Einverständnis der Patient:innen) und Offenbarungspflichten (z.B. bei akuter Selbst- und Fremdgefährdung) bestehen (vgl. Kapitel 4). Gehen Sie dabei auch darauf ein, welche Informationen an Krankenversicherungen weitergegeben werden und welche nicht (z.B. keine Weitergabe von Informationen zu Sitzungsinhalten, jedoch zu Diagnose[n] sowie zu Art, Häufigkeit und Umfang von Sitzungen). Im Bereich der Kinder- und Jugendlichenpsychotherapie sollte zudem eine explizite Absprache erfolgen, welche Informationen aus der Therapie mit den Sorgeberechtigten geteilt werden und welche nicht (vgl. Kapitel 4). Über die Schweigepflicht kann folgendermaßen aufgeklärt werden:

> Ich stehe unter Schweigepflicht. Das heißt, dass ich Dritten keine Informationen zukommen lasse, die ich im Rahmen unserer Therapie von Ihnen erhalten habe. Dazu zählt auch die Information, dass Sie hier in Behandlung sind. Davon gibt es wenige Ausnahmen. Die wichtigste Ausnahme ist, dass ich Dritten Informationen zukommen lassen werde, wenn Sie mir dazu den Auftrag erteilen und mir Ihr Einverständnis geben. Beispielsweise werde ich im Zuge der Beantragung der Kostenübernahme für unsere Therapie Ihrer Krankenversicherung die gestellte Diagnose mitteilen. Darüber hinaus bin ich dazu berechtigt und teilweise auch dazu verpflichtet, Dritten Informationen über Patient:innen zukommen zu lassen, wenn es darum geht, Patient:innen oder andere zu schützen. Beispielsweise gehört es zu meinen therapeutischen Aufgaben, Patient:innen, die einen Suizid planen, zu deren eigenem Schutz in eine stationäre Behandlung zu überweisen. Ähnliches gilt, wenn Patient:innen unter einer ansteckenden Erkrankung leiden wie z.B. Masern. In diesem Fall wäre ich verpflichtet, das Gesund-

heitsamt zu informieren, vorausgesetzt, das haben Patient:innen nicht ohnehin schon selbst getan.

Wie bereits in Kapitel 5 geschildert, wird die Aufklärung von gesetzlich Versicherten im ambulanten Setting durch verpflichtende Formblätter ergänzt. Zum einen durch das Formblatt PTV 10, das allgemeine Patienteninformationen zur ambulanten Psychotherapie im Rahmen der gesetzlichen Krankenversicherung enthält. Zum anderen durch das Formblatt PTV 11, auf dem Therapeut:innen individuelle Patienteninformationen zur ambulanten psychotherapeutischen Sprechstunde vermerken.

Wichtig

Die Aufklärung der Patient:innen muss dokumentiert werden.

Hinweis: Online-Material

Als Teil der Online-Materialien finden Sie eine Checkliste zur Aufklärung von Patient:innen, die Sie nutzen können, um die Aufklärung zu strukturieren und zu dokumentieren (vgl. hierzu auch Seite 335).

11.3 Zusammenfassung und Lernkontrollfragen

Zusammenfassung von Kapitel 11:

- Die wichtigen Informationen zur Aufklärung sind in der Muster-Berufsordnung (§ 9) und dem Patientenrechtegesetz (§ 630 BGB) geregelt.
- Die Aufklärung muss mündlich, persönlich, verständlich, rechtzeitig sowie durch einen:eine Expert:in erfolgen, der:die dazu qualifiziert wäre, die indizierte Behandlung durchzuführen. Dies muss nicht der:die spätere Behandler:in selbst sein.
- Zusätzlich zur mündlichen Aufklärung (nicht alternativ!) sollten schriftliche Informationsmaterialien genutzt werden.
- Die Aufklärung sollte Informationen zu (Verdachts-)Diagnosen, Indikationsstellung, Art und Umfang der geplanten Behandlung, Erfolgsaussichten, zur voraussichtlichen gesundheitlichen Entwicklung, Behandlungsrisiken, Behandlungsalternativen, Honorarregelung, Dokumentationspflicht, Schweigepflicht und zum Einsichtsrecht umfassen.
- Die Durchführung der Aufklärung ist zu dokumentieren.

Lernkontrollfragen

1. Wie muss die Aufklärung von Patient:innen durchgeführt werden?
2. Welche Rolle spielen schriftliche Informationen bei der Patient:innen-Aufklärung?
3. Was ist das wichtigste Ziel der Patient:innen-Aufklärung?
4. Was sind wesentliche Informationen, die Sie Patient:innen zur Art und zum Umfang der Behandlung geben sollten?
5. Erklären Sie die Begriffe „Sachleistungsprinzip" und „Kostenerstattungsprinzip".
6. Wie wahrscheinlich sind Nebenwirkungen bei psychotherapeutischen Behandlungen?
7. Über welche weiteren Behandlungsrisiken, außer Nebenwirkungen, sind Patient:innen aufzuklären?
8. Ist die folgende Aussage richtig oder falsch? Patient:innen müssen auf Behandlungsalternativen hingewiesen werden, aber es muss keine vollständige Aufklärung zu den Behandlungsalternativen erfolgen.
9. Welche Informationen sollten mit Blick auf die Schweigepflicht vermittelt werden?
10. Durch welche Formulare wird die mündliche Aufklärung in ambulanten psychotherapeutischen Behandlungen gesetzlich versicherter Patient:innen ergänzt?

Weiterführende Literatur

Patientenrechtegesetz: § 630 e–h BGB.

12 Psychotherapeutische Basismaßnahmen

Die Approbationsordnung (§ 18 PsychThApprO) verlangt von Studierenden im Rahmen der BQT-III die Durchführung von „mindestens drei verschiedenen psychotherapeutischen Basismaßnahmen wie Entspannungsverfahren, Psychoedukation oder Informationsgespräche mit Angehörigen [...]". Aus der Formulierung mit „wie" geht hervor, dass die Aufzählung der Maßnahmen nicht abschließend zu verstehen ist, sondern auch weitere Methoden als Basismaßnahmen anerkannt werden können. Jedoch verzichtet die Approbationsordnung auf eine genauere Definition des Begriffs „Basismaßnahmen", weshalb an unterschiedlichen Standorten unterschiedliche Interpretationen gelten können. Mehrheitlich wird der Begriff jedoch in folgendem Sinne ausgelegt:

- An vielen Standorten wird der Begriff „Maßnahme" so interpretiert, dass es sich um eine interventionelle und damit nicht um eine diagnostische Methode handeln sollte.
- Unter *Basis*maßnahme wird zumeist verstanden, dass es sich um Methoden handeln sollte, die in vielen Behandlungssettings zum Standard gehören, einfach durchzuführen sind und häufig angewendet werden.

Folgt man dieser Interpretation, können u. a. Achtsamkeitsübungen, soziales Kompetenztraining, Skills-Gruppen und Problemlösetrainings, aber auch Aktivitätenaufbau, Stimuluskontrolltechniken oder die Anleitung zum Führen eines Stimmungstagebuchs als Basismaßnahmen gewertet werden. Im Folgenden werden wir unsere Darstellung auf die Methoden beschränken, die die Approbationsordnung explizit benennt. Informationsgespräche mit Angehörigen werden in Kapitel 13 detailliert behandelt.

Hinweis

Informieren Sie sich frühzeitig, welche psychotherapeutischen Maßnahmen an Ihrem Standort als Basismaßnahmen gemäß der Approbationsordnung anerkannt werden.

12.1 Entspannungsverfahren

Entspannungsverfahren sind diagnosen- und schulenübergreifende Therapiemethoden, die der Induktion einer psychischen und/oder physischen Entspannung dienen und die von einem großen Teil der Patient:innen positiv angenommen werden. Die Wirksamkeit von Entspannungsverfahren zur Reduktion psychischer Symptome ist metaanalytisch bestätigt (Jia, Wang & Cheng, 2020; Montero-Marin et al., 2018). In Therapieleitlinien werden Entspannungsverfahren als Bestandteil kognitiver Verhaltenstherapien empfohlen, während eine monotherapeutische Anwendung von Entspannungsverfahren in der Regel nicht oder nur bei sehr leichter Symptomatik vorgesehen ist (z. B. Bandelow et al., 2021; BÄK et al., 2022; DGBS & DGPPN, 2020). Als potenzielle Nebenwirkung von Entspannungsverfahren muss das Entstehen von Panikattacken bedacht werden, vor allem bei Patient:innen mit Panikstörung oder Hypochondrie. Darüber hinaus eignen sich Entspannungsverfahren in der Regel nicht für die Anwendung bei akut psychotischen oder manischen Patient:innen. Zu den relevantesten therapeutischen Entspannungsverfahren gehören:

- *Progressive Muskelrelaxation (PMR).* Bei der progressiven Muskelrelaxation werden verschiedene Muskelgruppen nacheinander zunächst für etwa 10 Sekunden angespannt und dann für etwa 20 Sekunden entspannt (Burch, 2021). Auf einer Skala, auf der 0 einer minimalen und 10 einer maximalen Anspannung entspricht, sollte die Muskelanspannung in Anspannungsphasen zwischen 7 und 8 liegen. In Entspannungsphasen sollte die Anspannung so gering wie möglich sein, und es sollte in den entspannten Muskel „hineingefühlt" werden. Häufig wird mit dem Ballen der Fäuste begonnen, bevor nacheinander mit der Anspannung und Entspannung der Unterarme, der Oberarme, der Gesichtsmuskulatur, der Schultern, des Rückens, der Bauchmuskulatur, der Oberschenkel und der Waden fortgefahren wird. Zum Abschluss werden in der Regel alle Muskelgruppen gleichzeitig angespannt. Die Übungen können dabei im Sitzen oder im Liegen stattfinden.
- *Autogenes Training.* Das autogene Training nutzt Autosuggestion, um durch psychische Prozesse eine körperliche Entspannung herbeizuführen (Kraft, 2024). Dabei lenken Anwender:innen ihre Aufmerksamkeit auf verschiedene Körperregionen und nutzen die mehrfache Wiederholung formelhafter Suggestionen, um einen gewünschten Körpereffekt herbeizuführen. Es können Grund-, Mittel- und Oberstufen des autogenen Trainings unterschieden werden, wobei sich in der psychotherapeutischen Praxis häufig auf die Grundstufen fokussiert wird. Diese enthalten sechs Formeln:
  - *Schwereübung:* Ziel ist die Entspannung der Willkürmuskulatur. Die Formel lautet: „Mein [Körperregion] ist angenehm/ganz schwer." Typischerweise wird mit den Armen begonnen, bevor sich die Formel auf den ganzen Körper bezieht.

- *Wärmeübung:* Bei der Wärmeübung soll eine Entspannung bzw. Weitung der Gefäßmuskulatur erreicht werden. Dazu wird die Formel „Mein [Körperregion] ist angenehm/ganz warm" genutzt. Begonnen wird erneut bei den Armen, bevor nach und nach der ganze Körper (mit Ausnahme des Kopfes) einbezogen wird.
- *Atemübung:* Im Zuge der Atemübung lenken die Anwender:innen ihre Aufmerksamkeit auf die passiv ablaufende Atmung, die sie geschehen lassen. Die Formel dazu ist häufig: „Es atmet ganz ruhig in mir."
- *Herzübung:* Ähnlich wie bei der Atemübung wird bei der Herzübung die Konzentration dem automatisch ablaufenden Prozess des Herzschlags zugewandt. Als Formel wird „Mein Herz schlägt ruhig und kräftig" genutzt.
- *Sonnengeflechtsübung:* Bei der Sonnengeflechtsübung soll die parasympathische Innervierung der Bauchorgane, vor allem der Magen-Darm-Region, gefördert werden. Als Formeln können „Sonnengeflecht strömend warm" oder „Bauch strömend warm" genutzt werden.
- *Stirnkühleübung:* Im Fokus der Stirnkühleübung steht das eher metaphorisch gemeinte Bewahren „eines kühlen Kopfes", d. h. die Förderung der Fähigkeit zu Konzentration und Bewusstheit. Die Formel lautet: „Stirn angenehm kühl."

Jede Durchführung endet mit der Zurücknahme, bei der die Autosuggestion beendet wird. Dabei werden die Arme gestreckt, die Fäuste geballt und mehrmals schnell und tief ein- und ausgeatmet. Dabei wird die – diesmal energisch gedachte – Formel „Arme fest. Atmung tief. Augen auf" genutzt. Autogenes Training kann in verschiedenen Körperhaltungen durchgeführt werden, u. a. im Liegen, im Sitzen oder in der Droschkenkutscherhaltung (d. h. in einer entlastenden Ausgangsstellung im freien Sitz mit Abstützen der Ellenbogen auf den Oberschenkeln).

Hinweis

Progressive Muskelrelaxation und autogenes Training zeigen eine vergleichbare Wirksamkeit, weshalb die Präferenzen der Patient:innen bei der Methodenauswahl berücksichtigt werden sollten. Sollten Patient:innen beiden Methoden gegenüber offen sein, empfiehlt es sich häufig, mit dem Erproben der progressiven Muskelrelaxation zu beginnen, da diese oftmals eine kürzere Übungsdauer erfordert, ehe eine erfolgreiche selbstständige Durchführung möglich wird.

- *Biofeedback.* Beim Biofeedback werden physiologische Parameter der Anwender:innen aufgezeichnet und akustisch oder visuell dargestellt (Martin & Schmidt, 2023). Aufgezeichnet werden dabei häufig der Muskeltonus und/oder die Herzfrequenz. Zur Visualisierung werden Bildschirme, Smartphones und/oder Laut-

sprecher benutzt. Das Ziel besteht darin, Patient:innen durch das Echtzeit-Feedback in der willentlichen Beeinflussung von Körperreaktionen zu schulen, die normalerweise automatisch ablaufen.
- *Hypnose.* Ein zentrales Merkmal der Hypnose ist die Induktion eines Trance-Zustands, der anschließend für weiterführende Interventionen genutzt wird (Benaguid & Schramm, 2016). Im Gegensatz zum autogenen Training werden hypnotherapeutische Interventionen (im engeren Sinne) häufig stärker von außen angeleitet und individualisiert. Während die Trance an sich bereits einen Entspannungszustand induziert, können zusätzlich (Fremd-)Suggestionen genutzt werden, um den Entspannungszustand zu vertiefen.

Für den Einsatz in Psychotherapien können insbesondere progressive Muskelrelaxation und autogenes Training als geeignet betrachtet werden, da diese Verfahren von Patient:innen zur selbstständigen Durchführung erlernt und (auch nach Beendigung der Therapie) im Alltag gut angewendet werden können (Zaudig & Teicher, 2016). Sowohl bei Biofeedback als auch bei Hypnose bestehen hierbei größere Barrieren. Darüber hinaus sind die Anforderungen von Biofeedback und Hypnose an die Ausstattung des Behandlungssettings (z.B. technische Geräte) bzw. an die Expertise der Therapeut:innen (z.B. Trance-Induktion) deutlich höher als bei progressiver Muskelrelaxation und autogenem Training.

Wichtig

Alle Entspannungsverfahren sollten in einer ruhigen, ungestörten Atmosphäre und mit ausreichend zeitlichen Kapazitäten durchgeführt werden.

12.2 Psychoedukation

Psychoedukation bezeichnet die Vermittlung von störungs-, therapie- und präventionsrelevantem Wissen an Patient:innen und/oder deren Angehörige (Schanz et al., 2023). Psychoedukation ist eine Standardintervention der kognitiven Verhaltenstherapie, die bei allen Störungsbildern und in allen Behandlungssettings angewendet wird. Wichtige Zielsetzungen von Psychoedukation sind (Schanz, Mattheus et al., 2022):
- Förderung des Störungs-, Problem- und Behandlungsverständnisses inklusive der Korrektur von (möglicherweise vorhandenen) Fehlannahmen,
- Steigerung der Therapie- und Veränderungsmotivation,
- unmittelbare Entlastung durch die Förderung einer realistischen Einschätzung der eigenen Symptomatik sowie der Behandlungsmöglichkeiten,
- Befähigung der Patient:innen zur Selbsthilfe sowie zur gezielten Mitarbeit bei psychotherapeutischen Interventionen.

Beispiel: Psychoedukation bei Schlafstörungen

Patient:innen, die unter Schlafstörungen leiden, haben häufig dysfunktionale Konzepte zu den Auswirkungen von Schlafmangel (z. B. „Weniger als acht Stunden pro Tag zu schlafen, ist schädlich") bzw. zur Wirksamkeit verschiedener Interventionen (z. B. „Bei Schlafproblemen helfen nur Medikamente"). Die Aufklärung über natürliche Schlafprozesse (z. B. Schlafphasen, Schlafdauer in verschiedenen Altersgruppen), die Funktionen des Schlafens (z. B. Erholungs- und Gedächtnisfunktionen) und Therapieleitlinien (z. B. primär Indikation psychotherapeutischer Maßnahmen) kann dazu beitragen, belastende Gedanken und Einstellungen gegenüber dem Schlafen zu reduzieren und Patient:innen dazu zu motivieren, sich auf die Behandlung einzulassen. Eine Psychoedukation zum Ablauf der Restriktion der Bettliegezeit sowie zur Stimuluskontrolle hilft Patient:innen dabei, ihre bisherigen Zubettgeh-Routinen anzupassen und ist notwendig, wenn entsprechende psychotherapeutische Maßnahmen im Alltag der Patient:innen umgesetzt werden sollen.

Wichtig

Die Wirksamkeit von Psychoedukation zur Förderung der Therapieadhärenz, zur Verbesserung der Behandlungsprognose sowie zur Steigerung des allgemeinen Funktionsniveaus konnte für eine Vielzahl von Störungsbildern gezeigt werden (z. B. Zhao et al., 2015; Tursi et al., 2013; Zanarini et al., 2018). Psychoedukation ist ein fester Bestandteil aller (verhaltenstherapeutischen) Behandlungspläne.

Bei der Durchführung von Psychoedukation sollte Folgendes beachtet werden (Magill, Martino & Wampold, 2021; Schanz et al., 2023):

- *Zielgerichtetheit.* Das heißt, dass Psychoedukation kein Selbstzweck ist, sondern Art, Inhalt, Dauer und Umfang der Psychoedukation auf den individuellen Behandlungsfall zugeschnitten sein und zuvor festgelegte Ziele verfolgen sollten.

  Negativbeispiel

  Alle Patient:innen in einem psychiatrischen Setting besuchen unabhängig von der Indikationsstellung eine Psychoedukationsgruppe zu Anspannungszuständen und Skills.

- *Transfersicherung.* Mit den Patient:innen sollten die Schlussfolgerungen, die aus vermittelten Informationen gezogen werden können, besprochen und auf deren individuelle Situation angewendet werden.

  Beispiel

  Nach einer Psychoedukation zu Aufmerksamkeitsprozessen wird mit einem Patienten mit sozialer Phobie besprochen, welche Implikationen die Inhalte für seine Aufmerksamkeitslenkung in sozialen Situationen haben.

- *Interaktivität.* Bei Psychoedukation sollte es sich in der Regel nicht um „Frontalunterricht“ handeln. Stattdessen sollten die Teilnehmenden mit ihren individuellen Fragen, Problemen und Vorkenntnissen einbezogen werden.

Beispiel: Einbezug der Patient:innen in einer Psychoedukationsgruppe

Th.: In der Verhaltenstherapie gehen wir davon aus, dass nicht objektive Situationen, sondern deren Interpretation für unsere Emotionen und unser Wohlbefinden ausschlaggeben sind. Wenn es für Sie in Ordnung ist, würde ich mir das gerne anhand eines Beispiels mit Ihnen gemeinsam genauer anschauen. *(Patient:innen signalisieren Einverständnis.)* Nehmen wir an, Sie haben eine Bekannte bzw. einen Bekannten zu sich nach Hause eingeladen und diese Person ist auch zwanzig Minuten nach Ihrer Verabredung noch nicht aufgetaucht. Was würden Sie denken und fühlen?

(Sammeln und besprechen der Antworten mit den Patient:innen.)

Th.: Wie wir sehen, kann man sehr unterschiedlich auf diese Situation reagieren, obwohl objektiv dasselbe passiert. Manche von Ihnen wären wütend geworden, andere ängstlich, wieder andere meinten, sie hätten sich vielleicht sogar darüber gefreut, den Abend frei zu haben. Für jede bzw. jeden von Ihnen wäre die objektive Situation dieselbe, aber Ihre Interpretation der Situation führt zu einem unterschiedlichen emotionalen Erleben. Verhaltenstherapeut:innen nehmen an, dass unsere Interpretation der Situationen zum einen von unseren allgemeinen Glaubenssätzen und zum anderen von unserem situations- bzw. bereichsspezifischen Vorwissen abhängig ist. Was würden Sie sagen, welche Vorerfahrungen oder Überzeugungen führen bei Ihnen, Herr U., dazu, dass Sie in der Situation eher ärgerlich würden? (...) Herr T., was denken Sie, weswegen würden Sie eher mit Sorge reagieren? (...)

- *Multimodalität.* Psychoedukation sollte mehrere Modalitäten nutzen. Neben der verbalen Vermittlung der Inhalte können u. a. Informationsblätter, Beispielvideos oder Schaubilder hilfreich sein, um Wissen zu festigen und Verständnis zu fördern.

Beispiel

Im Zuge einer Psychoedukation zu Panikattacken beginnt der Therapeut nach vorheriger Ankündigung zu hyperventilieren und erklärt die Entstehung von Panikattacken und deren Symptomatik anhand seiner eigenen

Körperreaktionen. Am Ende der Sitzung erhalten die Teilnehmer:innen der „Angstbewältigungsgruppe“ ein Informationsblatt zu den Inhalten.

- *Verständlichkeit.* Wichtig ist nicht, welche Informationen faktisch vermittelt wurden, sondern welche Informationen aufgenommen, verarbeitet, verstanden und erinnert werden. Daher sollten Therapeut:innen auf ein angemessenes Sprachniveau, ein geeignetes Tempo und eine angemessene Wiederholung von Inhalten achten. Patient:innen sollte die Möglichkeit gegeben werden, Fragen zu stellen.

Negativbeispiel: Informationsvermittlung in einer Angstbewältigungsgruppe

Th.: Wie funktioniert also Expositionstherapie? Heutzutage geht man weniger davon aus, dass Extinktionslernen, sondern vielmehr inhibitorisches Lernen relevant ist. Mehrere Konditionierungsparadigmen und Analogstudien konnten das konsistent zeigen, was auch metaanalytisch bestätigt wurde. Entsprechend führen wir die Exposition in mehreren Situationen durch, um Generalisierungsprozesse zu induzieren.

- *Eingebundenheit in einen Gesamtbehandlungsplan.* Psychoedukation ist selten eine Einzelintervention, sondern ist in der Regel in einen Gesamtbehandlungsplan eingebunden. Psychoedukation sollte daher an vorangegangene Therapieinhalte andocken und zu weiterführenden Interventionen überleiten.

Beispiel

Herr I. leidet unter einer Schizophrenie. Er kam notfallmäßig in die Klinik und wurde dort mit Antipsychotika eingestellt. In der Psychotherapie wird zunächst eine Psychoedukation zur Entstehung psychotischer Symptome sowie zur Wirkweise der vom Patienten eingenommenen Medikamente durchgeführt. Im Anschluss wird auf den Zusammenhang zwischen psychotischen Phasen und Stresserleben eingegangen, ehe zu den Inhalten eines Stressbewältigungstrainings übergeleitet wird.

Psychoedukation hat Vorteile aber auch Limitationen. Der häufige Einsatz von Psychoedukation begründet sich vor allem damit, dass sie zeiteffizient, einfach und wirkungsvoll umsetzbar ist und sowohl in Einzel- als auch Gruppensettings angewandt werden kann. Zu den wichtigsten Limitationen von Psychoedukation zählt, dass sie in der Regel nur kognitive Prozesse anstößt und weder zu einer ausreichenden Problemaktivierung beiträgt noch zu nachhaltigen Veränderungen von Emotionen führt. Psychoedukation sollte zudem nur genutzt werden, um Fakten zu vermitteln, nicht jedoch, um vermeintlich „korrekte“ Sichtweisen auf spezifische Probleme vorzugeben.

Negativbeispiel

Th.: Sie sagten, dass der Abbruch Ihres Studiums Ihren Selbstwert stark reduziert hat. Dabei wissen wir ja, dass der Wert eines Menschen unabhängig von Leistung ist und alle Menschen gleich viel wert sind.

Hinweis

Wichtige und häufig angewendete diagnosenübergreifende Psychoedukationsthemen sind u. a. Emotionen und Emotionsregulation, Schlaf und Schlafprobleme, Aufmerksamkeit und Aufmerksamkeitsverzerrungen, Stress und Resilienz sowie Kognitionen und kognitive Verzerrungen (Schanz, Mattheus et al., 2022).

12.3 Zusammenfassung und Lernkontrollfragen

Zusammenfassung von Kapitel 12:

- Alle Studierende müssen im Rahmen der BQT-III unter Anleitung drei psychotherapeutische Basismaßnahmen durchführen.
- An vielen Standorten werden unter psychotherapeutischen Basismaßnahmen interventionelle Methoden verstanden, die in vielen Behandlungssettings zum Standard gehören und häufig sowie einfach anzuwenden sind.
- Entspannungsverfahren dienen der Induktion psychischer und/oder physischer Entspannungszustände. Ihre Wirksamkeit als Bestandteil psychotherapeutischer Behandlungen gilt als bestätigt.
- Die wichtigsten therapeutischen Entspannungsverfahren sind progressive Muskelrelaxation, autogenes Training, Biofeedback und Hypnose.
- Bei der progressiven Muskelrelaxation wird bei mehreren Muskelgruppen ein Wechsel aus Anspannung und Entspannung vollzogen, der nach und nach zur Reduktion der muskulären Grundspannung beiträgt.
- Beim autogenen Training werden Autosuggestionen genutzt, um durch psychologische Mechanismen eine physiologische Wirkung zu erzielen.
- Psychoedukation ist eine wirksame, leicht anwendbare und zeiteffiziente Intervention, die diagnose- und settingübergreifend anwendbar ist.
- Psychoedukation dient der Förderung des Störungs-, Problem- und Behandlungsverständnisses, der Steigerung der Therapie- und Veränderungsmotivation, der unmittelbaren Entlastung der Patient:innen und/oder deren Befähigung zur Selbsthilfe sowie zur gezielten Mitarbeit bei Interventionen.
- Bei der Durchführung von Psychoedukation sollte auf deren Zielgerichtetheit, die Transfersicherung, ihre Interaktivität, Multimodalität und Verständlichkeit sowie die Integration in einen Gesamtbehandlungsplan geachtet werden.

Lernkontrollfragen

1. Welche potenzielle Nebenwirkung von Entspannungsverfahren ist zu berücksichtigen?
2. Bei welchen Patient:innen-Gruppen bestehen (relative) Kontraindikationen gegenüber Entspannungsverfahren?
3. Beschreiben Sie das Vorgehen bei progressiver Muskelrelaxation.
4. Beschreiben Sie das Vorgehen bei den Grundstufen des autogenen Trainings.
5. Erklären Sie die Verwendung von Biofeedback und Hypnose als Entspannungsverfahren und gehen Sie auf potenzielle Schwierigkeiten und Limitationen ein.
6. Was versteht man unter Psychoedukation?
7. Für welche Outcomes bzw. Endpunkte ist die Wirksamkeit von Psychoedukation nachgewiesen?
8. Welche Ziele können mit Psychoedukation verfolgt werden?
9. Worauf ist bei der Durchführung von Psychoedukation zu achten?
10. Welche diagnosenübergreifenden Themen können häufig gut durch Psychoedukation behandelt werden?

Weiterführende Literatur

Petermann, F. (2020). *Entspannungsverfahren: Praxishandbuch*. Weinheim: Beltz.
Schanz, C. G., Mattheus, H. K., Equit, M. & Schäfer, S. K. (2022). *Therapie-Tools: Transdiagnostische Psychoedukation*. Weinheim: Beltz.

13 Gespräche mit Bezugspersonen

Dem Einbezug von Bezugspersonen kommt in vielen Behandlungsfällen eine große Bedeutung zu. In diesem Kapitel behandeln wir die unterschiedlichen Zielsetzungen und Besonderheiten, die beim Einbeziehen von Bezugspersonen bei der Therapie von Kindern, Jugendlichen und Erwachsenen wichtig sind.

13.1 Gesprächsführung mit Bezugspersonen

Der Einbezug Dritter ist eine wertvolle Informationsquelle und eröffnet neue Interventionskanäle, erhöht jedoch zugleich auch die Anforderung an Therapeut:innen bezüglich der Gesprächsführung und der Beziehungsgestaltung. Denn Therapeut:innen müssen hierbei nicht nur gegenüber einer Person, sondern gegenüber mehreren Personen eine tragfähige Beziehung etablieren, und gleichzeitig die Kommunikation zwischen den Parteien moderieren. Dieser Prozess ist insbesondere erschwert bei Konfliktsituationen zwischen den Patient:innen und ihren Bezugspersonen oder wenn die Anwesenden unterschiedliche Aufträge an Behandler:innen bzw. Erwartungen an die Therapie haben. Therapeut:innen müssen hierbei die Verantwortung für den Therapieprozess und die Gesprächsstruktur übernehmen. An ihnen liegt es abzuwägen, inwiefern Einzelgespräche, gemeinsame Gespräche und/oder eine Kombination in der jeweiligen Therapiephase bzw. bei der jeweiligen Thematik mit Blick auf die Therapieziele zielführend sind. Gemeinsame Gespräche werden durch klare Zielabsprachen erleichtert. Darüber hinaus sind folgende Aspekte zu beachten (vgl. Greenberg, Goldmann & Brock, 2010; Hartmann, 2018):

- *Angehörige zu Sitzungsbeginn „briefen"*. Das heißt, Therapeut:innen sollten sich den Bezugspersonen zunächst vorstellen und sich für die Unterstützung der Behandlung bedanken. Die Bezugspersonen sollten gefragt werden, ob die Patient:innen den Termin schon mit ihnen vorbesprochen haben und was sie über die Zielsetzung und den Ablauf bereits wissen. Gegebenenfalls vorhandene Wissenslücken (z. B. Dauer der Sitzung) sollten geschlossen werden. Häufig ist es hilfreich, Bezugspersonen auch nach ihren eigenen Zielsetzungen und Wünschen für das Gespräch zu fragen.

Beispiel: Gesprächseinstieg

Hospitant:in: Danke, dass Sie heute hergekommen sind und bereit sind, an der Behandlung von Herrn G. mitzuwirken. Mein Name ist ___ [Name des:der Hospitant:in]. Ich bin Hospitant:in und studiere im Masterstudiengang Klinische Psychologie und Psychotherapie. Herr/Frau ____ [Name des:der Therapeut:in] ist Psychologischer Psychotherapeut/Psychologische Psychotherapeutin. Er:sie ist Hauptbehandler:in von Herrn G. und leitet mich bei meiner Hospitation an. Hat Herr G. bereits mit Ihnen vorbesprochen, warum wir Sie zu einem gemeinsamen Termin eingeladen haben?

Frau G.: Ja, er hat gesagt, es geht darum, wie er das, was in der Therapie zu seinen Zwängen besprochen wurde, gut zu Hause umsetzen kann, ... und er meinte, dass ich dabei vielleicht helfen kann.

Hospitant:in: Sehr gut. Genau darum geht es. Haben Sie darüber hinaus selbst Themen, die Sie einbringen möchten, oder haben Sie Fragen, die Sie gerne beantwortet hätten? *(Frau G. verneint.)* In Ordnung. Für unser heutiges Gespräch haben wir 50 Minuten Zeit. Falls wir mehr Zeit benötigen sollten, können wir am Ende des Gesprächs einen weiteren gemeinsamen Termin vereinbaren.
(...)

- *Analyse von Konfliktthemen verlangsamen.* Das heißt, dass Therapeut:innen u. a. verhindern sollten, dass schnell zwischen Themen gewechselt wird oder Patient:innen direkt zu den aus der Problemsituation gezogenen Schlussfolgerungen springen, ohne ihre dazwischenliegenden Wahrnehmungen, Interpretationen, Gefühle usw. zu teilen und zu erklären.

Beispiel

Frau M.: Als er am Freitag dann wieder zu spät kam, dachte ich, ich flippe gleich aus. Wie kannst du nur so rücksichtslos sein? Beim Haushalt ist es das gleiche. Nie machst du etwas. Du ...

Th.: Frau M., an dieser Stelle würde ich Sie gerne kurz unterbrechen. Ich spüre, dass Sie aufgebracht sind und sich offenbar eine Menge Druck aufgestaut hat, den sie rauslassen wollen. Gleichzeitig ist es mir sehr wichtig, die einzelnen Situationen, die Sie schildern, gut zu verstehen und für unsere Behandlung nutzen zu können. Wäre es daher in Ordnung, wenn wir uns zunächst die Situation, in der Ihr Mann in der letzten Woche zu spät kam, noch einmal genauer anschauen.
(...)

- *Wann immer notwendig, auf die Metaebene wechseln.* Das heißt, Therapeut:innen sollten mit Patient:innen gemeinsam reflektieren, an was gerade aus welchem Grund gearbeitet wird und wie sich das Miteinander auf der Beziehungsebene derzeit gestaltet.

Beispiel

Th.: Wenn ich es richtig verstanden habe, sind heute zwei Themen besonders wichtig. Zum einen, dass wir uns gemeinsam anschauen, wie Panikattacken eigentlich entstehen und zum anderen, dass wir darüber sprechen, welchen Einfluss Lukas' Ängste auf den Schulbesuch haben. Wären Sie einverstanden, wenn wir zunächst mit der Erklärung der Panikattacken beginnen?

- *Emotionen und Bedürfnisse fokussieren.* Das heißt, man sollte nicht auf der Faktenebene verharren, sondern immer gemeinsam klären, welche (nachvollziehbaren) Emotionen und Bedürfnisse hinter (auf den ersten Blick nicht nachvollziehbaren) Verhaltensweisen liegen.

Beispiel

Frau L.: Er ändert einfach nichts. Das macht mich rasend.
Th.: Sie würden sich wünschen, dass Herr L. weniger Alkohol trinkt.
Frau L.: Ja, natürlich. Das kann ja so nicht weitergehen. Das macht uns kaputt ... und ihn auch.
Th.: Sie machen sich Sorgen, dass Ihre Beziehung das nicht aushalten wird und sein Körper irgendwann auch nicht mehr. Sie fühlen sich manchmal hilflos.
Frau L.: Ganz oft sogar. Es macht mich wahnsinnig, dass ich das Gefühl habe, nichts tun zu können.
Th.: Herr L., waren Sie sich bewusst, dass die Wut Ihrer Frau auch daher kommt, dass sie sich um Sie und Ihre Beziehung sorgt? Und dass sie sich in Anbetracht dieser Ängste hilflos fühlt?
Herr L.: Nein, ... also jedenfalls nicht so. Ich spüre vor allem immer ihre Enttäuschung und Wut. Ich dachte ehrlich gesagt nicht, dass ich, ... dass wir ihr noch wichtig sind.

- *Allparteilich kommunizieren.* Das heißt, Therapeut:innen sollten sich nicht auf die Seite einer Person bzw. Partei stellen, gleichzeitig aber auch nicht kühl und distanziert sein. Stattdessen sollte gleichwertig die Perspektive aller Beteiligten gewürdigt und gleichberechtigt deren Partei ergriffen werden.

Beispiel

Th.: Ich spüre, dass du wütend bist, Daniel. Ich glaube, du fühlst dich von deiner Mutter eingeengt, weil sie dich immer wieder dazu

auffordert, mit ihr über deine Depression und deine Suizidgedanken zu sprechen. *(Daniel signalisiert, dass er dem zustimmt.)* Gleichzeitig verstehe ich auch gut Ihre Sorge, Frau F., Sie lieben Daniel sehr und wollen, dass es ihm gut geht. Sie haben das Gefühl, dass Sie den Kontakt zu Daniel verlieren, und versuchen diesen mit aller Kraft aufrechtzuerhalten. Ich glaube, für unsere Zusammenarbeit wäre es ganz wichtig, diese nachvollziehbaren Motive in einem Kompromiss zusammenzubringen.
(...)

Insbesondere – aber nicht nur – bei Gesprächen mit mehreren Personen ist zudem wichtig, auf ein ausreichendes Zeitkontingent (d.h. häufige Doppelsitzungen) sowie eine angemessene räumliche Ausstattung zu achten (z.B. Sitzgelegenheiten, räumlicher Abstand zwischen den Personen).

Hinweis

Manchmal möchten Patient:innen, dass Therapeut:innen Bezugspersonen bestimmte Dinge mitteilen (z.B. einen Trennungswunsch) oder gegenüber Bezugspersonen bestimmte Forderungen durchsetzen (z.B. stärkere Beteiligung an Aufgaben der Haushaltsführung). Entsprechende Zielsetzungen sollten nicht angenommen werden, da deren Erfüllung in aller Regel keinen therapeutischen Nutzen hat. Kommen Patient:innen mit entsprechenden Anliegen auf Sie zu, sollten Sie mit ihnen erarbeiten, wie Patient:innen diese Anliegen gegenüber ihren Bezugspersonen ggf. selbst um- und durchsetzen können.

13.2 Altersspezifische Aspekte von Gesprächen mit Bezugspersonen

Der Einbezug des sozialen Umfelds von Patient:innen kann altersgruppenübergreifend eine wichtige Ergänzung zu Einzelgesprächen sein, wobei altersspezifische Aspekte zu beachten sind (Kölch et al., 2014):

- *Häufigkeit von Bezugspersonengesprächen.* Je jünger Patient:innen sind, desto stärker erfolgt in der Regel der Einbezug ihrer Bezugspersonen in Therapien. Während Sorgeberechtigte von Patient:innen im Kleinkindalter die Rolle von „Co-Therapeut:innen" einnehmen und Interventionen oftmals bezugspersonenzentriert erfolgen, nehmen im Vorschul- und Grundschulalter eltern-kindzentrierte Interventionen und bei älteren Kindern sowie Jugendlichen patient:innenzentrierte Interventionen an Bedeutung zu. Bei erwachsenen Patient:innen nehmen Bezugspersonen (in Verhaltenstherapien) nicht mehr „standardmäßig", sondern nur bei Bedarf punktuell an Behandlungen teil. Bedarfe ergeben sich hierbei vor allem, wenn Therapieinhalte zu größeren Veränderungen im Alltag der Bezugspersonen

führen könnten (z. B. Veränderung von Konsumgewohnheiten), Bezugspersonen den Alltagstransfer von Therapieinhalten unterstützen sollen (z. B. Unterstützung bei Verhaltensexperimenten) oder Systemvariablen eine hohe Bedeutung für die Entstehung und/oder Aufrechterhaltung von Symptomen bzw. Problemen haben (z. B. Paarkonflikte, dysfunktionales Unterstützen von Schonung). Darüber hinaus kann der Einbezug von Bezugspersonen bei Erwachsenen auch störungsspezifisch indiziert sein (z. B. Schizophrenie; DGPPN, 2019)
- *Adressierte Personengruppen.* Nicht nur die Häufigkeit von Bezugspersonengesprächen verändert sich altersspezifisch, sondern es werden auch andere Personengruppen adressiert. Neben den Sorgeberechtigten können im Kindes- und Jugendalter vor allem Gespräche mit Erzieher:innen und Lehrkräften, aber auch weiteren Verwandten (z. B. Großeltern, Onkel, Tante) zielführend sein. Während im jungen Erwachsenenalter weiterhin häufig Personen aus der Elterngeneration einbezogen werden, sind es im mittleren und hohen Erwachsenalter häufiger Partner:innen und seltener Kinder von Patient:innen. Im sehr hohen Erwachsenenalter werden wiederum häufiger erwachsene Kinder oder Neffen und Nichten der Patient:innen in Behandlungen einbezogen.
- *Rechtliche Rahmenbedingungen.* Die veränderte Relevanz des Einbezugs von Bezugspersonen hat auch mit der rechtlichen Stellung der Patient:innen zu tun, die in Kapitel 4 im Detail behandelt wird. Wichtig bei (einsichtsfähigen) Jugendlichen und Erwachsenen ist es, dabei zu bedenken, dass Therapeut:innen auch gegenüber Bezugspersonen unter Schweigepflicht stehen. Bevor Kontakt zu Bezugspersonen aufgenommen wird und diese in die Therapie einbezogen werden, ist daher eine (explizite oder implizite) Schweigepflichtentbindung notwendig, die dokumentiert werden sollte. Hierbei kann die Schweigepflichtentbindung auch bestimmte Bereich ausklammern. Bereits bei älteren Kindern und nicht einsichtsfähigen Jugendlichen sollte jedoch, aus ethischen Gesichtspunkten sowie zum Aufbau einer tragfähigen therapeutischen Beziehung, eine Absprache darüber erfolgen, welche Informationen an Bezugspersonen weitergegeben werden und welche im Vertrauen mitgeteilt wurden.

Neben den zuvor beschriebenen Aspekten verändern sich auch die Ziele und die Funktion der Zusammenarbeit mit Bezugspersonen über die Lebensspanne. Die wichtigsten Ziele und Funktionen des Einbezugs von Bezugspersonen und ihre altersspezifischen Besonderheiten werden im nächsten Kapitel dargestellt.

Hinweise

- Altersgruppenübergreifend orientiert sich die Gestaltung von Gesprächen mit Bezugspersonen grundsätzlich an den in Kapitel 2 beschriebenen Grundlagen der Beziehungsgestaltung und Gesprächsführung, die sowohl gegenüber den Patient:innen als auch ihren Bezugspersonen gelten.

- Wie u.a. in Kapitel 2 dargestellt, berücksichtigt das von den gesetzlichen Krankenversicherungen finanzierte Stundenkontingent bei der Behandlung von Kindern und Jugendlichen (Einzel-)Gespräche mit Bezugspersonen.

13.3 Ziele und Funktionen des Einbezugs von Bezugspersonen

Abhängig von den individuellen Charakteristika des Behandlungsfalls können unterschiedliche Aspekte der Zusammenarbeit mit Bezugspersonen im Vordergrund stehen (Schanz et al., 2023):

- *Unterstützung der Diagnostik.* In vielen Fällen sind Psychotherapeut:innen darauf angewiesen, dass Bezugspersonen die psychotherapeutische Diagnostik durch Informationen unterstützen. Das ist vor allem relevant, wenn Patient:innen nicht selbst in der Lage sind, die notwendigen Informationen (ausreichend belastbar) zu berichten. Bei Kindern und jungen Jugendlichen ist ein Einbezug von Sorgeberechtigten in die (Störungs-)Diagnostik immer relevant. Auch der Einbezug weiterer Personen aus dem sozialen Umfeld ist häufig zielführend (z.B. Erzieher:innen, Lehrkräfte) – nicht zuletzt, um zu erfahren, ob Verhaltensprobleme situationsübergreifend vorliegen. Auch bei älteren Jugendlichen und erwachsenen Patient:innen kann der Einbezug von Bezugspersonen in die Störungsdiagnostik sehr hilfreich sein, wird in der Praxis jedoch weniger häufig umgesetzt. Unverzichtbar ist die Beteiligung von Bezugspersonen jedoch, wenn es um Erkrankungen mit Beginn in der Kindheit geht (z.B. ADHS-Diagnostik), (akute) psychotischen oder manischen Phasen bestehen oder neurokognitive Störungen die Auskunftsfähigkeit der Patient:innen einschränken (z.B. demenzielle Erkrankungen).

Beispiel: Herr E.

Herr E. ist 29 Jahre alt und befindet sich seit drei Wochen in stationärer psychiatrischer Behandlung. Grund für die stationäre Aufnahme waren Panikattacken, aufgrund derer er wiederholt notfallmäßig vorstellig wurde. In der Verhaltensbeobachtung auf Station zeigen sich neben Angstsymptomen auch Hinweise auf eine Aufmerksamkeitsdefizit-/Hyperaktivitätsstörung (ADHS). Die Symptomatik wird mit Herrn E. mittels Fragebogen und Interviewdiagnostik exploriert. Um die Diagnose zu sichern, ist es jedoch maßgeblich sicherzustellen, dass die Kriterien der Aufmerksamkeitsdefizit-/Hyperaktivitätsstörung bereits im Kindesalter vorlagen. Darum vereinbart der behandelnde Therapeut, mit Einverständnis von Herrn H., einen Diagnostiktermin mit dessen Mutter. Im Zuge des Termins beantwortet die Mutter von Herrn E. Fragen zu Aufmerksamkeits-,

> Hyperaktivitäts- und Impulsivitätssymptomen in der Kindheit von Herrn H. sowie Fragen zur kindlichen Entwicklung im Allgemeinen.

- *Informationsgespräche.* Insbesondere bei Patient:innen im Kindes- und Jugendalter sollten Bezugspersonen eine Psychoedukation zum vorliegenden Störungsbild, zur Prognose sowie zur Behandlung erhalten, wobei der Umfang die Anforderungen einer reinen „Aufklärung" (im engeren Sinne) in der Regel übersteigt (vgl. Kapitel 11). Eine fundierte Informationsvermittlung ist häufig wichtig, um Bezugspersonen zu entlasten und ihnen eine (funktionale) Mitarbeit an der Therapie zu ermöglichen. Darüber hinaus kann eine Informationsvermittlung an Bezugspersonen dabei helfen, eventuell vorhandene dysfunktionale Verhaltensweisen zu verändern, die möglicherweise zu einer Aufrechterhaltung der Symptomatik beitragen. Im Erwachsenenalter ist eine Psychoedukation von Bezugspersonen insbesondere bei Schizophrenie und bipolaren Störungen empfohlen (DGPPN, 2019; DGBS & DGPPN, 2020).

> **Beispiel**
>
> Ina, die Tochter von Frau W., leidet unter Trennungsangst. Wenn Ina zur Schule gehen soll, beginnt sie, stark zu weinen, klammert sich an ihre Mutter an und entwickelt psychosomatische Beschwerden (d.h. Kopf- und Bauchschmerzen). Frau W. reagierte in der Vergangenheit auf diese Situation immer häufiger damit, Ina krankzumelden oder sie in die Schule zu begleiten. Ausgehend von einer SORKC-Analyse und unter Nutzung einer Visualisierung der Anspannungskurve ihrer Tochter wird Frau W. am Beginn der Therapie darüber aufgeklärt, wie ihr Verhalten zur Aufrechterhaltung und Verschlimmerung der Erkrankung beiträgt (im Sinne einer negativen Verstärkung). Diese Informationsvermittlung war ein wichtiger Ausgangspunkt, um Frau W. zu einer Anpassung ihres Fürsorgeverhaltens zu motivieren und alternative Verhaltensweisen zu erarbeiten.

- *Aktive Beteiligung an der Therapie.* Eine aktive Beteiligung an Therapien ist vor allem im Kindesalter üblich und häufig notwendig. Hier können elternzentrierte, eltern-kindzentrierte oder kindzentrierte Interventionen unterschieden werden. Je jünger die Patient:innen, desto stärker werden Bezugspersonen in die Therapie einbezogen. Bei Kleinkindern erfolgen die therapeutischen Interventionen beinahe vollständig vermittelt durch Bezugspersonen, wobei diese eine „Co-Therapeut:innen"-Rolle einnehmen können (Schlarb & Stavemann, 2019). Im Erwachsenenalter kann eine aktive Einbeziehung von Bezugspersonen in Therapien vor allem zur Sicherstellung des Alltagstransfers hilfreich sein oder wenn Konflikten auf Beziehungsebene eine relevante Bedeutung bei der Aufrechterhaltung der Erkrankung beigemessen wird. Darüber hinaus ist eine

Beteiligung der Partnerin bzw. des Partners bei der Behandlung sexueller Funktionsstörung sinnvoll (Hartmann, 2018).

Beispiel

Marcos Eltern stellten ihren fünfjährigen Sohn aufgrund von Wutausbrüchen, aggressivem Verhalten und Trotzverhalten in der Ambulanz einer Kinder- und Jugendpsychiatrie vor. Nach einer ausführlichen diagnostischen Abklärung wurde die Diagnose einer Störung des Sozialverhaltens mit oppositionellem, aufsässigem Verhalten gestellt. In der Behandlung kam u. a. die Parent-Child Interaction Therapy (PCIT) zum Einsatz (Hembree-Kigin & McNeil, 2013). PCIT nutzt einen Live-Coaching-Ansatz. Das bedeutet, dass Eltern mit ihrem Kind im Zuge eines Spiel- und eines Erziehungstrainings interagieren und dabei über einen In-Ear-Kopfhörer von Therapeut:innen zu funktionellem Erziehungsverhalten angeleitet werden.

- *Bearbeitung von Beziehungskonflikten.* Beziehungskonflikte sind manchmal ein ursächlicher Faktor für Erkrankungen. In anderen Fällen können Sie als Konsequenz der Symptomatik verstanden werden. Häufig besteht eine Wechselwirkung aus interpersonellen Konflikten und Symptomen psychischer Erkrankungen. Entsprechend kann es wichtig werden, bestehende Beziehungskonflikte in Therapien zu besprechen und gemeinsam an der Lösung der Konflikte zu arbeiten.

Beispiel: Herr G.

Herr G. ist 47 Jahre alt und leidet unter einer Agoraphobie mit Panikstörung. Die Symptomatik hatte bereits im Jugendalter vorgelegen, war jedoch nach einer Therapie mit Paroxetin weitestgehend remittiert. Seit zwei Jahren hatte sich die Symptomatik jedoch erneut erheblich verschlechtert. Damals hatte die Ehefrau von Herrn G. offen über eine Scheidung nachgedacht und ihren Ehemann zeitweise für drei Monate verlassen. In der Psychotherapie zeigt sich, dass Schwere und Häufigkeit der Symptomatik stark mit Beziehungskonflikten des Ehepaars korrelieren. Da die Erkrankungsepisode im Jugendalter vor dem Hintergrund der Trennung der Eltern von Herrn G. auftrat, wird auf Problemebene ein Zusammenhang der Störung mit der Angst vor Kontroll- und Bindungsverlust vermutet. Die Partnerin von Herrn G. wird daher für mehrere Sitzungen in die Therapie miteinbezogen. In den Sitzungen werden das Interaktionsverhalten, die Beziehungserwartungen und die Dynamik zwischen Konflikten und Symptomen analysiert. Ausgehend davon werden neue Interaktionsmuster besprochen und geplant. Dem Paar wird eine parallel stattfindende Paartherapie empfohlen, während die Einzelbehandlung von Herrn G. fortgesetzt wird.

Hinweis

Die hier dargestellten Varianten des Einbezugs von Bezugspersonen beziehen sich vor allem auf die (verhaltenstherapeutische) Behandlung im Einzelsetting. In der systemischen Therapie ist darüber hinaus die Beteiligung von Bezugspersonen in Form eines Mehrpersonensettings möglich und oftmals sinnvoll (Gemeinsamer Bundesausschuss, 2024). Der Unterschied liegt darin, dass bei der systemischen Arbeit im Mehrpersonensetting die Veränderung von Beziehungs- und Interaktionsmustern im jeweiligen (Familien-)System nicht nur ein unterstützender Faktor, sondern ein Kernbaustein der Therapie ist (vgl. Kapitel 1). Darüber hinaus findet der Einbezug von Bezugspersonen in einem Mehrpersonensetting auch im Erwachsenenalter nicht nur punktuell, sondern regelmäßig statt.

13.4 Dokumentation von Bezugspersonengesprächen

Die Approbationsordnung sieht neben der Durchführung von Bezugspersonengesprächen bei vier Patient:innen auch explizit deren Dokumentation vor. Bei der Dokumentation von Bezugspersonengesprächen gelten prinzipiell die gleichen Regelungen wie bei der Dokumentation von Psychotherapie im Allgemeinen. Das bedeutet, die Dokumentation muss unmittelbar, unveränderlich und für Fachpersonen nachvollziehbar erfolgen. Die Dokumentation kann in Papierform oder elektronisch abgefasst werden. Dabei müssen dieselben Informationen dokumentiert werden, die auch bei Einzelsitzungen relevant sind, d.h. Datum, Dauer, anwesende Personen, Veränderungen seit dem letzten Termin, Sitzungsinhalte, angewandte Methoden, Ergebnisse und geplante weiterführende Maßnahmen. Bei erwachsenen und einsichtsfähigen Jugendlichen ist es zudem wichtig, dass die Dokumentation eine Schweigepflichtentbindung bzw. eine Absprache über die Informationen enthält, die an Bezugspersonen weitergegeben werden dürfen. Diese sollte jedoch vor dem Bezugspersonengespräch erfolgen.

13.5 Zusammenfassung und Lernkontrollfragen

Zusammenfassung von Kapitel 13:

- Im Zuge der BQT-III müssen Sie in vier Behandlungsfällen Bezugspersonengespräche führen und diese dokumentieren.
- Bei Gesprächen mit Bezugspersonen sollten Therapeut:innen allen Beteiligten gegenüber ein wertschätzendes, authentisches und empathisches Beziehungsangebot machen. Sie sollten (punktuell teilnehmende) Bezugspersonen vor dem Gespräch briefen, Gespräche über Konflikte „verlangsamen“, wenn notwendig auf der Metaebene kommunizieren, Emotionen und Bedürfnisse fokussieren sowie eine allparteiliche Haltung einnehmen.

- Je jünger Patient:innen sind, desto häufiger erfolgt der Einbezug von Bezugspersonen. Bei Kindern und Jugendlichen nehmen häufig Eltern an Therapien teil, teilweise werden auch Lehrkräfte, Erzieher:innen oder weitere Verwandte einbezogen. Für den Einbezug von Bezugspersonen stellen die gesetzlichen Krankenversicherungen in dieser Altersgruppe höhere Kontingente zur Verfügung. Im mittleren und höheren Erwachsenenalter nehmen in der Regel Partner:innen an Therapien teil. Im höchsten Erwachsenenalter werden oftmals auch erwachsene Kinder, Neffen und Nichten involviert.
- Bei erwachsenen Patient:innen und einsichtsfähigen Jugendlichen muss vor Einbezug von Bezugspersonen die Notwendigkeit einer Schweigepflichtentbindung bedacht werden. Auch bei Kindern und nicht einsichtsfähigen Jugendlichen sollten Absprachen über den Umgang mit vertraulichen Informationen getroffen werden.
- Der Einbezug von Bezugspersonen kann stattfinden, um weitere diagnostische Informationen zu erhalten, ihnen störungs-, problem- oder behandlungsbezogene Informationen zu vermitteln, sie aktiv in die Therapie einzubeziehen oder um Beziehungskonflikte zu lösen.

Lernkontrollfragen

1. Welche Aspekte der Gesprächsführung sollten bei Gesprächen mit mehreren Personen bzw. Parteien besonders beachtet werden?
2. Das Alter von Kindern und Jugendlichen hat einen großen Einfluss darauf, welche Rolle Bezugspersonen in Therapien einnehmen. Beschreiben Sie diese Rolle für verschiedene Altersbereiche.
3. Erläutern Sie die Bedeutung fremdanamnestischer Informationen für die Störungsdiagnostik über die Lebensspanne.
4. Bei welchen Störungsbildern ist im Erwachsenenalter eine Einbeziehung von Partner:innen (beinahe) obligatorisch?
5. Welche Informationen sollten bei der Dokumentation von Bezugspersonengesprächen berücksichtigt werden?

Weiterführende Literatur

Greenberg, L., Goldman, R. N. & Brock, E. (2010). *Die Dynamik von Liebe und Macht. Emotionsfokussierte Paartherapie*. München: Reinhardt.

Petermann, F. (2020). *Therapie-Tools: Eltern- und Familienarbeit*. Weinheim: Beltz.

14 Therapieplanung

Die Approbationsordnung sieht vor, dass Sie im Rahmen der BQT-III mindestens eine Therapieplanung durchführen. Die Grundlage der Therapieplanung ist die Fallkonzeption, die das gegenwärtige Fallverständnis repräsentiert und in Kapitel 1 erläutert wurde. Hier wurden ebenfalls bereits die wesentlichen Schritte der störungsspezifischen Behandlungsplanung zusammengefasst, auf deren praktische Umsetzung wir in diesem Kapitel detailliert eingehen. Diese Schritte sind:

- Evidenzbasierung der störungsspezifischen Behandlungsplanung durch Auseinandersetzung mit Behandlungsleitlinien und systematischen Überblicksarbeiten,
- Detailplanung des störungsspezifischen Vorgehens unter Zuhilfenahme von Therapiemanualen und Praxishandbüchern,
- Individualisierung und (zielspezifische) Erweiterung des störungsspezifischen Vorgehens anhand individueller Fallcharakteristika.

Hinweis: Online-Material

Als Teil der Online-Materialien finden Sie einen Leitfaden zur Strukturierung der Behandlungsplanung (vgl. hierzu auch Seite 335).

14.1 Evidenzbasierung der störungsspezifischen Behandlungsplanung

Die wichtigste Informationsquelle für die evidenzbasierte störungsspezifische Behandlungsplanung sind Behandlungsleitlinien. Insbesondere, wenn die letzte Aktualisierung der Leitlinien mehrere Jahre zurückliegt, sollten darüber hinaus aktuellere systematische Überblicksarbeiten gesichtet werden.

Hinweis

AWMF-Leitlinien unterscheiden sich in ihrer methodischen Qualität sowie der herangezogenen Informationsgrundlage und werden auf Basis dieser Unterschiede in Stufen eingeteilt. Die niedrigste Stufe ist S1, die höchste S3 (vgl. Tabelle 8; AWMF, 2024).

Tabelle 8: Stufen von AWMF-Leitlinien

Stufe	Kernmerkmale der Erstellung
S3	• Die Leitliniengruppe besteht aus Expert:innen (z.B. Forschende, klinische Expert:innen) sowie Adressat:innen (d.h. Praktiker:innen), darüber hinaus erfolgt eine Einbeziehung von Patient:innen. • Im Erstellungsprozess werden alle Schritte einer systematischen Übersichtsarbeit durchlaufen (d.h. systematische Recherche, Auswahl und Bewertung wissenschaftlicher Evidenz) • Alle Empfehlungen basieren auf einer strukturierten Konsensfindung der Leitliniengruppe. • Die Empfehlungen werden entsprechend der Stärke der Evidenz graduiert. • Methodik und Entscheidungsfindung werden in einem Leitlinienreport beschrieben und veröffentlicht.
S2e	• Die Leitliniengruppe besteht in der Regel aus Expert:innen (z.B. Forschende, klinische Expert:innen). • Die Präferenzen von Patient:innen werden im Erstellungsprozess erfragt. • Im Erstellungsprozess werden alle Schritte einer systematischen Übersichtsarbeit durchlaufen (d.h. systematische Recherche, Auswahl und Bewertung wissenschaftlicher Evidenz). • Es erfolgt eine Graduierung des Vertrauens in die Evidenz. • Methodik und Entscheidungsfindung werden in einem Leitlinienreport beschrieben und veröffentlicht.
S2k	• Die Leitliniengruppe besteht aus Expert:innen (z.B. Forschende, klinische Expert:innen) sowie Adressat:innen (d.h. Praktiker:innen). • Empfehlungen basieren auf einer strukturierten Konsensfindung, ohne dass die Schritte einer systematischen Übersichtsarbeit durchlaufen werden. • Es erfolgt eine Graduierung der Stärke der Empfehlungen. • Methodik und Entscheidungsfindung werden in einem Leitlinienreport beschrieben und veröffentlicht.
S1	• Die Leitliniengruppe besteht in der Regel aus Expert:innen (z.B. Forschende, klinische Expert:innen). • Es erfolgt eine informelle Konsensfindung, ohne strukturierten Abstimmungsprozess und ohne dass die Schritte einer systematischen Übersichtsarbeit durchlaufen werden.

In den folgenden Kästen finden sich Zusammenfassungen der wichtigsten Leitlinienempfehlungen zentraler Störungsbilder der ambulanten und stationären Versorgung. Die Kästen können genutzt werden, um sich bei der Therapieplanung im Zuge der BQT-III einen Überblick über indizierte Verfahren und Methoden zu verschaffen.

Schizophrenie (DGPPN, 2019)

- Psychopharmakotherapie mit einem Antipsychotikum ist die Behandlungsmethode der ersten Wahl.
- Die psychopharmakologische Behandlung mit einem Antipsychotikum sollte auch zur Rezidivprophylaxe erfolgen.
- Bei starker Negativsymptomatik können neben Antipsychotika auch Antidepressiva Anwendung finden.
- Adjuvant zur psychopharmakologischen Behandlung soll eine Psychotherapie angeboten werden.
- Die Psychotherapiemethode der ersten Wahl ist die kognitive Verhaltenstherapie.
- Falls die Psychopharmakotherapie von den Betroffenen abgelehnt wird, soll eine kognitive Verhaltenstherapie angeboten werden.
- Allen Betroffenen sollen Familieninterventionen angeboten werden.
- Eine strukturierte Psychoedukation soll sowohl Betroffenen als auch Angehörigen angeboten werden.
- Bei individuellen Defiziten in den entsprechenden Bereichen sollen auch ein soziales Kompetenztraining und kognitive Remediation angeboten werden. Kognitive Remediation beschreibt das Training störungsbedingt eingeschränkter neurokognitiver Funktionsbereiche (z. B. Training der Aufmerksamkeitslenkung).

Bipolare Störung (DGBS & DGPPN, 2020)

- Bei akuten manischen Phasen ist die Psychopharmakotherapie mit Lithium, Carbamazepin, Valproat oder Antipsychotika die Behandlungsmethode der ersten Wahl.
- Bei akuten hypomanen Phasen kann begleitend zu einer Psychopharmakotherapie Psychotherapie angeboten werden.
- Bei akuten depressiven Phasen besteht eine Empfehlung sowohl für den Einsatz von Psychopharmakotherapie als auch für Psychotherapie, wobei für Psychotherapie die überzeugendsten empirischen Belege für kognitive Verhaltenstherapie und familienfokussierte Behandlung bestehen.

- Zur Phasenprophylaxe soll eine Psychopharmakotherapie erfolgen, wobei die Evidenzlage für Lithium am besten ist.
- Adjuvant zur psychopharmakologischen Phasenprophylaxe sollen Gruppenpsychoedukation und kognitive Verhaltenstherapie angeboten werden.

Depressive Störungen (BÄK et al., 2022)

- Bei einer leichten depressiven Episode sollen Maßnahmen mit niedriger Intensität (angeleitete Selbsthilfe, gesprächsbasierte Interventionen unter Nutzung psychotherapeutischer Techniken) angeboten werden.
- Patient:innen mit akuten mittelgradigen depressiven Episoden soll gleichwertig eine Psychotherapie oder eine Psychopharmakotherapie mit einem Antidepressivum angeboten werden.
- Patient:innen mit akuten schweren depressiven Episoden soll eine Kombinationsbehandlung aus Psychotherapie und Psychopharmakotherapie mit einem Antidepressivum angeboten werden.
- Bei akuten psychotischen Zuständen im Rahmen einer depressiven Episode soll ergänzend eine Psychopharmakotherapie mit einem Antipsychotikum angeboten werden.
- Falls eine Psychopharmakotherapie stattfand, sollte im Zuge der Rezidivprophylaxe die Weiterführung der Medikation für 6 bis 12 Monate empfohlen werden. Sollten bereits mehrere depressive Episoden in der Vergangenheit aufgetreten sein, soll die Fortführung der Einnahme für 24 Monate empfohlen werden.
- Falls eine Psychotherapie stattfand, sollte die Psychotherapie auch nach dem Abklingen der Akutsymptomatik zur Rezidivprophylaxe für eine (je nach Rückfallrisiko) angemessene Zeit fortgeführt werden.

Zusätzlicher Hinweis: Neuere metaanalytische Befunde legen nahe, dass kognitive Verhaltenstherapie langfristig wirksamer sein könnte als Psychopharmakotherapie; kurzfristig zeigen sich keine Wirksamkeitsunterschiede (Cuijpers et al., 2023).

Generalisierte Angststörung (Bandelow et al., 2021)

- Psychotherapie und Psychopharmakotherapie sollen gleichwertig angeboten werden. Eine Kombinationsbehandlung sollte nur erfolgen, wenn eine Monotherapie nicht zum gewünschten Erfolg geführt hat.
- Falls eine Psychotherapie erfolgt, soll eine kognitive Verhaltenstherapie durchgeführt werden.

- Im Zuge einer kognitiven Verhaltenstherapie soll eine Sorgenkonfrontation im Zentrum der Behandlung stehen.
- Falls eine Psychopharmakotherapie durchgeführt wird, sollen Selektive Serotonin-Wiederaufnahmehemmer (SSRIs), Selektive Noradrenalin-Wiederaufnahmehemmer (SNRIs) oder Pregabalin empfohlen werden.

Zusätzlicher Hinweis: Neuere metaanalytische Befunde legen nahe, dass die metakognitive Therapie der „klassischen" kognitiven Verhaltenstherapie bei der Behandlung der generalisierten Angststörung überlegen sein könnte (Rawat et al., 2023).

Panikstörung und Agoraphobie (Bandelow et al., 2021)

- Psychotherapie und Psychopharmakotherapie sollen gleichwertig angeboten werden. Eine Kombinationsbehandlung sollte nur erfolgen, wenn eine Monotherapie nicht zum gewünschten Erfolg geführt hat.
- Falls eine Psychotherapie erfolgt, soll eine kognitive Verhaltenstherapie durchgeführt werden.
- Falls eine Psychopharmakotherapie durchgeführt wird, sollen Selektive Serotonin-Wiederaufnahmehemmer (SSRIs) oder Selektive-Noradrenalin-Wiederaufnahmehemmer (SNRIs) eingesetzt werden.

Zusätzlicher Hinweis: Im Zuge einer kognitiven Verhaltenstherapie empfiehlt sich bei Vorliegen einer Agoraphobie der Einsatz von In-vivo-Exposition und bei Vorliegen einer Panikstörung der Einsatz interozeptiver Exposition (Pompoli et al., 2018). Zusätzlich kann die Durchführung von kognitiven Therapieelementen und Entspannungsverfahren zielführend sein (Sánchez-Meca et al., 2010).

Soziale Phobie (Bandelow et al., 2021)

- Psychotherapie und Psychopharmakotherapie sollen gleichwertig angeboten werden. Eine Kombinationsbehandlung sollte nur erfolgen, wenn eine Monotherapie nicht zum gewünschten Erfolg geführt hat.
- Falls eine Psychotherapie erfolgt, soll eine kognitive Verhaltenstherapie durchgeführt werden.
- Falls eine Psychopharmakotherapie durchgeführt wird, sollen Selektive Serotonin-Wiederaufnahmehemmer (SSRIs) oder Selektive Noradrenalin-Wiederaufnahmehemmer (SNRIs) eingesetzt werden.

Zusätzlicher Hinweis: Die Psychotherapie der sozialen Phobie soll eine In-vivo-Exposition beinhalten (McAleavey, 2014). Eine Kombination mit kognitiven Elementen ist zu empfehlen.

Zwangsstörung (DGPPN, 2022b)

- Behandlungsmethode der ersten Wahl ist die kognitive Verhaltenstherapie.
- Die kognitive Verhaltenstherapie soll eine Exposition mit Reaktionsmanagement einschließen und, falls möglich, hochfrequent erfolgen.
- Falls eine kognitive Verhaltenstherapie nicht möglich ist oder abgelehnt wird, soll eine Psychopharmakotherapie erfolgen, wobei Selektive Serotonin-Wiederaufnahmehemmer (SSRIs) die Psychopharmaka der ersten Wahl sind.

Zusätzlicher Hinweis: Falls vor dem Hintergrund der jeweiligen Zwangssymptomatik indiziert, hat der Einbezug von Familienmitgliedern in die kognitive Verhaltenstherapie wahrscheinlich einen adjuvanten Effekt (Guzick et al., 2018).

Posttraumatische Belastungsstörung (Schäfer et al., 2019)

- Behandlungsmethode der ersten Wahl ist die traumafokussierte Psychotherapie.
- Der Schwerpunkt der traumafokussierten Psychotherapie soll auf der Verarbeitung der Erinnerung an das traumatische Ereignis und/oder seiner Bedeutung liegen.
- Psychopharmakotherapie soll nicht als alleinige Therapie angeboten werden, insbesondere für den Einsatz von Benzodiazepinen bestehen Kontraindikationen.

Anorexia nervosa (Herpertz et al., 2019)

- Psychotherapie ist die Behandlungsmethode der ersten Wahl.
- Fokale psychodynamische Therapie und kognitive Verhaltenstherapie sind gleichwertige Richtlinienverfahren der ersten Wahl.
- In der Regel kann die Behandlung ambulant erfolgen. Wichtige störungsspezifische Gründe für eine stationäre Behandlung sind ein BMI $< 15\ kg/m^2$, anhaltender Gewichtsverlust trotz ambulanter Behandlung, mangelnde Krankheitseinsicht, schwere bulimische Symptomatik oder exzessiver Bewegungsdrang.
- Antipsychotika und Antidepressiva sollen nicht zur Erreichung einer Gewichtszunahme eingesetzt werden.
- Bei Kindern und Jugendlichen sollen familienbasierte Interventionen angeboten werden.

Bulimia nervosa (Herpertz et al., 2019)

- Kognitive Verhaltenstherapie ist die Behandlungsmethode der ersten Wahl.
- Die Behandlung sollte ambulant erfolgen. Wichtige störungsspezifische Gründe für eine stationäre Behandlung sind das Vorliegen einer Schwangerschaft und eine (zu) schwere bulimische Symptomatik.
- Pharmakotherapie soll nicht als alleinige Behandlung angeboten werden. Wird eine Pharmakotherapie angeboten, sollte Fluoxetin eingesetzt werden.
- Bei Kindern und Jugendlichen sollen familienbasierte Interventionen angeboten werden.

Aufmerksamkeitsdefizit-/Hyperaktivitätsstörung (ADHS; DGKJP, DGPPN & DGSPJ, 2017)

- Die Leitlinien sehen (in Anlehnung an die fünfte Auflage des Diagnostic and Statistical Manual of Mental Disorders, DSM-5; APA, 2015) eine Schweregradeinteilung auf Basis von Symptomanzahl und Funktionseinschränkungen vor.
- Bei leichter ADHS sollen primär psychosoziale Interventionen (inkl. Psychotherapie) angeboten werden.
- Bei moderater ADHS sollen psychosoziale Interventionen (inkl. Psychotherapie) oder Psychopharmakotherapie angeboten werden.
- Bei schwerer ADHS soll primär Psychopharmakotherapie angeboten werden, wobei psychosoziale Interventionen (inkl. Psychotherapie) adjuvant angeboten werden sollen.
- Im Kindesalter sollen psychotherapeutische Interventionen primär elternzentriert erfolgen.
- Im Kindesalter sollen psychopharmazeutische Interventionen mit Stimulanzien, Atomoxetin oder Guanfacin durchgeführt werden, wobei keine Psychopharmakotherapie vor dem Alter von drei Jahren durchgeführt werden soll, und vor dem Alter von sechs Jahren psychosoziale Interventionen (inkl. Psychotherapie) Vorrang haben.
- Im Erwachsenenalter soll im Falle einer Psychotherapie kognitive Verhaltenstherapie durchgeführt werden.
- Psychopharmakotherapie im Erwachsenenalter soll mit Stimulanzien, Atomoxetin oder Guanfacin durchgeführt werden.

Störung des Sozialverhaltens (DGKJP, 2016b)

- Im Kleinkindalter (< 3 Jahre) sollen primär Elterntrainings angeboten werden.
- Im Kindesalter (3 bis 12 Jahre) soll eine Kombination aus Elterntraining und kindzentrierten Interventionen angeboten werden.
- Im Jugendalter (> 12 Jahre) können primär patient:innenzentrierte Interventionen angeboten werden.
- Die Interventionen sollen auf kognitiv-verhaltenstherapeutischen Konzepten basieren.
- Psychopharmakotherapie soll nicht routinemäßig durchgeführt werden. Bei schwerer Aggression, die nicht wirkungsvoll mit psychosozialen Interventionen (inkl. Psychotherapie) behandelt werden konnte, soll Risperidon angewendet werden.

Hinweise

- Für das Kindes- und Jugendalter wurde die Veröffentlichung mehrerer AWMF-Leitlinien für das Jahr 2025 angekündigt, die jedoch bei Fertigstellung dieses Bandes im Januar 2025 noch nicht veröffentlicht wurden (u.a. zu depressiven Störungen, Angststörungen, Bindungsstörungen). Wir empfehlen Ihnen daher zu überprüfen, ob zum Zeitpunkt Ihrer BQT-III neue Leitlinien vorliegen, die bei der Behandlung von Patient:innen berücksichtigt werden müssen.
- Das Gros der Studien zur Wirksamkeit therapeutischer Verfahren bei Erwachsenen wird an Personen im jungen oder mittleren Erwachsenenalter durchgeführt. Während viele spezifische diagnostische Instrumente und therapeutische Verfahren für jüngere Altersgruppen entwickelt wurden, besteht oftmals ein Mangel an Methoden, die spezifisch auf die Bedarfe von Personen im hohen Erwachsenenalter ausgerichtet sind. Weiterführende Hinweise zur Arbeit mit dieser Altersgruppe können u.a. dem Buch „Alterspsychotherapie und klinische Gerontopsychologie" von Maercker (2015) entnommen werden.

14.2 Detailplanung des störungsspezifischen Vorgehens

Wenn nach der Konsultation der gültigen AWMF-Leitlinie die Indikation für eine Psychotherapie bzw. ein spezifisches Therapieverfahren geprüft wurde, gilt es, dessen Umsetzung zu planen. Insbesondere bei den ersten Behandlungsplanungen, die man zu einem Störungsbild durchführt, ist es hilfreich, diesen Prozess durch die Verwendung von Therapiemanualen und Praxishandbüchern zu unterstützen. Bei der Detailplanung des störungsspezifischen Vorgehens gilt es, mehrere Therapiephasen zu beachten und Entscheidungen über den Einsatz und die Umsetzung phasenspezifischer Therapiemethoden zu treffen (Schanz et al., 2023).

Phase 1: Vorbereitende Maßnahmen

Zu den vorbereitenden Maßnahmen gehören immer die Erstellung eines individuellen Störungsmodells und die Durchführung einer Psychoedukation. Diese Aspekte wurden bereits in Kapitel 1, 7 und 14 dargestellt. Darüber hinaus müssen in einigen Behandlungsfällen stabilisierende Maßnahmen und die Bearbeitung von Ambivalenzen erfolgen, bevor mit der Behandlung der Akutsymptomatik begonnen werden kann.

Stabilisierende Maßnahmen. Stabilisierende Maßnahmen sind indiziert, wenn Patient:innen zu Therapiebeginn nicht über die Steuerungs- und Regulationsfähigkeiten verfügen, die zur Umsetzung von Maßnahmen zur Symptombehandlung notwendig scheinen. Die Notwendigkeit zur Planung stabilisierender Maßnahmen besteht daher insbesondere bei dissoziativer Symptomatik, bei nichtsuizidalem selbstverletzendem Verhalten, bei Suizidalität und bei impulsiv-aggressivem Verhalten. Auf Ebene einzelner Störungsbilder hat sich die Durchführung stabilisierender Maßnahmen insbesondere vor Beginn einer traumafokussierten Psychotherapie bewährt (Schäfer et al., 2019). Wichtige stabilisierende Maßnahmen sind die Vermittlung antidissoziativer Skills, die Erstellung von Notfallplänen, das Vermitteln von Entspannungsverfahren und das Erlernen (imaginativer) Distanzierungstechniken (Lühr et al., 2021).

Hinweis

Es können auch somatische stabilisierende Maßnahmen (z. B. Rehydrierung, Sicherstellung ausreichenden Schlafs) oder kontextuelle stabilisierende Maßnahmen (z. B. Sicherstellung eines Schlafplatzes, Unterstützung bei der Bewältigung der finanziellen Situation) indiziert sein, für die teilweise mit anderen Fachkräften zusammengearbeitet werden sollte (z. B. Sozialarbeiter:innen).

Beispiel: Frau T.

Frau T. leidet unter einer posttraumatischen Belastungsstörung, die sich vor dem Hintergrund mehrfacher Vergewaltigungen im Jugendalter entwickelt hat. Da eine traumafokussierte Behandlung indiziert ist, plant ihr Therapeut die Anwendung der Cognitive Processing Therapy (König et al., 2012). Frau T. zeigt jedoch emotionale Instabilität, schwere Schlafprobleme und eine starke Dissoziationsneigung bei traumaassoziierten Stimuli. Vor Beginn der traumafokussierten Therapie werden daher mit Frau T. Maßnahmen zur Etablierung funktionaler Emotionsregulationsstrategien (z. B. Atemtechniken, Entspannungsverfahren) und eines guten Nachtschlafes (z. B. Stimuluskontrolle, Schlafhygiene) sowie zur Anwendung antidissoziativer Skills (z. B. 5-4-3-2-1-Übung, Igelball) durchgeführt.

Förderung von Veränderungsmotivation. Wie bereits in Kapitel 9 beschrieben, sind Veränderungsmotivation oder Motivierbarkeit notwendige Voraussetzungen für den Therapieerfolg. Häufig sind Patient:innen jedoch bezüglich Veränderungen ambivalent, da der Status quo ebenfalls mit Vorteilen einhergeht. Dabei können primärer, sekundärer und tertiärer Krankheitsgewinn unterschieden werden (Merten, 2022):

- *Primärer Krankheitsgewinn:* Der unmittelbar aus der Symptomatik resultierende Nutzen, z. B. Rückgang der Angst bei Vermeidungsverhalten, Kontrollerleben bei restriktivem Essverhalten.
- *Sekundärer Krankheitsgewinn:* Der mittelbar aus der Symptomatik resultierende Nutzen, z. B. Aufmerksamkeit von Bezugspersonen, Entlastung auf der Arbeit.
- *Tertiärer Krankheitsgewinn:* Der mittelbare Nutzen, der Dritten aus der Symptomatik entstehen kann, z. B. Angehörige haben das Gefühl, gebraucht zu werden.

Krankheitsgewinn ist ein normaler aufrechterhaltender Faktor, der bei allen Patient:innen auftritt. Sind Ambivalenzen gegenüber Veränderungen jedoch stark ausgeprägt oder besteht keine ausreichende Problemeinsicht, sollten Maßnahmen geplant werden, um Veränderungsmotivation zu fördern (Hötzel & von Brachel, 2022). Je nachdem, in welcher Phase des Veränderungsprozesses sich Patient:innen befinden, sollten dabei unterschiedliche Schwerpunkte gesetzt und Methoden angewendet werden (Prochaska & DiClemente, 1983; vgl. Tabelle 9). Auf Ebene einzelner Störungsbilder ist die Notwendigkeit zur Förderung von Veränderungsmotivation vor allem bei Abhängigkeitserkrankungen, somatischen Belastungsstörungen, Hypochondrie, Anorexia nervosa und Persönlichkeitsstörungen zu erwarten.

Tabelle 9: Transtheoretisches Modell der Veränderung (modifiziert nach Prochaska & DiClemente, 1983)

Phasen	Beschreibung der Phasen	Fokus der Interventionen	Beispielintervention
Eingeschränktes Problembewusstsein	Keine Veränderungsmotivation	Problembewusstsein herstellen	Psychoedukation, Situationsanalysen, empathische Konfrontation

Tabelle 9: Fortsetzung

Phasen	Beschreibung der Phasen	Fokus der Interventionen	Beispiel-intervention
Nach-denklichkeit	Nachdenken über Veränderung	Bearbeitung von Ambivalenzen	Pro-Kontra-Listen, Stuhldialoge, Teilearbeit
Vorbereitung	Intention zur Veränderung gebildet	Unterstützung der Initiierung von Veränderungen	Veränderungsplan erstellen, Ressourcenaktivierung
Handlung	Aktives Arbeiten an Veränderung	Unterstützung von Veränderungen	Stimuluskontrolle und Reaktionsmanagement, soziales Kompetenztraining
Aufrecht-erhaltung	Veränderung stabilisieren	Rezidivprophylaxe	Aufbau einer Materialiensammlung, Erstellung von Krisenplänen
Abschluss	Problem ist nicht mehr existent	Keine therapeutische Unterstützung notwendig	Keine Interventionen notwendig

Beispiel: Frau N.

Frau N. hat einen BMI von 16.2 kg/m^2, zeigt restriktives Essverhalten und kompensatorisches Verhalten in Form von exzessivem Ausdauersport. Zur Therapie kommt sie auf Drängen ihrer Eltern. Zu Beginn der Behandlung ist sie nicht problemeinsichtig und beharrt darauf, dass ein niedriges Gewicht und Sport gesund seien. Zudem seien sie gut für ihren Selbstwert. Ihr Therapeut und Frau N. können sich dennoch darauf verständigen, innerhalb von zehn Sitzungen zu prüfen, ob eine Weiterbehandlung für Frau N. Sinn ergibt oder nicht. Die Zusammenarbeit beginnen sie damit, Informationen zum Zusammenhang zwischen Körpergewicht, körperlicher Gesundheit und Lebenserwartung zu sammeln. Diese Informationssuche wird durch eine Psychoedukation zum „Starvation-Syndrom" ergänzt. Auch analysiert der Therapeut mit Frau N., wie sich in den vergangenen Jahren ihr Selbstwert im Verhältnis zu ihrem Gewicht entwickelt hat. Dabei stellen sie fest, dass sowohl das Gewicht als auch der Selbstwert gesunken sind und eine Gewichtsabnahme daher offenbar nicht geeignet ist, um den Selbstwert zu stabilisieren oder sogar zu steigern. Nachdem Frau N. durch diese Maßnahmen langsam ein Problembewusstsein entwickelt, wird mit Teilearbeit in Form von Stuhldialogen fortgefahren. Dadurch können distanzierende und überkompensierende Anteile von Frau N. externalisiert werden, die die Essstörung nutzen, um fordernde und strafende Anteile von Frau N. in Schach zu halten. Ausgehend von den Stuhldialogen wird mit Pro-Kontra-Listen und Briefen an die Erkrankung gearbeitet, um das Nachdenken über Veränderungen zu vertiefen.

Phase 2: Behandlung der Akutsymptomatik

Bei der Behandlung der Akutsymptomatik steht der kognitiven Verhaltenstherapie ein breites Methodenrepertoire zur Verfügung, das sich klassischerweise aus kognitiven und behavioralen Methoden zusammensetzt und im Zuge der Dritten Welle der Verhaltenstherapie weiter vergrößert wurde.

Kognitive Therapie. Kognitive Interventionen sind indiziert, wenn dysfunktionalen Kognitionen ein bedeutsamer Anteil an der Aufrechterhaltung einer Störung beigemessen wird. *Dysfunktional* bedeutet, dass die jeweiligen kognitiven Prozesse rigide, „realitätsfern" (antiempirisch) und/oder vor dem Hintergrund der individuellen Ziele nicht zielführend sind (de Jong-Meyer, 2009; Einsle & Hummel, 2024). Die wichtigsten kognitiven Methoden sind kognitive Umstrukturierung und Verhaltensexperimente.

- *Kognitive Umstrukturierung.* Bei der kognitiven Umstrukturierung werden dysfunktionale Kognitionen identifiziert, überprüft und korrigiert. Zur Bearbeitung von automatischen Gedanken und bedingten Annahmen hat sich vor allem das ABC-Modell bewährt (vgl. Kapitel 7.3.2). Zur Bearbeitung von dysfunktionalen Grundannahmen werden in der Regel sokratische Dialoge genutzt, wobei explikative (Was ist das?), normative (Darf ich das?) und funktionale sokratische Dialoge (Soll ich das?) unterschieden werden (Stavemann, 2015).
- *Verhaltensexperimente.* Verhaltensexperimente werden genutzt, um das Zutreffen von bedingten Annahmen und Grundannahmen in der Realität zu überprüfen. Sie werden häufig in Kombination mit kognitiver Umstrukturierung eingesetzt, um die besprochenen Inhalte in den Alltag zu übertragen bzw. die zur Veränderung von Schemata notwendige Problemaktivierung sicherzustellen. Verhaltensexperimente können sowohl geplant werden, um dysfunktionale Kognitionen zu widerlegen, als auch, um das Vertrauen in korrigierte Kognitionen zu festigen.

Beispiel: Herr O.

Herr O. leidet unter starken Selbstzweifeln. Seitdem er sein Studium abgebrochen hat, ist er davon überzeugt, im Leben versagt zu haben und „nie wieder" einen „Fuß auf den Boden" zu bekommen. Im Zuge eines sokratischen Dialogs hinterfragen Herr O. und seine Therapeutin, was ein wertvoller Mensch ist. Während Herr O. zu Beginn eine konditionale, leistungsorientierte Definition eines wertvollen Menschen anbietet, gelingt es ihm, diese unterstützt durch seine Therapeutin nach und nach zu hinterfragen. Dabei gelingt es ihnen, Kompetenzerleben und Selbstwert zu differenzieren und die Überzeugung, Kompetenz sei eine Voraussetzung für Bindung, infrage zu stellen. Ausgehend von den sokratischen Dialogen planen sie Verhaltensexperimente, bei denen Herr O. Freund:innen und Familienangehörigen neben Stärken auch Schwächen und Fehler zeigt und dabei überprüft, ob seine bisherigen, assoziierten Befürchtungen (Ausschluss, Häme, Herabsetzung) eintreten oder nicht.

Behaviorale Therapie. Behaviorale Methoden werden eingesetzt, wenn dysfunktionalen Verhaltensmustern ein bedeutsamer Beitrag zur Aufrechterhaltung von Störungsbildern beigemessen wird. Die wichtigsten behavioralen Methoden zielen auf die Reduktion von Vermeidungs- und/oder Sicherheitsverhalten (v.a. Exposition), den Abbau von dysfunktionalem Verhalten (v.a. Stimuluskontrolle und Kontingenzmanagement) sowie den Aufbau von funktionalem Verhalten (v.a. Kontingenzmanagement).

- *Expositionstherapie.* Bei der Aufrechterhaltung vieler psychischer Erkrankungen spielen die (habituelle) Vermeidung von objektiv ungefährlichen Situationen und/oder die Anwendung von Sicherheitsverhaltensweisen zu deren Bewältigung eine bedeutsame Rolle (Heßler-Kaufmann & Neudeck, 2020). Ist dies der Fall, ist die Durchführung von Expositionstherapien indiziert. Je nachdem, welche Situationen bzw. Stimuli vermieden werden und wie ausgeprägt das Sicherheitsverhalten ist, sind unterschiedliche Expositionsstrategien anwendbar (z.B. In-vivo-Exposition bei Agoraphobie, interozeptive Expositionstherapie bei Panikstörung, Expositionstherapie mit Reaktionsmanagement bei Zwangsstörungen; Margraf & Schneider, 2018).

Beispiel: Herr Z.

Herr Z. leidet unter dem Zwangsgedanken, er könne plötzlich gegenüber anderen Personen gewalttätig handeln. Daher vermeidet er Situationen, in denen er in der Gegenwart anderer Gegenstände, die man als Waffe benutzen könnte, in die Hand nehmen müsste (z.B. Schere, Messer, Baseballschläger, Stein). In der Diagnostik konnte festgestellt werden, dass Herr Z. in der Vergangenheit noch nie körperlich aggressives Verhalten gegenüber anderen gezeigt hat und die aggressiven Gedanken ich-dyston sind. Im Rahmen der Therapie wird eine Exposition durchgeführt, bei der Herr Z. mehrere Gegenstände, die potenziell als Waffe genutzt werden könnten, in der Gegenwart des Therapeuten sowie von Bezugspersonen verwendet. Dabei wird er angeleitet, die Gedanken nicht zu verdrängen, sondern einfach wahrzunehmen. Ziel ist es, die vom Patienten wahrgenommene „Thought Action Fusion“ zu reduzieren, also die mentale Vermischung von Gedanken und Handlungen.

- *Stimuluskontrolle.* Wenn dem Versagen der Verhaltenssteuerung von Patient:innen in spezifischen Situationen, in denen es zu dysfunktionalem Verhalten kommt, ein bedeutsamer Anteil an der Aufrechterhaltung der Störung beigemessen wird, sollten Stimuluskontrolltechniken geplant werden. Typische Anwendungsfälle sind Substanzkonsum, Grübeln, Essattacken und nichtsuizidales selbstverletzendes Verhalten. Bei der Stimuluskontrolle soll sichergestellt werden, dass Stimuli, die regelhaft zum Ausüben des dysfunktionalen Verhaltens beitragen, nicht mehr bzw. stark reduziert im Alltag der Betroffenen auftreten. Da viele Stimuli nicht dauerhaft aus dem Alltag entfernt werden können, sollten Stimuluskontrolltechniken mit Reaktionsmanagement-Techniken kombiniert werden. Bei diesen wird gemeinsam geplant, wie alternativ auf die jeweiligen Situationen reagiert werden soll. Dabei gehen Stimuluskontrolltechniken oftmals Reaktionsmanagement-Ansätzen zeitlich voraus.

Beispiel: Frau G.

Frau G. hat regelmäßig Essattacken, bei denen Sie große Mengen hochkalorischer Nahrung in kurzer Zeit konsumiert und im Anschluss starke Schuldgefühle entwickelt. Die Essattacken treten in Situationen emotionaler Anspannung und Frustration auf, in denen die Steuerungsfähigkeit von Frau G. versagt. Um die Belastung durch die Essattacken kurzfristig zu reduzieren, wird mit Frau G. erarbeitet, ihren Nahrungsmittelvorrat zu reduzieren, auf den Einkauf größerer Mengen hochkalorischer Nahrungsmittel zu verzichten und nur mit Einkaufszettel einkaufen zu gehen. Parallel zu diesen Stimuluskontrolltechniken wird therapeutisch an der Stärkung der Regulations- und Steuerungsfähigkeit gearbeitet, die in Situationen unterstützen sollen, in denen viel hochkalorische Nahrung verfügbar ist.

- *Kontingenzmanagement.* Kontingenzmanagement kann den Abbau von dysfunktionalem Verhalten und den Aufbau von funktionalem Verhalten unterstützen. Es ist zielführend, wenn dysfunktionales Verhalten im Alltag zu wenig bestraft und funktionales Verhalten im Alltag zu wenig belohnt wird. Im Zuge des Kontingenzmanagements werden mit Patient:innen Konsequenzen bestimmter Verhaltensweisen festgelegt. Dabei sollte in der Regel auf Bestrafung erster Art (d.h. auf die Applikation von bestrafenden Stimuli) weitestgehend verzichtet werden. Auch ohne explizite Absprache wenden Therapeut:innen Kontingenzmanagement häufig im Zuge der sozialen Verstärkung funktionaler Verhaltensweisen in der therapeutischen Beziehung an. Kontingenzmanagement wird vor allem bei Störungen des Kindes- und Jugendalters eingesetzt und ist oftmals insbesondere in stationären Einrichtungen ein wichtiger Behandlungsbaustein.

Beispiel: Token-System

Bei Token-Systemen erhalten Kinder Punkte (häufig illustriert durch Sterne oder eine Punkteschlange) für zuvor definiertes erwünschtes Verhalten (z. B. Erledigung von Mathe-Aufgaben). Für unerwünschtes Verhalten (z. B. während der Hausaufgaben mit dem Handy spielen) werden ihnen Punkte abgezogen. Wenn die Kinder eine bestimmte Anzahl an Punkten erreicht haben, erhalten Sie eine zuvor festgelegte Belohnung (z. B. einen Ausflug in den Kletterpark).

Dritte-Welle-Verfahren. Dritte-Welle-Verfahren sind eine Erweiterung der klassischen kognitiven Verhaltenstherapie. Der Einsatz von Methoden aus den Dritte-Welle-Verfahren ist vor allem indiziert, wenn Betroffene tiefgreifende dysfunktionale interaktionelle Muster (v. a. Schematherapie), eine dysfunktionale Bewertung eigener Gedanken (v. a. metakognitive Therapie) oder wenn sie ein hohes Maß an psychischer Inflexibilität aufweisen (v. a. Akzeptanz- und Commitment-Therapie).

- *Schematherapeutische Methoden.* Schematherapie verbindet Teilearbeit mit imaginativen, emotionsfokussierten Methoden, um dadurch zu einer nachhaltigen Korrektur dysfunktionaler Schemata beizutragen (Jacob & Arntz, 2015). Sie wurde speziell für die Behandlung von Patient:innen mit Beziehungsstörungen entwickelt, v. a. Persönlichkeitsstörungen und -akzentuierungen. Die Schematherapie beginnt in der Regel mit der Erarbeitung eines Modusmodells, bei dem die inneren Anteile einer Person, die zu (dysfunktionalem) Erleben und Verhalten in (Problem)Situationen beitragen, expliziert werden (z. B. strafende Elternanteile, distanzierte Beschützer, verletzliche Kindanteile). Mithilfe von Stuhldialogen, Imagery Rescripting, begrenzter Nachbeelterung und empathischer Konfrontation werden im Anschluss dysfunktionale Anteile begrenzt und funktionale Anteile gefördert.

Beispiel: Herr O. (Forts.)

Herr O. leidet unter stark leistungsfordernden Elternanteilen (z. B. „Ich muss der Beste sein.“) sowie unter strafenden Elternanteilen (z. B. „Ich bin dumm.“), die in Kombination zu überkompensierenden Bewältigungsmodi (z. B. Selbstüberhöhung) und zu distanzierenden Bewältigungsmodi (z. B. kiffen) führen. Durch seinen gegenwärtigen Interaktionsstil werden viele legitime Bedürfnisse (z. B. Nähe, soziale Unterstützung) nur unzureichend befriedigt. In der Therapie wird zunächst damit begonnen, die funktionalen und dysfunktionalen Anteile von Herrn O. zu explizieren. Im nächsten Schritt wird mit der Bearbeitung der Bewältigungsmodi begonnen. Dafür werden zunächst deren Vor- und Nachteile gemeinsam gesammelt und ihre Entstehung hergleitet. Mittels Stuhldialogen werden die Bewältigungsmodi bearbeitet, wobei Herr O. nach und nach einen besseren Zugang zu seinen Bedürfnissen und seinen (verletzlichen) Kindanteilen erlangt. Parallel wird am Aufbau von Ressourcen und der Stärkung des „gesunden Erwachsenen" gearbeitet. In der mittleren Therapiephase wird mit dem Infragestellen von fordernden und strafenden Elternanteilen begonnen, wobei der Therapeut immer wieder die Partei von Herrn O. ergreift und ihn bei der Auseinandersetzung mit den Elternanteilen aktiv unterstützt.

- *Metakognitive Methoden.* Die Grundannahme der metakognitiven Therapie ist, dass bei vielen Störungsbildern nicht die Inhalte von Kognitionen dysfunktional sind, sondern die Bewertung der eigenen Kognitionen (Wells, 2011). Entsprechende Phänomene können vor allem bei depressiven Störungen, generalisierter Angststörung und Zwangsstörungen beobachtet werden, bei denen „normale" gedankliche Inhalte als bedrohlich bewertet werden, was in dysfunktionalem Kompensationsverhalten resultiert (z. B. Grübeln, exzessives Sorgen, Zwangshandlungen). In der metakognitiven Therapie werden metakognitive Überzeugungen, also Annahmen über Kognitionen, infrage gestellt und die Aufmerksamkeitsprozesse der Patient:innen flexibilisiert.

Beispiel: Herr Z. (Forts.)

Die aggressiven Gedanken, unter denen Herr Z. leidet, sind ganz normal. Relevante Teile der „gesunden" Allgemeinbevölkerung berichtet davon, dass ich-dystone aggressive Gedanken sowie auch andere typische Zwangsgedanken (z. B. „Habe ich die Tür abgeschlossen?"), in ihrem Alltag auftauchen. Der Unterschied ist, dass die meisten Personen diesen Gedanken keine größere Bedeutung beimessen und nicht mit Vermeidungs-, Sicherheits- oder Zwangsverhalten auf diese reagieren. Im Zuge der metakognitiven Behandlung wird daher nicht überprüft, auf welchen bedingten Annahmen oder Grundannahmen von Herrn Z. die aggressiven Inhalte basieren könnten, stattdessen wird die Bewertung der Gedanken durch Herrn Z. und die Auswirkungen dieser Bewertungen auf die Realität hinterfragt. Dieser Prozess wird durch Achtsamkeitsübungen ergänzt, die es Herrn Z. erleichtern, seine Gedanken zu beobachten und aus einer Metaperspektive zu betrachten.

- *Akzeptanz- und Commitment-Therapie.* In der Akzeptanz- und Commitment-Therapie wird davon ausgegangen, dass Probleme entstehen und diese chronifizieren, wenn Patient:innen in entsprechenden (Problem-)Situationen rigide Erlebens- und Verhaltensprozesse zeigen (Eifert, 2022). Zu rigiden Erlebens- und Verhaltensmustern tragen die Vermeidung unangenehmen Erlebens, die Verschmelzung von Erleben und Realität, die Vorstellung einer festen Identität, die immer gleich sein muss, fehlende oder widersprüchliche Werte, Lageorientierung und ein mentales Verhaften in Vergangenheit und Zukunft bei. Das Ziel der Akzeptanz- und Commitment-Therapie ist es, diese pathogenen Prozesse zu reduzieren und flexible Verarbeitungsprozesse zu fördern. Dazu nutzt sie neben metakognitiven Techniken vor allem Metaphern, Geschichten und die Auseinandersetzung mit den eigenen Werten und Zielen.

Beispiel: Frau G. (Forts.)

Frau G. hadert sehr mit ihrem Gewicht, ihren Essattacken und ihrem Selbstwert. Die Gedanken dazu dominieren ihren Alltag und verdrängen alle anderen Lebensthemen. Neben Maßnahmen zur Gewichtskontrolle und zur Veränderung des Essverhaltens ist daher die Auseinandersetzung mit (alternativen) Zielen und Werten ein wichtiger Gegenstand ihrer Therapie. Gemeinsam mit ihrer Therapeutin erarbeitet Frau G., wie sie ihr Leben bewusst anhand ihrer Annäherungsziele ausrichten und ihren Alltag flexibler gestalten kann. Dabei spielt auch der achtsame Umgang mit sich und anderen eine große Rolle. Gemeinsam arbeiten Frau G. und ihre Therapeutin an der Akzeptanz ihrer Emotionen sowie der gegenwärtigen Realität.

Hinweis

Bei vielen Dritte-Welle-Verfahren handelt es sich eher um problem- bzw. lösungsorientierte Ansätze als um störungsorientierte Verfahren im engeren Sinne, weshalb sie eine sehr gute Ergänzung zum klassischen kognitiv-verhaltenstherapeutischen Vorgehen darstellen.

Tabelle 10 fasst die wichtigsten Fragen zur Indikation von Therapiemethoden und -verfahren im Zuge der störungsorientierten Akutbehandlung zusammen.

Tabelle 10: Anwendung von Therapiemethoden und -verfahren

Methoden und Verfahren	Anwendungsfall
ABC-Modell	Dysfunktionale automatische Gedanken oder bedingte Annahmen tragen bedeutsam zum Störungsgeschehen bei.
Sokratische Dialoge	Dysfunktionale Grundannahmen tragen bedeutsam zum Störungsgeschehen bei.
Verhaltensexperimente	Unterstützung des Alltagstransfers von kognitiver Therapie und/oder Stärkung der Problemaktivierung bei kognitiver Therapie.
Expositionstherapie	Vermeidungsverhalten und/oder Sicherheitsverhalten in objektiv ungefährlichen Situationen tragen bedeutsam zum Störungsgeschehen bei.

Tabelle 10: Fortsetzung

Methoden und Verfahren	Anwendungsfall
Stimuluskontrolle	Dysfunktionales Verhalten im Zuge des Versagens der Verhaltenssteuerung in spezifischen Situationen trägt bedeutsam zum Störungsgeschehen bei.
Kontingenzmanagement	Funktionales Verhalten wird im Alltag zu wenig belohnt und dysfunktionales Verhalten zu wenig bestraft, um zu funktionalen Verhaltensänderungen beizutragen.
Schematherapie	Vorliegen von Beziehungsstörungen.
Metakognitive Therapie	Eine dysfunktionale Bewertung kognitiver Prozesse trägt bedeutsam zum Störungsgeschehen bei.
Akzeptanz- und Commitment-Therapie	Eine rigide Verarbeitung und Nicht-Akzeptanz eigener Erlebenszustände sowie der Realität tragen bedeutsam zum Störungsgeschehen bei.

Bei allen Methoden zur Behandlung der Akutsymptomatik stellt sich die Frage, wie ein Alltagstransfer der Therapieinhalte sichergestellt werden kann. Diesem Aspekt kommt vor allem in der stationären Therapie eine große Bedeutung zu, da der geschützte Rahmen des stationären Settings sich deutlich von den Anforderungen des Alltags außerhalb der Klinik unterscheidet. Ein wichtiges Instrument zur Sicherstellung des Alltagstransfers in stationären Settings ist die Belastungserprobung, bei der Patient:innen für eine definierte Zeit in ihren Alltag zurückkehren (z.B. für ein Wochenende), den stationären Aufenthalt im Anschluss aber wieder nahtlos fortsetzen. Insbesondere bei längeren stationären Aufenthalten kann es hilfreich sein, den vollstationären Aufenthalt gegen Ende der Therapie zunächst in einen teilstationären Aufenthalt umzuwandeln, bevor eine vollständige Entlassung erfolgt. Bei teilstationären Aufenthalten befinden sich die Patient:innen meist tagsüber in einer stationären Einrichtung, verbringen Abende und Wochenenden jedoch in ihrer gewohnten Umgebung. Unabhängig vom Therapiesetting sind vor allem Hausaufgaben und der Einbezug von Bezugspersonen hilfreich, um Inhalte vom Therapieraum in den Alltag zu überführen.

Phase 3: Rezidivprophylaxe

Maßnahmen zur Rezidivprophylaxe sind bei allen Patient:innen indiziert, wobei die Intensität der Rezidivprophylaxe vor allem vom vorliegenden Störungsbild sowie dem bisherigen Symptomverlauf abhängig gemacht werden sollte (vgl. Kapitel 10.1). Wichtige Maßnahmen der Rezidivprophylaxe sind:

- *Materialiensammlung.* Im Zuge der Therapie lernen Patient:innen viele Methoden kennen und erhalten zahlreiche störungs- und behandlungsspezifische Informationen. Um ihnen die Bewältigung zukünftiger Problemsituationen oder einen funktionalen Umgang mit Warnsignalen und beginnender Symptomatik zu erleichtern, ist es hilfreich, diese Informationen nicht nur zu besprechen, sondern Patient:innen zusätzlich beim Anlegen einer Materialiensammlung zu unterstützen (u. a. Informationsmaterialien, Arbeitsblätter; eine umfangreiche Auswahl an Informationsmaterialien und Arbeitsblättern bietet die Buchreihe „Therapie-Tools").
- *Ressourcenaufbau.* Das Auftreten von (subjektivem) akutem und/oder chronischem Stress ist bei vielen Erkrankungen ein wichtiger auslösender Faktor für Rezidive (z. B. Martland et al., 2020; Monroe & Harkness, 2022). Daher ist der Aufbau von Ressourcen zur Stress- und Problembewältigung eine Standardmaßnahme der Rezidivprophylaxe, die bei allen Patient:innen berücksichtigt werden sollte. Dabei ist es ratsam, sowohl auf den Aufbau persönlicher Ressourcen (z. B. Problemlösefähigkeiten) als auch auf die Förderung von bedürfnisbefriedigenden und stressregulierenden Aktivitäten (z. B. Ausdauersport) sowie auf die Mobilisierung von Ressourcen im sozialen Umfeld der Patient:innen zu achten (z. B. soziale Unterstützung).
- *Fortsetzung der Behandlung bei verringerter Frequenz.* Insbesondere bei Störungsbildern, bei denen Rückfälle wahrscheinlich sind, wie beispielsweise Essstörungen oder Schizophrenie (Berends et al., 2018; Leucht et al., 2012), ist es ratsam, Patient:innen auch bei der Reduktion der Akutsymptomatik therapeutisch zu unterstützen. Dazu wird in der Regel die Frequenz der Therapiesitzungen schrittweise reduziert. Im Rahmen der ambulanten Richtlinien-Psychotherapie kann der Krankenversicherung zudem mitgeteilt werden, dass ein Reststundenkontingent für die Rezidivprophylaxe vorgehalten werden soll.
- *Psychopharmaka.* Bei einigen Störungsbildern, insbesondere bei Schizophrenie und bipolarer Störung, gilt eine psychopharmakologische Rezidivprophylaxe als Mittel der ersten Wahl (DGPPN, 2019; DGBS & DGPPN, 2020). In der Regel sollte die Medikation fortgesetzt werden, die sich bereits bei der Reduktion der Akutsymptomatik als wirksam erwiesen hat.
- *Problemorientierte Behandlung.* Insbesondere bei Erkrankungen, die biografisch früh begonnen haben, rezidivierend auftreten, chronifiziert sind oder mit Beziehungsstörungen einhergehen, empfiehlt es sich, die störungsorientierte Behandlung mit einer problemorientierten Herangehensweise zu kombinieren. Das heißt, es sollte versucht werden, die biografisch früh eingetretenen interpersonellen Muster und Schemata aufzudecken, zu bearbeiten und in funktionelle Erlebens- und Verhaltenspläne zu überführen. Diese Vorgehensweise scheint insbesondere zielführend bei Persönlichkeitsstörungen und -akzentuierungen (Sachse, 2019), (chronischen) depressiven Störungen (Brakemeier et al., 2021) und Anorexia nervosa (Archonti, Roediger & de Zwaan, 2018).

Beispiel: Frau W.

Frau W. (21 Jahre, Einzelhandelskauffrau) kam aufgrund einer Anorexia nervosa vom restriktiven Typus (F50.00) zur ambulanten Psychotherapie. Zu Therapiebeginn bestand eine unzureichende Veränderungsmotivation, weshalb in den ersten Sitzungen mittels Psychoedukation, Pro-Kontra-Listen, Briefen an die Erkrankung und empathischer Konfrontation an deren Förderung gearbeitet wurde. Die Patientin erhielt dabei Materialien der Psychoedukation in ausgedruckter Form; die Pro-Kontra-Listen und Briefe behielt sie im Original, während Kopien in die Patient:innen-Akte aufgenommen wurden. Im Zentrum des individuellen Erklärungsmodells standen Frustrationsintoleranz und Identitätskonflikte, die mit Perfektionsstreben in mehreren Lebensbereichen (inkl. Sport, Ernährung und Gewicht) überkompensiert wurden. In der Akutbehandlungsphase gelang es mittels Ernährungs- und Sportprotokollen, einer Steigerung der Kalorienaufnahme, einer Liberalisierung bezüglich „erlaubter“ Nahrungsmittel und kognitiven Methoden die Symptomatik der Anorexia nervosa zu reduzieren. Je schwächer die Symptomatik der Anorexia nervosa wurde, desto stärker konnte sich die Therapie auf die Bearbeitung der „eigentlichen Probleme“ konzentrieren. In der problemorientierten Behandlung wurde mittels Stuhldialogen und Imagery Rescripting schematherapeutisch an der Reduktion der überkompensierenden Anteile gearbeitet. Mittels einer Lebenszielanalyse (Stavemann, 2017) wurden Annährungsziele und Werte zunächst expliziert, ehe deren Transfer in den Alltag geplant wurde. Um das Verfolgen und Erreichen der identifizierten Ziele zu fördern, wurde die ACT-Matrix genutzt (Polk et al., 2019).

14.3 Individualisierung der Therapieplanung

Die störungsorientierte Behandlungsplanung kann zu großen Teilen auf etablierte Konzepte bauen, d.h. an vorhandene Leitlinien und/oder Therapiemanuale andocken. Für die meisten Störungsbilder ist dabei auch bekannt, welche Therapiemethoden am vielversprechendsten sind (z.B. kognitive Umstrukturierung, Expositionstherapie). Dennoch ist fast in allen Behandlungsfällen eine (weiterführende) Individualisierung des Vorgehens sinnvoll und notwendig (Schanz et al., 2023). Die Individualisierung findet dabei an mehreren Punkten statt:

- *Priorisierung von Therapiezielen bzw. Problembereichen.* Etwa die Hälfte der Patient:innen leidet an mehreren psychischen Erkrankungen (Jacobi et al., 2014), und beinahe alle Patient:innen haben mehrere Therapieziele und benennen mehrere Problembereiche (Faller, 2000). Weder Leitlinien noch Manuale können daher die gemeinsame Abwägung von Prioritäten und die auf den Einzelfall abgestimmte Kombination von Behandlungsmethoden ersetzen. Das

Priorisieren von Therapiezielen bzw. Problembereichen sollte dabei sowohl die subjektive Wichtigkeit der Bereiche für die Patient:innen als auch Wechselwirkungen zwischen den Problembereichen sowie die (kurzfristige) Erreichbarkeit der Zielsetzungen berücksichtigen.

Beispiel: Frau T.

Frau T. litt unter einer Agoraphobie sowie einer mittelgradigen depressiven Symptomatik. Leitlinien und Manuale sehen zur Behandlung der beiden Störungsbilder stark unterschiedliche Vorgehensweisen vor, die nur sehr eingeschränkt gleichzeitig umsetzbar sind. Daher war bei der Therapie von Frau T. eine Priorisierung der Störungsbereiche wichtig. Im Zuge der individuellen Behandlungsplanung wurde dabei das Vorgehen gemeinsam mit der Patientin reflektiert: Ausgehend von der Betrachtung der individuellen Krankheitsgeschichte wurde deutlich, dass die Agoraphobie zeitlich früher aufgetreten war und die Depression (zumindest teilweise) als Folge der mit der Agoraphobie einhergehenden Alltagseinschränkungen betrachtet werden konnte. Darüber hinaus stand die agoraphobische Symptomatik vielen potenziell bedürfnisbefriedigenden Alltagsaktivitäten im Weg, deren (Wieder-)Aufnahme vermutlich zu einer Reduktion der depressiven Symptomatik beitragen könnte. Für die Priorisierung der Behandlung der Agoraphobie sprach darüber hinaus, dass ein Behandlungserfolg hier schneller zu erwarten war als für depressive Symptome. Für eine Priorisierung der Behandlung der Depression sprach hingegen, dass ein ausreichender Antrieb als Grundvoraussetzung für eine erfolgreiche Expositionstherapie betrachtet werden konnte. Gemeinsam mit Frau T. wurde daher vereinbart, dass zunächst zur Förderung des Antriebs mit einer Restrukturierung des Alltags und einer Steigerung des Aktivitätsniveau im häuslichen Umfeld begonnen werden sollte. So früh wie möglich, sollte dann mit einer Expositionstherapie fortgefahren werden, nach deren Abschluss sollten dann erneut die (verbliebenen) depressiven Symptome in den Fokus rücken.

- *Konkrete Ausgestaltung störungsorientierter Therapiemethoden.* Auch wenn die Wahl der Behandlungsmethode bei vielen Erkrankungen evidenzbasiert erfolgen kann, bedarf es bei der Planung der konkreten Umsetzung immer einer Individualisierung. So stellt sich beispielsweise bei der Planung von Expositionstherapien immer die Frage, mit welchen konkreten Stimuli konfrontiert werden soll, welche Sicherheitsverhaltensweisen dabei unterlassen werden müssen und welche mit der Angst zusammenhängenden Befürchtungen widerlegt werden müssen. Nur wenn diese Aspekte bei der individuellen Expositionsplanung berücksichtigt werden, kann die Behandlung erfolgsversprechend durchgeführt werden.

Beispiel: Frau T. (Forts.)

Die agoraphobische Symptomatik von Frau T. bezog sich vor allem auf Fahrten auf Autobahnen sowie das Durchfahren von Tunnel. In diesen Situationen befürchtete sie, dass es im Falle eines Notfalls nur eingeschränkt möglich wäre, Unterstützung anzufordern und Hilfe zu erhalten. Um die Agoraphobie effektiv zu behandeln, war es daher wichtig, diese Situationen im Zuge der Expositionssitzungen zu fokussieren. Hierfür war es aus versicherungsrechtlichen Gründen notwendig, zunächst mit einer Fahrschule zusammenzuarbeiten, um so die befürchteten Situationen gemeinsam aufzusuchen und die dabei auftretenden Befürchtungen zu hinterfragen.

- *Bearbeitung nicht störungsorientierter Therapieziele bzw. Problembereiche.* Auch wenn eine Symptomlinderung häufig ein wichtiges Therapieziel ist und immer im Zentrum einer Behandlung zu Lasten der (gesetzlichen) Krankenversicherungen stehen sollte (vgl. Kapitel 4), ist sie häufig nicht ausreichend, um das Wohlbefinden und die Alltagsfunktionalität der Patient:innen zu steigern und Rezidiven vorzubeugen. Das gilt insbesondere bei Erkrankungsbildern, die biografisch früh begonnen haben, chronifiziert sind oder meist episodenhaft verlaufen. In solchen Fällen ist zusätzlich zur störungsorientierten Behandlung eine problemorientierte Behandlung indiziert, die zugrunde liegende pathologische Mechanismen und Konflikte adressiert. Problemorientierte Behandlungsmethoden hielten insbesondere im Zuge der Dritten Welle Einzug in die kognitive Verhaltenstherapie (z. B. Cognitive Behavioral Analysis System of Psychotherapy; Brakemeier, Guhn & Normann, 2021; Schematherapie; Jacob & Arntz, 2015).

Beispiel: Frau T. (Forts.)

Im Zuge der Makroanalyse wurde deutlich, dass die Agoraphobie von Frau T. (vermutlich) mit Trennungsängsten und Beziehungsabbrüchen in ihrer Kindheit zusammenhing. Durch diese Erfahrungen hatte Frau T. gelernt, dass sie (vermeintlich) hilflos und verletzlich sei, wenn ihr niemand beistehe. Deshalb müsse sie es unbedingt vermeiden, auf sich allein gestellt zu sein und eigene Entscheidungen zu treffen. Diese tief verwurzelten Überzeugungen und Ängste wurden zunächst mit kognitiven Methoden hinterfragt, bevor zur Förderung der Problemaktualisierung zusätzlich erlebnisorientierte Therapiemethoden – in Form von schematherapeutischen Interventionen – zum Einsatz kamen.

Für die Individualisierung von Behandlungsmethoden sind insbesondere die Erfassung der Therapieziele und die Erarbeitung des Erklärungsmodells vor dem Hintergrund von Mikro- und Makroanalyse von großer Bedeutung (vgl. Kapitel 7).

Hinweis

In diesem Kapitel entfällt der geringste Seitenumfang auf die Darstellung der Individualisierung der Behandlung. Uns ist es jedoch wichtig zu betonen, dass dieser Umstand keine Wertung ausdrückt. Vielmehr liegt es in der Natur der Sache, dass ein Individualisierungsprozess nur skizzenhaft in generischer Form darstellbar ist. In der Tat gehen wir davon aus, dass der Individualisierung der Behandlungsplanung eine sehr große Bedeutung zukommt und möchten Sie motivieren, insbesondere in diesem Planungsschritt in einen intensiven fallbezogenen Austausch mit Ihren Anleiter:innen zu gehen.

14.4 Zusammenfassung und Lernkontrollfragen

Zusammenfassung von Kapitel 14:

- Bei allen Behandlungsplanungen sollten die Schritte (1) Evidenzbasierung, (2) Detailplanung des störungsspezifischen Vorgehens und (3) Individualisierung berücksichtigt werden.
- Für die Evidenzbasierung sollten Sie sich an den aktuellen Behandlungsleitlinien der AWMF und aktuellen, qualitativ hochwertigen systematischen Übersichtsarbeiten orientieren. Letzteres ist vor allem zu empfehlen, wenn Leitlinien mehrere Jahre alt oder von geringer methodischer Qualität sind (S1-Leitlinien).
- Bei Schizophrenie, bipolaren Störungen, depressiven Episoden mit psychotischen Merkmalen und schweren Fällen von ADHS empfehlen die AWMF-Leitlinien eine primär psychopharmakologische Behandlung.
- Bei mittelgradigen depressiven Störungen, mittelgradiger ADHS, generalisierter Angststörung, Panikstörung und Agoraphobie sowie sozialer Phobie sollen Psychopharmakotherapie und Psychotherapie gleichwertig angeboten werden.
- Liegen eine Zwangsstörung, eine posttraumatische Belastungsstörung, eine Anorexia oder Bulimia nervosa, ein leichter Fall von ADHS oder eine Störung des Sozialverhaltens vor, soll primär eine psychotherapeutische Behandlung angeboten werden.
- Bei der Detailplanung der störungsorientierten Therapieplanung sollten neben der Phase zur Behandlung der Akutsymptomatik auch eine Vorbereitungsphase und eine Phase zur Rezidivprophylaxe berücksichtigt werden.
- Zur Vorbereitung auf eine störungsorientierte Behandlung der akuten Symptomatik dienen immer die Erstellung eines individuellen Störungsmodells sowie die Durchführung psychoedukativer Maßnahmen; darüber hinaus können insbesondere stabilisierende Maßnahmen sowie Maßnahmen zur Bearbeitung von Ambivalenzen indiziert sein.
- Kognitive Interventionen (z. B. ABC-Modell, sokratische Dialoge) und Verhaltensexperimente sind primär indiziert, wenn dysfunktionale Kognitionen einen bedeutsamen Beitrag zum Störungsgeschehen leisten.

- Behaviorale Methoden sind vor allem zur Reduktion von Vermeidungs- und/oder Sicherheitsverhalten, zum Abbau von dysfunktionalem Verhalten sowie zum Aufbau von funktionalem Verhalten indiziert.
- Verfahren der Dritten Welle der Verhaltenstherapie dienen vor allem der Bearbeitung tiefgreifender dysfunktionaler Interaktionsmuster, der Korrektur einer dysfunktionalen Bewertung eigener Gedanken oder der Förderung psychologischer Flexibilität.
- Individualisierung muss Teil jeder Behandlungsplanung sein und durchzieht den gesamten Behandlungsprozess. Sie umfasst neben der Priorisierung der Therapieziele und der einzelfallspezifischen Planung der störungsorientierten Behandlung insbesondere die Ausgestaltung nicht störungsorientierter, also problem- und lösungsorientierter Themenschwerpunkte.

Lernkontrollfragen

1. Nennen Sie die wesentlichen Unterschiede zwischen einer S1- und einer S3-Leitlinie.
2. Was unterscheidet S2e- von S2k-Leitlinien?
3. Beschreiben Sie die evidenzbasierte Behandlung einer posttraumatischen Belastungsstörung.
4. Wie gestaltet sich eine evidenzbasierte Behandlung einer Aufmerksamkeitsdefizit/Hyperaktivitätsstörung im Altersbereich von zwei bis acht Jahren?
5. Welche Elemente sollte jede Vorbereitungsphase auf eine störungsorientierte Behandlung umfassen?
6. Nennen Sie drei behaviorale Therapiemethoden und deren primäre Indikation.
7. Beschreiben Sie die Schwerpunkte und Methoden einer schematherapeutischen Behandlung.
8. Was unterscheidet metakognitive von kognitiver Therapie?
9. Welche Maßnahmen gehören zum Standard der Rezidivprophylaxe?
10. Erläutern Sie die wichtigsten Aspekte bei der Individualisierung von Behandlungen.

Weiterführende Literatur

Schanz, C. G., Equit, M. & Schäfer, S. K. (2023). *Therapie-Basics: Fallkonzeption und Behandlungsplanung*. Weinheim: Beltz.

15 Erstellung psychologischer Gutachten

Die Approbationsordnung sieht vor, dass Studierende im Zuge ihrer BQT-III ein „ausführliches psychologisch-psychotherapeutisches Gutachten" erstellen. Bei psychologischen Begutachtungen nutzen Psycholog:innen einen wissenschaftlich fundierten diagnostischen Prozess, um eine auf das Erleben und Verhalten einer oder mehrerer Personen bezogene Fragestellung eines:einer Auftraggeber:in zu beantworten (Westhoff & Kluck, 2013). Ziel der Begutachtung ist es, Auftraggeber:innen durch die eigene Sachkenntnis bei einer Entscheidungsfindung zu unterstützen. Die Entscheidungshilfen werden dabei in Empfehlungen festgehalten, deren Nützlichkeit für den praktischen Wert der Begutachtung entscheidend ist (Proyer & Ortner, 2017). Psycholog:innen können in vielen Gegenstandbereichen als Sachverständige tätig sein. Wichtige Gegenstandsbereiche sind:

- Begutachtung im Rahmen von Psychotherapie (z. B. „Sollten die Kosten einer Behandlung übernommen werden?"),
- eignungsdiagnostische Begutachtung (z. B. „Ist eine Person für die Tätigkeit eines:einer Fluglots:in geeignet?"),
- verkehrspsychologische Begutachtung (z. B. „Ist eine Person zur Fahrzeugführung befähigt?"),
- strafrechtliche Begutachtung (z. B. „Ist eine Zeugenaussage erlebnisbasiert?"),
- familienrechtliche Begutachtung (z. B. „Welche Sorgerechtsregelung ist dem Kindeswohl am wahrscheinlichsten dienlich?"),
- sozialmedizinische Begutachtung (z. B. „Ist die Erwerbsfähigkeit einer Person eingeschränkt?"),
- schulpsychologische Begutachtung (z. B. „Liegt bei einem Kind ein besonderer Förderbedarf vor?").

Je nach Gegenstandsbereich können unterschiedliche (Qualifikations-)Anforderungen an Sachverständige gelten, und auch die Ausgestaltung der schriftlichen Gutachten kann sich unterscheiden (z. B. DIN 33430; § 163 FamFG; Gräcmann & Albrecht, 2022). Um allgemeine Qualitätsstandards einzuhalten, hilft eine Orientierung an einer entsprechenden Veröffentlichung der Föderation Deutscher Psychologenvereinigungen (2017). Auch das Gutachten, das im Rahmen der BQT-III verfasst wird, sollte an diesen Standards orientiert sein. Die Approbationsordnung sieht dabei vor, dass das Gutachten „selbstständig und eigenverantwortlich“ erstellt werden muss und „ausschließlich Ausbildungszwecken“ dient. Da die Begutachtung Teil der BQT-III ist, muss sie – wie alle Leistungen der BQT-III – an Patient:innen der ambulanten, stationären oder teil-stationären Versorgung erfolgen. Aus der Formulierung „psychologisch-psychotherapeutisches Gutachten“ lässt sich zudem ableiten, dass das Gutachten sich auf klinische Fragestellungen beziehen sollte anstatt auf z. B. eignungsdiagnostische oder aussagepsychologische Fragestellungen. Darüber hinaus ist die Gutachtenerstellung grundsätzlich von (Kinder- und Jugend-)Psychotherapeut:innen anzuleiten. Die konkrete Fragestellung sprechen Sie dabei in der Regel mit Ihren jeweiligen Anleiter:innen ab. Typische Fragestellungen, die Ihnen dabei begegnen können, sind beispielsweise:

- Abklärung einer Arbeitsunfähigkeit,
- (Sozialmedizinische) Abklärung der Erwerbsfähigkeit,
- Abklärung der Schulfähigkeit,
- Abklärung des Vorliegens einer (spezifischen) psychischen Erkrankung.

Oftmals findet die Begutachtung dabei an Patient:innen statt, an denen Sie auch andere Leistungen der BQT-III erbracht haben (z. B. Erstgespräch, psychodiagnostische Untersuchungen), wodurch Synergieeffekte nutzbar werden.

15.1 Begutachtungsschritte

Im Allgemeinen werden bei jedem Begutachtungsprozess die folgenden Schritte durchlaufen (Föderation Deutscher Psychologenvereinigungen, 2017; Schmidt-Atzert et al., 2021):

Schritt 1: Auftragsklärung und Auftragsannahme

Gutachten sind immer Auftragsarbeiten. Bevor Psycholog:innen einen Auftrag annehmen, müssen sie ihn jedoch bezüglich fachlicher, ethischer und formaler Kriterien prüfen.

- *Fachliche Prüfung.* Die wesentlichen Fragen der fachlichen Prüfung sind: (1) Stehen der Psychologie im Allgemeinen ausreichende wissenschaftliche Erkenntnisse und Methoden zur Verfügung, die eine Bearbeitung der Fragestellung des:der Auftraggeber:in im Zuge eines psychologischen Gutachtens ermöglichen? (2) Liegen bei dem:der angefragten Gutachter:in im Speziellen ausreichende Sachkenntnisse vor und erfüllt er:sie etwaige (berufs-)rechtliche Vorgaben, sodass eine fachgerechte Begutachtung möglich ist?

Beispiel: Auftragsannahme

Psychologische Sachverständige bzw. psychologischer Sachverständiger zu sein bedeutet nicht, dass man alle psychologischen Begutachtungsaufträge gleichermaßen bearbeiten kann. Beispielsweise sollten Expert:innen für Fragen des Familienrechts höchstwahrscheinlich einen Auftrag für eine aussagenpsychologische Begutachtung ablehnen, der jedoch sehr gut von Expert:innen aus dem Bereich des Strafrechts bearbeitet werden könnte.

- *Ethische Prüfung.* Es muss geprüft werden, ob der Auftrag allgemeine ethische Prinzipien der psychologischen Berufsausübung verletzt (z. B. Prinzip der Nicht-Schädigung oder der Gleichheit; vgl. Kapitel 4). Um ethisch vertretbar zu sein, muss der Auftrag darüber hinaus neutral und ergebnisoffen formuliert sein, d. h., der Auftrag darf das gewünschte Ergebnis nicht bereits implizieren. Darüber hinaus müssen Psycholog:innen darauf achten, dass der potenzielle Nutzen der Begutachtung und ihr Aufwand in einem angemessenen Verhältnis stehen – insbesondere bezüglich der finanziellen Kosten und des zeitlichen Aufwands. Zuletzt müssen Psycholog:innen prüfen, ob bei ihnen persönlich eine Befangenheit vorliegt, die einer neutralen und ergebnisoffenen Bearbeitung des Auftrags entgegensteht.

Beispiel: Ethische Prüfung

Viele familienrechtliche Begutachtungen beziehen sich darauf, Umgangs- oder Sorgerechtsregelungen zu empfehlen, die dem Kindeswohl wahrscheinlich am besten entsprechen. Von der Annahme eines entsprechenden Begutachtungsauftrag sollte jedoch Abstand genommen werden, wenn der:die Auftraggeber:in (z. B. der Vater oder die Mutter) im Zuge der Auftragsbesprechung bereits nahelegt, welches Ergebnis der Begutachtung er:sie präferieren würde. Unter anderem, da der:die Auftraggeber:in in der Regel die Kosten der Begutachtung trägt, wäre in einem solchen Fall eine ergebnisoffene Begutachtung kaum möglich.

- *Formale Prüfung.* Die formale Prüfung des Auftrags bezieht sich vor allem darauf, ob der Auftrag eindeutig formuliert ist. Das wäre z. B. nicht der Fall, wenn der Auftrag veraltete oder mehrdeutige Begriffe umfasst (z. B. „endogene Psychose") oder wenn sich möglicherweise das alltagssprachliche Vokabular vom fachsprachlichen Gebrauch unterscheidet (z. B. „Legasthenie"). Darüber hinaus muss geprüft werden, ob der Umfang des Auftrags angemessen ist oder eine Erweiterung oder Verschlankung angefragt werden muss.

Beispiel: Formale Prüfung

Die Eltern eines Schülers kommen zur Begutachtung, da dieser im Unterricht wiederkehrend störendes Verhalten zeigt (z. B. Aufstehen während des Unterrichts). Sie möchten einen:eine Psycholog:in damit beauftragen zu klären, ob die Verhaltensauffälligkeiten aus dem Vorliegen einer Aufmerksamkeitsdefizit-/Hyperaktivitätsstörung (ADHS) resultieren. In diesem Fall wäre es sinnvoll, eine Ausweitung der Fragestellung mit den Eltern zu besprechen, da es durchaus denkbar wäre, dass andere Erkrankungen (z.B. eine Störung des Sozialverhaltens, eine Lese-Rechtschreibstörung) oder auch ganz andere Gründe (z.B. Mobbing durch Mitschüler:innen) ursächlich für das Störverhalten sind. Ein Auftrag, der sich allein auf die Abklärung einer ADHS beschränkt und keine Alternativerklärung prüft, ist daher nicht angemessen.

Schritt 2: Differenzierung der globalen Fragestellung in „psychologische Fragen“

Der Auftrag bzw. die globale Fragestellung der Auftraggeber:innen ist in der Regel nicht unmittelbar wissenschaftlich überprüfbar, sondern muss zunächst in psychologische Fragen bzw. Hypothesen übersetzt werden. Ein Zwischenschritt ist dabei die Entwicklung von Entscheidungskriterien (insbesondere in der Eignungsdiagnostik auch Anforderungsprofil genannt), die für die Beantwortung der Hauptfragestellung wesentlich sind (Westhoff & Kluck, 2013). Die Ableitung der Entscheidungskriterien muss theoretisch und/oder empirisch begründet werden. Da von der Erfüllung der Entscheidungskriterien die Schlussfolgerungen und Empfehlungen des:der Sachverständigen abhängen, sollten Entscheidungskriterien (um den Vorwurf der Befangenheit vorzubeugen) im diagnostischen Prozess nicht mehr nachträglich angepasst werden. Erscheint dies dennoch aus nicht zuvor absehbaren Gründen unvermeidlich, muss die Anpassung der Entscheidungskriterien transparent gemacht und begründet werden.

Beispiel

Ein:eine Sachverständige:r erhält den Auftrag zu prüfen, „welche Sorgerechtsregelung dem Kindeswohl am wahrscheinlichsten dienlich ist“. Um dies zu tun, muss er:sie zunächst Entscheidungskriterien definieren, die erfüllt sein sollten, damit das Kindeswohl möglichst wahrscheinlich sichergestellt wird. Aus der Literatur kann abgeleitet werden, dass als Entscheidungskriterien die Bindung des Kindes, der Wille des Kindes, Betreuungs- und Umgebungskontinuität, das Anregungsmilieu sowie die Problemlösefähigkeiten und die Kompromissbereitschaft der Eltern herangezogen werden sollten (Salzgeber, 2024). Entsprechend beziehen sich die im Anschluss formulierten psychologischen Fragen darauf, die Ausprägung der entscheidungsrelevanten Variablen zu prüfen (z.B. „Wie ist die affektive Bindung des begutachteten Kindes zu seinen Bezugspersonen?“, „Welche Erziehungsbereitschaft bzw. -vorstellungen haben die Bezugspersonen und wie wurden Erziehungsaufgaben bislang erfüllt?“).

Schritt 3: Untersuchungsplanung

Für die Untersuchung werden die Verfahren ausgewählt, die am besten dazu geeignet sind, die zuvor definierten psychologischen Fragen zu beantworten. Die Auswahl sollte dabei sowohl inhaltliche Aspekte als auch die psychometrische Güte der Verfahren beachten.

- *Inhaltliche Aspekte.* Bei der Auswahl der Verfahren sollte darauf geachtet werden, dass alle in den Entscheidungskriterien bzw. psychologischen Fragen definierten Variablen erfasst werden, ohne darüber hinaus irrelevante Erlebens- und Verhaltensdimensionen zu erfassen (Grundsatz der Ökonomie und Zumutbarkeit). Entscheidend für die Auswahl (vorbestehender) Testverfahren ist dabei der im Testmanual definierte – theoretisch und/oder empirisch gestützte – Anwendungs- und Geltungsbereich. Um dies beurteilen zu können, sollten sich Anwender:innen detailliert mit dem jeweiligen Testhandbuch auseinandersetzen (Proyer & Ortner, 2017).
- *Psychometrische Aspekte.* Es sollten nur Verfahren angewendet werden, die über eine ausreichende sowie bestmögliche Objektivität, Reliabilität und Validität verfügen. Zusätzlich ist die Erfüllung von Nebengütekriterien zu beachten, wobei deren jeweilige Relevanz sich je nach Fragestellung bzw. Anwendungsfall unterscheiden kann (z. B. ist die Anwendung eines kulturfairen, sprachfreien Leistungstests vor allem relevant, wenn Personen aus nicht westlichen Kulturräumen bzw. mit eingeschränkten Kenntnissen der deutschen Sprache untersucht werden).

Hinweis

Weitere Details zur Auswahl von Testverfahren, die auch auf den Begutachtungsprozess angewendet werden können, sind in Kapitel 7 beschrieben.

In vielen Begutachtungsfällen kann nicht (nur) auf vorbestehende Verfahren zurückgegriffen werden, stattdessen sind diese (in Teilen) selbst zu konzipieren (Westhoff & Kluck, 2013). Dies ist der Fall, da die (psychologischen) Fragestellungen in Begutachtungsprozessen oft zu spezifisch sind, um genau in den definierten Anwendungs- und Geltungsbereich eines Verfahrens zu passen. Oftmals sind vorhandene Verfahren also nicht in der Lage, alle Entscheidungskriterien abzubilden. Die selbstständige Konzeption von Verfahren bezieht sich dabei in erster Linie auf Interviewleitfäden und Leitfäden zur Verhaltensbeobachtung und -beurteilung (Schmidt-Atzert et al., 2021; Proyer & Ortner, 2017):

- *Interviewleitfäden.* Interviews setzen sich in der Regel aus einem Einleitungsteil, einem Hauptteil und einem Schlussteil zusammen. In der Einleitung werden Formalitäten geklärt (z. B. Vorstellung, Aufklärung, Einverständnis), und die begutachteten Personen haben die Möglichkeit, ihre Sichtweise auf den

Begutachtungsanlass und die damit verbundenen Fragen frei darzustellen. Für den Hauptteil ist es die Aufgabe der Gutachter:innen, zu allen durch das Interview zu eruierenden psychologischen Fragen bzw. Entscheidungskriterien, unter Berücksichtigung psychologischer Theorien, Fragen zu erstellen. Insbesondere – aber nicht nur – Anfänger:innen sollten sich die Fragen schriftlich vorformulieren. Das Vorformulieren der Fragen erleichtert es den Interviewer:innen, das Interview zu strukturieren und angemessen zu dokumentieren und soll sicherstellen, dass alle relevanten Variablen erfasst werden. Darüber hinaus trägt das Vorformulieren zur Sicherstellung der Durchführungsobjektivität bei. Um neben der Durchführungsobjektivität auch Auswertungs- und Interpretationsobjektivität zu stärken, sollten im Zuge der Interviewerstellung auch bereits die Auswertungs- und Interpretationsstrategien festgelegt werden, die ebenfalls auf Basis theoretischer Überlegungen und empirischer Ansätze gewählt werden sollten. Bei der konkreten Fragenkonstruktion sollte darauf geachtet werden, nach konkretem Verhalten statt nach Erleben und/oder Verhalten in hypothetischen Situationen zu fragen. Darüber hinaus sollte die Befragung trichterförmig organisiert sein (d.h. vom Allgemeinen zum Speziellen), und jeder Themenbereich sollte in der Regel mit offenen Fragen eröffnet werden. Im Schlussteil des Interviews haben die begutachteten Personen Gelegenheit für Ergänzungen, Rückmeldungen und/oder Rückfragen. Darüber hinaus wird ihnen das weitere Vorgehen im Begutachtungsprozess erläutert und ggf. werden Möglichkeiten zur Kontaktaufnahme besprochen.

Wichtig

Ein Begutachtungsprozess ist kein Therapieprozess. Das heißt, therapeutische Strategien der Gesprächs- und Beziehungsgestaltung wie z.B. soziale Verstärkung, Validierung oder Normalisierung, sind unangemessen und sollten nicht angewendet werden. Im Begutachtungsprozess fokussieren sich Psycholog:innen bzw. Psychotherapeut:innen ausschließlich auf ihre Funktion als Diagnostiker:innen.

- *Verhaltensbeobachtungen und -beurteilungen.* Neben Interviews gehört die Verhaltensbeobachtung und -beurteilung zu den wichtigsten Verfahren in Begutachtungsprozessen. Im Zuge der Beobachtung wird Verhalten objektiv protokolliert bzw. beschrieben. Im Prozess der Beurteilung wird das Verhalten vor dem Hintergrund der psychologischen Fragen bzw. der Entscheidungskriterien interpretiert. Wichtig ist, dass Gutachter:innen vorab planen, wie die Beobachtungssituation ausgestaltet sein soll, um relevante Verhaltensweisen beobachten zu können. Eine wichtige Frage ist, ob die Beobachtung „im Feld" (z.B. bei der begutachteten Person zu Hause) oder „unter Laborbedingungen" (d.h. unter standardisierten Bedingungen, z.B. in Praxisräumen) erfolgen soll. Ebenso sollte vorab entschieden werden, ob die begutachtende Person mit den zu begutachtenden Personen während der Verhaltensbeobachtung interagiert (d.h., an der relevanten Situation teilnimmt) oder sich auf eine Beobachter:innen-Rolle beschränkt. Eine weitere wichtige Frage bei der Planung der Verhaltensbeobachtung ist, wie das Verhalten protokolliert werden soll. Erfolgt die Verhaltensbeobachtung sehr systematisch und können interessierende Verhaltensweisen hypothesengeleitet vorformuliert werden, ist manchmal eine quantitative Dokumentation möglich (z.B. das Führen einer Strichliste zur Protokollierung der Häufigkeit eines bestimmten Verhaltens). Da viele interessierende Verhaltensweisen jedoch komplex und schwer zu prädizieren sind, eignet sich häufiger eine qualitative Dokumentation (d.h. eine Beschreibung der Verhaltensweisen). In beiden Fällen kann es hilfreich sein, die beobachtete Situation multimedial aufzuzeichnen (das Einverständnis der Betroffenen vorausgesetzt). Indem die Charakteristika der Beobachtungssituation vorab festgelegt werden, wird die Durchführungsobjektivität gestärkt. Zur Auswertungs- und Interpretationsobjektivität trägt bei, dass die Gutachter:innen vorab festlegen sollten, welche Verhaltensweisen in welcher Form bei der Auswertung berücksichtigt werden sollen und welche Verhaltensweisen als eine höhere bzw. niedrigere Ausprägung auf den relevanten Entscheidungskriterien zu interpretieren sind.

Wichtig

Aus ethischen Gesichtspunkten sowie zur Wahrung des Datenschutzes ist eine verdeckte Verhaltensbeobachtung (d.h., den begutachteten Personen ist die Beobachtung nicht bewusst) in den meisten Fällen auszuschließen.

Schritt 4: Durchführung und Auswertung der Untersuchung

Vor Beginn der Untersuchung sollte den Teilnehmenden der Zweck der Untersuchung mitgeteilt werden, einschließlich des Auftrags und der Auftraggeber:innen der Begutachtung. In der Regel sind die Teilnehmer:innen darüber aufzuklären, dass ihre Teilnahme an der Untersuchung freiwillig ist und die Durchführung der diagnostischen Untersuchung ihre informierte Einwilligung voraussetzt (hiervon kann es Ausnahmen geben, z.B. bei Prognosegutachten). Entsprechend sind die Teilnehmer:innen über den Ablauf der Untersuchung und die Verwertung der erhobenen Daten aufzuklären. Sofern notwendig, kann es hilfreich sein, sich eine Schweigepflichtentbindung gegenüber anderen am Begutachtungsprozess beteiligten Personen ausstellen zu lassen. Bei der Durchführung der diagnostischen Untersuchungen selbst sollte auf adäquate Kontextfaktoren (z.B. Vertraulichkeit, Temperatur) sowie ein ausreichendes Zeitkontingent geachtet werden. Das ist insbesondere – aber nicht ausschließlich – bei der Durchführung von Leistungsdiagnostik relevant. Alle vorbestehenden Verfahren (z.B. standardisierte Tests) sollten entsprechend der Durchführungsanweisungen im jeweiligen Handbuch durchgeführt werden. Bei der Anwendung selbstkonstruierter Verfahren sollte das Vorgehen dem zuvor festgelegten Leitfaden entsprechen. Dasselbe gilt für die Auswertung und Interpretation der Untersuchung. Auch hier sind Vorgaben von Testhandbüchern bzw. zuvor festgelegte Auswertungs- und Interpretationsstrategien einzuhalten.

Schritt 5: Schlussfolgerungen ziehen und Empfehlungen ableiten

Wie eingangs erläutert, ergibt sich der praktische Wert einer Begutachtung unmittelbar aus der Nützlichkeit der resultierenden Empfehlungen (Proyer & Ortner, 2017). Welche Empfehlungen formuliert werden, hängt davon ab, welche Schlussfolgerungen die diagnostischen Untersuchungen bezüglich der (graduellen) (Nicht-)Erfüllung der Entscheidungskriterien zulassen. Die abgeleiteten Empfehlungen sollten

- theoretisch (und empirisch) fundiert sein,
- konkret und verhaltensbezogen sein,
- (wann immer möglich) eindeutig sein,
- die individuellen Eigenschaften und Lebenswelten der Betroffenen beachten,
- sich ausschließlich auf den Gegenstand der eigenen Expertise beziehen,
- sich ausschließlich auf die im Auftrag definierte Fragestellung beziehen.

Beispiel

Ein Kind wird aufgrund von Leistungsdefiziten und Verhaltensauffälligkeiten schulpsychologisch begutachtet. Eine der Fragestellungen der Auftraggeber:innen (hier: Eltern des Kindes) bezieht sich dabei auf die Abklärung einer Lese-Rechtschreib-Schwäche. Im diagnostischen Prozess zeigt sich u.a. ein durchschnittlicher IQ bei gleichzeitig stark unterdurchschnittlicher Lesefähigkeit und Rechtschreibfähigkeit. Der Gutachter empfiehlt daher u.a. die Teilnahme an einem Trainingsprogramm zur Förderung der Lese- und Rechtschreibfähigkeit (verhaltensbezogen). Diese Empfehlung spezifiziert er durch die Nennung spezifischer Programme (konkret und eindeutig), deren Wirksamkeit nachgewiesen ist (theoretische und empirische Fundierung), die für die Altersgruppe des Kindes ausgelegt sind (Berücksichtigung individueller Eigenschaften) und die im urbanen Umfeld des Schulbezirks angeboten werden (Berücksichtigung der individuellen Lebenswelt). Neben dem Vorliegen einer Lese-Rechtschreibstörung vermutet der Gutachter auch das Vorliegen einer sozialen Angststörung. Da er jedoch weder über eine Approbation noch klinische Expertise verfügt, stellt er keine Verdachtsdiagnose, sondern empfiehlt die Konsultation einer psychotherapeutischen Ambulanz für Kinder und Jugendliche.

Der Begutachtungsprozess endet mit der Erstattung des Gutachtens, die im nachfolgenden Kapitel dargestellt wird.

Beispiel

Nehmen wir an, Sie möchten im Zuge Ihrer BQT-III zu Ausbildungszwecken an einem Patienten (59 Jahre, männlich, Finanzbeamter) einer Universitätsambulanz eine Begutachtung bezüglich einer möglichen Arbeitsunfähigkeit aufgrund psychischer Krankheit durchführen. Arbeitsunfähigkeit liegt per Definition vor, wenn eine Person „auf Grund von Krankheit ihre zuletzt [...] ausgeübte Tätigkeit nicht mehr [...] ausführen" kann (Gemeinsamer Bundesausschuss, 2023). Als Entscheidungskriterien sollten Sie daher die Anforderungen der zuletzt ausgeübten Tätigkeit definieren, und die psychologischen Fragen müssen sich darauf beziehen, ob diese Anforderungen aufgrund einer psychischen Erkrankung derzeit nicht erfüllt werden können. Hinweise zur Definition der Entscheidungskriterien können u. a. der Beschreibung des beruflichen Alltags durch den Patienten und/oder der berufsbezogenen Anforderungsbeschreibung der Bundesagentur für Arbeit entnommen werden (z. B. www.berufenet.arbeitsagentur.de). Zur Beurteilung einsetzbare diagnostische Verfahren wären vor allem Selbst- und Fremdratings der gegenwärtigen Symptomatik (wie sie möglicherweise bereits in der Routine-Diagnostik angewendet wurden) sowie ggf. Leistungstests (wobei zu beachten ist, dass im beschriebenen Beispiel nur die gegenwärtige Arbeitsfähigkeit und nicht die generelle Berufseignung zu begutachten wäre). Aus der Summe der diagnostischen Informationen könnten dann Schlussfolgerungen darüber gezogen werden, inwiefern spezifische berufliche Anforderungen derzeit (nicht) erfüllt werden können. Sollten Sie dabei zum Befund gelangen, dass die betroffene Person die beruflichen Anforderungen derzeit aufgrund einer psychischen Erkrankung nicht erfüllen kann, könnten Sie beispielsweise die Empfehlung formulieren, die behandelnde Hausärztin um eine Arbeitsunfähigkeitsbescheinigung zu ersuchen.

15.2 Erstattung des Gutachtens

Neben der Gültigkeit des gutachterlichen Handelns und Schlussfolgerns (u. a. angemessene Operationalisierung hypothetischer Konstrukte, Einhaltung der Regeln der Logik) ist die Kommunizierbarkeit des Gutachtens das zweite wichtige Qualitätskriterium, an dem sich Begutachtungen messen lassen müssen (Föderation Deutscher Psychologenvereinigungen, 2017). Das heißt, bei der Erstattung des Gutachtens müssen Transparenz sowie Prüfbarkeit des Vorgehens gesichert sein, und die Sprache muss den jeweiligen Empfänger:innen des Gutachtens angemessen sein, ohne dass dadurch die Validität der Aussagen geschmälert würde.

Je nach Gegenstandsbereich und/oder Komplexität der Fragestellung können bzw. müssen Gutachten schriftlich und/oder mündlich erstattet werden. Da im Zuge der BQT-III in der Regel eine schriftliche Ausarbeitung des Gutachtens gefordert ist, fokussieren wir im Folgenden die Darstellung der schriftlichen Erstattung.

Hinweis

Die genauen Anforderungen an die Ausarbeitung des Gutachtens im Zuge der BQT-III können sich zwischen Standorten unterscheiden (u.a. Umfang, Aufbau). Informieren Sie sich daher frühzeitig, welche Anforderungen an Ihrem jeweiligen Standort gelten.

Das schriftliche Gutachten folgt in seinem Aufbau im Wesentlichen den Begutachtungsschritten und wird dabei von einem Deckblatt sowie einem Literaturverzeichnis und einem Anhang gerahmt (Proyer & Ortner, 2017):

1. *Deckblatt.* Das Deckblatt eines Gutachtens umfasst in der Regel Angaben zu Auftraggeber:in, Gutachter:in sowie der begutachteten Person bzw. dem Begutachtungsgegenstand, Ort und Datum der Abfassung sowie die Hauptfragestellung. Im Zuge der BQT-III sind zumeist Angaben zu Auftraggeber:innen durch Angaben zu den Anleiter:innen der Begutachtung zu ersetzen.
2. *Bisheriger Sachverhalt bzw. orientierende Angaben.* In diesem Abschnitt wird der Auftrag detailliert erläutert. Darüber hinaus werden Kontextinformationen zur Auftragsentstehung sowie zu Beginn der Begutachtung vorliegende Informationen dargestellt. Wenn vorbestehende Sachverhalte von Dritten geäußert werden, ohne dass sie überprüfbar sind, ist es wichtig, sie im Konjunktiv abzufassen.

   Beispiel

   Wird im Zuge eines Personalauswahlprozesses eine Eignungsdiagnostik durchgeführt, würden hier sowohl vorbestehende Informationen zu den Bewerber:innen (z.B. Zeugnisse) als auch zur ausgeschriebenen Stelle (z.B. Tätigkeitsbeschreibung) und zum Unternehmen (z.B. Personalstruktur) zusammengefasst.

3. *Psychologische Fragen und Entscheidungskriterien.* Die aus dem Auftrag abgeleiteten psychologischen Fragen und Entscheidungskriterien sollten klar benannt werden. Die Auswahl ist theoriefundiert und/oder empirisch zu begründen. Entsprechende Quellen sind anzuführen.
4. *Untersuchungsmethoden.* Die eingesetzten Verfahren müssen eindeutig, inklusive Literaturangaben, benannt werden. Durch die Beschreibung des Verfahrens sollte (auch) psychologischen Laien, die in der Regel Empfänger:innen eines Gutachtens sind, nachvollziehbar werden, wie das jeweilige Verfahren aufgebaut ist und

was es erfasst. Beschreibungen bzw. Nachweise der psychometrischen Güte sowie des Anwendungs- und Geltungsbereichs sind zu erbringen. Werden selbstkonstruierte Verfahren angewandt, sollten deren Konzeptualisierung sowie die zuvor festgelegten Auswertungs- und Interpretationsstrategien nachvollziehbar beschrieben werden. Selbst entwickelte Interview- und Beobachtungsleitfäden sollten im Anhang des Gutachtens verfügbar gemacht werden.

Hinweis

Die Beschreibung der Untersuchungsmethoden ähnelt der Darstellung der eingesetzten Verfahren in wissenschaftlichen Arbeiten, wie sie Studierende beispielsweise aus ihrer Bachelor- oder Masterarbeit kennen.

5. *Ergebnisdarstellung.* Die Ergebnisdarstellung ist die Darstellung der Ergebnisse der eingesetzten Verfahren. Wurden Interviews und Verhaltensbeobachtungen eingesetzt, bedeutet dies nicht, dass das gesamte Interview- oder Beobachtungsprotokoll in das Gutachten aufgenommen werden sollte. Stattdessen ist es Aufgabe der begutachtenden Person, relevante Informationen von irrelevanten Informationen zu trennen. Bei der Wiedergabe von Interviewauszügen kann es der Objektivität dienen, wörtliche Zitate zu verwenden. Wann immer Interviewaussagen inhaltlich, aber nicht wörtlich (in Anführungszeichen) wiedergegeben werden, ist es wichtig, auf deren Formulierung im Konjunktiv zu achten. Verhaltensbeobachtungen sollten möglichst detailliert erfolgen und eine Beschreibung relevanter Kontext- und Interaktionsfaktoren einschließen. Werden vorbestehende Verfahren angewendet, ist es in der Regel nicht hilfreich, Rohwerte wiederzugeben. Stattdessen sollten (wann immer möglich) Normwerte inklusive ihrer Konfidenzintervalle dargestellt werden. Die verbale Einordnung der Normwerte sollte über das Gutachten hinweg konstant gehalten werden (z. B. „stark unterdurchschnittlich", „unterdurchschnittlich", „durchschnittlich", „überdurchschnittlich", „stark überdurchschnittlich") und das Konfidenzintervall beachten (z. B. „überdurchschnittlich bis stark überdurchschnittlich").

Beispiel

Eine Person erreicht in einer Testung mit einem Intelligenztest einen IQ von 132. Das 95 %-Konfidenzintervall reicht von 126 bis 138. Das Testergebnis wäre in diesem Fall nicht als „stark überdurchschnittlich", sondern als „überdurchschnittlich bis stark überdurchschnittlich" einzuordnen – weil das Konfidenzintervall beide Bereiche einschließt (d. h., die untere Grenze des Konfidenzintervalls reicht unter die Schwelle von 130, die den Hochbegabungsbereich definiert).

Hinweis

Relevante Gelegenheitsbeobachtungen im Zuge der Verfahrensanwendung (z.B. zum Arbeitsstil bei einer Intelligenztestung) können, sofern relevant, ebenfalls in den Ergebnisteil integriert werden. Sie sollten jedoch als Gelegenheitsbeobachtungen kenntlich gemacht werden.

6. *Befunddarstellung.* Im Gegensatz zur Ergebnisdarstellung bezieht sich die Befunddarstellung nicht auf die Ergebnisse einzelner Verfahren, sondern auf die Beantwortung der psychologischen Fragen bzw. die Beurteilung der Entscheidungskriterien. Das heißt, hier werden die Schlussfolgerungen dargestellt, die aus den diagnostischen Ergebnissen gezogen werden können.
7. *Empfehlungen.* Der Textkörper des Gutachtens endet mit den aus der Begutachtung abgeleiteten Empfehlungen. Diese sollten theoretisch (und empirisch) fundiert, konkret, verhaltensbezogen und eindeutig sein. Sie sollten die individuellen Eigenschaften und Lebenswelten von Begutachteten beachten, die eigene Expertise sowie deren Grenzen mitdenken und stets auf den Auftrag bezogen sein.

Hinweis

Zieht man einen Vergleich zu wissenschaftlichen Forschungsberichten (z.B. Bachelorarbeit), entspricht der Abschnitt zur Ergebnisdarstellung dem Ergebnisteil und die Abschnitte zu Befunddarstellungen sowie zu den Empfehlungen entsprechen dem Diskussionsteil (z.B. Für welche Hypothesen konnte [Gegen-]Evidenz gefunden werden? Wie ist die Forschungsfrage zu beantworten und welche Implikationen resultieren hieraus?).

8. *Literatur.* Das Literaturverzeichnis enthält in wissenschaftlicher Zitierweise (z.B. Zitation gemäß den Standards der American Psychological Association) Angaben zu allen im Text verwendeten Quellen und Verfahren.
9. *Anhang.* Um Transparenz zu gewährleisten, kann es notwendig sein, den Empfänger:innen des Gutachtens Materialien zukommen zu lassen, die die Nachvollziehbarkeit der Begutachtung erhöhen (z.B. Interviewleitfäden, Protokolle von Verhaltensbeobachtungen). Diese Materialien sind im Anhang zur Verfügung zu stellen.

Auch wenn die Erstattung des Gutachtens den Begutachtungsprozess abschließt, ist die Verschriftlichung bzw. Dokumentation des gutachterlichen Vorgehens keineswegs der Untersuchungsplanung und -durchführung nachgeschaltet. Stattdessen begleitet sie in der Regel den gesamten Begutachtungsprozess.

Hinweis

Da psychologische Fragen bzw. Entscheidungskriterien vor der Auswahl diagnostischer Verfahren feststehen sollten und ihre Anpassung im Verlauf des Gutachtens nicht (oder nur in zu begründenden Ausnahmefällen) zulässig ist, sollten sie auch vor der Verfahrensauswahl schriftlich fixiert werden. Änderungen sind kenntlich zu machen.

Hinweis: Online-Material

Einen Leitfaden, an dem Sie sich bei der Planung der Begutachtung und der Erstattung des Gutachtens orientieren können, finden Sie in den Online-Materialien (vgl. hierzu auch Seite 335).

15.3 Zusammenfassung und Lernkontrollfragen

Zusammenfassung von Kapitel 15:

- Ziel der psychologischen Begutachtungen ist es, die Entscheidungsfindung von Auftraggeber:innen zu unterstützen.
- Aufträge müssen vor der Annahme hinsichtlich fachlicher, ethischer und formaler Kriterien geprüft werden.
- Um die Fragestellung der Auftraggeber:innen wissenschaftlich zu beantworten, müssen Entscheidungskriterien und psychologische Fragen formuliert werden.
- Die Auswahl von Verfahren während der Untersuchungsplanung sollte sowohl inhaltliche Gesichtspunkte (z. B. Gegenstandsbereich) als auch die psychometrische Güte berücksichtigen (z. B. Normierung).
- Die Anwendung vorbestehender Verfahren sollte sich streng an den im Handbuch formulierten Durchführungs-, Anwendungs- und Interpretationshinweisen orientieren. Für selbstkonstruierte Interviews sowie Verhaltensbeobachtungen und -beurteilungen sollten vorab Leitfäden zur Durchführung sowie Auswertungs- und Interpretationsstrategien erstellt werden.
- Im Ergebnisteil eines Gutachtens werden die Ergebnisse der einzelnen Testverfahren dargestellt, während im Befundteil die Schlussfolgerungen aus der Gesamtheit der zur Verfügung stehenden Informationen gezogen und die psychologischen Fragen beantwortet werden.
- Die im Gutachten formulierten Empfehlungen sollten theoretisch (und empirisch) fundiert, konkret, verhaltensbezogen und eindeutig formuliert sein, die individuellen Eigenschaften und Lebenswelten der Begutachteten berücksich-

tigen, sich ausschließlich auf den Auftrag beziehen sowie die (Grenzen der) eigene(n) Expertise berücksichtigen.
- Die Qualitätskriterien, anhand derer sich Gutachten messen lassen müssen, sind Gültigkeit und Kommunizierbarkeit.

Lernkontrollfragen

1. Nennen Sie ethische Gründe zur Ablehnung eines Begutachtungsauftrags.
2. Nennen Sie die Schritte eines Begutachtungsprozesses.
3. Wie sollte bei der Auswahl diagnostischer Verfahren vorgegangen werden?
4. Differenzieren Sie die Informationen, die im Ergebnis- bzw. Befundabschnitt eines Gutachtens dargestellt werden sollten.
5. Nach welchen Kriterien sollten Empfehlungen in Gutachten formuliert sein?

Weiterführende Literatur

Proyer, R.T. & Ortner, T.M. (2017). *Praxis der Psychologischen Gutachtenerstellung: Schritte vom Deckblatt bis zum Anhang*. Bern: Hogrefe.

16 Gruppenpsychotherapie

Die Approbationsordnung sieht vor, dass Sie im Rahmen Ihrer BQT-III zwölf Sitzungen Gruppenpsychotherapie „begleiten". In gruppentherapeutischen Behandlungen werden mehrere Patient:innen von mindestens einem:einer Psychotherapeut:in behandelt. Das Gruppensetting ist abzugrenzen von

- einzeltherapeutischen Behandlungen (d.h., ein:eine Therapeut:in behandelt ein:eine Patient:in, ggf. mit partiellem Einbezug von Bezugspersonen oder Mitbehandler:innen),
- Paartherapien (d.h. Behandlung einer Paardyade bzw. eines Paarsystems),
- dem Mehrpersonensetting (d.h. Behandlung eines Familiensystems).

Überlappungen können sich dabei insofern ergeben, als Paartherapien sowie Behandlungen im Mehrpersonensetting auch gruppentherapeutisch durchgeführt werden können. Darüber hinaus sind Einzel- und Gruppentherapien auch in Kombination möglich, d.h., eine Dyade bestehend aus Patient:in und Therapeut:in kann parallel sowohl einzel- als auch gruppentherapeutisch arbeiten.

Wichtig

Die Wirksamkeit von einzel- und gruppentherapeutischen Behandlungen unterscheidet sich nicht bedeutsam voneinander (Burlingame et al., 2016).

Hinweis

Um Gruppenpsychotherapien ambulant zu Lasten der gesetzlichen Krankenversicherungen anbieten zu können, müssen Psychotherapeut:innen über eine entsprechende Abrechnungsgenehmigung verfügen. Voraussetzung ist eine spezifische, auf Gruppenpsychotherapie bezogene Fortbildung, die mindestens 60 Doppelstunden kontinuierliche Gruppenbehandlung, 40 Stunden Supervision, 40 Doppelstunden Selbsterfahrung in der Gruppe und 24 Doppelstunden Theorieausbildung zu Gruppenpsychotherapie und Gruppendynamik umfasst.

16.1 Arten von Therapiegruppen

Gruppenangebote können sich bezüglich verschiedener Faktoren unterscheiden. Der jeweilige Gruppentyp hat Implikationen für die Ausgestaltung der Inhalte, die Gruppendynamik und die Leitungsaufgaben der Therapeut:innen (Fiedler, 2005; König, 2018; Melicherova & Köllner; 2020):

- *Gruppengröße.* Gruppen lassen sich entsprechend ihrer Teilnehmer:innen-Anzahl in Klein- (3 bis 12 Mitglieder), Median- (12 bis 24 Mitglieder) und Großgruppen (mehr 25 Mitglieder) unterteilen. Mit der Größe der Gruppe nehmen die Tendenz zur Subgruppenbildung, die Anonymität zwischen den Teilnehmenden und der Strukturierungsbedarf zu. Entsprechend ist mit einer Reduktion der Bereitschaft zur Selbstöffnung sowie der Gruppenkohäsion zu rechnen. Großgruppensettings sind (fast) ausschließlich für die Psychoedukation durch Therapeut:innen geeignet. Sowohl ambulant als auch stationär sind Kleingruppen am häufigsten anzutreffen.
- *Offene, halboffene, und geschlossene Gruppenformate.* Gruppen unterscheiden sich hinsichtlich der Stabilität der Gruppenzusammensetzung. Während sich in offenen Gruppen die Gruppenzusammensetzung durch hinzukommende und ausscheidende Teilnehmende von Sitzung zu Sitzung verändern kann, können in geschlossenen Gruppen zwar Teilnehmende ausscheiden (Dropout), jedoch ist die Hinzunahme weiterer Teilnehmender nicht vorgesehen. Am häufigsten findet sich in der ambulanten und stationären Praxis der Mittelweg, d.h. halboffene Gruppen. Bei halboffenen Gruppen ist die Gruppenzusammensetzung für eine bestimmte Zeitdauer stabil, zu zuvor festgelegten Zeitpunkten können jedoch Teilnehmende hinzukommen bzw. ausscheiden. Je stabiler die Gruppenzusammensetzung, desto wahrscheinlicher gelingt eine gute Implementation instrumenteller Gruppenbedingungen (vgl. Kapitel 16.2) und vertieftes therapeutisches Arbeiten wird wahrscheinlicher. Je offener das Format, desto kosteneffizienter können jedoch Therapiegruppen durchgeführt werden, weil die Auslastung der Gruppe stets nahe am Maximum gehalten wird.
- *Störungs- bzw. problemspezifische und zieloffene Gruppen.* Während in zieloffenen Gruppen von Sitzung zu Sitzung entschieden wird, welches Thema besprochen werden soll, sind störungs- bzw. problemspezifische Gruppen thematisch festgelegt (z.B. Depressionsbewältigungsgruppe, Skills-Gruppe). Störungs- bzw. problemspezifische Gruppen haben den Vorteil, manualisierbar zu sein, was zur Qualitätssicherung beitragen und die Anforderungen an Therapeut:innen reduzieren kann (d.h., Therapeut:innen wissen, auf welches Thema sie sich für die nächste Sitzung vorbereiten müssen). In zieloffenen Gruppen ist dagegen ein höheres Maß an Individualisierung möglich und die Gruppeninhalte können flexibler auf die Bedürfnisse von Patient:innen sowie Therapieverläufe angepasst werden.
- *Therapie in der Gruppe und Therapie durch die Gruppe.* Verhaltenstherapeutische Ansätze nutzen Gruppen klassischerweise um – geleitet durch Therapeut:innen – spezifische Themen zu bearbeiten. Dabei werden in der Gruppe Therapietech-

niken genutzt, die sehr nah an denen sind, die auch im Einzelsetting genutzt werden. Demgegenüber sind psychodynamisch und humanistische Gruppenangebote traditionell auf eine Therapie durch die Gruppe ausgelegt. Das heißt, der Strukturierungsgrad durch Therapeut:innen ist gering und die Gruppendynamik wird als Mikrokosmos genutzt, in dem Beziehungsthemen reinszeniert werden. Aus einer integrativen Perspektive betrachtet sollten Therapeut:innen Gruppenprozesse phasenspezifisch so gestalten, dass die Vorteile gruppendynamischer Prozesse möglichst stark (z. B. Supportivität der Gruppe) und ihre Risiken (z. B. zwischenmenschliche Konflikte innerhalb der Gruppe) möglichst gering ausgeprägt sind.

16.2 Aufgaben von Gruppenleiter:innen

Die Arbeit in Gruppen stellt an Psychotherapeut:innen besondere Aufgaben, die über die Anforderungen von Einzeltherapien hinausgehen. Zu den wichtigsten Aufgaben gehören:

- *Die Zusammenstellung der Gruppe.* Für die Auswahl der Teilnehmenden für eine Therapiegruppe müssen zwei Perspektiven betrachtet werden (The American Group Psychotherapy Association Science to Service Task Force, 2007). Einerseits stellt sich die Frage, welche Patient:innen wahrscheinlich am meisten von der Gruppe profitieren können. Andererseits muss ebenfalls berücksichtigt werden, welche Teilnehmer:innen für die Gruppe am förderlichsten sein könnten. Als basale Voraussetzung für die Teilnahme an einer Therapiegruppe kann Gruppenfähigkeit angenommen werden. Das bedeutet, es müssen eine ausreichende Belastbarkeit und Affekttoleranz (z. B. keine erhöhte Dissoziationsneigung), eine generelle Offenheit gegenüber Gruppenprozessen (z. B. Empathiefähigkeit) sowie basale interpersonelle Fertigkeiten (z. B. Fähigkeit zu Kompromissen) vorhanden sein (Piper, 2010). Darüber hinaus dürfen Steuerungsfähigkeit (z. B. Impulskontrolle), Realitätsprüfung (z. B. kein paranoides Erleben) und Problemeinsicht nicht zu stark eingeschränkt sein, weshalb in der Regel Personen mit schweren Depressionen, akuten Psychosen und/oder Manien (vorerst) ausgeschlossen werden müssen (Mattke & Strauß, 2018). Ein weiteres wichtiges Auswahlkriterium ist die Passung zwischen den (Therapie-)Zielen der Gruppe (z. B. Training sozialer Kompetenzen) und den (Therapie-)Zielen der Patient:innen. Eine ausreichende Therapie- und Veränderungsmotivation kann dabei auch als Voraussetzung für eine Gruppenpsychotherapie betrachtet werden.

Hinweis

Neben diesen gruppentherapiespezifischen Auswahlkriterien stellen sich natürlich auch die allgemeinen Fragen der Indikationsstellung, die in Kapitel 9 beschrieben werden.

- *Förderung instrumenteller Gruppenbedingungen.* Als notwendige Voraussetzungen für erfolgreiche Gruppentherapien werden das Etablieren einer ausreichend hohen Gruppenkohäsion sowie das Herstellen von Offenheit und Vertrauen sowie eines kooperierenden Arbeitsstils angenommen (Grawe, 1980). Gruppenkohäsion ist die empirisch am besten fundierte Gruppenbedingung und zeigt Zusammenhänge mit dem Therapieerfolg und verringerten Dropout-Raten (Burlingame, McClendon & Yang, 2018). Einige Maßnahmen haben sich zur Förderung von Gruppenkohäsion bewährt (Burlingame, Fuhriman & Johnson, 2001):
  - *Vorbereitungsgespräche.* Um Teilnehmer:innen auf die Gruppe vorzubereiten, sollten mit allen Gruppenmitgliedern Vorgespräche geführt werden, in denen Behandlungserwartungen, Rollen und Regeln besprochen werden.
  - *Gruppenübungen.* Insbesondere in der Anfangsphase der Gruppentherapie können Offenheit und Vertrauen dadurch gefördert werden, dass Gruppensitzungen mit einer kurzen Übung beginnen, die Selbstöffnung und/oder die Reflexion über Gruppenprozesse anregt (z. B. Skalierungsübungen).
  - *Feedback-Kultur.* In der Anfangsphase sollte Feedback zu positiven Aspekten klar überwiegen. In späteren Phasen kann konstruktives und korrektives Feedback ergänzt werden. Therapeut:innen sollten sowohl Feedback-Regeln definieren als auch als Rollenmodell dienen. Destruktives Feedback sollten sie unterbinden.

Wichtig

Wie auch in Einzeltherapien sollten Therapeut:innen in Gruppentherapien die Basisvariablen der Beziehungsgestaltung (z. B. Empathie) und Gesprächsführung (z. B. Auswahl von Fragentypen) realisieren (vgl. Kapitel 2).

- *Die Steuerung der Gruppenprozesse.* Therapeut:innen haben – in Einzel- und Gruppentherapien – die Verantwortung für den therapeutischen Prozess. Das heißt, sie unterstützen die Themenfindung, moderieren Gruppengespräche und begrenzen (sofern notwendig) Teilnehmer:innen. Zwei Aspekte sind hierbei besonders relevant (Zielke, 2010):
  - *Kommunikation zwischen Teilnehmenden fördern.* Der Gesprächsanteil, der auf den (konstruktiven) Austausch zwischen Teilnehmenden entfällt, sollte so hoch wie möglich sein; der Gesprächsanteil der Therapeut:innen so hoch wie nötig (d. h. Moderation, Klarifikation). Typischerweise bedeutet das, dass der Gesprächsanteil der Therapeut:innen (in geschlossenen und halbgeschlossenen Gruppen) über Sitzungen hinweg abnimmt, während die Gruppe einen immer größeren Anteil des Gesprächs selbst trägt.
  - *Affektive Aktivierung fördern.* Eine wichtige Aufgabe von Gruppenleiter:innen bei der Lenkung der Gespräche liegt auf der Förderung des Austauschs über (weiche/primäre) Emotionen sowie des Austauschs über die dahinterliegenden Bedürfnisse.

- *Verhaltensanalysen anleiten.* Wenn Problemsituationen geschildert werden oder im Gruppenprozess auftreten, die entweder vor dem Hintergrund des Themenschwerpunkts der Gruppe oder zur Sicherung der Gruppenkohäsion relevant sind, leiten Verhaltenstherapeut:innen Verhaltensanalysen an. Dabei werden – vergleichbar zur SORKC-Analyse oder der Arbeit mit dem ABC-Modell (vgl. Kapitel 7.3) – die Determinanten, Moderatoren und Konsequenzen von (dysfunktionalen) Erlebens- und Verhaltensweisen gemeinsam analysiert.

Zusätzlich zu diesen auf die Gruppentherapie zugeschnittenen Aufgaben ist es natürlich eine der Hauptaufgaben der Therapeut:innen, therapeutische Interventionen durchzuführen bzw. anzuleiten. Der Inhalt der Interventionen ist stark von der störungs- oder problemspezifischen Ausrichtung der Gruppen abhängig. Typische Therapiegruppen im stationären Setting sind beispielsweise:

- *Transdiagnostische Gruppen.* Insbesondere im (teil-)stationären Bereich finden sich häufig (halb-)offene transdiagnostische Gruppenformate, d.h. Gruppenformate die Krankheitsfaktoren thematisieren, die zur Entstehung und Aufrechterhaltung einer großen Zahl an Störungsbildern beitragen. Aufgrund des diagnosenübergreifenden Ansatzes sind diese Gruppen für alle Patient:innen geeignet, die über eine ausreichende Gruppenfähigkeit verfügen. Oftmals sind die Gruppen modular orientiert, wobei in jedem Modul ein Krankheitsfaktor behandelt wird. Wichtige Beispiele für transdiagnostische Krankheitsfaktoren sind z.B. Schlafprobleme, (dysfunktionale) Emotionsregulation oder (dysfunktionale) Aufmerksamkeitsprozesse (Schanz et al., 2022). Da die behandelnden Themen auch als Gesundheitsfaktoren gelesen werden können (z.B. fördert eine gute Emotionsregulation psychische Gesundheit, während Emotionsregulationsdefizite ein Krankheitsfaktor sind), können sie auch zur Ressourcenarbeit genutzt werden. Transdiagnostische Manuale bzw. Materialien liegen sowohl für den Kindes- und Jugendbereich (z.B. Maur & Schwenck, 2013; Heinrichs, Lohaus & Maxwill, 2017) als auch für die Arbeit mit Erwachsenen vor (z.B. Barlow et al., 2019; Jensen et al., 2022; Schanz et al., 2022). Manche der vorliegenden Konzepte sind dabei primär auf die transdiagnostische Psychoedukation ausgerichtet (z.B. Schanz et al., 2022), andere auf die therapeutische Bearbeitung transdiagnostischer Krankheitsfaktoren, wie z.B. das Gruppenpsychotherapie-Konzept für Kinder und Jugendliche FESKKO (Maur & Schwenck, 2013). FESKKO ist für Kinder und Jugendliche mit internalisierenden und externalisierenden Störungen geeignet, wobei der Fokus nicht nur auf der Reduktion problematischen Verhaltens, sondern vor allem auch auf der Förderung der Bedürfnisbefriedigung der Betroffenen liegt.
- *Skills-Gruppe.* In Skills-Gruppen lernen Teilnehmende dissoziativen Zuständen sowie Anspannungszuständen gezielt vorzubeugen bzw. diese zu beenden (Bohus

& Wolf-Arehult, 2011). Neben Skills im engeren Sinne (z. B. Chilischoten-Kauen, an Ammoniak-Ampullen riechen), werden häufig auch Achtsamkeit, interpersonelles Verhalten und/oder (allgemeine) Techniken der Emotionsregulation behandelt. Diese Gruppen sind für Patient:innen geeignet, die an einer dissoziativen Symptomatik bzw. Anspannungszuständen leiden, d.h. vor allem für Patient:innen mit Borderline-Persönlichkeitsstörung, posttraumatischer Belastungsstörung und dissoziativen Störungen. Da in der Regel inhaltlich aufeinander aufbauende Module genutzt werden, sollten solche Gruppen eher geschlossen organisiert sein. Neben dem Skills-Training für Erwachsene (Bohus & Wolf-Arehult, 2011) liegen auch Adaptionen für Jugendliche vor (von Auer & Bohus, 2022), die das Konzept der Behandlung im Erwachsenenalter u. a. um den Einbezug von Bezugspersonen erweitern.

- *Training sozialer Kompetenzen.* In sozialen Kompetenztrainings üben die Teilnehmenden in Rollenspielen wichtige soziale Kompetenzen sowie die bedürfniskongruente Bewältigung (schwieriger) sozialer Situationen (Hinsch & Pfingsten, 2023). Wichtige Übungsinhalte sind z. B. Nein sagen, eine Bitte formulieren sowie Small Talk halten. Interpersonelle Probleme sind in Patient:innen-Populationen häufig und treten störungsübergreifend auf. Störungsspezifisch betrachtet ist ein soziales Kompetenztraining häufig bei Personen mit sozialer Phobie (Bandelow et al., 2021) und bei Personen mit Schizophrenie (DGPPN, 2019) angezeigt. Häufig sind einzelne Module getrennt voneinander nutzbar, aber zumindest partiell aufeinander bezogen. Ein soziales Kompetenztraining kann daher in der Regel gut in halboffenen Gruppen umgesetzt werden. Manuale liegen sowohl für das Erwachsenenalter (Hinsch & Pfingsten, 2023) als auch für das Kindes- und Jugendalter vor (Jürgens & Lübben, 2021).
- *Störungsspezifische Gruppen.* In störungsspezifischen Gruppen (z. B. Depressions- oder Angstbewältigungsgruppen), werden störungsspezifische Informationen psychoedukativ vermittelt und störungsspezifische Interventionen im Gruppenformat umgesetzt (z. B. Aktivitätenaufbau). Neben dem Vorliegen einer ausreichenden Gruppenfähigkeit ist das wichtigste Auswahlkriterium für Teilnehmende das Vorliegen des jeweiligen Störungsbildes. Wenn die Inhalte über eine bloße Psychoedukation hinausgehen, sollten eher geschlossene Gruppenformate genutzt werden. Diese ermöglichen es, dass über mehrere Sitzungen hinweg bestimmte Therapiemethoden eingeführt werden und Themen vertieft bearbeitet werden.

Hinweis

Die Therapieplanung in Therapiegruppen folgt den gleichen Schritten wie die Therapieplanung in Einzeltherapien. Das heißt, es sollte durch Konsultation der aktuellen Leitlinien bzw. von (aktuelleren) qualitativ hochwertigen systematischen Übersichtsarbeiten geprüft werden, ob eine Gruppentherapie beim vorliegenden Störungsbild indiziert ist. Bei der Detailplanung sowohl von störungs- als auch von problemspezifischen Gruppen kann sich im Anschluss an Manualen und Praxishandbüchern orientiert werden. Die Therapieplanung ist mit einem Individualisierungsprozess abzuschließen, der sowohl die individuellen Teilnehmenden als auch die Gruppe als Ganzes berücksichtigt.

Während sich in Gruppen Beziehungen ausbilden und instrumentelle Gruppenbedingungen entwickelt werden, verändern sich die thematischen Schwerpunkte und die therapeutischen Aufgaben. Je nach Gruppenphase können prototypische Erlebens- und Verhaltensweisen bei Teilnehmenden unterschieden werden. Phasenspezifische Schwerpunkte therapeutischer Aufgaben sowie der Beziehungsgestaltung sind in Tabelle 11 dargestellt (Vaida & Şerban, 2021).

Tabelle 11: Phasen einer Gruppentherapie (modifiziert nach Vaida & Şerban, 2021)

Phasen	Erleben und Verhalten der Teilnehmenden	Ziele und Aufgaben der Therapeut:innen	Therapeutische Beziehungsgestaltung
Forming: Orientierungsphase	• Ungewissheit und Unsicherheit • Kommunikation zurückhaltend, vorsichtig, höflich und gehemmt	• Struktur geben • Vertrauen bilden • Gemeinsamkeiten betonen • Situation normalisieren	• Skepsis und Kritik respektieren und Ursachen explorieren • Zurückhaltung akzeptieren • Ausdruck negativer Gefühle erlauben
Storming: Konfliktphase	• Offene Rivalitäten und Konflikte • Widerstand gegen Therapeut:innen • Betonte Individualität	• Klärung von Konflikten • Sicherheit vermitteln	• Allparteilichkeit • Perspektivübernahme fördern • Konflikte weder dramatisieren noch bagatellisieren
Norming: Organisationsphase	• Vertrauen • Wir-Gefühl • Gruppeninteressen im Fokus	• Kompromisse unterstützen • Etablieren weiterer Regeln	• Mischung aus Unterstützung und Konfrontation

Tabelle 11: Fortsetzung

Phasen	Erleben und Verhalten der Teilnehmenden	Ziele und Aufgaben der Therapeut:innen	Therapeutische Beziehungsgestaltung
Instrumentelle Gruppenbedingungen sollten ausreichend geschaffen sein			
Performing: Arbeitsphase	• Veränderungsziele im Fokus • Offener Austausch und Feedback • Zuverlässigkeit und Solidarität	• Störungs- und problemorientierte Interventionen	• Vertrauen in Gruppenarbeit • Bei Frühwarnzeichen steuernd eingreifen
Adjouring: Abschiedsphase	• Teilweise Ängste • Teilweise Regression	• Ende der Gruppe einleiten • Alltagstransfer unterstützen • Gruppenbilanz ziehen	• Individuen stärker fokussieren • Autonomie fördern

Hinweis

Die in Tabelle 11 beschriebenen Gruppenphasen sind vor allem in geschlossenen und halboffenen Gruppen zu beobachten. Je höher die Fluktuation der Teilnehmenden ist, desto stärker befinden sich unterschiedliche Teilnehmende in verschiedenen Phasen und desto schwieriger wird es, die Arbeitsphase zu erreichen.

16.3 Zusammenfassung und Lernkontrollfragen

Zusammenfassung von Kapitel 16:

- Die meisten (verhaltenstherapeutischen) Therapiegruppen sind halboffene Kleingruppen mit störungs- bzw. problemspezifischem Fokus.
- Bei der Zusammenstellung von Therapiegruppen sind eine Passung zwischen den individuellen Zielen und den Gruppenzielen sowie eine ausreichend hohe Gruppenfähigkeit zentral.
- Die wichtigste instrumentelle Bedingung, die als notwendig für eine erfolgreiche Gruppentherapie angenommen werden kann, ist die Gruppenkohäsion.
- Neben der Anleitung spezifischer Interventionen ist eine zentrale Aufgabe von Therapeut:innen die phasenspezifische Steuerung von Gruppenprozessen.

- Wichtige Beispiele für häufige Gruppenformate (im stationären Setting) sind transdiagnostische Gruppen, Skills-Gruppen, Trainings sozialer Kompetenzen sowie störungsspezifische Gruppen.

Lernkontrollfragen

1. Grenzen Sie Gruppenpsychotherapie von anderen wichtigen Therapiesettings ab.
2. Neben der Gruppenkohäsion werden zwei weitere instrumentelle Gruppenbedingungen definiert. Welche sind das?
3. Nennen Sie etablierte Maßnahmen zur Förderung von Gruppenkohäsion.
4. Welche Eigenschaften sollten vorliegen bzw. nicht vorliegen, um von ausreichender Gruppenfähigkeit ausgehen zu können?
5. Nennen Sie die fünf Phasen von Gruppenprozessen inklusive der jeweils zentralen Aufgaben der Therapeut:innen.

Weiterführende Literatur

Strauß, B. & Mattke, D. (2018). *Gruppenpsychotherapie: Lehrbuch für die Praxis*. Berlin: Springer.

Literatur

Almvik, R. & Woods, P. (1999). Predicting inpatient violence using the Broset Violence Checklist (BVC). *The International Journal of Psychiatric Nursing Research, 4*(3), 498–505.

Altmann, U., Zimmermann, A., Kirchmann, H.A., Kramer, D., Fembacher, A., Bruckmayer, E. et al. (2016). Outpatient psychotherapy reduces health-care costs: A study of 22,294 insurants over 5 years. *Frontiers in Psychiatry, 7*, 98. https://doi.org/10.3389/fpsyt.2016.00098

The American Group Psychotherapy Association Science to Service Task Force. (2007). *Practice guidelines for group psychotherapy*. Retrieved from https://www.agpa.org/docs/default-source/practice-resources/download-full-guidelines-(pdf-format)-group-works!-evidence-on-the-effectiveness-of-group-therapy.pdf?sfvrsn=ce6385a9_2

American Psychiatric Association (APA). (2015). *Diagnostisches und Statistisches Manual Psychischer Störungen DSM-5*. Göttingen: Hogrefe.

Antichi, L., Cacciamani, A., Piacentini, S., Morelli, M. & Chelini, C. (2022). Expectations in psychotherapy: An overview. *Ricerche di Psicologia, 1*, 1–19. https://doi.org/10.3280/rip2022oa13574

Arbeitsgemeinschaft der Wissenschaftlichen Medizinischen Fachgesellschaften (AWMF). (2024). *Stufenklassifikation*. Verfügbar unter: https://www.awmf.org/regelwerk/stufenklassifikationen#c1131

Arbeitsgemeinschaft der Wissenschaftlichen Medizinischen Fachgesellschaften (AWMF). (2025). *Auftrag der AWMF bei der Leitlinienentwicklung*. Zugriff am 16.01.2025. Verfügbar unter: https://www.awmf.org/leitlinien

Arbeitsgemeinschaft für Methodik und Dokumentation in der Psychiatrie. (2022). *Das AMDP-System: Manual zur Dokumentation des psychischen Befundes in Psychiatrie, Psychotherapie und Psychosomatik*. Göttingen: Hogrefe. https://doi.org/10.1026/03157-000

Arbeitskreis OPD. (2023). *Operationalisierte Psychodynamische Diagnostik (OPD-3): Das Manual für Diagnostik und Therapieplanung*. Bern: Hogrefe. https://doi.org/10.1024/86263-000

Archonti, C., Roediger, E. & de Zwaan, M. (2018). *Schematherapie bei Essstörungen*. Weinheim: Beltz.

Bai, W., Liu, Z.H., Jiang, Y.Y., Zhang, Q.E., Rao, W.W., Cheung, T. et al. (2021). Worldwide prevalence of suicidal ideation and suicide plan among people with schizophrenia: A meta-analysis and systematic review of epidemiological surveys. *Translational Psychiatry, 11*(1), 552. https://doi.org/10.1038/s41398-021-01671-6

Bandelow, B. (2021). *Deutsche S3-Leitlinie Behandlung von Angststörungen, Version 2*. Verfügbar unter: https://register.awmf.org/assets/guidelines/051-028l_S3_Behandlung-von-Angststoerungen_2021-06.pdf

Barlow, D.H., Ellard, K.K., Farchione, T.J., Sauer-Zavala, S., Latin, H.M., Bullis, J.R. et al. (2019). *Transdiagnostische Behandlung emotionaler Störungen*. Bern: Hogrefe. https://doi.org/10.1024/85241-000

Bayer, T. (2017). Die Zurückbehaltung von Krankenunterlagen zum Schutz des Behandelnden. *Medizinrecht, 35,* 211–214.

Bayer, T. (2018). *Ärztliche Dokumentationspflicht und Einsichtsrecht in Patientenakten: Eine Untersuchung zu den §§ 630f und 630g BGB mit Bezügen zum nationalen sowie europäischen Datenschutzrecht.* Springer-Verlag.

Beauchamp, T.L. & Childress, J.F. (1979). *Principles of biomedical ethics.* New York: Oxford University Press.

Beck, A.T. & Haigh, E.A. (2014). Advances in cognitive theory and therapy: The generic cognitive model. *Annual Review of Clinical Psychology, 10,* 1–24. https://doi.org/10.1146/annurev-clinpsy-032813-153734

Benaguid, G. & Schramm, S. (2016). *Hypnotherapie.* Paderborn: Junfermann.

Berends, T., Boonstra, N. & Van Elburg, A. (2018). Relapse in anorexia nervosa: A systematic review and meta-analysis. *Current Opinion in Psychiatry, 31*(6), 445–455. https://doi.org/10.1097/YCO.0000000000000453

Berufsverband Deutscher Psychologinnen und Psychologen e.V. & Deutsche Gesellschaft für Psychologie e.V. (2016). *Berufsethische Richtlinien des Berufsverbandes Deutscher Psychologinnen und Psychologen e.V. und der Deutschen Gesellschaft für Psychologie e.V.* Verfügbar unter: https://www.dgps.de/fileadmin/user_upload/PDF/berufsethik-foederation-2016.pdf

Bieling, P.J., McCabe, R.E. & Antony, M.M. (2022). *Cognitive-behavioral therapy in groups* (2nd ed.). New York: Guilford.

Bird, T., Tarsia, M. & Schwannauer, M. (2018). Interpersonal styles in major and chronic depression: A systematic review and meta-analysis. *Journal of Affective Disorders, 239,* 93–101. https://doi.org/10.1016/j.jad.2018.05.057

Blanchard, M. & Farber, B.A. (2020). "It is never okay to talk about suicide": Patients' reasons for concealing suicidal ideation in psychotherapy. *Psychotherapy Research, 30*(1), 124–136. https://doi.org/10.1080/10503307.2018.1543977

Bohus, M. & Wolf-Arehult, M. (2011). *Interaktives SkillsTraining für Borderline-Patienten.* Stuttgart: Schattauer.

Böker, U. & Hentschel, G. (2023). Ambulante psychotherapeutische Versorgung: Hohe Krankheitslast – bedarfsgerechte Versorgung. *Deutsches Ärzteblatt PP, 3,* 103.

Bollmann, S., Köhler, S., Guhn, A., Schamong, I., Sterzer, P. & Brakemeier, E.L. (2021). Differentielle Beziehungsgestaltung in der Verhaltenstherapie: Auf dem Weg zu einer evidenzbasierten individualisierten Beziehungsgestaltung. *Verhaltenstherapie, 31*(4), 267–285. https://doi.org/10.1159/000511640

Bordin, E.S. (1979). The generalizability of the psychoanalytic concept of the working alliance. *Psychotherapy: Theory, Research & Practice, 16*(3), 252. https://doi.org/10.1037/h0085885

Borg-Laufs, M., Gahleitner, S.B. & Hungerige, H. (2018). *Schwierige Situationen in Therapie und Beratung mit Kindern und Jugendlichen* (2. Aufl.). Weinheim: Beltz.

Born, K. (2022). *Psychotherapeutische Diagnostik in der Praxis: Störungen und emotionale Probleme erkennen.* Weinheim: Beltz.

Bowers, L. (2014). A model of de-escalation. *Mental Health Practice, 17*(9), 36–37. https://doi.org/10.7748/mhp.17.9.36.e924

Brakemeier, E., Guhn, A. & Normann, C. (2021). *Praxisbuch CBASP: Behandlung chronischer Depression und Modifikationen der traditionellen CBASP-Therapie.* Weinheim: Beltz.

Bruchmüller, K., Margraf, J., Suppiger, A. & Schneider, S. (2011). Popular or unpopular? Therapists' use of structured interviews and their estimation of patient acceptance. *Behavior Therapy, 42*(4), 634–643. https://doi.org/10.1016/j.beth.2011.02.003

Bundesärztekammer (BÄK), Kassenärztliche Bundesvereinigung (KBV) & Arbeitsgemeinschaft der Wissenschaftlichen Medizinischen Fachgesellschaften (AWMF). (2022). *Nationale Ver-*

sorgungsleitlinie Unipolare Depression – Langfassung. Verfügbar unter: https://www.leitlinien.de/themen/depression

Bundesinstitut für Arzneimittel und Medizinprodukte (BfArM). (2024). *11. Revision der ICD der WHO (ICD-11).* Verfügbar unter: https://www.bfarm.de/DE/Kodiersysteme/Klassifikationen/ICD/ICD-11/_node.html

Bundespsychotherapeutenkammer (2022). *Muster-Berufsordnung für die Psychologischen Psychotherapeutinnen und Psychotherapeuten und Kinder- und Jugendlichenpsychotherapeutinnen und Kinder- und Jugendlichenpsychotherapeuten.* Zugriff am: 28.01.2025. Verfügbar unter: https://api.bptk.de/uploads/Muster_Berufsordnung_der_B_Pt_K_412a6bcb36.pdf

Bundespsychotherapeutenkammer. (2020). *Empfehlungen der BPtK für die Dokumentation psychotherapeutischer Behandlungen in der psychotherapeutischen Versorgung.* Verfügbar unter: https://api.bptk.de/uploads/Empfehlungen_der_B_Pt_K_fuer_die_Dokumentation_psychotherapeutischer_Behandlungen_in_der_psychotherapeutischen_Versorgung_130bf23008.pdf

Burch, C. (2021). *Entspannungstechniken in der Physiotherapie: Strategien für psychische, psychosomatische und physische Beschwerden.* Berlin: Springer. https://doi.org/10.1007/978-3-662-63513-1

Burlingame, G.M., Fuhriman, A. & Johnson, J.E. (2001). Cohesion in group psychotherapy. *Psychotherapy: Theory, Research, Practice, Training, 38*(4), 373. https://doi.org/10.1037/0033-3204.38.4.373

Burlingame, G.M., McClendon, D.T. & Yang, C. (2018). Cohesion in group therapy: A meta-analysis. *Psychotherapy, 55*(4), 384. https://doi.org/10.1037/pst0000173

Burlingame, G.M., Seebeck, J.D., Janis, R.A., Whitcomb, K.E., Barkowski, S., Rosendahl, J. et al. (2016). Outcome differences between individual and group formats when identical and non-identical treatments, patients, and doses are compared: A 25-year meta-analytic perspective. *Psychotherapy, 53*(4), 446. https://doi.org/10.1037/pst0000090

Buschmann-Steinhage, R. & Widera, T. (2016). Grundlagen der Rehabilitation. In J. Bengel & O. Mittag (Hrsg.), *Psychologie in der medizinischen Rehabilitation* (S. 14–15). Berlin: Springer.

Cai, H., Jin, Y., Liu, S., Zhang, Q., Zhang, L., Cheung, T. et al. (2021). Prevalence of suicidal ideation and planning in patients with major depressive disorder: A meta-analysis of observation studies. *Journal of Affective Disorders, 293*, 148–158. https://doi.org/10.1016/j.jad.2021.05.115

Carter, J.C. & Kelly, A.C. (2015). Autonomous and controlled motivation for eating disorders treatment: Baseline predictors and relationship to treatment outcome. *British Journal of Clinical Psychology, 54*(1), 76–90. https://doi.org/10.1111/bjc.12062

Caspar, F. (2018). *Beziehungen und Probleme verstehen: Eine Einführung in die psychotherapeutische Plananalyse.* Bern: Hogrefe. https://doi.org/10.1024/85625-000

Caspar, F., Berger, T., Fingerle, H. & Werner, M. (2016). Das deutsche IMI. *Psychotherapie im Dialog, 17*(04), e1–e10.

Cibis, W. (2024). *Umstellungsfähigkeit.* In Psychrembel Online. Verfügbar unter: https://www.pschyrembel.de/Anpassungs-%20und%20Umstellungsfähigkeit/S0047

Clement, S., Schauman, O., Graham, T., Maggioni, F., Evans-Lacko, S., Bezborodovs, N. et al. (2015). What is the impact of mental health-related stigma on help-seeking? A systematic review of quantitative and qualitative studies. *Psychological Medicine, 45*(1), 11–27. https://doi.org/10.1017/S0033291714000129

Cochrane. (2024). *Cochrane Library.* Verfügbar unter: https://www.cochranelibrary.com

Cochrane Deutschland. (2024). *Evidenzbasierte Medizin.* Verfügbar unter: https://www.cochrane.de/ueber-uns/evidenzbasierte-medizin

Constantino, M.J., Vîslă, A., Coyne, A.E. & Boswell, J.F. (2018). A meta-analysis of the association between patients' early treatment outcome expectation and their posttreatment outcomes. *Psychotherapy, 55*(4), 473. https://doi.org/10.1037/pst0000169

Cuijpers, P., Miguel, C., Harrer, M., Plessen, C.Y., Ciharova, M., Ebert, D. & Karyotaki, E. (2023). Cognitive behavior therapy vs. control conditions, other psychotherapies, pharmacotherapies and combined treatment for depression: A comprehensive meta-analysis including 409 trials with 52,702 patients. *World Psychiatry, 22*(1), 105–115. https://doi.org/10.1002/wps.21069

Dandachi-FitzGerald, B., Ponds, R.W., Peters, M.J. & Merckelbach, H. (2011). Cognitive underperformance and symptom over-reporting in a mixed psychiatric sample. *The Clinical Neuropsychologist, 25*(5), 812–828. https://doi.org/10.1080/13854046.2011.583280

Daseking, M., Janke, N. & Petermann, F. (2006). Intelligenzdiagnostik. *Monatsschrift Kinderheilkunde, 154*, 314–319. https://doi.org/10.1007/s00112-006-1333-4

de Jong-Meyer, R. (2009). Kognitive Verfahren nach Beck und Ellis. In S. Schneider & J. Margraf (Hrsg.), *Lehrbuch der Verhaltenstherapie, Band 3. Psychologische Therapie bei Indikationen im Kindes- und Jugendalter* (S. 611–627). Berlin: Springer.

Delfos, M.F. (2015a). *„Sag mir mal …" Gesprächsführung mit Kindern (4–12 Jahre)*. Weinheim: Beltz.

Delfos, M.F. (2015b). *„Wie meinst du das?" Gesprächsführung mit Jugendlichen*. Weinheim: Beltz.

Deppe-Schmitz, U. & Deubner-Böhme, M. (2016). *Auf die Ressourcen kommt es an: Praxis der Ressourcenaktivierung*. Göttingen: Hogrefe. https://doi.org/10.1026/02611-000

Deutsche Gesellschaft für Bipolare Störungen (DGBS) & Deutsche Gesellschaft für Psychiatrie und Psychotherapie, Psychosomatik und Nervenheilkunde (DGPPN). (2020). *S3-Leitlinie zur Diagnostik und Therapie Bipolarer Störungen*. Verfügbar unter: https://www.dgppn.de/_Resources/Persistent/ef9214009e20d260d4f5a6e6932f3fb7f914efbb/S3_Leitlinie%20Bipolar_V2.1_Update_20200504.pdf

Deutsche Gesellschaft für Kinder- und Jugendpsychiatrie, Psychosomatik und Psychotherapie (DGKJP). (2015). *S3-Leitlinie: Diagnostik und Behandlung der Lese- und/oder Rechtschreibstörung*. Verfügbar unter: https://register.awmf.org/assets/guidelines/028-044l_S3_Lese-Rechtschreibstörungen_Kinder_Jugendliche_2015-06-abgelaufen.pdf

Deutsche Gesellschaft für Kinder- und Jugendpsychiatrie, Psychosomatik und Psychotherapie (DGKJP). (2016a). *S2k Leitlinie: Suizidalität im Kindes- und Jugendalter*. Verfügbar unter: https://register.awmf.org/assets/guidelines/028-031l_S2k_Suizidalitaet_KiJu_2016-07_01-abgelaufen.pdf

Deutsche Gesellschaft für Kinder- und Jugendpsychiatrie, Psychosomatik und Psychotherapie (DGKJP). (2016b). *S3-Leitlinie Störungen des Sozialverhaltens: Empfehlungen zur Versorgung und Behandlung*. Verfügbar unter: https://register.awmf.org/assets/guidelines/028-020l_S3_Stoerungen_des_Sozialverhaltens_2018-09_1.pdf

Deutsche Gesellschaft für Kinder- und Jugendpsychiatrie, Psychosomatik und Psychotherapie (DGKJP). (2018). *S3-Leitlinie: Diagnostik und Behandlung der Rechenstörung*. Verfügbar unter: https://register.awmf.org/de/leitlinien/detail/028-046

Deutsche Gesellschaft für Kinder- und Jugendpsychiatrie, Psychosomatik und Psychotherapie (DGKJP). (2021). *S2k Praxisleitlinie Intelligenzminderung*. Verfügbar unter: https://register.awmf.org/assets/guidelines/028-042l_S2k_Intelligenzminderung_2021-09.pdf

Deutsche Gesellschaft für Kinder- und Jugendpsychiatrie, Psychosomatik und Psychotherapie (DGKJP), Deutsche Gesellschaft für Psychiatrie und Psychotherapie, Psychosomatik und Nervenheilkunde (DGPPN) & Deutsche Gesellschaft für Sozialpädiatrie und Jugendmedizin (DGSPJ). (2017). *Langfassung der interdisziplinären evidenz- und konsensbasierten (S3) Leitlinie „Aufmerksamkeitsdefizit-/Hyperaktivitätsstörung (ADHS) im Kindes-, Jugend- und Erwachsenenalter"*. Verfügbar unter: https://register.awmf.org/assets/guidelines/028-045l_S3_ADHS_2018-06-abgelaufen.pdf

Deutsche Gesellschaft für Neurologie (DGN) & Deutsche Gesellschaft für Psychiatrie und Psychotherapie, Psychosomatik und Nervenheilkunde (DGPPN). (2023). *S3-Leitlinie Demenzen.* Verfügbar unter: https://register.awmf.org/de/leitlinien/detail/038-013

Deutsche Gesellschaft für Psychiatrie und Psychotherapie, Psychosomatik und Nervenheilkunde (DGPPN). (2018). *S3-Leitlinie „Verhinderung von Zwang: Prävention und Therapie aggressiven Verhaltens bei Erwachsenen“.* Verfügbar unter: https://register.awmf.org/assets/guidelines/038-022l_S3_Verhinderung-von-Zwang-Praevention-Therapie-aggressiven-Verhaltens_2018-11-abgelaufen.pdf

Deutsche Gesellschaft für Psychiatrie und Psychotherapie, Psychosomatik und Nervenheilkunde (DGPPN). (2019). *Leitliniengruppe: S3-Leitlinie Schizophrenie.* Verfügbar unter: https://register.awmf.org/de/leitlinien/detail/038-009

Deutsche Gesellschaft für Psychiatrie und Psychotherapie, Psychosomatik und Nervenheilkunde (DGPPN). (2022a). *S3-Leitlinie Borderline-Persönlichkeitsstörung.* Verfügbar unter: https://register.awmf.org/de/leitlinien/detail/038-015

Deutsche Gesellschaft für Psychiatrie und Psychotherapie, Psychosomatik und Nervenheilkunde (DGPPN). (2022b). *S3-Leitlinie Zwangsstörungen.* Verfügbar unter: https://register.awmf.org/assets/guidelines/038_017l_S3_Zwangsstörungen_2022-07.pdf

Dewar, M., Paradis, A. & Fortin, C. A. (2020). Identifying trajectories and predictors of response to psychotherapy for post-traumatic stress disorder in adults: A systematic review of literature. *The Canadian Journal of Psychiatry, 65*(2), 71–86.

Dilling, H. & Freyberger, H. J. (2019). *Taschenführer zur ICD-10-Klassifikation psychischer Störungen* (9. Auflage). Bern: Hogrefe. https://doi.org/10.1024/85992-000

Dilling, H., Mombour, W. & Schmidt, M. H. (2015). *Internationale Klassifikation psychischer Störungen. ICD-10 Kapitel V (F). Klinisch-diagnostische Leitlinien* (10. Auflage). Bern: Hogrefe.

Dilling, H., Mombour, W., Schmidt, M. H. & Schulte-Markwort, E. (2016). *Internationale Klassifikation psychischer Störungen. ICD-10 Kapitel V (F). Diagnostische Kriterien für Forschung und Praxis* (6. Auflage). Bern: Hogrefe.

Donabedian, A. (1986). Criteria and standards for quality assessment and monitoring. *Quality Review Bulletin, 12*(3), 99–108. https://doi.org/10.1016/S0097-5990(16)30021-5

Döpfner, M. & Görtz-Dorten, A. (2017). *Diagnostik-System für Psychische Störungen nach ICD-10 und DSDM-5 für Kinder und Jugendliche – III (DISYPS-III).* Göttingen: Hogrefe.

Döpfner, M., Görtz-Dorten, A. & Petermann, F. (2024). *Diagnostik psychischer Störungen im Kindes- und Jugendalter.* Göttingen: Hogrefe. https://doi.org/10.1026/03094-000

Döpfner, M., Plück, J. & Kinnen, C. (2014). *Deutsche Schulalter-Formen der Child Behavior Checklist von Thomas M. Achenbach. Elternfragebogen über das Verhalten von Kindern und Jugendlichen (CBCL/6-18R), Lehrerfragebogen über das Verhalten von Kindern und Jugendlichen (TRF/6-18R), Fragebogen für Jugendliche (YSR/11-18R).* Göttingen: Hogrefe.

Dorr, F., Lahmann, C. & Bengel, J. (2020). Differentielle Indikation in der Versorgung von Patienten mit psychischen Störungen. *Psychotherapie Psychosomatik Medizinische Psychologie, 70*(06), 221–228. https://doi.org/10.1055/a-1011-4279

Drucker, P. F. (2008). *The essential Drucker: The best of sixty years of Peter Drucker's essential writings on management.* New York: HarperBusiness.

Ehlers, A., Margraf, J. & Chambless, D. (2001). *Fragebogen zu körperbezogenen Ängsten, Kognitionen und Vermeidung: AKV.* Göttingen: Beltz-Test.

Eifert, G. H. (2022). *Akzeptanz- und Commitment-Therapie.* Göttingen: Hogrefe. https://doi.org/10.1026/03045-000

Einsle, F. & Hummel, K. V. (2024). *Kognitive Umstrukturierung: Techniken der Verhaltenstherapie.* Weinheim: Beltz.

Eisele, F., Flammer, E. & Steinert, T. (2021). Incidents of aggression in German psychiatric hospitals: Is there an increase? *PLOS ONE, 16*(1), e0245090. https://doi.org/10.1371/journal.pone.0245090

Ellis, A. (2008). *Grundlagen und Methoden der Rational-Emotiven Verhaltenstherapie*. Stuttgart: Klett-Cotta.

Esser, G. & Wittig, K. (2010). Erstgespräche mit Kindern und Jugendlichen. In J. Eckert, S. Barnow & R. Rainer (Hrsg.), *Das Erstgespräch in der Klinischen Psychologie: Diagnostik und Indikation zur Psychotherapie* (S. 286–308). Bern: Huber.

Eubanks, C.F. (2022). Rupture repair. *Cognitive and Behavioral Practice, 29*(3), 554–559. https://doi.org/10.1016/j.cbpra.2022.02.012

Eubanks, C.F., Muran, J.C. & Safran, J.D. (2018). Alliance rupture repair: A meta-analysis. *Psychotherapy, 55*(4), 508. https://doi.org/10.1037/pst0000185

European Federation of Psychologists' Associations. (2005). *Meta-code of ethics*. Retrieved from https://www.efpa.eu/sites/default/files/2023-04/meta-code-of-ethics.pdf

Faller, H. (2000). Therapeutic goals and indications: Psychotherapy patient's self-reports during diagnostic assessment. *Psychotherapie Psychosomatik Medizinische Psychologie, 50*(7), 292–300.

Farber, B.A. (2020). Disclosure, concealment, and dishonesty in psychotherapy: A clinically focused review. *Journal of Clinical Psychology, 76*(2), 251–257. https://doi.org/10.1002/jclp.22891

Favril, L., Yu, R., Uyar, A., Sharpe, M. & Fazel, S. (2022). Risk factors for suicide in adults: Systematic review and meta-analysis of psychological autopsy studies. *Evidence-based Mental Health, 25*(4), 148–155. https://doi.org/10.1136/ebmental-2022-300549

Fiedler, P. & Herpertz, S. (2022). *Persönlichkeitsstörungen*. Weinheim: Beltz.

Fiedler, P. (2005). *Verhaltenstherapie in Gruppen: Psychologische Psychotherapie in der Praxis*. Weinheim: Beltz.

First, M.B. (2016). *Handbuch der Differenzialdiagnosen – DSM-5. Deutsche Ausgabe herausgegeben von Winfried Rief*. Göttingen: Hogrefe.

Flückiger, C., Del Re, A.C., Wampold, B.E. & Horvath, A.O. (2018). The alliance in adult psychotherapy: A meta-analytic synthesis. *Psychotherapy, 55*(4), 316–340. https://doi.org/10.1037/pst0000172

Föderation Deutscher Psychologenvereinigungen. (2017). *Qualitätsstandards für psychologische Gutachten*. Verfügbar unter: https://psychologie.de/wp-content/uploads/GA_Standards_DTK_10_Sep_2017_Final.pdf

Folstein, M.F., Folstein, S.E. & McHugh, P.R. (1975). "Mini-mental state": A practical method for grading the cognitive state of patients for the clinician. *Journal of Psychiatric Research, 12*(3), 189–198. https://doi.org/10.1016/0022-3956(75)90026-6

Franke, G.H. (2017). *Brief-Symptom-Checklist*. Göttingen: Hogrefe.

Fydrich, T. (2021). Rechtliche Grundlagen der Psychotherapie. *Psychotherapeut, 66*, 455–466. https://doi.org/10.1007/s00278-021-00533-2

Gassmann, D. & Grawe, K. (2006). General change mechanisms: The relation between problem activation and resource activation in successful and unsuccessful therapeutic interactions. *Clinical Psychology & Psychotherapy: An International Journal of Theory & Practice, 13*(1), 1–11. https://doi.org/10.1002/cpp.442

Gemeinsamer Bundesausschuss. (2023). *Richtlinie des Gemeinsamen Bundesausschusses über die Beurteilung der Arbeitsunfähigkeit und die Maßnahmen zur stufenweisen Wiedereingliederung nach §92 Absatz 1 Satz 2 Nummer 7 SGB V*. Verfügbar unter: https://www.g-ba.de/downloads/62-492-3374/AU-RL_2023-12-07_iK-2024-02-21.pdf

Gemeinsamer Bundesausschuss. (2024). *Psychotherapie-Richtlinie.* Zugriff am: 28.01.2025. Verfügbar unter: https://www.g-ba.de/downloads/62-492-3647/PT-RL_2024-08-15_iK-2024-11-01.pdf

Gili, M., Castellví, P., Vives, M., de la Torre-Luque, A., Almenara, J., Blasco, M.J. et al. (2019). Mental disorders as risk factors for suicidal behavior in young people: A meta-analysis and systematic review of longitudinal studies. *Journal of Affective Disorders, 245*, 152–162. https://doi.org/10.1016/j.jad.2018.10.115

Gould, M.S., Marrocco, F.A., Kleinman, M., Thomas, J.G., Mostkoff, K., Cote, J. et al. (2005). Evaluating iatrogenic risk of youth suicide screening programs: A randomized controlled trial. *JAMA, 293*(13), 1635–1643. https://doi.org/10.1001/jama.293.13.1635

Grace, G.D. & Christensen, R.C. (2007). Recognizing psychologically masked illnesses: The need for collaborative relationships in mental health care. *Primary Care Companion to the Journal of Clinical Psychiatry, 9*(6), 433–436. https://doi.org/10.4088/PCC.v09n0605

Gräcmann, M. & Albrecht, M. (2022). *Begutachtungsleitlinien zur Kraftfahreignung.* Verfügbar unter: https://www.bast.de/DE/Publikationen/Berichte/unterreihe-m/2022-2021/m115-2022.html

Gräßer, M., Hovermann, E. & Botved, A. (2020). *Ressourcenmalbuch für Kinder und Jugendliche.* Weinheim: Beltz.

Grawe, K. (1980). *Verhaltenstherapie in Gruppen.* München: Urban & Schwarzenberg.

Grawe, K. (2004). *Neuropsychotherapie.* Göttingen: Hogrefe.

Greenberg, L., Goldman, R.N. & Brock, E. (2010). *Die Dynamik von Liebe und Macht: Emotionsfokussierte Paartherapie.* München: Reinhardt.

Grimm, H. (2017). *SSV. Sprachscreening für das Vorschulalter. Kurzform des SETK 3–5* (2., überarbeitete und neu normierte Aufl.). Göttingen: Hogrefe.

Grob, A. & Hagmann-von Arx, P. (2018). *IDS-2. Intelligence and Development Scales – 2. Intelligenz- und Entwicklungsskalen für Kinder und Jugendliche.* Bern: Hogrefe.

Guhn, A., Köhler, S. & Brakemeier, E. (2019). *Kiesler-Kreis-Training: Manual zur Behandlung interpersoneller Probleme.* Weinheim: Beltz.

Gumz, A. & Storck, T. (2018). Übertragung und Gegenübertragung. In A. Gumz & S. Hörz-Sagstetter (Hrsg.), *Psychodynamische Psychotherapie in der Praxis* (S. 43–56). Weinheim: Beltz.

Guzick, A.G., Cooke, D.L., Gage, N. & McNamara, J.P. (2018). CBT-Plus: A meta-analysis of cognitive behavioral therapy augmentation strategies for obsessive-compulsive disorder. *Journal of Obsessive-Compulsive and Related Disorders, 19*, 6–14. https://doi.org/10.1016/j.jocrd.2018.07.001

Haack, G. & Haß, W. (2024). Evaluation. In Bundeszentrale für gesundheitliche Aufklärung (BZgA) (Hrsg.), *Leitbegriffe der Gesundheitsförderung und Prävention. Glossar zu Konzepten, Strategien und Methoden.* Verfügbar unter: https://leitbegriffe.bzga.de/alphabetisches-verzeichnis/evaluation/

Hagmann-von Arx, P., Reimann, G. & Grob, A. (2019). Entwicklungsdiagnostik. In S. Schneider & J. Margraf (Hrsg.), *Lehrbuch der Verhaltenstherapie, Band 3. Psychologische Therapie bei Indikationen im Kindes- und Jugendalter* (2. Aufl., S. 145–155). Berlin: Springer.

Halmi, K.A., Agras, W.S., Mitchell, J., Wilson, G.T., Crow, S., Bryson, S.W. et al. (2002). Relapse predictors of patients with bulimia nervosa who achieved abstinence through cognitive behavioral therapy. *Archives of General Psychiatry, 59*(12), 1105–1109. https://doi.org/10.1001/archpsyc.59.12.1105

Hartmann, U. (2018). *Sexualtherapie: Ein neuer Weg in Theorie und Praxis.* Berlin: Springer. https://doi.org/10.1007/978-3-662-54415-0

Hautzinger, M., Keller, F. & Kühner, C. (2009). *Beck-Depressions-Inventar Revision.* Frankfurt am Main: Pearson.

He, H., Yu, Y., Wang, H., Obel, C. L., Li, F. & Li, J. (2022). Five-minute Apgar score and the risk of mental disorders during the first four decades of life: A nationwide registry-based cohort study in Denmark. *Frontiers in Medicine, 8*, 796544. https://doi.org/10.3389/fmed.2021.796544

Heidenreich, T. & Michalak, J. (2013). *Die „dritte Welle" der Verhaltenstherapie: Grundlagen und Praxis*. Weinheim: Beltz.

Heinrichs, N., Lohaus, A. & Maxwill, J. (2017). *Emotionsregulationstraining (ERT) für Kinder im Grundschulalter*. Göttingen: Hogrefe. https://doi.org/10.1026/02766-000

Hembree-Kigin, T. L. & McNeil, C. B. (2013). *Parent-child interaction therapy*. New York: Springer.

Henderson, S. E., Sugden, D. A. & Barnett, A. L. (2015). *M-ABC-2. Movement Assessment Battery for Children – Second Edition. Deutsche Bearbeitung hrsg. von F. Petermann. Unter Mitarbeit von K. Bös/J. Kastner*. Frankfurt am Main: Pearson.

Hennig-Fast, K. & Brunnauer, A. (2016). Neuropsychologische Testdiagnostik. In H. J. Möller, G. Laux & H. P. Kapfhammer (Hrsg.), *Psychiatrie, Psychosomatik, Psychotherapie* (S. 601–630). Berlin: Springer.

Herpertz, S., Fichter, M., Herpertz-Dahlmann, B., Hilbert, A., Tuschen-Caffier, B., Vocks, S. et al. (2019). *S3-Leitlinie Diagnostik und Behandlung der Essstörungen*. Berlin: Springer. https://doi.org/10.1007/978-3-662-59606-7

Heßler-Kaufmann, J. & Neudeck, P. (2020). *Therapie Tools: Störungsmodelle in der Verhaltenstherapie*. Weinheim: Beltz.

Hiller, W., Zaudig, M. & Mombour, W. (1997). *IDCL: Internationale Diagnosen-Checklisten für DSM-IV und ICD-10*. Göttingen: Hogrefe.

Hinsch, R. & Pfingsten, U. (2023). *Gruppentraining sozialer Kompetenzen GSK. Grundlagen, Durchführung, Anwendungsbeispiele*. Weinheim: Beltz.

Höfer, S. (2016). *Spieltherapie: Geleitetes individuelles Spiel in der Verhaltenstherapie*. Weinheim: Beltz.

Höschel, S. (2023). *Therapie Basics: Dialektisch-Behaviorale Therapie*. Weinheim: Beltz.

Hötzel, K. & von Brachel, R. (2022). *Änderungsmotivation fördern*. Göttingen: Hogrefe. https://doi.org/10.1026/02917-000

Immonen, J., Jääskeläinen, E., Korpela, H. & Miettunen, J. (2017). Age at onset and the outcomes of schizophrenia: A systematic review and meta-analysis. *Early Intervention in Psychiatry, 11*(6), 453–460. https://doi.org/10.1111/eip.12412

Jacob, G. & Arntz, A. (2015). *Schematherapie in der Praxis*. Weinheim: Beltz.

Jacobi, F., Höfler, M., Siegert, J., Mack, S., Gerschler, A., Scholl, L. et al. (2014). Twelve-month prevalence, comorbidity and correlates of mental disorders in Germany: The Mental Health Module of the German Health Interview and Examination Survey for Adults (DEGS1-MH). *International Journal of Methods in Psychiatric Research, 23*(3), 304–319. https://doi.org/10.1002/mpr.1439

Jacobson, N. S. & Truax, P. (1991). Clinical significance: A statistical approach to defining meaningful change in psychotherapy research. *Journal of Consulting and Clinical Psychology, 59*(1), 12–19. https://doi.org/10.1037/0022-006X.59.1.12

Jensen, M. Hoffmann, G., Spreitz, J. & Sadre-Chirazi-Stark, M. (2022). *Diagnosenübergreifende Psychoedukation: Ein Manual für Patienten- und Angehörigengruppen*. Köln: Psychiatrie Verlag. https://doi.org/10.5771/9783966051996

Jia, Y., Wang, X. & Cheng, Y. (2020). Relaxation therapy for depression: An updated meta-analysis. *The Journal of Nervous and Mental Disease, 208*(4), 319–328. https://doi.org/10.1097/NMD.0000000000001121

Jürgens, B. & Lübben, K. (2021). *Gruppentraining sozialer Kompetenzen für Kinder und Jugendliche (GSK-KJ)*. Weinheim: Beltz.

Kalbe, E., Kessler, J., Calabrese, P., Smith, R., Passmore, A.P., Brand, M.A. et al. (2004). DemTect: A new, sensitive cognitive screening test to support the diagnosis of mild cognitive impairment and early dementia. *International Journal of Geriatric Psychiatry, 19*(2), 136–143. https://doi.org/10.1002/gps.1042

Kanfer, F.H., Reinecker, H. & Schmelzer, D. (2006). *Selbstmanagement-Therapie: Ein Lehrbuch für die klinische Praxis.* Berlin: Springer.

Kanfer, F.H. & Saslow, G. (1969). Behavioral diagnosis. In C.M. Franks (Ed.), *Behavior therapy: Appraisal and status* (pp. 417–444). New York: McGraw-Hill.

Kassenärztliche Bundesvereinigung (KBV). (2022). *Das ambulante Versorgungsangebot.* Verfügbar unter: https://www.kbv.de/html/26956.php

Kaufman, A.S. & Kaufman, N.L. (2015). *KABC-II. Kaufman Assessment Battery for Children – Second Edition. Deutsche Bearbeitung hrsg. von P. Melchers/M. Melchers.* Frankfurt am Main: Pearson.

Kernberg, O. (2020). *Behandlung schwerer Persönlichkeitsstörungen: Bewältigung der Aggression und Befreiung der Erotik.* Stuttgart: Schattauer.

Kessler, R.C., Chiu, W.T., Jin, R., Ruscio, A.M., Shear, K. & Walters, E.E. (2006). The epidemiology of panic attacks, panic disorder, and agoraphobia in the National Comorbidity Survey Replication. *Archives of General Psychiatry, 63*(4), 415–424. https://doi.org/10.1001/archpsyc.63.4.415

Kiesler, D.J. (1983). The 1982 interpersonal circle: A taxonomy of complementarity in human transactions. *Psychological Review, 90*, 185–214. https://doi.org/10.1037/0033-295X.90.3.185

Kinderschutzleitlinienbüro. (2019). *S3+ Leitlinie Kindesmisshandlung, missbrauch, vernachlässigung unter Einbindung der Jugendhilfe und Pädagogik (Kinderschutzleitlinie).* Zugriff am: 28.01.2025. Verfügbar unter: https://register.awmf.org/assets/guidelines/027-069l_S3_Kindesmisshandlung-Missbrauch-Vernachlaessigung-Kinderschutzleitlinie_2022-01-abgelaufen.pdf

Kiresuk, T.J. & Sherman, R.E. (1968). Goal attainment scaling: A general method for evaluating comprehensive community mental health programs. *Community Mental Health Journal, 4*, 443–453. https://doi.org/10.1007/BF01530764

Kneer-Weidenhammer, S. (2005). Rechtliche Grundlagen psychotherapeutischen Handelns. In W. Senf & M. Broda (Hrsg.), *Praxis der Psychotherapie: Ein integratives Lehrbuch* (S. 700–706). Stuttgart: Thieme.

Kölch, M., Dockhorn, M., Moser, I. & Fegert, J.M. (2014). Einbezug von Eltern in der Kinder- und Jugendpsychiatrie. In Aktion Psychisch Kranke, P. Weiß & A. Heinz (Hrsg.), *Qualität therapeutischer Beziehung: Tagungsdokumentation.* Verfügbar unter: https://www.bundesgesundheitsministerium.de/fileadmin/Dateien/5_Publikationen/Ministerium/APK-Bd.41_Qualitaet_therap.Beziehung.pdf

König, J., Resick, P.A., Karl, R. & Rosner, R. (2012). *Posttraumatische Belastungsstörung: Ein Manual zur Cognitive Processing Therapy.* Göttingen: Hogrefe.

König, O. (2018). Gruppendynamische Grundlagen. In B. Strauß & D. Mattke (Hrsg.), *Gruppenpsychotherapie* (S. 21–36). Berlin: Springer.

Kraft, H. (2024). *Autogenes Training: Grundlagen, Technik, Anwendung.* Berlin: Medizinisch Wissenschaftliche Verlagsgesellschaft.

Krebs, P., Norcross, J.C., Nicholson, J.M. & Prochaska, J.O. (2019). Stages of change. In J.C. Norcross & B.E. Wampold (Eds.), *Psychotherapy relationships that work: Evidence-based therapist responsiveness* (3rd ed., pp. 296–328). New York: Oxford University Press.

Kring, A.M., Johnson, S.L. & Hautzinger, M. (2019). *Klinische Psychologie.* Weinheim: Beltz.

Lammers, C.-H. (2015). *Emotionsfokussierte Methoden: Techniken der Verhaltenstherapie.* Weinheim: Beltz.

Lammers, C.-H. (2017). *Therapeutische Beziehung und Gesprächsführung: Techniken der Verhaltenstherapie*. Weinheim: Beltz.

Lange, M. & Petermann, F. (2013). Die Wirksamkeit von Einzel- und Gruppentherapie im Vergleich. Eine systematische Literaturanalyse. *Physikalische Medizin, Rehabilitationsmedizin, Kurortmedizin, 23*(06), 327–333. https://doi.org/10.1055/s-0033-1358744

Larsson, M.H., Falkenström, F., Andersson, G. & Holmqvist, R. (2018). Alliance ruptures and repairs in psychotherapy in primary care. *Journal of the Society for Psychotherapy Research, 28*(1), 123–136. https://doi.org/10.1080/10503307.2016.1174345

Laireiter, A. & Baumann, U. (2018). Dokumentation von Verhaltenstherapie. In J. Margraf & S. Schneider (Hrsg.), *Lehrbuch der Verhaltenstherapie, Band 1. Grundlagen, Diagnostik, Verfahren und Rahmenbedingungen psychologischer Therapie* (S. 937–962). Berlin: Springer.

Laireiter, A.-R., Stieglitz, R.-D. & Baumann, U. (2001). Dokumentation in der Klinischen Psychologie, Psychotherapie und Psychiatrie. In R.-D. Stieglitz, U. Baumann & H.J. Freyberger (Hrsg.), *Psychodiagnostik in Klinischer Psychologie, Psychiatrie, Psychotherapie* (S. 65–79). Stuttgart: Thieme.

Lamparter, U. & Schmidt, H.U. (2018). *Wirklich psychisch bedingt? Somatische Differenzialdiagnosen in der Psychosomatischen Medizin und Psychotherapie*. Stuttgart: Schattauer.

Landis, J.R. & Koch, G.G. (1977). The measurement of observer agreement for categorical data. *Biometrics, 33*(1), 159–174. https://doi.org/10.2307/2529310

Lazarus, R.S. & Folkman, S. (1984). *Stress, appraisal, and coping*. New York: Springer.

Leichsenring, F., Steinert, C., Rabung, S. & Ioannidis, J.P. (2022). The efficacy of psychotherapies and pharmacotherapies for mental disorders in adults: An umbrella review and meta-analytic evaluation of recent meta-analyses. *World Psychiatry, 21*(1), 133–145. https://doi.org/10.1002/wps.20941

Leucht, S., Tardy, M., Komossa, K., Heres, S., Kissling, W., Salanti, G. et al. (2012). Antipsychotic drugs versus placebo for relapse prevention in schizophrenia: A systematic review and meta-analysis. *The Lancet, 379*(9831), 2063–2071. https://doi.org/10.1016/S0140-6736(12)60239-6

Levy, H.C., O'Bryan, E.M. & Tolin, D.F. (2021). A meta-analysis of relapse rates in cognitive-behavioral therapy for anxiety disorders. *Journal of Anxiety Disorders, 81*, 102407. https://doi.org/10.1016/j.janxdis.2021.102407

Lienert, G.A. & Raatz, U. (1998). *Testaufbau und Testanalyse*. Weinheim: Beltz.

Linden, M. & Schermuly-Haupt, M.L. (2014). Definition, assessment and rate of psychotherapy side effects. *World Psychiatry, 13*(3), 306. https://doi.org/10.1002/wps.20153

Linehan, M.M. (2008). *Dialektisch-Behaviorale Therapie (DBT) der Borderline-Persönlichkeitsstörung: DBT Therapiebuch*. München: CIP-Medien.

Löwe, B.P., Spitzer, R.L., Zipfel, S. & Herzog, W. (2002). *Gesundheitsfragebogen für Patienten (PHQ D)*. Karlsruhe: Pfizer.

Ludwig, J. & von dem Knesebeck, O. (2022). Stigmatisierung psychischer Erkrankungen. In J. Siegrist, U. Stößel & A. Trojan (Hrsg.), *Medizinische Soziologie in Deutschland. Gesundheit und Gesellschaft* (S. 243–256). Berlin: Springer.

Lühr, K., Zens, C. & Müller-Engelmann, M. (2021). *Therapie Tools: Posttraumatische Belastungsstörung*. Weinheim: Beltz.

Lutz, W., Neu, R. & Rubel, J.A. (2019). *Evaluation und Effekterfassung in der Psychotherapie*. Göttingen: Hogrefe. https://doi.org/10.1026/02912-000

Maercker, A. (2015). *Alterspsychotherapie und klinische Gerontopsychologie*. Berlin: Springer. https://doi.org/10.1007/978-3-642-54723-2

Magill, M., Martino, S. & Wampold, B. (2021). The principles and practices of psychoeducation with alcohol or other drug use disorders: A review and brief guide. *Journal of Substance Abuse Treatment, 126*, 108442. https://doi.org/10.1016/j.jsat.2021.108442

Mander, J., Schaller, G., Bents, H., Dinger, U., Zipfel, S. & Junne, F. (2017). Increasing the treatment motivation of patients with somatic symptom disorder: Applying the URICA-S scale. *BMC Psychiatry, 17*, 1–8. https://doi.org/10.1186/s12888-017-1400-5

Manly, T., Robertson, I. H., Anderson, V. & Nimmo-Smith, I. (2013). *Tea-Ch Test of Everyday Attention for Children – Deutsche Adaptation* (3., korrigierte Aufl.). Frankfurt am Main: Pearson.

Margraf, J. (2018a). Hintergründe und Entwicklung. In J. Margraf & S. Schneider (Hrsg.), *Lehrbuch der Verhaltenstherapie, Band 1. Grundlagen, Diagnostik, Verfahren und Rahmenbedingungen psychologischer Therapie* (S. 3–35). Berlin: Springer.

Margraf, J. (2018b). Therapieindikation. In J. Margraf & S. Schneider (Hrsg.), *Lehrbuch der Verhaltenstherapie, Band 1. Grundlagen, Diagnostik, Verfahren und Rahmenbedingungen psychologischer Therapie* (S. 161–170). Berlin: Springer.

Margraf, J., Cwik, J. C., Suppiger, A. & Schneider, S. (2018). *DIPS Open Access: Diagnostisches Interview bei psychischen Störungen.* Verfügbar unter: https://omp.ub.rub.de/index.php/RUB/catalog/book/100

Margraf, J. & Lieb, R. (1995). Was ist Verhaltenstherapie? Versuch einer zukunftsoffenen Neucharakterisierung. Editorial. *Zeitschrift für Klinische Psychologie und Psychotherapie, 24*, 1–7.

Margraf, J. & Schneider, S. (2018). *Lehrbuch der Verhaltenstherapie, Band 2. Psychologische Therapie bei Indikationen im Erwachsenenalter*. Berlin: Springer. https://doi.org/10.1007/978-3-662-54909-4

Martin, A. & Schmidt, J. (2023). *Biofeedback und Neurofeedback*. Göttingen: Hogrefe. https://doi.org/10.1026/02229-000

Martland, N., Martland, R., Cullen, A. E. & Bhattacharyya, S. (2020). Are adult stressful life events associated with psychotic relapse? A systematic review of 23 studies. *Psychological Medicine, 50*(14), 2302–2316. https://doi.org/10.1017/S0033291720003554

Maslow, A. H. (1943). A theory of human motivation. *Psychological Review, 50*(4), 370–396. https://doi.org/10.1037/h0054346

Mattke, D. & Strauß, B. (2018). Indikation, Prognose, Vorbereitung und Zusammensetzung von Therapiegruppen. In B. Strauß & D. Mattke (Hrsg.), *Gruppenpsychotherapie* (S. 59–67). Berlin: Springer.

Maur, S. & Schwenck, C. (2013). *Störungsübergreifende Gruppentherapie mit Kindern und Jugendlichen: Kompetenzen fördern mit FESKKO*. Weinheim: Beltz.

McAleavey, A. A., Castonguay, L. G. & Goldfried, M. R. (2014). Clinical experiences in conducting cognitive-behavioral therapy for social phobia. *Behavior Therapy, 45*(1), 21–35.

McGoldrick, M., Gerson, R. & Petry, S. (2009). *Genogramme in der Familienberatung*. Bern: Huber.

Melicherova, U. & Köllner, V. (2020). Offen oder geschlossen? Das ist hier die Frage! *Psychotherapie im Dialog, 21*(02), 76–79. https://doi.org/10.1055/a-0974-8910

Merten, T. (2022). Krankheitsgewinn. In M. A. Wirtz (Hrsg.), *Dorsch: Lexikon der Psychologie*. Bern: Hogrefe.

Michalak, J., Grosse Holtforth, M. & Berking, M. (2007). The goals of clients in psychotherapy. *Psychotherapeut, 52*, 6–15.

Miller, P. R. (2001). Inpatient diagnostic assessments: 2. Interrater reliability and outcomes of structured vs. unstructured interviews. *Psychiatry Research, 105*(3), 265–271. https://doi.org/10.1016/S0165-1781(01)00317-1

Miller, W. R. & Rollnick, S. (2015). *Motivierende Gesprächsführung*. Freiburg: Lambertus.

Milos, G., Spindler, A., Hepp, U. & Schnyder, U. (2004). Suicide attempts and suicidal ideation: links with psychiatric comorbidity in eating disorder subjects. *General Hospital Psychiatry, 26*(2), 129–135. https://doi.org/10.1016/j.genhosppsych.2003.10.005

Minzenberg, M.J., Laird, A.R., Thelen, S., Carter, C.S. & Glahn, D.C. (2009). Meta-analysis of 41 functional neuroimaging studies of executive function in schizophrenia. *Archives of General Psychiatry, 66*(8), 811–822. https://doi.org/10.1001/archgenpsychiatry.2009.91

Monroe, S.M. & Harkness, K.L. (2022). Major depression and its recurrences: Life course matters. *Annual Review of Clinical Psychology, 18*, 329–357. https://doi.org/10.1146/annurev-clinpsy-072220-021440

Monshouwer, K., Ten Have, M., Tuithof, M., van Dorsselaer, S., Bak, M., Gunter, N. et al. (2023). Prevalence, incidence, and persistence of psychotic experiences in the general population: Results of a 9-year follow-up study. *Psychological Medicine, 53*(8), 3750–3761. https://doi.org/10.1017/S0033291722002690

Montero-Marin, J., Garcia-Campayo, J., López-Montoyo, A., Zabaleta-del-Olmo, E. & Cuijpers, P. (2018). Is cognitive-behavioural therapy more effective than relaxation therapy in the treatment of anxiety disorders? A meta-analysis. *Psychological Medicine, 48*(9), 1427–1436. https://doi.org/10.1017/S0033291717003099

Moosbrugger, H. & Goldhammer, F. (2006). Aufmerksamkeits- und Konzentrationsdiagnostik. In K. Schweizer (Hrsg.), *Leistung und Leistungsdiagnostik* (S. 83–102). Heidelberg: Springer Medizin.

Müller, W.E. & Eckert, A. (2016). Psychopharmakotherapie – pharmakologische Grundlagen. In H.J. Möller, G. Laux & H.P. Kapfhammer (Hrsg.), *Psychiatrie, Psychosomatik, Psychotherapie* (S. 749–793). Berlin: Springer Medizin.

Nasreddine, Z.S., Phillips, N.A., Bédirian, V., Charbonneau, S., Whitehead, V., Collin, I. et al. (2005). The Montreal Cognitive Assessment, MoCA: A brief screening tool for mild cognitive impairment. *Journal of the American Geriatrics Society, 53*(4), 695–699. https://doi.org/10.1111/j.1532-5415.2005.53221.x

Næss, E.O., Mehlum, L. & Qin, P. (2021). Marital status and suicide risk: Temporal effect of marital breakdown and contextual difference by socioeconomic status. *SSM-Population Health, 15*, 100853. https://doi.org/10.1016/j.ssmph.2021.100853

Nienhuis, J.B., Owen, J., Valentine, J.C., Winkeljohn Black, S., Halford, T.C., Parazak, S.E. et al. (2018). Therapeutic alliance, empathy, and genuineness in individual adult psychotherapy: A meta-analytic review. *Psychotherapy Research, 28*(4), 593–605. https://doi.org/10.1080/10503307.2016.1204023

Nock, M.K., Millner, A.J., Ross, E.L., Kennedy, C.J., Al-Suwaidi, M., Barak-Corren, Y. et al. (2022). Prediction of suicide attempts using clinician assessment, patient self-report, and electronic health records. *JAMA Network Open, 5*(1), e2144373.

Norcross, J.C. & Wampold, B.E. (2011). Evidence-based therapy relationships: Research conclusions and clinical practices. *Psychotherapy, 48*(1), 98–102. https://doi.org/10.1037/a0022161

Nordmo, M., Senderland, N.M., Havik, O.E., Eilertsen, D.E., Monsen, J.T. & Solbakken, O.A. (2020). Effectiveness of Open-Ended Psychotherapy Under Clinically Representative Conditions. *Frontiers in Psychiatry, 11*, 384. https://doi.org/10.3389/fpsyt.2020.00384

Osório, F.L., Loureiro, S.R., Hallak, J.E.C., Machado-de-Sousa, J.P., Ushirohira, J.M., Baes, C.V. et al. (2019). Clinical validity and intrarater and test-retest reliability of the Structured Clinical Interview for DSM-5 – Clinician Version (SCID-5-CV). *Psychiatry and Clinical Neurosciences, 73*(12), 754–760. https://doi.org/10.1111/pcn.12931

Paul, T. & Thiel, A. (2004). *Eating Disorder Inventory-2*. Göttingen: Hogrefe.

Philips, B. & Wennberg, P. (2014). The importance of therapy motivation for patients with substance use disorders. *Psychotherapy, 51*(4), 555–562. https://doi.org/10.1037/a0033360

Piper, W.E. (2010). Patientenauswahl und Gruppenzusammensetzung. In V. Tschuschke (Hrsg.), *Gruppenpsychotherapie* (S. 51–53). Stuttgart: Thieme.

Polk, K., Schoendorff, F., Webster, M. & Olaz, F. (2019). *Praxishandbuch ACT-Matrix: Schritt für Schritt zur Anwendung in der klinischen Praxis*. Berlin: Springer. https://doi.org/10.1007/978-3-662-59416-2

Pompoli, A., Furukawa, T.A., Efthimiou, O., Imai, H., Tajika, A. & Salanti, G. (2018). Dismantling cognitive-behaviour therapy for panic disorder: a systematic review and component network meta-analysis. *Psychological Medicine, 48*(12), 1945–1953. https://doi.org/10.1016/j.beth.2013.09.008

Power, M., Fell, G. & Wright, M. (2013). Principles for high-quality, high-value testing. *BMJ Evidence-Based Medicine, 18*(1), 5–10. https://doi.org/10.1136/eb-2012-100645

Prochaska, J.O. & DiClemente, C.C. (1983). Stages and processes of self-change of smoking: toward an integrative model of change. *Journal of Consulting and Clinical Psychology, 51*(3), 390–395. https://doi.org/10.1037/0022-006X.51.3.390

Proyer, R.T. & Ortner, T.M. (2017). *Praxis der Psychologischen Gutachtenerstellung: Schritte vom Deckblatt bis zum Anhang.* Bern: Hogrefe. https://doi.org/10.1024/85755-000

Puschner, B., Haug, S., Häfner, S. & Kordy, H. (2004). Einfluss des Behandlungssettings auf den Gesundungsverlauf. *Psychotherapeut, 49*(3), 182–192. https://doi.org/10.1007/s00278-004-0369-y

Rabe-Menssen, C., Hentschel, G. & Ruh, M. (2017). Ergebnisse der DPtV-Online-Umfrage – Ist-Zustand vor der Richtlinien-Reform: Erhebliche regionale Unterschiede in der Wartezeit auf Psychotherapie. *Psychotherapie Aktuell, 4*, 14–23.

Ramnerö, J. & Jansson, B. (2016). Treatment goals and their attainment: A structured approach to assessment and evaluation. *The Cognitive Behaviour Therapist, 9*, e2. https://doi.org/10.1017/S1754470X15000756

Rauwald, M. (2020). *Vererbte Wunden: Transgenerationale Weitergabe traumatischer Erfahrungen*. Weinheim: Beltz.

Rawat, A., Sangroula, N., Khan, A., Faisal, S., Chand, A., Yousaf, R.A. et al. (2023). Comparison of Metacognitive Therapy Versus Cognitive Behavioral Therapy for Generalized Anxiety Disorder: A Meta-Analysis of Randomized Control Trials. *Cureus, 15*(5). https://doi.org/10.7759/cureus.39252

Reiss, N. & Vogel, F. (2014). *Empathische Konfrontation in der Schematherapie*. Weinheim: Beltz.

Remschmidt, H., Schmidt, M.H. & Poustka, F. (Hrsg.). (2017). *Multiaxiales Klassifikationsschema für psychische Störungen des Kindes- und Jugendalters nach ICD-10*. (7. Auflage). Bern: Hogrefe. https://doi.org/10.1024/85759-000

Resick, P.A., Monson, C.M. & Chard, K.M. (2016). *Cognitive processing therapy for PTSD: A comprehensive manual*. New York: Guilford.

Rief, W. & Stenzel, N. (2012). Diagnostik und Klassifikation. In M. Berking & W. Rief (Hrsg.), *Klinische Psychologie und Psychotherapie für Bachelor* (S. 9–17). Berlin: Springer.

Rogers, C.R. (1983). Klientenzentrierte Psychotherapie. In J.R. Corsini (Hrsg.), *Handbuch der Psychotherapie* (S. 471–512). Weinheim: Beltz.

Rudolf, G. (2014). *Psychodynamische Psychotherapie: Die Arbeit an Konflikt, Struktur und Trauma*. Stuttgart: Schattauer.

Rumschik, S.M. & Appel, J.M. (2019). Malingering in the psychiatric emergency department: prevalence, predictors, and outcomes. *Psychiatric Services, 70*(2), 115–122. https://doi.org/10.1176/appi.ps.201800140

Ryan, R.M. & Deci, E.L. (2017). *Self-determination theory: Basic psychological needs in motivation, development, and wellness*. New York: Guilford. https://doi.org/10.1521/978.14625/28806

Sacher, J., Neumann, J., Fünfstück, T., Soliman, A., Villringer, A. & Schroeter, M.L. (2012). Mapping the depressed brain: A meta-analysis of structural and functional alterations in major depressive disorder. *Journal of Affective Disorders, 140*(2), 142–148. https://doi.org/10.1016/j.jad.2011.08.001

Sachse, R. (2019). *Persönlichkeitsstörungen: Leitfaden für die Psychologische Psychotherapie*. Göttingen: Hogrefe.

Sachverständigenrat zur Begutachtung der Entwicklung im Gesundheitswesen. (2018). *Bedarfsgerechte Steuerung der Gesundheitsversorgung.* Verfügbar unter: https://www.svr-gesundheit.de/fileadmin/Gutachten/Gutachten_2018/Gutachten_2018.pdf

Sadek, J. (2019). *A clinician's guide to suicide risk assessment and management*. Cham: Springer. https://doi.org/10.1007/978-3-319-77773-3

Salzgeber, J. (2024). *Familienpsychologische Gutachten: Rechtliche Vorgaben und sachverständiges Vorgehen*. München: C.H. Beck.

Samuel, D.B. (2015). A review of the agreement between clinicians' personality disorder diagnoses and those from other methods and sources. *Clinical Psychology: Science and Practice, 22*(1), 1–19. https://doi.org/10.1111/cpsp.12088

San Too, L., Spittal, M.J., Bugeja, L., Reifels, L., Butterworth, P. & Pirkis, J. (2019). The association between mental disorders and suicide: A systematic review and meta-analysis of record linkage studies. *Journal of Affective Disorders, 259*, 302–313. https://doi.org/10.1016/j.jad.2019.08.054

Sánchez-Meca, J., Rosa-Alcázar, A.I., Marín-Martínez, F. & Gómez-Conesa, A. (2010). Psychological treatment of panic disorder with or without agoraphobia: a meta-analysis. *Clinical Psychology Review, 30*(1), 37–50. https://doi.org/10.1016/j.cpr.2009.08.011

Schäfer, I., Gast, U., Hofmann, A., Knaevelsrud, C., Lampe, A., Liebermann, P. et al. (Hrsg.). (2019). *S3-Leitlinie Posttraumatische Belastungsstörung.* Berlin: Springer. https://doi.org/10.1007/978-3-662-59783-5

Schäfer, S.K., Schanz, C.G. & Equit, M. (2022). *Diagnostik in der ambulanten Psychotherapie: Ein Lehr- und Praxishandbuch.* Stuttgart: Kohlhammer. https://doi.org/10.17433/978-3-17-041195-1

Schanz, C.G., Equit, M. & Schäfer, S.K. (2023). *Therapie Basics: Fallkonzeption und Behandlungsplanung*. Weinheim: Beltz.

Schanz, C.G., Mattheus, H.K., Equit, M. & Schäfer, S.K. (2022). *Therapie Tools: Transdiagnostische Psychoedukation*. Weinheim: Beltz.

Schlarb, A.A. & Stavemann, H.H. (2019). *Einführung in die KVT mit Kindern und Jugendlichen: Grundlagen und Methodik*. Weinheim: Beltz.

Schmidt-Atzert, L., Krumm, S., Amelang, M. (Hrsg.). (2021). *Psychologische Diagnostik*. Berlin: Springer. https://doi.org/10.1007/978-3-662-61643-7

Schneider, S. & Adornetto, C. (2019). Diagnostisches Vorgehen. In S. Schneider & J. Margraf (Hrsg.), *Lehrbuch der Verhaltenstherapie, Band 3. Psychologische Therapie bei Indikationen im Kindes- und Jugendalter* (S. 121–143). Berlin: Springer.

Schneider, S., Pflug, V., In-Albon, T. & Margraf, J. (2018). *Kinder-DIPS Open Access: Diagnostisches Interview bei psychischen Störungen im Kindes- und Jugendalter.* Verfügbar unter: https://omp.ub.rub.de/index.php/RUB/catalog/book/101

Scholz, F.P. (2018). *Stärken-Schatzkiste für Kinder und Jugendliche.* Weinheim: Beltz.

Schweizer, K. (2006). Intelligenzdiagnostik. In K. Schweizer (Hrsg.), *Leistung und Leistungsdiagnostik* (S. 70–83). Heidelberg: Springer Medizin.

Shalom, J.G. & Aderka, I.M. (2020). A meta-analysis of sudden gains in psychotherapy: Outcome and moderators. *Clinical Psychology Review, 76*, 101827. https://doi.org/10.1016/j.cpr.2020.101827

Shirk, S.R. & Karver, M. (2003). Prediction of treatment outcome from relationship variables in child and adolescent therapy: A meta-analytic review. *Journal of Consulting and Clinical Psychology, 71*(3), 452–464. https://doi.org/10.1037/0022-006X.71.3.452

Singh, J., Avasthi, A. & Grover, S. (2007). Malingering of psychiatric disorders: A review. *German Journal of Psychiatry, 10*(4), 126–132.

Solmi, M., Radua, J., Olivola, M., Croce, E., Soardo, L., Salazar de Pablo, G. et al. (2022). Age at onset of mental disorders worldwide: Large-scale meta-analysis of 192 epidemiological studies. *Molecular Psychiatry, 27*(1), 281–295. https://doi.org/10.1038/s41380-021-01161-7

Spitzer, R.L. (1983). Psychiatric diagnosis: Are clinicians still necessary? *Comprehensive Psychiatry, 24*(5), 399–411. https://doi.org/10.1016/0010-440X(83)90032-9

Stavemann, H.H. (2015). *Sokratische Gesprächsführung in Therapie und Beratung: Eine Anleitung für Psychotherapeuten, Berater und Seelsorger*. Weinheim: Beltz.

Stavemann, H.H. (2017). *Lebensziele in Therapie und Beratung: Sinn- und Wertefragen klären, Handlungsziele bestimmen*. Weinheim: Beltz.

Stavemann, H.H. (2023). *Integrative KVT*. Weinheim: Beltz.

Steffanowski, A., Löschmann, C., Schmidt, J., Wittmann, W.W. & Nübling, R. (2007). *Meta-Analyse der Effekte stationärer psychosomatischer Rehabilitation: Mesta-Studie*. Bern: Huber.

Steffens, M. (2012). Diagnostische und gutachterliche Aspekte der Suizidalität in der ambulanten Therapie. *Psychotherapie im Dialog, 13*(02), 21–25. https://doi.org/10.1055/s-0032-1304972

Steinert, T. & Hirsch, S. (Hrsg.). (2019). *S3-Leitlinie Verhinderung von Zwang: Prävention und Therapie aggressiven Verhaltens bei Erwachsenen*. Berlin: Springer. https://doi.org/10.1007/978-3-662-58684-6

Stock, C. (2018). Rechtliche Bedingungen in der Bundesrepublik Deutschland. In G.W. Lauth & F. Linderkamp (Hrsg.), *Verhaltenstherapie mit Kindern und Jugendlichen: Praxishandbuch*. Weinheim: Beltz.

Suppiger, A., In-Albon, T., Herren, C., Bader, K., Schneider, S. & Margraf, J. (2008). Reliabilität des diagnostischen Interviews bei psychischen Störungen (DIPS für DSM-IV-TR) unter klinischen Routinebedingungen. *Verhaltenstherapie, 18*(4), 237–244. https://doi.org/10.1159/000169699

Süße, S. & Stellpflug, M.H. (2022). Einsichtsfähigkeit. In *Psychrembel Online*. Verfügbar unter: https://www.pschyrembel.de/Einsichtsfähigkeit/K06KE

Statistisches Bundesamt. (2022). *Anzahl der Suizide nach Altersgruppe*. Verfügbar unter: https://www.destatis.de/DE/Themen/Gesellschaft-Umwelt/Gesundheit/Todesursachen/Tabellen/sterbefaelle-suizid-erwachsene-kinder.html

Strauß, B. & Burlingame, G. (2018). Gruppenpsychotherapieforschung und Wirksamkeitsnachweise von Gruppenbehandlungen. In B. Strauß & D. Mattke (Hrsg.), *Gruppenpsychotherapie* (S. 191–209). Berlin: Springer.

Tanguay-Sela, M., Rollins, C., Perez, T., Qiang, V., Golden, G., Tunteng, J.F. et al. (2022). A systematic meta-review of patient-level predictors of psychological therapy outcome in major depressive disorder. *Journal of Affective Disorders, 317*, 307–318. https://doi.org/10.1016/j.jad.2022.08.041

Taubner, S., Fonagy, P. & Bateman, A.W. (2019). *Mentalisierungsbasierte Therapie*. Göttingen: Hogrefe. https://doi.org/10.1026/02834-000

Tebeka, S., Pignon, B., Amad, A., Le Strat, Y., Brichant-Petitjean, C., Thomas, P. et al. (2018). A study in the general population about sadness to disentangle the continuum from well-being to depressive disorders. *Journal of Affective Disorders, 226*, 66–71. https://doi.org/10.1016/j.jad.2017.08.085

Teismann, T., Koban, C., Illles, F. & Oermann, A. (2016). *Psychotherapie suizidaler Patienten: Therapeutischer Umgang mit Suizidgedanken, Suizidversuchen und Suiziden.* Göttingen: Hogrefe. https://doi.org/10.1026/02584-000

Tellegen, P.J., Laros, J.A. & Petermann, F. (2012). *SON-R 6-40. Non-verbaler Intelligenztest.* Göttingen: Hogrefe.

ten Have, M., de Graaf, R., van Dorsselaer, S. & Beekman, A. (2013). Lifetime treatment contact and delay in treatment seeking after first onset of a mental disorder. *Psychiatric Services, 64*(10), 981–989. https://doi.org/10.1176/appi.ps.201200454

Tidemalm, D., Långström, N., Lichtenstein, P. & Runeson, B. (2008). Risk of suicide after suicide attempt according to coexisting psychiatric disorder: Swedish cohort study with long term follow-up. *British Medical Journal, 337*, 1328–1331. https://doi.org/10.1136/bmj.a2205

Torgersen, S. (2013). Epidemiology. In T.A. Widiger (Ed.), *The Oxford handbook of personality disorders* (pp. 186–205). New York: Oxford University Press.

Trösken, A. & Grawe, K. (2002). *Das Berner Ressourceninventar. Konstruktion und Validierung zweier Instrumente zur Erfassung von Patientenressourcen für die klinische Forschung und Praxis* (Unveröffentlichte Dissertation). Universität Bern.

Turecki, G., Brent, D.A., Gunnell, D., O'Connor, R.C., Oquendo, M.A., Pirkis, J. et al. (2019). Suicide and suicide risk. Nature Reviews. *Disease Primers, 5*(1), 74. https://doi.org/10.1038/s41572-019-0121-0

Tursi, M.F.D.S., Baes, C.V.W., Camacho, F.R.D.B., Tofoli, S.M.D.C. & Juruena, M.F. (2013). Effectiveness of psychoeducation for depression: A systematic review. *Australian & New Zealand Journal of Psychiatry, 47*(11), 1019–1031. https://doi.org/10.1177/0004867413491154

Vaida, S. & Șerban, D. (2021). Group development stages. A brief comparative analysis of various models. *Studia Universitatis Babeș-Bolyai Psychologia-Paedagogia, 66*, 91–110. https://doi.org/10.24193/subbpsyped.2021.1.05

Vall, E. & Wade, T.D. (2015). Predictors of treatment outcome in individuals with eating disorders: A systematic review and meta-analysis. *International Journal of Eating Disorders, 48*(7), 946–971. https://doi.org/10.1002/eat.22411

Van Elst, L.T., Schramm, E. & Berger, M. (2024). *Psychiatrie und Psychotherapie.* München: Elsevier.

VandenBos, G.R. (Ed.). (2007). *APA dictionary of psychology.* Washington, DC: American Psychological Association.

Vázquez, G.H., Holtzman, J.N., Lolich, M., Ketter, T.A. & Baldessarini, R.J. (2015). Recurrence rates in bipolar disorder: Systematic comparison of long-term prospective, naturalistic studies versus randomized controlled trials. *European Neuropsychopharmacology, 25*(10), 1501–1512. https://doi.org/10.1016/j.euroneuro.2015.07.013

Victor, P.P., Schürmann, J., Muermans, M.M., Teismann, T. & Willutzki, U. (2019). Wittener Ressourcenfragebogen (WIRF) – Ein mehrdimensionales Instrument zur subjektiven Ressourceneinschätzung. *Zeitschrift für Psychiatrie, Psychologie und Psychotherapie, 67*(3), 181–191. https://doi.org/10.1024/1661-4747/a000388

Vittengl, J.R., Clark, L.A., Dunn, T.W. & Jarrett, R.B. (2007). Reducing relapse and recurrence in unipolar depression: A comparative meta-analysis of cognitive-behavioral therapy's effects. *Journal of Consulting and Clinical Psychology, 75*(3), 475–488. https://doi.org/10.1037/0022-006X.75.3.475

Vittengl, J.R., Clark, L.A., Thase, M.E. & Jarrett, R.B. (2019). Estimating outcome probabilities from early symptom changes in cognitive therapy for recurrent depression. *Journal of Consulting and Clinical Psychology, 87*(6), 510–520. https://doi.org/10.1037/ccp0000409

von Auer, A.K. & Bohus, M. (2022). *Interaktives Skillstraining für Jugendliche mit Problemen der Gefühlsregulation (DBT-A).* Stuttgart: Schattauer.

von Schlippe, A. & Schweitzer, J. (2016). *Lehrbuch der systemischen Therapie und Beratung I und II: Limitierte Studienausgabe.* Göttingen: Vandenhoeck & Ruprecht. https://doi.org/10.13109/9783666401855

von Schlippe, A. & Schweitzer, J. (2019). *Gewusst wie, gewusst warum: Die Logik systemischer Interventionen.* Göttingen: Vandenhoeck & Ruprecht. https://doi.org/10.13109/9783666459047

Wagner, E. (2018). *Praxisbuch Systemische Therapie: Vom Fallverständnis zum wirksamen psychotherapeutischen Handeln in klinischen Kontexten.* Stuttgart: Klett-Cotta.

Walczak, M., Ollendick, T., Ryan, S. & Esbjørn, B.H. (2018). Does comorbidity predict poorer treatment outcome in pediatric anxiety disorders? An updated 10-year review. *Clinical Psychology Review, 60*, 45–61. https://doi.org/10.1016/j.cpr.2017.12.005

Wampold, B.E. & Imel, Z.E. (2015). *The great psychotherapy debate: The evidence for what makes psychotherapy work.* New York: Routledge. https://doi.org/10.4324/9780203582015

Wechsler, D. (2012). *WAIS-IV. Wechsler Adult Intelligence Scale – Fourth Edition. Deutsche Bearbeitung hrsg. von F. Petermann.* Frankfurt am Main: Pearson.

Wechsler, D. (2017). *WISC-V. Wechsler Intelligence Scale for Children – Fifth Edition. Deutsche Bearbeitung hrsg. von F. Petermann.* Frankfurt am Main: Pearson.

Weise, G. (1975). *Psychologische Leistungstests.* Göttingen: Hogrefe.

Wells, A. (2011). *Metakognitive Therapie bei Angststörungen und Depression.* Weinheim: Beltz.

Welsh, K.A., Butters, N., Mohs, R.C., Beekly, D., Edland, S., Fillenbaum, G. et al. (1994). The Consortium to Establish a Registry for Alzheimer's Disease (CERAD). Part V. A normative study of the neuropsychological battery. *Neurology, 44*(4), 609–614. https://doi.org/10.1212/WNL.44.4.609

Westhoff, K. & Kluck, M. (2013). *Psychologische Gutachten schreiben und beurteilen.* Berlin: Springer.

Whiting, D. & Fazel, S. (2020). Epidemiology and risk factors for violence in people with mental disorders. *Violence and Mental Disorders,* 49–62.

Willmes, L. & Fimm, B. (2014). Neuropsychologische Diagnostik und Begutachtung. In H. Karnath (Hrsg.), *Klinische Neuropsychologie – Kognitive Neurologie* (S. 296–312). Stuttgart: Thieme.

Willutzki, U. (2008). Klinische Ressourcendiagnostik. In B. Röhrle (Hrsg.), *Lehrbuch der klinisch-psychologischen Diagnostik* (S. 251–272). Stuttgart: Kohlhammer.

Willutzki, U., Ülsmann, D., Schulte, D. & Veith, A. (2013). Direkte Veränderungsmessung in der Psychotherapie. Der Bochumer Veränderungsbogen-2000 (BVB-2000). *Zeitschrift für Klinische Psychologie und Psychotherapie, 42*(4), 256–268. https://doi.org/10.1026/1616-3443/a000224

Wilz, G., Risch, A.K. & Töpfer, N.F. (2017). *Das Ressourcentagebuch – Eine ressourcenaktivierende Schreibintervention für Therapie und Beratung.* Heidelberg: Springer.

Wissenschaftlicher Beirat Psychotherapie. (2003). *Stellungnahme zur Psychodynamischen Psychotherapie bei Erwachsenen.* Verfügbar unter: https://www.wbpsychotherapie.de/fileadmin/user_upload/_old-files/downloads/pdf-Ordner/WBP/Stellungnahme_Verhaltenstherapie.pdf

Wissenschaftlicher Beirat Psychotherapie. (2004). *Stellungnahme zur Psychodynamischen Psychotherapie bei Erwachsenen.* Verfügbar unter: https://www.wbpsychotherapie.de/fileadmin/user_upload/_old-files/downloads/pdf-Ordner/WBP/Stellungnahme_zur_Psychodynamischen_Psychotherapie_bei_Erwachsenen.pdf

Wissenschaftlicher Beirat Psychotherapie. (2009). Gutachten zur wissenschaftlichen Anerkennung der Systemischen Therapie. *Deutsches Ärzteblatt, 106*(5), A208–A211.

Wittig, L. & Esser, G. (2015). Das Erstgespräch. In G. Esser (Hrsg.), *Klinische Psychologie und Verhaltenstherapie bei Kindern und Jugendlichen* (S. 48–54). Stuttgart: Thieme.

Wittmann, W.W., Lutz, W., Steffanowski, A., Kriz, D., Glahn, E.M., Völkle, M.C. et al. (2011). *Qualitätsmonitoring in der ambulanten Psychotherapie: Modellprojekt der Techniker Kranken-*

kasse – Abschlussbericht. Verfügbar unter: https://api.bptk.de/uploads/TK_Abschlussbericht_Qualitaetsmonitoring_in_der_ambulanten_Psychotherapie_474b2bbc7e.pdf

Wojnarowski, C., Firth, N., Finegan, M. & Delgadillo, J. (2019). Predictors of depression relapse and recurrence after cognitive behavioural therapy: A systematic review and meta-analysis. *Behavioural and Cognitive Psychotherapy, 47*(5), 514–529. https://doi.org/10.1017/S1352465819000080

Wöller, W. & Kruse, J. (2018). *Tiefenpsychologisch fundierte Psychotherapie: Basisbuch und Praxisleitfaden*. Stuttgart: Schattauer.

World Health Organization (WHO). (1994). *International statistical classification of diseases and related health problems, 10th revision (ICD-10)*. Retrieved from https://icd.who.int/browse10/2019/en

World Health Organization (WHO). (2022). *International statistical classification of diseases and related health problems, 11th revision (ICD-11)*. Retrieved from https://icd.who.int/browse/2024-01/mms/en

Wyschkon, A. & Ehlert, R. (2019). Lese-, Rechtschreib- und Rechenstörungen. In S. Schneider & J. Margraf (Hrsg.), *Lehrbuch der Verhaltenstherapie, Band 3. Psychologische Therapie bei Indikationen im Kindes- und Jugendalter* (S. 413–428). Berlin: Springer.

Yates, G. P. & Feldman, M. D. (2016). Factitious disorder: A systematic review of 455 cases in the professional literature. *General Hospital Psychiatry, 41*, 20–28. https://doi.org/10.1016/j.genhosppsych.2016.05.002

Yesavage, J. A., Brink, T. L., Rose, T. L., Lum, O., Huang, V., Adey, M. et al. (1982). Development and validation of a geriatric depression screening scale: A preliminary report. *Journal of Psychiatric Research, 17*(1), 37–49. https://doi.org/10.1016/0022-3956(82)90033-4

Zahl, D. L. & Hawton, K. (2004). Repetition of deliberate self-harm and subsequent suicide risk: Long-term follow-up study of 11 583 patients. *British Journal of Psychiatry, 185*(1), 70–75. https://doi.org/10.1192/bjp.185.1.70

Zanarini, M. C., Conkey, L. C., Temes, C. M. & Fitzmaurice, G. M. (2018). Randomized controlled trial of web-based psychoeducation for women with borderline personality disorder. *Journal of Clinical Psychiatry, 78*(3), 16065.

Zaudig, M. & Teicher, M. (2016). Entspannungsverfahren in der Psychiatrie. In H. J. Möller, G. Laux & H. P. Kapfhammer (Hrsg.), *Psychiatrie, Psychosomatik, Psychotherapie* (S. 1083–1122). Berlin: Springer.

Zhao, S., Sampson, S., Xia, J. & Jayaram, M. B. (2015). Psychoeducation (brief) for people with serious mental illness. *Cochrane Database of Systematic Reviews, 2015*(4), CD010823. https://doi.org/10.1002/14651858.CD010823.pub2

Zielke, M. (2010). Technik der Leitung verhaltenstherapeutischer Gruppen. In V. Tschuschke (Hrsg.), *Gruppenpsychotherapie* (S. 74–80). Stuttgart: Thieme.

Zimmermann, P. & Fimm, B. (2002). *Testbatterie zur Aufmerksamkeitsprüfung (TAP)*. Herzogenrath: Psytest.

Zimmermann, P., Gondan, M. & Fimm, B. (2012). *Testbatterie zur Aufmerksamkeitsprüfung für Kinder (KITAP)*. Herzogenrath: Psytest.

Hinweise zu den Online-Materialien

Sie können die in diesem Buch erwähnten Arbeitsmaterialien sowie die Audiodateien über unsere Internetseite abrufen und ausdrucken. Nutzen Sie dazu bitte den Link www.hgf.io/download und melden Sie sich nach den dort beschriebenen Schritten an. Wenn Sie nach der Registrierung den Code **B-D4SAR4** unter „Mein Konto → Zusatzmaterialien" im Eingabefeld einfügen, werden Sie automatisch in den Downloadbereich weitergeleitet und können die Online-Materialien zum Buch ausdrucken bzw. herunterladen. Um die Materialien dauerhaft im direkten Zugriff zu haben, empfehlen wir Ihnen, sich die gesamten Materialien herunterzuladen und auf dem eigenen Rechner zu speichern.

Folgende Materialien stehen zum Download bereit:
- Material 1: Erstgesprächsleitfaden
- Material 2: Erstgesprächsprotokoll
- Material 3: Leitfaden für das Anamneseprotokoll
- Material 4: Überblick über Verfahren zur Störungsdiagnostik: Erwachsenenalter
- Material 5: Überblick über Verfahren zur Störungsdiagnostik: Kinder und Jugendliche
- Material 6: Übersichtsblatt zur SORKC-Analyse
- Material 7: Arbeitsblatt zur SORKC-Analyse
- Material 8: Übersichtsblatt zum ABC-Modell
- Material 9: Arbeitsblatt zum ABC-Modell
- Material 10: Leitfaden zur Bottom-up-Plananalyse
- Material 11: Arbeitsblatt zur Beziehungsanalyse
- Material 12: Übersichtsblatt: Klinisch bedeutsame Veränderungen
- Material 13: Checkliste für die Suizidabklärung
- Material 14: Checkliste für die Aufklärung von Patient:innen
- Material 15: Leitfaden zur Behandlungsplanung
- Material 16: Leitfaden für die Gutachtenerstattung